县域医院管理制度建设丛书

县域医院医疗管理制度

高州市人民医院　主编

清华大学出版社

北京

图书在版编目（CIP）数据

县域医院医疗管理制度/高州市人民医院主编 . —北京：清华大学出版社，2024.4
（县域医院管理制度建设丛书）
ISBN 978-7-302-65508-4

Ⅰ. ①县… Ⅱ. ①高… Ⅲ. ①县－医院－管理－制度 Ⅳ. ①R197.32

中国国家版本馆 CIP 数据核字（2024）第 044976 号

责任编辑：孙　宇
封面设计：钟　达
责任校对：李建庄
责任印制：沈　露

出版发行：清华大学出版社
　　　　　网　　址：https://www.tup.com.cn, https://www.wqxuetang.com
　　　　　地　　址：北京清华大学学研大厦 A 座　　　邮　　编：100084
　　　　　社 总 机：010-83470000　　　　　　　　　邮　　购：010-62786544
　　　　　投稿与读者服务：010-62776969，c-service@tup.tsinghua.edu.cn
　　　　　质量反馈：010-62772015，zhiliang@tup.tsinghua.edu.cn
印 装 者：三河市龙大印装有限公司
经　　销：全国新华书店
开　　本：185mm×260mm　　印　　张：39.25　　字　　数：925 千字
版　　次：2024 年 4 月第 1 版　　　　　　　　印　　次：2024 年 4 月第 1 次印刷
定　　价：298.00 元

产品编号：101446-01

前　言

　　无规矩不成方圆。规章制度是医院管理工作的准绳和基础，是全体员工共同遵守和履行的规范和责任。高州市人民医院（本院）历来重视制度建设，将建章立制与医疗业务高度融合，形成了一批既符合国家医改发展方向又具有地方医疗行业特点的行之有效的制度体系，让全体人员在工作中有章可循、有规可依，使各项工作走上"四靠两管（发展靠管理、管理靠制度、制度靠执行、执行靠考核，制度管人、流程管事）"良性循环的路径。

　　新的历史使命呼唤新的担当、新的作为。2018年12月20日，国家卫健委、国家发改委等六部委确定了北京医院等148家医院为建立健全现代医院管理制度的国家试点医院，本院是粤东西北地区唯一的试点医院。2021年4月，本院正式获评"广东省高水平医院"。2022年本院通过"三甲"复审，获评国家博士后科研工作站、广东省公立医院改革与高质量发展示范医院。为进一步开展建立健全现代医院管理制度试点工作，本院通过不断摸索、反复实践，最终制定了更为全面、严谨、实用的管理制度。修订后的工作制度内容更科学，更具有可操作性，为进一步提高医院的综合管理水平，促进人性化、精细化管理，实现医院高质量发展奠定了良好基础。

　　《县域医院管理制度建设丛书》（以下简称《丛书》）分为四册，分别为《县域医院医疗管理制度》《县域医院护理管理制度》《县域医院行政后勤管理制度》及《县域医院药事管理与感染监控管理制度》。其中，《县域医院医疗管理制度》共十个章节，聚焦医院医疗全流程管理，涵盖了医疗质量安全管理、门急诊、住院、重症、医技、手术等工作制度内容，对加强医院医疗质量管理，提高医疗、感染管理工作水平等方面具有比较强的实用和参考价值。

　　《丛书》在编辑过程中，得到了医院领导、全院各科室的大力支持，在此致以衷心的感谢。由于时间仓促、编写水平有限，本书所汇集的制度，仅仅是本院制度建设的一隅，距离真正形成医院高质量发展管理制度体系，还任重道远。本书存在疏漏和不当之处，敬请批评指正，多提宝贵建议，以便不断补充和完善。

编　者
2024年2月

目　录

第一章 各委员会工作制度

一、医疗质量管理委员会工作制度

1 目的

加强医疗质量管理，规范医疗服务行为，保障医疗安全，维护医患双方的合法权益。

2 通用范围

临床科室人员。

3 定义

3.1 医疗质量

医疗质量指在现有医疗技术水平及能力、条件下，医疗机构及其医务人员在临床诊断及治疗过程中，按照职业道德及诊疗规范要求，给予患者医疗照顾的程度。

3.2 医疗质量管理

医疗质量管理指按照医疗质量形成的规律和有关法律法规要求，运用现代科学管理方法，对医疗服务要素、过程和结果进行管理与控制，以实现医疗质量系统改进、持续改进的过程。

4 内容

4.1 职责分工

管理职责：医务部主任
实施职责：全院各科室主任

4.2 工作制度

4.2.1 医疗质量管理委员会委员由院长办公会任命产生，并由管医疗质量的副院长担任常务副主任委员，协助主任委员做好医院医疗质量管理工作。

4.2.2 医疗质量管理委员会委员由医务部、医疗质量科、护理部、医院感染管理科、病案管理科、信息统计室、计算机中心、医学装备科、高值医用耗材管理办公室、药剂科、人力资源部、财务与资产管理部、总务办公室、保卫办公室等相关职能部门负责人以及主要临床、医技等科室负责人组成。

4.2.3　医疗质量管理委员会组织架构

主任委员：院长

常务副主任委员：副院长

副主任委员：副院长

委员：相关科室负责人

4.2.3.1　医疗质量管理委员会在医务部下设办公室，医务部主任为办公室主任，具体负责委员会日常管理工作。

办公室主任：医务部主任

办公室副主任：医疗质量科主任、医务部副主任

成员：相关科室工作人员

秘书：医务部工作人员

4.2.4　医疗质量管理委员会的主要工作内容

医疗质量管理委员会的主要工作内容是医院医疗质量与安全的相关工作，并监督下设委员会以及各医疗职能科室的工作。

4.2.5　医疗质量管理委员会下属委员会

医疗质量管理委员会下属委员会包括医疗技术临床应用管理委员会、临床路径管理委员会、病案管理委员会、"三会制度"（不良事件）管理委员会、护理管理委员会、临床用血管理委员会、药事管理与药物治疗学委员会、抗菌药物临床应用管理委员会、医用耗材管理委员会、医学装备管理委员会、医院感染管理委员会、传染病管理委员会等。

4.2.6　各科室医疗质量管理小组负责科室的医疗质量管理工作

组长：科主任

成员：科副主任、护士长、医疗质控员、护理质控员及其他高年资医护人员（最好是副主任医师/护师）6～10人。

4.2.7　医疗质量管理委员会主要职责

4.2.7.1　在院长的领导下，负责全院的医疗质量监督及管理工作；

4.2.7.2　按照国家医疗质量管理的有关要求，制订本机构医疗质量管理制度并组织实施；

4.2.7.3　组织开展本机构医疗质量监测、预警、分析、考核、评估以及反馈工作，定期发布本机构质量管理信息；

4.2.7.4　每季度至少召开1次全体委员会议，对全院的医疗质量进行总结分析，提出指导性意见；

4.2.7.5　制订本机构医疗质量持续改进计划、实施方案并组织实施；

4.2.7.6　制订本机构临床新技术引进和医疗技术临床应用管理相关工作制度并组织实施；

4.2.7.7　建立本机构医务人员医疗质量管理相关法律法规、规章制度、技术规范的培训制度，制订培训计划并监督实施；

4.2.7.8　落实上级卫生健康部门规定的其他内容。

4.2.8　科室医疗质量管理工作小组主要职责

4.2.8.1　贯彻执行医疗质量管理相关的法律法规、规章、规范性文件和本科室医疗质量管理制度；

4.2.8.2　制订本科室年度质量控制实施方案，组织开展科室医疗质量管理与控制工作；

4.2.8.3　制订本科室医疗质量持续改进计划和具体落实措施；

4.2.8.4　定期对科室医疗质量进行分析和评估，对医疗质量薄弱环节提出整改措施并组织实施；

4.2.8.5　对本科室医务人员进行医疗质量管理相关法律法规、规章制度、技术规范、标准、诊疗常规及指南的培训和宣传教育；

4.2.8.6　按照有关要求报送本科室医疗质量管理相关信息。

4.2.9　各分管副院长职责

每周带领各自负责的相关职能部门到一线科室进行行政业务查房1次。

4.2.10　各部门职责

4.2.10.1　医务部职责

A．制订医院医疗质量年度工作计划及完成医疗质量管理委员会年度工作总结；

B．每季度定期召开医疗质量管理委员会工作会议并做好相关会议记录；

C．每月收集汇总、分析全院医疗技术管理类及不良事件类的关键质量控制指标，运用质量管理工具发现存在问题并提出整改措施持续改进，每月15日前将相关指标数据报送医疗质量科，在每季度的医疗质量管理委员会工作会议上进行季度汇报；

D．负责本部门相关工作制度、流程的培训、考评、督查落实。

4.2.10.2　医疗质量科职责

A．根据国家相关管理文件制订本院的医疗质量指标总体目标值；

B．每月收集汇总和分析全院病历质控情况、输血质控指标、死亡类重点围手术期死亡、重返住院类、重返手术类、重返ICU指标、临床路径指标、单病种指标、重点获得性指标等关键质量控制指标，运用质量管理工具发现存在问题并提出整改措施持续改进；

C．定期收集汇总全院各部门、科室上报的关键质量控制指标数据，运用质量管理工具进行分析，制作医疗质量季报向医疗质量管理委员会汇报并全院公示，对未按时上报关键质量控制指标的部门、科室，报院长办公会讨论处理；

D．监督指导全院各科室持续质量改进工作；

E．负责本部门相关工作制度、流程的培训、考评、督查落实。

4.2.10.3　护理部职责

A．每月收集汇总、分析全院患者安全类的关键质量控制指标，运用质量管理工具发现存在问题并提出整改措施持续改进，每月15日前将相关指标数据报送医疗质量科，并在每季度的医疗质量管理委员会工作会议上进行季度汇报；

B．负责本部门相关工作制度、流程的培训、考评、督查落实。

4.2.10.4　医院感染管理科职责

A．每月收集汇总、分析全院各类院感率、漏报率、多重耐药菌发生率及检出率、I类切口感染率等的关键质量控制指标，运用质量管理工具发现存在问题并提出整改措施持续改进，每月15日前将相关指标数据报送医疗质量科，在每季度的医疗质量管理委员会工作会议上进行季度汇报；

B．负责本部门相关工作制度、流程的培训、考评、督查落实。

4.2.10.5　预防保健科职责

A．每月收集汇总、分析全院传染病报告、死亡原因报告、职工保健防护等的关键质量控制指标，运用质量管理工具发现存在问题并提出整改措施持续改进，每月15日前将相关指标数据报送医疗质量科，在每季度的医疗质量管理委员会工作会议上进行季度汇报；

B．负责本部门相关工作制度、流程的培训、考评、督查落实。

4.2.10.6　信息统计室职责

A．每月收集汇总、分析全院运行类指标、DRGs指标等的关键质量控制指标，运用质量管理工具发现存在问题并提出整改措施持续改进，每月15日前将相关指标数据报送医疗质量科，在每季度的医疗质量管理委员会工作会议上进行季度汇报；

B．负责本部门相关工作制度、流程的培训、考评、督查落实。

4.2.10.7　医学装备科职责

A．每月收集汇总、分析全院大型机器阳性率、放射防护等的关键质量控制指标，运用质量管理工具发现存在问题并提出整改措施持续改进，每月15日前将相关指标数据报送医疗质量科，在每季度的医疗质量管理委员会工作会议上进行季度汇报；

B．负责本部门相关工作制度、流程的培训、考评、督查落实。

4.2.10.8　药剂科职责

A．每月收集汇总、分析全院处方点评、合理用药指标、病原学送检、抗菌药物等专项管理指标数据等的关键质量控制指标，运用质量管理工具发现存在问题并提出整改措施持续改进，每月15日前将相关指标数据报送医疗质量科，在每季度的医疗质量管理委员会工作会议上进行季度汇报；

B．负责本部门相关工作制度、流程的培训、考评、督查落实。

4.2.10.9　高值医用耗材管理办公室职责

A．每月收集汇总、分析全院耗材管理类指标的关键质量控制指标，运用质量管理工具发现存在问题并提出整改措施持续改进，每月15日前将相关指标数据报送医疗质量科，在每季度的医疗质量管理委员会工作会议上进行季度汇报；

B．负责本部门相关工作制度、流程的培训、考评、督查落实。

4.2.10.10　财务与资产管理部职责

A．每月收集汇总、分析全院主要经济运行类的关键质量控制指标，运用质量管理工具发现存在问题并提出整改措施持续改进，每月15日前将相关指标数据报送医疗质量科，在每季度的医疗质量管理委员会工作会议上进行季度汇报；

B．负责本部门相关工作制度、流程的培训、考评、督查落实。

4.2.10.11　医保物价部职责

A．每月收集汇总、分析全院医保管理类、合理收费管理类的关键质量控制指标，运用质量管理工具发现存在问题并提出整改措施持续改进，每月15日前将相关指标数据报送医疗质量科，在每季度的医疗质量管理委员会工作会议上进行季度汇报；

B．负责本部门相关工作制度、流程的培训、考评、督查落实。

4.2.10.12　总务办公室职责

负责本部门相关工作制度、流程的培训、考评、督查落实。

4.2.10.13　第一门诊部职责

负责本部门相关工作制度、流程的培训、考评、督查落实。

4.2.11　工作细则

4.2.11.1　医疗质量管理委员会在院长和分管院长的领导下进行工作，负责完成医院医疗质量管理，对医院医疗质量进行综合评估，对医院的业务发展提出切实可行的规划。

4.2.11.2　医疗质量管理委员会每年召开全体会议不少于4次，主任委员或者常务副主任委员可以针对具体的问题召集全体或部分委员会议，讨论和审定临床、医技中质量管理存在的问题，达到持续改进的目的。

4.2.11.3　负责组织和实施医疗、护理、院感质量的检查、评价、考核、提出整改措施和反馈情况、检查落实情况等工作。

4.2.11.4　医疗质量科做好医疗质量月报的汇报工作。

4.2.11.5　参加各种医疗文书、技术操作、诊疗水平、"三基"考核、制度管理等方面工作的检查，并进行评价。

4.2.11.6　医疗质量管理委员会办公室代表委员会监督各个职能科室负责的各项工作，并做好各项台账管理。

4.2.11.7　医疗质量管理委员会的全体成员要自觉加强业务知识学习，提高医疗业务水平，要熟悉和了解各种质量指标，以及具体的考核标准，充分利用个人专科能力对医院医疗质量管理的持续性改进做出建议措施，并向委员会提出建议提案。

4.2.11.8　每年年终召开总结会议，总结当年工作，制订次年工作计划。

4.2.11.9　医疗质量管理委员会的决议、决定提交医院院长办公会讨论决定后生效。

5　参考资料

5.1　《医疗质量管理办法》（中华人民共和国国家卫生和计划生育委员会令第10号，2016年11月1日起施行）（国家卫计委令第10号）

5.2　《医疗质量安全核心制度要点释义（第二版）》

6 附件

6.1 医疗质量控制体系图（图1-1-1）

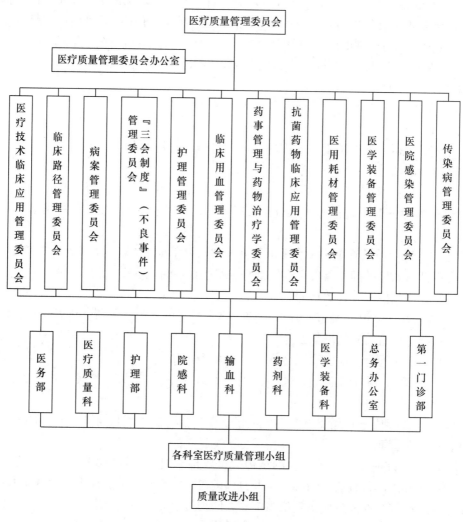

图1-1-1 医疗质量控制体系图

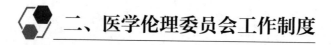

二、医学伦理委员会工作制度

1 目的

保护临床研究受试者的权益和安全，规范本伦理委员会的组织和运作。

2 通用范围

适应部门：各临床科室、各医技科室、实验室。

使用人员：各临床医师、医技医师、麻醉医师、研究人员。

3 定义

伦理委员会：以保护受试者权益为宗旨，通过对临床研究项目的科学性、伦理合理性进行审查，确保受试者的尊严、安全和权益得到保护。

4 内容

4.1 责任科室

制订审批：医学伦理委员会。

管理：医学伦理委员会。

实施：各临床科室、各医技科室、实验室。

4.2 制度总则

4.2.1　为保护临床研究受试者的权益和安全，规范本伦理委员会的组织和运作，根据《药物临床试验质量管理规范（2020年版）》《医疗器械临床试验质量管理规范（2016年版）》《药物临床试验伦理审查工作指导原则》（国食药监注〔2010〕436号）《体外诊断试剂临床试验指导原则》〔（2021年第72号）附件〕、《涉及人的临床研究伦理审查委员会建设指南（2023年版）》《涉及人的生物医学研究伦理审查办法》（中华人民共和国国家卫生和计划生育委员会令第11号，2016年）、《世界医学协会赫尔辛基宣言（2013年）》等法规和规范性文件，制订本工作制度。

4.2.2　伦理委员会以保护受试者权益为宗旨，通过对临床研究项目的科学性、伦理合理性进行审查，确保受试者的尊严、安全和权益得到保护，促进生物医学研究按照符合国内国际规范的要求健康发展，增强公众对临床研究的信任和支持。

4.2.3　伦理委员会应当依照国家法律法规和规章的规定审查研究项目，遵循"尊重、有利及公正"的生命伦理原则，工作独立透明，确保审查质量。

4.2.4　伦理委员会依法在国家和所在省级食品药品监督管理局、卫生行政管理部门备案，接受政府的卫生行政管理部门、药监行政管理部门的指导和监督。

4.3 组织

4.3.1　伦理委员会名称：医学伦理委员会。

4.3.2　伦理委员会地址：××××××

4.3.3　组织架构：本伦理委员会隶属医院。伦理委员会下分支机构：医院生殖医学伦理委员会。

4.3.4　委员会组成人员

4.3.4.1　主任委员：×××

4.3.4.2　副主任委员：×××

4.3.4.3　委员：×××

4.3.4.4 该委员会下设医学伦理委员会办公室，办公室主任：×××；办公室秘书：×××。

4.3.5 职责：伦理委员会对涉及人的生物医学研究项目的科学性和伦理合理性进行独立、负责和及时的审查。审查范围包括药物临床试验项目、医疗器械临床试验项目、体外诊断试剂临床试验项目；涉及人的临床科研项目（包括临床流行病学研究、利用患者的医疗记录和个人信息的研究、利用人的生物标本的研究等）。审查类别包括初始审查、跟踪审查和复审。医学伦理委员会办公室负责伦理委员会日常行政事务的管理工作。医学伦理委员会有权批准/不批准1项临床研究，对批准的临床研究进行跟踪审查，终止或暂停已经批准的临床研究。

4.3.6 行政资源：医院为医学伦理委员会办公室提供必需的办公条件，设置独立的办公室，有可利用的档案室和会议室，以满足其职能的需求。医院任命足够数量的伦理委员会秘书与工作人员，以满足伦理委员会高质量工作的需求。医院为委员、独立顾问、秘书与工作人员提供充分的培训，使其能够胜任工作。

4.3.7 财政资源：伦理委员会的行政经费列入医院财政预算。经费使用按照医院财务管理规定执行，应要求公开支付给委员的劳务补偿。

4.4 组建与换届

4.4.1 委员组成：伦理委员会的委员应当从生物医学领域和伦理学、法学、社会学等领域的专家和非本机构的社会人士中遴选产生，人数不得少于7人，并且应当有不同性别的委员。必要时，伦理委员会可以聘请独立顾问。独立顾问对所审查项目的特定问题提供咨询意见，不参与表决。

4.4.2 委员的招募/推荐：伦理委员会主管部门采用公开招募、有关各方和委员推荐的方式，并征询本人意见，确定委员候选人名单。应聘者应能保证参加培训，保证有足够的时间和精力参加审查工作。

4.4.3 任命的机构与程序：伦理委员会设主任委员一人，副主任委员若干人。主任委员由院长任命。副主任委员由伦理委员会委员协商推举产生。主任委员缺席时，由副主任委员代行主任委员职权。

接受任命的伦理委员会委员应参加生物医学研究伦理、药物临床试验质量管理规范和伦理审查方面的培训；应提交本人简历、资质证明文件、药物临床试验质量管理规范与伦理审查培训证书；应同意并签署利益冲突声明和保密承诺。

4.4.4 委员的职责

4.4.4.1 参加伦理委员会的会议；

4.4.4.2 对提交给伦理委员会审查的研究方案进行审阅、讨论及评估；

4.4.4.3 审查严重不良事件报告并建议采取适当的措施；

4.4.4.4 审阅持续审查报告并督查正在进行的研究是否恰当；

4.4.4.5 对审阅的文件及会议内容保守秘密；

4.4.4.6 有任何利益冲突时，及时声明；

4.4.4.7　参加医学伦理学的继续教育活动。

4.4.5　主任委员：伦理委员会设主任委员1名，副主任委员若干名。主任委员和副主任委员由院长任命。主任委员除了一般委员的职责，还具有以下职责：

4.4.5.1　负责伦理委员会的管理工作；

4.4.5.2　按照会议议程主持会议，引导委员讨论和投票；

4.4.5.3　在会议上总结委员的意见，发起投票动议；

4.4.5.4　审查和批准会议记录、修改通知和批件。

4.4.6　副主任委员除了一般委员的职责，另外还负责辅助主任委员进行以上活动。

4.4.7　任期：伦理委员会每届任期3年，根据需要，经批准可以连任。

4.4.8　换届：期满换届应考虑保证伦理委员会工作的连续性，审查能力的发展，委员的专业类别，以及不断吸收新的观点和方法。换届候选委员采用公开招募、有关各方和委员推荐的方式产生，院长任命。

4.4.9　免职：以下情况可以免去委员资格：本人书面申请辞去委员职务者；因各种原因长期无法参加伦理审查会议者；因健康或工作调离等原因不能继续履行委员职责者；因行为道德规范与委员职责相违背（如与审查项目存在利益冲突而不主动声明）不适宜继续担任委员者。

4.4.10　替补：因委员辞职或免职，可以启动委员替补程序。根据资质、专业相当的原则招募/推荐候选替补委员；当选的替补委员以医院正式文件的方式任命。

4.4.11　独立顾问：如果委员专业知识不能胜任某临床研究项目的审查，或某临床研究项目的受试者与委员的社会与文化背景明显不同时，可以聘请独立顾问。独立顾问应提交本人简历、资质证明文件，签署保密承诺与利益冲突声明。独立顾问应邀对临床研究项目的某方面问题提供咨询意见，但不具有表决权。

4.4.12　伦理委员会设秘书1人，秘书职责如下：

4.4.12.1　安排伦理委员会委员们和工作人员的培训；

4.4.12.2　组织各类标准操作规程及指南的审阅、修订和分发。跟踪人体试验相关的最新的伦理进展，为委员们提供相关的最新文献；

4.4.12.3　为研究者/申办方/监察员提供伦理委员会材料递交相关咨询。完成伦理审查材料的接收、形式审查、编码、归集、保存；

4.4.12.4　根据SOP的标准，确定各类研究申请的审查方式；

4.4.12.5　组织伦理委员会的伦理会议，保存会议议程和会议记录；

4.4.12.6　初步受理或接待受试者/研究者投诉，并及时汇报委员秘书和主任委员；

4.4.12.7　伦理委员会财务预算及收支汇总；

4.4.12.8　其他伦理委员会的行政事务。

4.5　运作

4.5.1　审查方式：伦理委员会的审查方式有会议审查、紧急会议审查、快速审查。实行主审制，每个审查项目应安排主审委员，填写审查工作表。会议审查是伦理委员会主要的审查工作方式，委员应在会前预审送审项目。研究过程中出现重大或严重问题，危及受试者安全，应召开紧急会议审查。快速审查是会议审查的补充形式，其目的为提高工作效率，主要适用于临床研究方案的较小修正，不影响试验的风险收益比；尚未纳入受试者或已完成干预措施的研究项目；预期严重不良事件审查。

4.5.2　法定到会人数：到会委员人数应为全体委员人数的2/3及以上；到会委员应包括医药专业、非医药专业、独立于研究实施机构之外的委员，并有不同性别的委员。

4.5.3　决定的票数：伦理委员会作出决定，同意票应超过到会委员人数的半数。伦理审查时应当通过会议审查方式，充分讨论达成一致意见。

4.5.4　利益冲突管理：每次审查/咨询研究项目时，与研究项目存在利益冲突的委员/独立顾问应主动声明并回避。制订利益冲突政策，识别任何与伦理审查和科学研究相关的利益冲突，并采取相应的管理措施。

4.5.5　保密：伦理委员会委员/独立顾问对送审项目的文件负有保密责任和义务，审查完成后，及时交回所有送审文件与审查材料，不得私自复制与外传。

4.5.6　协作：伦理委员会与医院所有与受试者保护相关的部门协同工作，明确各自在伦理审查和研究监管中的职责，保证本组织机构承担的，以及在本组织机构内实施的所有涉及人的生物医学研究项目都提交伦理审查，所有涉及人的研究项目受试者的健康和权益得到保护；保证开展研究中所涉及的医院财政利益冲突、研究人员的个人经济利益冲突得到最大限度地减少或消除；有效地报告和处理违背法规与方案的情况；建立与受试者有效的沟通渠道，对受试者所关心的问题作出回应。建立与其他伦理委员会有效的沟通交流机制，协作完成多中心临床研究的伦理审查。

4.5.7　质量管理：伦理委员会接受医院主管部门对伦理委员会的工作质量评估；接受卫生行政部门、药品监督管理部门的监督管理；接受独立的、外部的质量评估或认证。伦理委员会对检查发现的问题采取相应的改进措施。

5 ▎ 参考资料

5.1　《涉及人的临床研究伦理审查委员会建设指南（2019）》
5.2　《涉及人的生物医学研究伦理审查办法（2016）》
5.3　《药物临床试验质量管理规范（2020）》

6 ▎ 附件

6.1　药物临床试验伦理审查申请表（表1-2-1）
6.2　医疗器械临床试验伦理审查申请表（表1-2-2）
6.3　诊断试剂临床试验伦理审查申请表（表1-2-3）
6.4　A类新技术新项目申请审批表（表1-2-4）
6.5　科研项目伦理审查申请表（表1-2-5）
6.6　工作流程图（图1-2-1）

表1-2-1　药物临床试验伦理审查申请表

受理编号		
技术名称		
项目类别	A　药物临床试验	
申请类别	初始审查	
科室		
技术负责人/职称		
联系方式		
初始审查	必备材料	□1. 伦理审查申请表 □2. 实施方案（版本号：　　版本日期：　　） □3. 知情同意书（版本号：　　版本日期：　　） □4. 主要研究者履历 □5. 研究者手册
以上资料原件1份，其中＿＿＿＿项复印件＿＿＿＿份。 技术负责人签字：　　　　　　　　　　　　　　　　　　　　日期：　　年　　月　　日		
科室意见： 科主任签字：　　　　　　　　　　　　　　　　　　　　　　日期：　　年　　月　　日		
□资料齐全，同意受理。 □资料不齐全，补充后受理。需补充资料＿＿＿＿＿＿＿＿＿＿＿＿＿＿＿＿ 经手人签字：　　　　　办公电话：　　　　　　　　　　　　日期：　　年　　月　　日		

填表说明：需准备的资料栏请在已提供的资料空格处打"√"。

表1-2-2　医疗器械临床试验伦理审查申请表

受理编号		
技术名称		
项目类别	B　医疗器械临床试验	
申请类别	初始审查	
科室		
技术负责人/职称		
联系方式		
初始审查	必备材料	□1. 伦理审查申请表 □2. 实施方案（版本号：　　版本日期：　　） □3. 知情同意书（版本号：　　版本日期：　　） □4. 主要研究者履历 □5. 研究者手册
以上资料原件1份，其中＿＿＿＿项复印件＿＿＿＿份。 技术负责人签字：　　　　　　　　　　　　　　　　　　　　日期：　　年　　月　　日		
科室意见： 科主任签字：　　　　　　　　　　　　　　　　　　　　　　日期：　　年　　月　　日		
□资料齐全，同意受理。 □资料不齐全，补充后受理。需补充资料＿＿＿＿＿＿＿＿＿＿＿＿＿＿＿＿ 经手人签字：　　　　　办公电话：　　　　　　　　　　　　日期：　　年　　月　　日		

填表说明：需准备的资料栏请在已提供的资料空格处打"√"。

表1-2-3 诊断试剂临床试验伦理审查申请表

受理编号		
技术名称		
项目类别		A 诊断试剂临床试验
申请类别		初始审查
科室		
技术负责人/职称		
联系方式		
初始审查	必备材料	□1. 伦理审查申请表 □2. 实施方案（版本号： 版本日期： ） □3. 知情同意书（版本号： 版本日期： ） □4. 主要研究者履历 □5. 研究者手册
以上资料原件1份，其中＿＿＿＿＿项复印件＿＿＿＿＿份。 技术负责人签字：		日期： 年 月 日
科室意见： 科主任签字：		日期： 年 月 日
□资料齐全，同意受理。 □资料不齐全，补充后受理。需补充资料＿＿＿＿＿＿＿＿＿＿＿＿＿＿ 经手人签字： 办公电话：		日期： 年 月 日

填表说明：需准备的资料栏请在已提供的资料空格处打"√"。

表1-2-4 A类新技术新项目申请审批表

受理编号		
技术名称		
项目类别		C 新技术（手术类）
申请类别		初始审查
科室		
技术负责人/职称		
联系方式		
申请等级		□国内先进 □省内领先 □地区领先 □院内空白 □其他＿（请注明）
三级综合医院服务能力 （关键技术）《三级综合医院服务能力指南2016版》		□基本标准 □推荐标准 □其他
技术类型		□限制类 □非限制类
初始审查	必备材料	□1. 伦理审查申请表 □2. 技术实施方案（版本号： 版本日期： ） □3. 知情同意书（版本号： 版本日期： ） □4. 主要研究者履历及相关资质 □5. 其他资料：＿＿＿＿＿＿＿＿＿＿＿＿＿＿
以上资料原件1份，其中＿＿＿＿＿项，复印件＿＿＿＿＿份。 技术负责人签字：		日期： 年 月 日

续表

科室意见： 科主任签字：		日期： 年 月 日
□资料齐全，同意受理。 □资料不齐全，补充后受理。需补充资料_____ 经手人签字： 办公电话：		日期： 年 月 日

填表说明：需准备的资料栏请在已提供的资料空格处打"√"。

表1-2-5 科研项目伦理审查申请表

受理编号		
技术名称		
项目类别	D 科研课题（项目）	
申请类别	初始审查	
科室		
技术负责人/职称		
联系方式		
初始审查	必备材料	□1. 伦理审查申请表 □2. 实施方案（版本号： 版本日期： ） □3. 知情同意书（版本号： 版本日期： ） □4. 主要研究者履历 □5. 其他资料：_____
以上资料原件1份，其中_____项，复印件_____份 技术负责人签字：		日期： 年 月 日
科室意见： 科主任签字：		日期： 年 月 日
□资料齐全，同意受理。 □资料不齐全，补充后受理。需补充资料_____ 经手人签字： 办公电话：		日期： 年 月 日

填表说明：需准备的资料栏请在已提供的资料空格处打"√"。

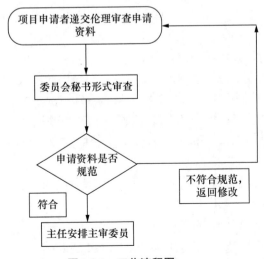

图1-2-1 工作流程图

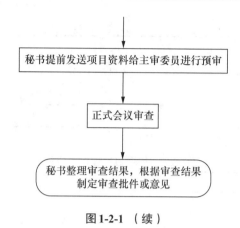

图 1-2-1　（续）

三、医院感染管理委员会工作制度

1　目的

　　定期研究分析本院医院感染管理中发生的问题，并协调各部门及时采取措施，有效解决问题。

2　通用范围

　　全院各部门及科室。

3　内容

　　3.1　医院感染管理委员会应在院长领导下进行工作，在预防医院感染中起重要作用。

　　3.2　严格执行医院感染管理方面的法律法规、规章及技术规范、标准，制订本院预防和控制医院感染的规章制度、并监督实施。

　　3.3　对医院感染管理科收集整理的医院感染监控、监测资料进行分析并提出对策、措施，根据各项卫生学标准，对医院现状进行分析、考评。

　　3.4　对使用的消毒灭菌药械进行监督管理。

　　3.5　建立会议制度，每年度召开会议2次，总结医院感染监测工作情况，找出存在问题的根源，及时制订控制措施，组织落实。遇有特殊情况，可随时召集会议。

　　3.6　对医院感染管理科拟定的全院感染管理工作计划进行审定。

　　3.7　根据《综合医院建筑标准》有关卫生学标准及预防医院感染的要求，对医院改建、扩建和新建，提出建设性意见。

　　3.8　研究、协调，解决其他有关医院感染管理方面的重要事宜。

4　参考资料

　　4.1　《医院感染管理办法》（卫生部令第48号，2006年）

4.2　《医疗机构感染预防与控制基本制度（试行）》（国卫办医函〔2019〕480号）

四、传染病管理委员会工作制度

1 目的

规范医院传染病管理委员会各项工作开展，保证医院传染病防控工作质量。

2 通用范围

适用于本院传染病管理委员会工作。

3 内容

3.1　医院传染病管理委员会由主管副院长担任主任委员，委员由预防保健科、医务部、医院感染管理科以及医院传染病防控管理密切相关的科室负责人组成。传染病管理委员会下设办公室，设在预防保健科，负责委员会日常工作。

3.2　每年第一季度召开全体委员会议，审议修订医院传染病管理工作实施方案及制度等。

3.3　每月听取管理办公室及感染内科关于本院传染病发病、报告情况及传染病的预检分诊、消毒隔离制度落实情况。定期召开医院传染病防控管理工作会议，通报医院传染病的报告、管理情况，分析医院传染病管理形势，查找存在问题，制订改进措施。

3.4　审订医院传染病防控管理工作的年度计划、总结，定期督查医院传染病预防控制的相关规定和制度的落实情况，检查对医院工作人员进行《中华人民共和国传染病防治法》及传染病知识的培训情况。

3.5　传染病流行时及时向全院通报疫情，成立专项传染病防治工作领导小组，启动紧急工作预案，与上级卫生行政部门取得密切联系，积极配合关于防治传染病工作的全面部署，积极参与应对传染病的突发公共事件的工作。

3.6　及时配合院领导及专家对医院新建设施是否符合传染病管理规范进行审定。

4 参考资料

4.1　《中华人民共和国传染病防治法》（人大常务委员会，2004年12月1日）

4.2　《中华人民共和国传染病防治法实施办法》（卫生部令第17号，1991年12月6日）

五、临床用血委员会工作制度

1 目的

指导临床用血，保障临床用血安全和医疗质量。

2 通用范围

全院。

3 定义

临床用血管理委员会是负责本机构临床合理用血管理工作的组织，主任委员由院长或者分管医疗的副院长担任，成员包括医务部门、临床科室、输血、麻醉、护理、检验等相关专业的负责人。

4 内容

4.1 根据《医疗机构临床用血管理办法》（2012年6月7日卫生部令第85号公布，自2012年8月1日起施行）及《关于印发〈临床输血技术规范〉的通知》（卫医发〔2000〕184号）的要求，成立医院临床用血管理委员会。临床用血管理委员会主要由医院领导、业务主管部门、临床、输血、麻醉、护理、检验等相关专业的负责人组成。

4.2 临床用血管理委员会工作职责

4.2.1 负责临床输血的规范化管理和技术指导，开展临床合理输血、科学输血的教育和培训，促进输血新技术、新项目的开展。

4.2.2 指导、督促、检查临床科室及输血科的输血工作，使其不断规范化。

4.2.3 负责对全员进行输血知识及相关法规的培训。

4.2.4 解决临床输血过程中存在的具体问题，负责组织对临床输血过程中遇到的疑难问题的会诊，为特殊输血患者制订输血治疗方案。

4.2.5 促进科学、合理输血，推广成分输血，尽量少用全血，督促开展自身输血。

4.2.6 审查临床用血计划并监督实施。

4.2.7 协调临床医师与输血科人员关于使用血液及其成分的不同意见；协调和裁决在血液及其成分使用过程中的医疗纠纷。

4.2.8 对输血科准备开展的新技术、新项目及将要引进的设备进行论证，为院领导决策提供依据。

4.2.9 组织制订输血管理方面的岗位职责、工作制度、操作规程及相关记录表单，并定期检查落实情况。

4.2.10 对严重违反《医疗机构临床用血管理办法》及《关于印发〈临床输血技术规范〉的通知》并造成严重后果的责任人，予以教育以及差错事故的认定、惩罚。

4.3 为保证临床合理用血，临床用血管理委员会有权禁止给无输血指征的患者输血等浪费血液资源的现象。

4.4 临床用血管理委员会每年至少召开两次工作会议，对全院输血工作进行年度工作总结，集中讨论输血工作中存在的问题，提出改进措施，并制订下一年度工作计划。

5 参考资料

5.1 《中华人民共和国献血法》(中华人民共和国主席令第93号)

5.2 《关于印发〈临床输血技术规范〉的通知》(卫医发〔2000〕184号)(卫生部2000年10月1日)

5.3 《医疗机构临床用血管理办法》(2012年6月7日卫生部令第85号公布,自2012年8月1日起施行)

第二章 核心制度

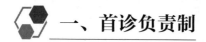

一、首诊负责制

1 目的

1.1 明确患者在诊疗过程中不同阶段的责任主体。

1.2 保障患者诊疗过程中诊疗服务的连续性。

1.3 保障医疗行为可追溯。

2 通用范围

临床科室人员。

3 定义

首诊负责制指患者的首位接诊医师（首诊医师）在1次就诊过程结束前或由其他医师接诊前，负责该患者全程诊疗管理的制度。医疗机构和科室的首诊责任参照医师首诊责任执行。其核心理念是医疗机构在患者就诊时，为强化医疗质量和安全，应对该患者实施明确、连续的全流程诊疗管理，覆盖医疗机构内所有医务人员的行为，并可在患者医疗记录上追溯。首诊负责制明确了医疗活动的责任主体。

4 内容

4.1 患者首先就诊的科室为首诊科室，接诊医师为首诊医师。首诊医师必须及时对患者进行必要的检查、做出初步诊断与处理，并认真书写病历。

4.2 诊断为非本专科疾患，及时指导患者到相应专科诊治。若属危急重症抢救患者，首诊医师必须及时抢救患者，同时请相关科室会诊。坚决杜绝科室间、医师间推诿患者。

4.3 首诊医师请其他科室会诊，被邀科室必须由主治医师或住院总医师以上人员参加会诊。

4.4 两个科室的医师会诊意见不一致时，必须分别请示本科上级医师，直至本科主任。若双方仍不能达成一致意见，由首诊医师或科室负责处理并上报医务部协调解决，不得推诿。

4.5 复合伤或涉及多科室的危重患者抢救，在未明确由哪一科室主管之前，除首诊科室负责诊治外，所有的有关科室必须执行危重患者抢救制度，协同抢救，不得推诿，不得擅自离去。各科室分别进行相应的处理并及时做病历记录。

4.6 首诊医师对需要紧急抢救的患者,必须先抢救,同时由患者陪同人员办理挂号和交费等手续,不得因强调挂号、交费等手续延误抢救时机。

4.7 诊断明确,且有住院指征的患者,由首诊医师或分诊护士联系病房收入院。危急重症者经抢救在病情稳定后由首诊医师护送至急诊观察室或病房。

4.8 首诊医师抢救危急重症患者,在病情稳定之前不得转院;如因家属强行要求转院或者患者病情平稳,因医院病床、设备和技术条件所限等情况,需由主治医师以上人员亲查看病情,决定是否可以转院;对需要转院且病情允许转院的患者,必须由责任医师报告医务部,再与接收医院联系,对病情记录、途中注意事项、护送等均必须做好交代和妥善安排,需履行告知义务签署知情同意书。

4.9 首诊医师应对患者的去向或转归进行登记备查。

4.10 急诊科出车的医师必须履行院外首诊接诊医师职责,做好相关情况的记录以及诊疗记录,如出车到其他医疗机构接回患者,必须有对接专项记录以及外院医师签名。

4.11 诊疗过程中包括但不限于以下情况时需要首诊负责:

4.11.1 患者从进院就诊,到门(急)诊诊疗结束,在这个全程诊疗过程中,可能涉及门(急)诊阶段,在门(急)诊阶段一般由门(急)诊出诊医师负责;

4.11.2 住院治疗从住院到出院,住院阶段由所在科室的主管医师负责,患者急诊入院时由当班医师负责;

4.11.3 当患者接受各种诊疗措施时,由每一个诊疗手段的实施者对这个诊疗阶段承担首诊职责,该实施者包括所有医务人员,不限于医师。

4.12 凡在接诊、诊治、抢救患者或转院过程中未执行上述规定、推诿患者者,要追究首诊医师、当事人和科室的责任。

4.13 本制度同样适用于患者入院后的首先收治的科室。

4.14 非本院诊疗科目范围内疾病,应告知患者或其法定代理人,并建议患者前往相应医疗机构就诊。

4.15 对于法定传染病,要按有关法律法规和规章制度要求及时报告转诊。

5 参考资料

5.1 《医疗质量管理办法》(中华人民共和国国家卫生和计划生育委员会令第10号2016年11月1日起施行)(中华人民共和国国家卫生和计划生育委员会令第10号2016年11月1日起施行)

5.2 《医疗质量安全核心制度要点释义(第二版)》

5.3 《医疗纠纷预防和处理条例》(中华人民共和国国务院令第701号,自2018年10月1日起施行)

5.4 《病历书写基本规范》(卫医发〔2002〕190号)

二、三级查房制度

1 目的

1.1 协助医务人员掌握患者疾病的相关信息。

1.2 制订调整诊疗方案、观察诊疗效果。

1.3 有效开展医患沟通。

2 通用范围

临床科室人员。

3 定义

三级查房制度指患者住院期间，由不同级别的医师以查房的形式实施患者评估、制订与调整诊疗方案、观察诊疗效果等医疗活动的制度。

4 内容

4.1 基本要求

4.1.1 各科室实行科主任领导下的三个不同级别的医师进行查房管理制度。三个不同级别的医师可以包括但不限于主任医师或副主任医师→主治医师→住院医师。

4.1.2 遵循下级医师服从上级医师，所有医师服从科主任的工作原则。

4.1.3 各科室应根据自身的实际及专业情况明确各级医师的医疗决策和实施权限。

4.1.4 各科室应当严格明确各级查房周期

4.1.4.1 工作日每天至少查房2次，非工作日每天至少查房1次；

4.1.4.2 三级医师中最高级别的医师每周至少查房2次，中间级别的医师每周至少查房3次；

4.1.4.3 术者必须亲自在术前和术后24小时内查房。

4.1.5 各科室应当明确医师查房行为规范：各科室应当尊重患者、注意仪表、保护隐私、加强沟通、规范流程。

4.1.6 查房的核心要求包含但不限于以下内容：

4.1.6.1 实施患者评估和再评估：具备资质的医师、护士及相关专业的卫生技术人员需要明确评估标准与内容、时限要求、记录文件格式等内容。

4.1.6.2 制订与调整诊疗方案

A. 医师或医疗团队根据患者评估和医院、医疗团队或医师个人的诊治能力制订患者个性化的诊疗方案；

B. 科室应当根据其他相关制度、医院的授权以及科室专科的实际情况明确各级医师、护士及药师的医疗决策权以及实施权限。

4.1.6.3　观察诊疗效果：各级医务人员需密切观测患者的病情改变、检查及检验结果以及患者或家属的心理变化，判断诊疗效果，及时地、客观地做出符合医学的再评估，及时调整治疗方案。

4.1.7　开展护理、药师查房的可参照上述规定执行。

4.1.8　每次查房后下级医师应及时详细将查房情况，列题记录于病程记录上，负责查房的上级医师应及时审阅、签名。

4.2　三级医师查房职责

4.2.1　正（副）主任医师查房职责

4.2.1.1　每周查房至少2次，对新入院患者48小时内查房，疑难、危重患者随请随查；应有主治医师、住院医师、进修医师、实习医师、护士长和有关人员参加；

4.2.1.2　内容包括解决疑难病例、审查新入院及危重患者的诊断及治疗计划，决定重大手术及特殊检查，新的治疗方法及参加全科会诊；

4.2.1.3　抽查医嘱、病历、护理质量、发现缺陷、纠正错误、指导实践、不断提高医疗水平；

4.2.1.4　贯彻执行医院质量管理要求，实施住院医疗服务环节质量控制及其他相关质量控制程序；

4.2.1.5　查房时结合具体病例，总结临床经验，传授新知识、新业务、新技术；

4.2.1.6　督促检查规章制度、医疗常规、诊疗规范和技术操作规程的执行情况，纠正不合理诊疗措施，保障医疗安全；

4.2.1.7　决定患者的转院；

4.2.1.8　采取必要措施，保持医疗服务各环节畅通，堵塞环节漏洞；

4.2.1.9　听取医师、护士对医疗护理工作及管理方面的意见，提出解决问题的办法或建议，以提高管理水平。

4.2.2　主治医师查房的职责

4.2.2.1　每日查房1次，新入院患者24小时内完成首次查房。应有本病房住院医师或进修医师、实习医师、责任护士参加；

4.2.2.2　对所管患者分组进行系统查房，确定诊断及治疗方案、手术方式、检查措施，了解病例、病情变化及疗效判定；

4.2.2.3　对危重患者要每日随时进行巡视检查和重点查房，如有住院医师邀请应随叫随到，提出有效和切实可行的处理措施，必要时进行查房；

4.2.2.4　对诊断不明或治疗效果不好的病例，进行重点检查与讨论，查明原因，制订治疗方案；

4.2.2.5　疑难危急病例或特殊病例，应及时向科主任汇报；

4.2.2.6　对常见病、多发病和其他典型病例，要每周组织1次教学查房，结合实际，系统讲解，不断提高下级医师的业务水平；

4.2.2.7　检查病历，各项医疗记录，诊疗进度，及医嘱执行情况、治疗效果、发现问题、纠正错误；

4.2.2.8 检查住院医师、进修医师医嘱。避免和杜绝医疗差错事故的发生，签发会诊、特殊检查申请单，审查特殊药品处方及病历首页并签字；

4.2.2.9 决定患者的出院、转科；

4.2.2.10 注意倾听医护人员和患者对医疗、护理、生活饮食、医院管理各方面意见、协助护士长做好病房管理。

4.2.3 住院医师查房的职责

4.2.3.1 对所管的患者每日开医嘱前查房1次，上午、下午下班前各巡视1次，晚查房1次，危重患者、新入院患者、手术患者重点查房并增加巡视次数，发现病情及时处理；

4.2.3.2 对危急、疑难的新入院病例和特殊病例，要及时向上级医师汇报；

4.2.3.3 及时修改实习医师书写的病历和各种医疗记录，审查和签发实习医师处方、化验检查、会诊申请单等医疗文件；

4.2.3.4 向实习医师讲授诊断要点、体检方法、治疗原则、疗效判定、诊疗操作要点、手术步骤及分析检查结果的临床意义；

4.2.3.5 检查当日医嘱执行情况，患者饮食及生活情况，并主动征求患者对医疗、护理和管理方面的意见；

4.2.3.6 做好上级医师查房的各项准备工作，介绍病情或报告病例。

4.3 三级医师查房要求

4.3.1 实现三级医师查房的整体职能

4.3.1.1 制订医疗决策及规范医疗行为的管理职能；

4.3.1.2 实施对医疗服务过程审核的职能；

4.3.1.3 实行逐级质控、科室质量控制及部门质量控制协调的管理职能；

4.3.1.4 层层技术把关，保障医疗安全的职能；

4.3.1.5 加强医患沟通，履行告知义务的职能；

4.3.1.6 通过技术指导、"三基"培训、继续医学教育及临床医学教学，提高临床医疗质量的职能；

4.3.1.7 对住院医师进行技术考核的职能。

4.3.2 查房时间

4.3.2.1 新入院患者，住院医师应及时查看患者并做出初步诊疗处理，主治医师应在24小时内查看，并提出相应的诊疗意见，主任医师（副主任医师）应在48小时内查房，并对患者的诊疗提出系统性指导意见；

4.3.2.2 危急重症患者，住院医师应立即查看患者并随时观察病情变化、及时处理，必要时请上级医师指导诊疗。

4.3.3 查房时间严格按《病历书写规范》要求执行。

4.3.3.1 正（副）主任医师对新入院患者48小时内查房，每周至少查房2次，疑难、危急重症患者随请随查；主治医师查房每天1次，住院医师查房每天至少2次，对危急重症、特殊病例应及时查房。

4.3.3.2 科主任对全病区患者每周普查1次。

4.3.3.3 示范性大查房的频次，除按医院要求安排外，一般情况下由科主任自行安排，每月不少于2次。原则上，各科应固定示范性大查房时间并报送医务部备案。

4.3.4 参加人员

4.3.4.1 科内示范性大查房的人员包括：科内实习医师、进修医师、本院各级医师和护士长等。

4.3.4.2 全院示范性大查房，由分管医疗的副院长、医务部确定参加查房人员。

4.3.5 查房纪律和注意事项

4.3.5.1 三级医师查房应坚持"四严"要求，即严密组织、严肃执行相关规章制度、严格执行医疗技术操作规范和严谨的思维。杜绝任何粗枝大叶、草率从事、走过场的现象发生。查房前要做好准备工作，如准备病历、X线片、相关检查报告、所需要的检查器材及查阅的相关文献等。

4.3.5.2 正（副）主任医师查房时，应按职称各站其位，排列有序，保持查房秩序。

A. 查房时，进入病房顺序：正（副）主任医师→主治医师→住院医师→护士长→进修医师→实习生。

B. 查房位置见图2-1。

4.3.5.3 按规定时间查房，不得迟到，不得中途随意离开。

4.3.5.4 参加查房人员应着装整洁，仪表端庄，手机要处于振动状态，非医疗事件不得接拨电话。

4.3.5.5 查房参加中，禁止吸烟，不得交头接耳和大声喧哗。

4.3.5.6 查房过程中，注意执行保护性医疗制度和消毒隔离制度。

4.3.5.7 科室要建立主任查房记录本、疑难危重病例讨论记录本和示范性大查房记录本，由专人负责及时按要求记录，随时备查。

4.3.6 查房内容

4.3.6.1 住院医师查房

A. 要求重点巡视危急重症、疑难、诊断未明确、新入院、术后的患者，同时巡视一般患者；

B. 了解辅助检查的完成情况，及时收集、整理检查报告，并分析检查结果，提出进一步检查或治疗意见；

C. 核查当天医嘱执行情况，给予必要的临时医嘱、次晨特殊检查医嘱；

D. 询问、检查患者饮食情况；

E. 主动征求患者对医疗、护理、饮食等方面的意见。

4.3.6.2 主治医师查房

A. 要求对所分管的患者进行系统查房，尤其对新入院、危急重症、诊断未明确及治疗效果不佳的患者进行重点检查与讨论；

B. 倾听患者的陈述，及时补充病史和体检的阳性发现，了解患者病情变化并征求其对医疗、护理、饮食等方面的意见；

C．听取住院医师和护士对诊断和治疗的意见，指导和修订下级医师拟定的诊疗计划，检查下级医师医疗文书的书写并纠正其中错误；

D．核查医嘱执行情况及治疗效果，决定必要的检查及治疗；

E．执行术前或特殊检查、治疗的知情同意制度；

F．对各种医疗文书及时审核、规范修改、冠签；

G．提出一般手术的方案并报科室主任审批；

H．决定患者出院，提出患者转院建议等。

4.3.6.3　主任医师（副主任医师）查房

A．重点解决危急重症、疑难病例诊治及特殊与重大医疗问题；

B．审查新入院、危重患者与特殊医疗对象的诊断、治疗计划及落实情况；

C．决定特殊检查与治疗，提出重大手术方案并报科室主任审批；

D．对查房记录及时审核、规范修改和冠签；

E．抽查医嘱、各种医疗文书及医疗、护理质量；

F．听取医师、护士对诊疗护理的意见；

G．进行必要的教学工作等。

4.3.7　查房程序和标准

4.3.7.1　正（副）主任医师查房

应按照"背""查""问""讲""解"程序进行，并达到以下标准要求。

A．背：住院医师背诵陈述"住院志"及"病程记录"的病史、体征及辅助检查结果、拟诊意见和"诊疗计划"，以及医嘱执行情况等。背诵陈述标准：a．陈述的病史符合病历书写规范；b．观察病情周密，判断体征准确；c．临床思路清晰，有拟诊意见和具体诊疗计划，符合医疗规范；d．主动报告自我检控中发现的问题及诊治难点、疑点。

B．查：进行5项检查：a．询问患者症状、检查体征，并查看检验、特检报告；b．检查病历质量；c．检查诊疗方案及医嘱执行情况；d．检查医护人员"三基"水平；e．询问患者对诊疗的感受和意见。

C．问：结合病例对下级医师进行双向提问、答辩和解答。按"三问""三答"标准要求：a．针对具体病例诊疗的关键技术问题由正（副）主任医师提问，住院医师答辩；b．针对病历质量问题和医疗处置存在的质量问题进行提问、答辩；c．正（副）主任医师对下级医师提出的疑难问题和请示进行解答。

D．讲：结合具体病例进行比较系统的学术讲解或质量讲评，达到"三讲"要求：a．结合病例进行循证分析，即该病例或该病种有关的临床医学资料综述及诊断、治疗的科学依据分析；b．结合具体病例讲解国内外医学进展；c．结合具体病例的病历质量、疗效观察、服务质量以及可能存在的风险，进行质量讲评。

E．解：解决下级医师解决不了的疑难技术问题，做出医疗决策或会诊决定，修正不合理的诊疗计划，纠正不当的医疗措施。

4.3.7.2　主治医师查房

按照"验""查""问""讲""定"程序进行，并达到以下标准要求。

A. 验：a. 结合病例对症状和体征的判断进行复核、验证、补充；b. 纠正住院医师诊疗计划和措施的缺陷，并进行跟踪和验证。

B. 查：a. 查看检验、特检报告；b. 检查病历质量；c. 检查诊疗计划及医嘱执行情况；d. 检查住院医师在其当班时间内的诊疗工作是否到位；e. 查询患者对诊疗的意见。

C. 问：结合病例，对住院医师进行双向提问和解答：a. 针对诊断依据与鉴别诊断由主治医师提问，住院医师答辩；b. 针对病历书写质量和医嘱执行中存在的质量问题进行提问，住院医师答辩；c. 主治医师对住院医师提出的疑难问题和请示，进行解答和指示。

D. 讲：结合病例进行针对性的学术讲解：a. 分析该病例特点、诊断和治疗依据；b. 对病例的诊治过程各环节可能存在的风险因素进行讲评。

E. 定：a. 根据病例病史、症状和体征，结合各种辅助检查结果，上级医师查房的意见，确定诊断、明确诊疗计划；b. 对疑难、危急重症病例提出会诊、讨论建议，并根据会诊、讨论的结果，更正或补充诊断及调整诊疗计划。

4.3.7.3 住院医师查房

按照"检""察""问""听""记"程序进行，并达到以下标准：

A. 检：a. 对新入院病例进行规范检查，即按照体格检查的顺序和标准进行检查；b. 根据病例的实际情况拟订检查计划；c. 根据病例的治疗的进展及时查体和进行辅助检查。

B. 察：患者从入院至出院期间，住院医师要对其诊疗过程进行经常性、连续性的观察：一般患者一天至少观察两次，危重患者随时观察。观察内容包括：患者生命体征、自觉症状变化、心理状况、睡眠饮食情况改变等。

C. 问：针对病例在诊疗进程中的问题：a. 详细询问病史；b. 及时向上级医师汇报和请示；c. 询问患者对医疗服务的感受和对疗效的评价。

D. 听：a. 认真、耐心听取患者叙述病史以及诊疗的意见；b. 听取上级医师对病例诊疗的指导意见，并提出自己的疑问，积极参与双向提问和答辩。

E. 记：对从患者入院至出院期间的一切诊疗活动，进行规范的记录。记录频次：a. 新入院患者2天内，有副主任以上医师查房记录；副主任以上医师每周对疑难、危重患者至少有1次查房记录；b. 一般患者，主治医师1周内至少有1次查房记录；住院医师对新入院和术后患者应连续记录3天（含首次记录和术后记录），对病情稳定的患者，至少3天记录1次。对危急重症、特殊病例，各级医师应及时进行查房并做好记录。病历书写、病程记录及其他医疗文书的书写，应按照病历书写规范执行。

4.4 查房检测与评价

4.4.1 检测方法

由各科自行检测及院级检测规范查房行为，按照A、B、C、D等级评分。检测内容包括：

4.4.1.1 "背""查""问""讲""解"程序及水平；

4.4.1.2 查房频次与考勤；

4.4.1.3 查房纪律。

4.4.2　检测标准

4.4.2.1　程序要求

A级：背、查、问、讲、解5项全能检查达标。

B级：有1项检查缺少或不充分。

C级：缺少2项检查或不充分。

D级：有3项或3项以上未检查或不充分。

4.4.2.2　"问"与"讲"水平

A级：双向问答要求项目全面到位。

B级：项目中有1项缺少或不充分。

C级：有2～3项缺少或不充分。

D级：4项或4项以上缺少或不充分。

4.4.2.3　坚持查房频次和考勤

A级：按频次要求准时全勤查房。

B级：达到频次要求，但有缺勤或不准时的情况。

C级：未达到频次要求，每月平均至少1次查房。

D级：每月2次及以上。

4.4.2.4　查房纪律

A级：全面遵守查房纪律。

B级：有1项不符合。

C级：有2～3项不符合。

D级：4项及以上不符合。

4.4.3　院级检测

4.4.3.1　医院每月组织1～2次院级示范性大查房，在各临床科室轮流进行，保证每个临床科室每年轮到1次。

4.4.3.2　院级示范性大查房参加人员：院长或分管医疗副院长、院级质量管理人员、相关专家、受检科室主任及医师、护士长、实习医师、进修医师。

4.4.3.3　测评：由院长或分管医疗的副院长及参加大查房的院级质量管理人员、相关专家共同检测评分。

4.4.3.4　测评方法和检测标准同上。

4.5　开展护理、药师查房的可参照上述规定执行。

5　参考资料

5.1　《医疗质量管理办法》（中华人民共和国国家卫生和计划生育委员会令第10号2016年11月1日起施行）

5.2　《关于印发医疗质量安全核心制度要点的通知》（国卫医发〔2018〕8号）

5.3　《医疗质量安全核心制度要点释义（第二版）》

5.4　《病历书写基本规范》（卫医发〔2002〕190号）

5.5 《医疗纠纷预防和处理条例》（中华人民共和国国务院令第701号，自2018年10月1日起施行）

6 附件

6.1 查房位置图（图2-2-1）

6.2 医师查房工作流程图（图2-2-2）

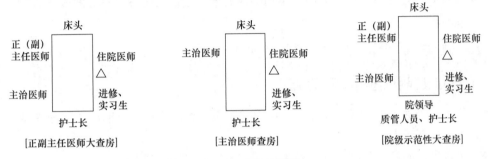

图2-2-1 查房位置图

注：汇报病史者为站在床头左侧的住院医师（见位置图△处）。

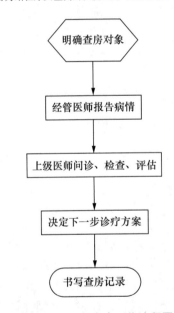

图2-2-2 医师查房工作流程图

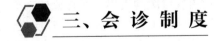

三、会 诊 制 度

1 目的

解决疑难病例的诊疗，提高医疗质量、保障医疗安全。

2 通用范围

临床科室人员。

3 定义

会诊是指出于诊疗需要，由本科室以外或医院以外的医务人员协助提出诊疗意见或提供诊疗服务的活动。规范会诊行为的制度称为会诊制度。会诊也是各科室之间或各医院之间协作的重要形式。

4 内容

4.1 在诊疗过程中需提出会诊的情况

4.1.1 住院患者住院时间超过7天，经科内三级医师查房后仍未能明确诊断或尚没有相对明确的提示诊断线索者；

4.1.2 患者虽已确诊，但经治疗疗效不佳或在治疗上遇到困难者；

4.1.3 患者住院期间出现其他专业的病情变化或伴发其他专业的疾病者；

4.1.4 患者病情复杂，同时伴有多系统症状或多器官功能损害者；

4.1.5 手术时出现需要其他科室或其他专业的医师配合者；

4.1.6 门诊或急诊就诊的患者因病情需要其他专业的医师协助诊疗者；

4.1.7 患者或家属提出要求者；

4.1.8 因其他特殊情况，患者所在科的科主任或医务部认为需会诊者。

4.2 各级医师应严格掌握各类会诊的指征

不应滥用会诊，以免影响其他正常的医疗工作，更不应流于形式。

4.3 会诊按照会诊的性质分类

分为科内会诊、科间会诊、门（急）诊会诊、手术会诊、院内多科会诊和院外会诊，各类会诊的组织和院外会诊，各类会诊的组织必须严格按照相应的程序。

4.3.1 科内会诊：由主管医师提出，科主任召集有关医务人员参加。

4.3.2 科间会诊：由主管患者治疗组的主治医师提出，主任（副主任）医师同意，填写会诊申请单；如因本科诊疗设备的限制，在患者病情允许的情况下，可带患者到相应专科检查（如需携带病历的，科室派医务人员携病历一同前往）。

4.3.3 门（急）诊会诊：由首诊医师提出，医师或护士电话通知被邀请科室的医师到指定诊室会诊。首诊医师必须写好门（急）诊病历及初步诊断意见。

4.3.4 手术会诊：是指在手术过程中需要请其他专业医师协助处理的会诊。由主刀医师或其上级医师提出，电话通知相应专业的医师，应邀者得通知后应立即到场（如因事不能到场应说明原因，并提出代替人）。

4.3.5 院内多科会诊：是指需要同时邀请3个科或以上的医师进行会诊的情况。由患者所在科的科主任提出会诊的目的和要求，并将会诊通知书送医务部，医务部确定参加会诊的科室（部门）人员，并通知有关人员在指定的时间参加会诊。

医院鼓励相关科室组建多学科诊疗模式对肿瘤、肾衰、心衰等复杂疾病的常态化诊疗，相关科室联合建立多学科诊疗小组，并向医务部备案后，诊疗小组无须向医务部报告随时启动多学科会诊。

4.3.6 院外会诊：本院一时不能诊治的疑难病例，由专科主任提出，填写《会诊邀请函》及《会诊申请表》经医务部及分管院长批准，并与有关单位联系，确定会诊时间。医务部做好备案管理。

4.4 会诊（外会诊除外）根据时限分类

4.4.1 普通会诊：在发出会诊邀请后24小时内完成。

4.4.2 紧急会诊：当患者罹患疾病超出了本科室诊疗范围和处置能力，且经评估可能随时危及生命，需要院内其他科室医师立刻协助诊疗、参与抢救，此种情形可以发出紧急会诊申请。紧急会诊必须在确定会诊后10分钟内执行，需要紧急会诊时，上述第三条所规定的组织程序均可简化，责任医师（主管医师、值班医师或首诊医师）应用电话通知被邀请人，之后邀请人应补发会诊申请单给被邀请会诊医师。

4.4.3 重视急会诊的10分钟到位原则，制订急会诊到位流程，定期组织演练；保证有效的通信方式、急会诊院内行走路径、电梯快速运送等畅通；合理调配医务人员以确保急会诊及时到位。

4.5 会诊邀请科室应落实以下各项工作

4.5.1 责任医师要认真、清楚地填写会诊申请单的每项内容，尤其对通知单中的诊断意见、会诊目的、时间、地点、邀请人员、属普通或紧急会诊、申请时间等。

4.5.2 责任医师要认真、清楚地填写会诊申请书内容：包括患者姓名、住院号、病历摘要、必要的辅助检查及化验结果、初步诊断、会诊目的、书写日期等项。并根据第三条所规定的会诊邀请人权限，由申请会诊邀请人审阅后亲笔签名。

4.5.3 会诊时，邀请科室必须有熟悉患者病情的医师全程陪同被邀请医师会诊并详细介绍患者的情况。

4.5.4 责任医师要做好会诊前的准备和会诊记录，并实事求是地实施会诊意见提出的诊疗行为。

4.5.5 对于科内、科间、院内、院外的集体会诊，责任医师要详细介绍病史，做好会诊的准备和会诊记录，邀请科室需认真组织实施会诊的医疗决策。

4.6 会诊被邀请人应落实以下的工作

4.6.1 未指名的普通会诊，由科室住院总或主治医师以上医师负责。

4.6.2 指名的普通会诊，原则上由指定的被邀请人负责，如被邀请人不能执行，应与邀请人协商后另行安排其他医师负责。

4.6.3 紧急会诊原则由被邀请科室的住院总或值班医师负责，必要时由二线值班医师负责。

4.6.4 应邀会诊医师会诊过程中要严格执行诊疗规范，应仔细阅读病历，亲自诊察患者，了解患者的病情，补充和完善必要的检查，详细记录会诊意见，提出具体诊疗意见；对疑难病例、诊断不明确或处理有困难时，必须及时请本科上级医师协助会诊。医院严禁会诊医师不亲自查看患者的电话会诊。

4.7 外出会诊

外院邀请本院人员会诊一律必须经医务部批准。邀请单位应持单位会诊邀请函（紧急抢救可通过电话联系，本院派出医师会诊后带回书面会诊邀请函）与本院医务部联系，夜间与院总值班联系。本院医师持应邀会诊出诊单前往会诊，未经批准不得擅自外出会诊。擅自外出会诊者，造成的后果概由当事人负责。

4.8 会诊及讨论病情应执行保护性医疗制度，不允许在患者及亲属面前讨论科间业务性诊治意见。

4.9 医务部对全院执行会诊制度实行全程监控，督促各科室认真执行会诊制度。

4.10 对不执行会诊制度延误病情，酿成纠纷、差错、事故的科室和个人，视情节轻重分别给予行政和经济处罚。

5 参考资料

5.1 《医疗质量管理办法》（中华人民共和国国家卫生和计划生育委员令第10号2016年11月1日起施行）

5.2 《关于印发医疗质量安全核心制度要点的通知》（国卫医发〔2018〕8号）

5.3 《医疗质量安全核心制度要点释义（第二版）》

5.4 《医疗纠纷预防和处理条例》（中华人民共和国国务院令第701号，自2018年10月1日起施行）

5.5 《病历书写基本规范》（卫医发〔2002〕190号）

5.6 《医师外出会诊管理暂行规定》（中华人民共和国卫生部令第42号）

6 附件

6.1 会诊流程图

6.1.1 科内会诊流程图（图2-3-1）

6.1.2 科间会诊流程图（图2-3-2）

6.1.3 手术会诊流程图（图2-3-3）

6.1.4 护士会诊流程图（图2-3-4）

6.1.5 临床药师会诊流程图（图2-3-5）

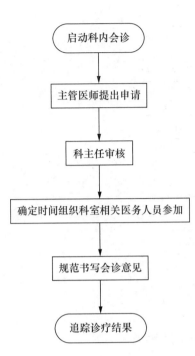

图 2-3-1　科内会诊流程图

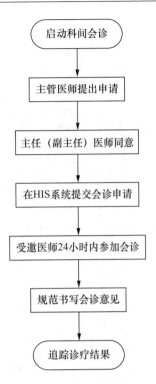

图 2-3-2　科间会诊流程图

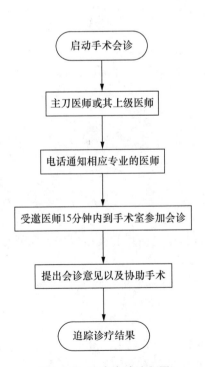

图 2-3-3　手术会诊流程图

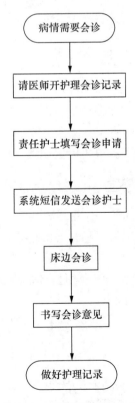

图 2-3-4　护士会诊流程图

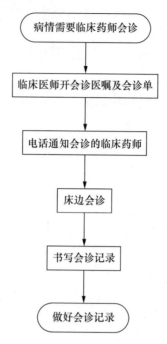

图 2-3-5　临床药师会诊流程图

 四、值班和交接班制度

1　目的

1.1　保障患者诊疗过程连续性以及患者医疗质量安全。

1.2　建立全院性医疗值班体系，包括临床、医技、护理部门以及提供诊疗支持的后勤部门。

1.3　明确各值班岗位职责并保证常态运行。

2　通用范围

医院各科室、全院人员。

3　定义

值班和交接班制度是指医疗机构及其医务人员通过值班和交接班机制保障患者诊疗过程连续性的制度。

4　内容

4.1　职责划分

4.1.1　全院人员：按照本制度实施值班和交接班，并做好台账管理和痕迹管理。

4.1.2　医疗质量科：监管临床科室落实制度情况和抽查相关记录质量。

4.1.3 医院医疗质量管理委员会：提出本制度制订、修改、废止。

4.1.4 院长办公会：审核本制度并公告实施。

4.2 医院实施全院性医疗值班：包括临床、医技、护理部门以及提供诊疗支持的后勤部门，明确值班岗位职责并保证常态运行。

4.3 各级值班人员应当确保通信畅通。

4.4 各科室必须设有值班医务人员（包括医师和护理）和二线值班医务人员（包括医师和护理）。当值医务人员中必须有本机构执业的医务人员，非本机构执业医务人员不得单独值班。

4.5 值班医师必须在上一班医师下班前到达科室，接受各级医师交办的医疗工作。交接班时，应巡视病室，全面详细了解危重患者病情，做好床边交接班。

4.6 交接班内容应当专册记录，并由交班人员和接班人员共同签字确认。医师交接班记录包括交班医师对需要交班的患者病情及诊疗情况进行简要总结的记录，该记录应当在交班前由交班医师书写完成；接班医师应在交接班记录上签字确认，并注明签字时间（精确到分钟）以体现交接班时间可追溯。

4.7 值班医师负责各项临时性医疗工作和患者临时情况的处理，对急诊入院患者及时检查，给予必要的医疗处置，值班期间所有的诊疗活动必须及时记入病历。

4.8 值班医师遇有疑难问题时，应请经治医师或上级医师处理。

4.9 值班医师原则上不得参加择期手术和门诊工作，若因专业需要必须参加时，应报科主任或病区主任或上级医师批准，并确认有相同资质的本科人员替班并承担相应值班责任。

4.10 值班医师夜间必须在值班室留宿，不得擅自离岗，若患者病情有变化应立即诊查患者，如到其他科室会诊必须离开时，必须向值班护士说明去向。

4.11 每日晨交班会上，值班医师将患者情况重点向主治医师或主任医师报告，并向经治医师交代清楚危重患者情况及尚待处理的工作（采用SBAR模式PPT交班，由医务部制作全院统一交班PPT参考模板）。

4.12 四级手术患者手术当日和危急重症者必须床旁交班，给予口头详尽叙述交接班内容以及相关的注意事项，并将交接班内容及注意事项及时记录到值班记录册当中。

5 参考资料

5.1 《关于印发医疗质量安全核心制度要点的通知》（国卫医发〔2018〕8号）

5.2 《医疗质量管理办法》（中华人民共和国国家卫生和计划生育委员会令第10号2016年11月1日起施行）

5.3 《医疗纠纷预防和处理条例》（中华人民共和国国务院令第701号，自2018年10月1日起施行）

6 附件

6.1 ××科室值班交班记录表（表2-4-1）

6.2 值班与交接班作业流程

6.2.1 医师交班流程图（图2-4-1）

6.2.2 护理交班流程图（图2-4-2）

表 2-4-1 ××科室值班交班记录表

值班日期			值班人员		二值医师		交班时间				
病区患者数			危重患者数		新入院人数		出院人数				
新入院患者	姓名	床号	诊断	是否急诊入院	诊疗要点	抢救情况	交班时情况	建议及嘱咐	床边交班者	床边接班者	交接班时间
手术患者	姓名	床号	手术方式	级别	术程是否顺利	术后情况	交班时情况	建议及嘱咐	床边交班者	床边接班者	交接班时间
危重患者	姓名	床号	诊断	病危或病重通知书	诊治要点	抢救情况	交班时情况	建议及嘱咐	床边交班者	床边接班者	交接班时间
特殊交班	非计划再次手术、患者非预期性死亡、医疗安全、医患矛盾等医疗不良事件或医疗纠纷等交班										
	值班签名：　　接班签名：　　　时间：　年　月　日　时　分										
二值意见											
	签名：										

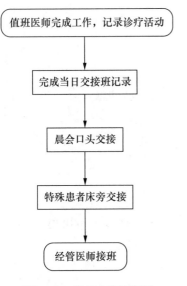

图 2-4-1　医师交班流程图

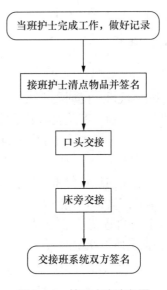

图 2-4-2　护理交班流程图

 五、分级护理制度

1　目的

规范临床分级护理及护理服务内涵，保证护理质量，保障患者安全。

2　通用范围

全院临床科室。

3　定义

分级护理制度是指医护人员根据住院患者病情和（或）自理能力对患者进行分级护理的制度。

4　内容

4.1　护理级别

分为特级护理、一级护理、二级护理、三级护理4个级别，统一护理级别标识为：一级护理为红色，二级护理为蓝色，特级、三级护理不设标识。

4.2　分级方法

4.2.1　患者入院后应根据患者病情严重程度确定等级。

4.2.2　根据患者巴氏指数（Barthel index，BI）总分确定自理能力的等级。

4.2.3　依据病情等级和（或）自理能力等级确定患者护理分级。

4.2.4　临床医护人员应根据患者的病情和自理能力的变化动态调整患者护理分级。

4.3　分级依据

4.3.1　特级护理

4.3.1.1　病情危重，随时可能发生病情变化需要进行抢救的患者。

4.3.1.2　维持生命，实施抢救性治疗重症监护患者。

4.3.1.3　各种复杂或者大术后、严重创伤或大面积烧伤的患者。

4.3.2　一级护理

4.3.2.1　病情趋向稳定的重症患者。

4.3.2.2　术后或者治疗期间需要严格卧床的患者。

4.3.2.3　生活自理能力重度依赖：日常生活活动能力评分（Activity of daily living，ADL）≤40分且病情不稳定的患者。

4.3.2.4　生活自理能力中度依赖（ADL评分41～60分），病情随时可能发生变化的患者。

4.3.3　二级护理

4.3.3.1　病情稳定，仍需卧床，且生活自理能力轻度依赖（ADL评分61～99分）的患者。

4.3.3.2　病情趋于稳定或未明确诊断前，仍需观察，且生活自理能力轻度依赖ADL评分61～99分的患者。

4.3.3.3　病情稳定或处于康复期，且生活自理能力中度依赖（ADL评分41～60分）的患者。

4.3.4　三级护理

病情稳定或处于康复期，且生活自理能力轻度依赖或无必须依赖（ADL评分＞61分）的患者。

4.4　护理要点

4.4.1　特级护理

4.4.1.1　严密观察患者病情变化，监测生命体征。

4.4.1.2　根据医嘱，正确实施治疗、护理措施、准确测量出入量。

4.4.1.3　根据患者病情，正确实施基础护理和专科护理，保持患者清洁、舒适，实施安全措施。

4.4.1.4　保持患者的舒适和功能体位。

4.4.1.5　实施床旁交接班。

4.4.2　一级护理

4.4.2.1　每小时巡视患者，观察患者病情变化。

4.4.2.2　根据患者病情，测量生命体征。

4.4.2.3　根据医嘱，正确实施治疗、给药措施，观察患者反应。

4.4.2.4　根据患者病情，正确实施基础护理和专科护理，实施安全措施。

4.4.2.5　提供护理相关的健康指导。

4.4.3　二级护理

4.4.3.1　每2小时巡视患者，观察患者病情变化。

4.4.3.2　根据患者病情，测量生命体征。

4.4.3.3　根据医嘱，正确实施治疗、给药措施，观察患者反应。

4.4.3.4　根据患者病情，正确实施护理措施和安全措施。

4.4.3.5　提供护理相关的健康指导。

4.4.4　三级护理

4.4.4.1　每3小时巡视患者，观察患者病情变化。

4.4.4.2　根据患者病情，测量生命体征。

4.4.4.3　根据医嘱，正确实施治疗、给药措施，观察患者反应。

4.4.4.4　提供护理相关的健康指导。

5　参考资料

5.1　《护理分级标准》（WS/T 431—2023）

5.2　《综合医院分级护理指导原则（试行）》（卫医政发〔2009〕49号）

5.3　《医疗质量安全核心制度要点释义》（第二版）

6　附件

6.1　分级护理指引图（图2-5-1）

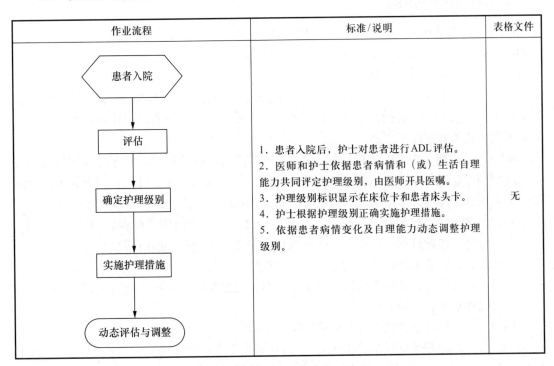

图2-5-1　分级护理指引图

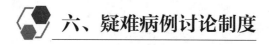

六、疑难病例讨论制度

1 目的

1.1 解决医疗病例的诊断、治疗难题，制订最佳治疗方案、提高医疗质量、确保医疗安全。

1.2 促进业务水平提高、提升各级医师临床技能水平，加强临床教学内涵，形成良好的学术氛围，不断提高医疗质量。

2 通用范围

临床科室人员。

3 定义

3.1 疑难病例：诊断或治疗存在疑问、困难的病例。

3.2 疑难病例讨论制度：为尽早明确诊断或完善诊疗方案，对诊断或治疗存在疑难问题的病例进行讨论的制度。

4 内容

4.1 科内疑难病例讨论

4.1.1 凡遇没有明确诊断或诊疗方案难以确定、疾病在应有明确疗效的周期内未能达到预期疗效、非计划再次住院和非计划再次手术、出现可能危及生命或造成器官功能严重损害的并发症等均需进行疑难病例讨论。

4.1.2 讨论会由科主任或主任医师（副主任医师）主持，召集本科全体医师、护士长和责任护士，认真进行讨论，尽早明确诊断，提出治疗方案。伴有他科疾病需要同时讨论时，可邀请相关科室医师参加。

4.1.3 讨论前，主管的住院医师或进修医师负责收集病例资料，住院医师汇报病史，介绍病情和诊疗过程；主治医师应补充汇报病史、分析病情、提出讨论目的及观点；主任医师、副主任医师结合诊疗规范、国内外资料分析制订诊治措施。

4.1.4 主管医师应做好书面记录，并将讨论结果记录于病历及疑难病例讨论记录本。记录内容包括：讨论日期、主持人及参加人员的专业技术职务、病情报告及讨论目的、参加人员发言、讨论意见等，确定性或结论性意见等。

4.1.5 对科内讨论不能明确诊治方案的患者，应组织科间讨论、全院相关科室联合会诊，以及院外专家会诊。

4.1.6 科室每月至少要举行2次疑难病例讨论。

4.1.7 具体流程及细节：由医疗组内的具有决策医师向科主任口头提出后，由科主任负责召集科室内会议进行科内疑难病例讨论；节假日或非正常上班时间的急诊疑难患者可由在岗的最高级别主持进行疑难病例讨论，做好详细记录，必要时向科主任或院总值班（医务部）汇报，要明确诊治方案，避免延误病情。

4.2 科间病例讨论

4.2.1 由2个及以上学科参加的病例讨论；

4.2.2 由提出病例讨论科室负责组织工作，确定讨论病例、讨论时间和地点、讨论程序、参加人员、讨论目的、注意事项等；

4.2.3 科间病例讨论的结论由参加科室共同负责并报医务部备案，可邀请医务部参加；

4.2.4 科间讨论的疑难病例主要是针对跨专业的疑难病例，或者需要跨专业联合手术的术前讨论；

4.2.5 具体流程及原则：由提出病例讨论科室负责组织工作，科主任或副主任亲自联系应邀科室科主任，由应邀科主任派出相关人员参加，原则上科间疑难病例讨论参与的科室不超过2个临床专业科室，受邀科室不限于临床科室，邀请科室可以点名邀请具体医师。

4.3 院级病例讨论

4.3.1 包括全院或多科参加的病例讨论；

4.3.2 由医务部召集并确定讨论病例、讨论时间和地点、讨论程序、参加人员、讨论目的、注意事项等，并提前通知相关科室做好充分准备；

4.3.3 院级病例讨论的结论由医院承担责任；

4.3.4 流程及细节：由提出病例讨论科室经科内疑难讨论后向医务部提出院级病例讨论，同时向医务部提交多学科会诊申请及科内讨论的相关资料，由医务部安排时间后将会诊单及病情简介复印件发给相关科室。邀请科室可联系应邀科室科主任，由应邀科主任派出相关人员参加，原则上院级疑难病例讨论参与的科室必须超过2个临床专业科室，受邀科室不限于临床科室，邀请科室可以点名邀请具体医师。

4.4 紧急病例讨论

4.4.1 在急诊情况下，由主管科室口头提出，医务部批准并组织，有1个或多个科室参加的病例讨论；

4.4.2 相关科室接到通知后必须立即派出本科室在岗的最高级别医师参加病例讨论；

4.4.3 紧急病例讨论的结论由参加科室承担相应责任并报医务部备案。

4.5 各科室按照统一的疑难病例讨论记录的格式记录。讨论内容应专册记录，主持人需审核并签字。讨论的结论应当记入病历。

4.6 参加疑难病例讨论成员中应当至少有2人具有主治及以上专业技术职务任职资格，在非紧急病例讨论情况下，受邀科室必须派出中级及以上专业技术职务资格的医师。

4.7 门诊患者就诊3次未确定诊断者，可以经多学科门诊进行疑难病例讨论。

5 参考资料

5.1 《医疗质量管理办法》（中华人民共和国国家卫生和计划生育委员会令第10号，

2016年11月1日起施行）

    5.2 《关于印发医疗质量安全核心制度要点的通知》（国卫医发〔2018〕8号）

    5.3 《医疗质量安全核心制度要点释义》（第二版）

    5.4 《医疗纠纷预防和处理条例》（中华人民共和国国务院令第701号，自2018年10月1日起施行）

    5.5 《医疗事故处理条例》（中华人民共和国国务院令第351号，自2002年9月1日起施行）（中华人民共和国国务院令第351号，自2002年9月1日起施行）

6 附件

    6.1 疑难病例讨论记录表（表2-6-1）

    6.2 疑难病例讨论工作流程图（图2-6-1）

表2-6-1 疑难病例讨论记录表

姓名： 出生日期： 年 月 日 性别： 病区： 床号： 住院号：
讨论日期： 讨论地点：
主持人：（姓名、职务或职称）
参与讨论人员：（姓名、专业技术职称）
讨论目的：
参与讨论内容：
住院医师汇报： 1. 患者床号、姓名、住院号、性别、年龄、入院日期。 2. 主诉、主要现病史、既往病史、个人史。 3. 阳性体征、实验室报告、影像学及特殊检查（内镜、血管介入诊断）结果。 4. 初步临床诊断（包括并发症、合并症）及诊断思路。 5. 诊断治疗经过，患者对现行治疗方案的依从性、有效性及存在的问题。 6. 请求与会医师参与解决的疑难问题何在？即讨论的目的是什么？
各级医师意见：（记录人应详细记录每位医师的发言） 上级医师：本例要害部分给予补充或强调，并提出对于所提出问题的初步解决办法或诊治意见。 与会医师分级讨论： （就主管医师提出的问题提出诊治思路，要求发言医师能够科学分析，有理有据地提出具体诊治措施，必要时可借鉴文献或个人临床经验，认真负责地予以回答主管医师的问题。提倡争议及学术气氛。） 主持人总结： 综合大家意见进行总结，提出最后的临床诊断（包括合并症、并发症），并对本例疑难问题给予结论性意见，补充，或修正现行诊断及治疗方案。选择新的治疗措施，要提出疗效观察指标，在执行过程中的注意事项，可能发生的问题，如何防范等。初步预估病程及预后。 主持人应从理论与实践层次深入分析本例疑难的缘由。解决疑难问题措施的依据，作为临床启示，指导下级医师提高水平。
讨论结果： 最后的临床诊断（包括合并症、并发症），对本例的疑难问题给予结论性的意见，补充，或修正现行的诊断及治疗方案。
<div align="right">记录人签名： 主持人签名： 记录日期： 参加人员签名：</div>

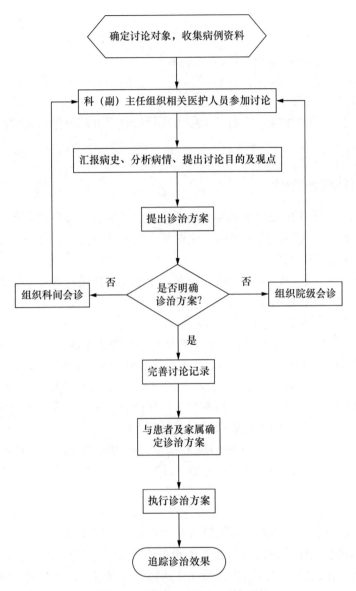

图 2-6-1　疑难病例讨论工作流程图

 七、危急重症患者抢救制度

1　目的

保障危急症患者得到及时、有效、规范的治疗。明确危急重症者的范围。在医院范围内建立抢救资源配置与紧急调配的机制。

2　范围

医师、护士、其他院内医务人员。

3　定义

指为控制病情、挽救生命，对危急重症者进行抢救，并规范抢救流程的制度。

4　内容

4.1　临床科室制度条款

4.1.1　包括但不限于出现以下情形的患者为危急重症者，应启动抢救机制：

4.1.1.1　患者急性起病，诊断未明，根据其症状的诊疗流程，必须立即处置，否则可能导致重要脏器功能损害或危及生命。

4.1.1.2　患者急性起病，诊断明确，根据诊疗规范，必须立即处置，否则可能延误最佳治疗时机或危及生命，如有明确治疗时间窗的疾病。

4.1.1.3　患者生命体征不稳定并有恶化倾向。

4.1.1.4　出现检验或检查结果危急值，必须紧急处置的患者。

4.1.1.5　患者出现其他预计可能出现严重后果，必须紧急处置的病情。

4.1.2　为应对科内抢救，各科室均应设立抢救小组，有严密的组织分工及制度保证，指派有一定临床经验和技术水平的医师和护士担任抢救工作。危重患者的抢救工作，一般由科主任、正（副）主任医师负责组织并主持抢救工作。

4.1.3　对危重患者不得以任何借口推迟抢救，必须全力以赴，分秒必争，并做到严肃、认真、细致、准确，各种记录及时全面。涉及法律纠纷的，要报告有关部门。

4.1.4　参加危重患者抢救的医护人员必须明确分工，紧密合作，各司其职，要无条件服从主持抢救工作者的医嘱，但对抢救患者有益的建议，可提请主持抢救人员认定后用于抢救患者，非主持抢救工作者不得直接以口头医嘱形式直接执行。

4.1.5　参加抢救工作的护理人员要在上级护士领导下，执行主持抢救工作者的医嘱，并严密观察病情变化，随时将医嘱执行情况和病情变化报告主持抢救者。执行口头医嘱时要复诵一遍，并与医师核对药品后执行，防止发生差错事故。

4.1.6　对于科室的抢救用药及材料必须严格执行交接班制度和查对制度，日夜均有专人负责。对病情抢救经过及各种用药要详细交代，所用药品的空安瓿经二人核对方可弃去。各种抢救物品、器械用后要及时清理、消毒、补充、物归原处，以备再用。无菌物品必须注明灭菌日期，定期检查，在失效期提前1周重新灭菌或到期更换。

4.1.7　在积极抢救的同时应通知家属，尊重患者及家属的知情选择权，紧急情况下需采取重大抢救措施需签署知情同意书而患者无法签字或其家属未在现场或无家属的，可由医务部或医院总值班签字实施抢救。

4.1.8　需跨科抢救的重危患者，原则上由医务部或业务副院长领导指挥抢救工作，并指定主持抢救工作者。急诊来院涉及多发性损伤或多脏器病变的危急重症患者，应及时请

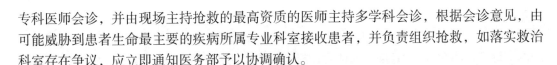

专科医师会诊，并由现场主持抢救的最高资质的医师主持多学科会诊，根据会诊意见，由可能威胁到患者生命最主要的疾病所属专业科室接收患者，并负责组织抢救，如落实救治科室存在争议，应立即通知医务部予以协调确认。

4.1.9　新入院或病情突然有变化的危重患者，特殊患者要及时电话通知医务部或总值班，并填写病危通知单一式二份，分别交患者家属，另外一份存档。

4.1.10　及时向患者家属或单位讲明病情及预后，以期取得家属或单位的配合。

4.1.11　抢救结束，医护人员要做好抢救小结，并写出抢救记录，总结经验，改进工作。

4.1.11.1　抢救记录是指患者病情危重，采取抢救措施时所做的记录。抢救记录内容包括病情变化情况、抢救时间及措施、参加抢救的医务人员姓名等，要做到及时记录，抢救时间应当具体到分钟。

4.1.11.2　因抢救急危患者，未能及时书写病历的，有关医务人员应当在抢救结束后6小时内据实补记，并加以注明。

4.1.12　属大型灾害性事故的抢救，接到抢救信息后要立即报告医院主管职能科室和分管院长，并立即执行医院的应急方案。

4.2　职能科制度条款

4.2.1　医院建立抢救资源配置机制，包括但不限于以下几项配置，督促临床科室做好危急重症患者抢救保障。

4.2.1.1　抢救人员：培训及考核所有医务人员掌握抢救基本理论基础知识和基本抢救操作技能（包括但不限于包括心肺复苏、气道开放技术等），具备独立抢救能力，并注意培养专科抢救人员（包括心包穿刺术、动静脉穿刺置管术、心电复律、呼吸机使用等），建立本院的应急医疗分队，紧急状态时能立即到位、开展抢救。

4.2.1.2　抢救药品：根据医院常见危急重症疾病的抢救流程和本区域常见危急重症疾病抢救时需要在极短时间内应用的药物进行配备。各科室制订抢救车管理制度，保证抢救药品种类和数量能满足本区域常见的危急重症患者抢救需要；各病区医务人员知晓抢救用药使用流程、补药流程和应急预案。

4.2.1.3　抢救设备：根据医院常见危急重症疾病抢救时需要配备的设备进行配置，各病区将本区域内抢救设备安置于固定的、便捷可及的位置，定期维护和巡查，始终保持待用状态；各单元医务人员知晓抢救设备位置、使用方法，知晓抢救设备缺乏或故障时替代设备的调配流程。呼吸机、除颤仪以及床边血滤机等大型抢救设备由医学装备科登记在案，如需要用于危急重症疾病抢救，要做好登记。

4.2.1.4　保障临床科室可设置抢救区域和抢救床位。各病区尤其是重症医学科必须保证一定的预留抢救床位用来应对危急重症疾病抢救，各病区预留抢救床位在应急事件发生时由医院统一调配。

4.2.2　医院建立抢救资源相关配置制度，保证抢救人员、药品、设备等按医疗区域需要进行合理配置。当相关的抢救人员、药品、设备等抢救资源不能满足本区域临时抢救所需时，医院有相关紧急调配机制，保证人员、药品、设备等抢救资源能够迅速调用，形成固定的紧急调配流程，并定期进行演练。

4.2.3 为确保急诊救治及时有效，医院建立为危急重症患者提供的快捷高效的服务系统的"绿色通道"，明确各部门间的协作机制及职责任务。

4.2.4 医院定期督促各科室进行危急重症者的抢救演练，保障抢救的有效性。

5 参考资料

5.1 《中华人民共和国医师法》（2021年8月20日第十三届全国人民代表大会常务委员会第三十次会议通过）

5.2 《关于印发医疗质量安全核心制度要点的通知》（国卫医发〔2018〕8号）

5.3 《医疗质量管理办法》（中华人民共和国国家卫生和计划生育委员会令第10号 2016年11月1日起施行）

5.4 《医疗纠纷预防和处理条例》（中华人民共和国国务院令第701号，自2018年10月1日起施行）

5.5 《中华人民共和国民法典》（自2021年1月1日起施行）

5.6 《三级医院评审标准（2022年版）/三级医院评审标准（2022年版）实施细则》

6 附件

6.1 危急重患者的识别指引

定义：危急重患者指不立即处置可能存在危及生命或出现重要脏器功能严重损害，生命体征不稳定并有恶化倾向，包括但不限于以下情况。

6.1.1 需抢救患者分类

6.1.1.1 急性循环衰竭

A. 心搏骤停（猝死）；

B. 各种原因的休克或休克先兆者（包括过敏性、感染性、失血性、神经源性及心源性休克等）；

C. 严重心律失常影响血流动力学；

D. 急性左心衰。

6.1.1.2 脏器功能衰竭

A. 充血性心力衰竭；

B. 急性呼吸衰竭或ARDS；

C. 急性肝衰、肝性脑病；

D. 急性肾衰；

E. 多器官功能障碍综合征（MODS）。

6.1.1.3 各种危象（高血压危象、甲状腺危象、重症肌无力危象、内分泌危象、狼疮危象、中枢衰竭等）

6.1.1.4 神经系统

A. 昏迷与昏厥、虚脱；

B. 急性脑卒中、严重脑外伤致脑疝或其先兆；

C. 癫痫持续状态、高热惊厥；

D. 海绵窦栓塞、乙状窦血栓性静脉炎。

6.1.1.5 心血管系统

A. 胸腹疼痛，已有证据表明或高度怀疑以下疾病：急性心肌梗死、主动脉夹层（破裂）、重症心肌炎、心包积液、心脏压塞等；

B. 大动脉急性栓塞。

6.1.1.6 呼吸系统

A. 窒息；

B. 哮喘持续状态；

C. 肺性脑病；

D. 急性肺栓塞（包括羊水、脂肪栓塞等）；

E. 急性肺水肿；

F. 支气管异物伴有呼吸困难者；

G. 喉阻塞、喉梗阻（炎症、出血、异物等）；

H. 张力性气胸。

6.1.1.7 血液系统

A. 中性粒细胞缺乏：中性粒细胞绝对值$<0.5\times10^9$/L（骨髓重度抑制）；

B. 血小板$<20\times10^9$/L（急性，骨髓重度抑制）；

C. 弥散性血管内凝血。

6.1.1.8 产科

A. 子痫；

B. 胎儿宫内窘迫；

C. 前置胎盘产前出血$\geqslant$500mL；

D. 胎盘早剥；

E. 先兆子宫破裂、子宫破裂。

6.1.1.9 新生儿

A. 新生儿重度溶血；

B. 极低出生体重儿。

6.1.1.10 创伤

A. 纵隔及心血管、气管、食管严重损伤者；

B. 严重电击伤、多发性创伤、毁损伤；

C. 多发性肋骨骨折出现反常呼吸者；

D. 大面积皮肤撕脱伤、挤压伤伴骨筋膜室综合征；

E. 不稳定脊椎骨折伴有截瘫；

F. 大面积烧伤。

6.1.1.11 外科

A. 外科急腹症伴弥漫性腹膜炎；

B．绞窄性肠梗阻者；

C．嵌顿疝；

D．重症胆管炎或重症肾盂肾炎（梗阻型），需急诊处置者；

E．剥脱性皮炎型、大疱性表皮坏死性松懈症型等。

6.1.1.12　代谢中毒性疾病

A．急性中毒或药物过量；

B．严重的戒断症状或戒断综合征；

C．糖尿病酮症酸中毒、高渗性昏迷；

D．严重的水、电解质紊乱和酸碱平衡失调；

E．重症急性胰腺炎。

6.1.1.13　眼科

A．急性青光眼（抢救视力）；

B．视网膜动脉栓塞（抢救视力）。

6.1.1.14　其他需要抢救的情况

6.2　部分危急重症抢救成功标准指引

6.2.1　急性循环衰竭

6.2.1.1　心搏骤停：停用各种急救药品及机械性的复苏方法后，心跳正常，各生命体征稳定。

6.2.1.2　休克：停用升压药物后收缩压≥90mmHg，脉压30～40mmHg，脉搏减慢而有力。末梢循环状况良好，其他生命体征恢复正常。尿量每小时>25～30mL。

6.2.1.3　急性左心衰竭：呼吸困难明显减轻，双肺无啰音或偶有细小啰音，心率减慢（不超过100次/分），奔马律消失。

6.2.1.4　严重心律失常（包括阵发性心动过速、完全性房室传导阻滞、心室颤动等）：心电图恢复正常，血流动力学正常。

6.2.1.5　弥散性血管内凝血（DIC）：出血停止，休克纠正，发绀消失，凝血酶原与纤维蛋白原上升，病情稳定。

6.2.2　急性呼吸衰竭（仅限于非慢性阻塞性肺疾病所致的急性呼吸衰竭）：呼吸恢复正常，发绀明显消失，抽搐停止。神志清醒，循环功能正常。

6.2.3　急性肾功能衰竭：尿量与尿比重正常，各种血、尿生化检查明显好转或恢复正常。神志清醒，生命体征稳定。

6.2.4　急性感染性高热惊厥：体温控制在38.5℃以下，惊厥停止，神志清醒，无循环障碍。

6.2.5　各种危象

6.2.5.1　高血压危象：血压降至150/100mmHg以下，头痛、呕吐与抽搐停止，神志清醒，失明与失语消失，瘫痪缓解。

6.2.5.2　甲状腺危象：体温降到正常，脉率减慢至100次/分以下，神志清醒，呕吐腹泻停止，心功能恢复正常，脱水、电解质紊乱及休克得到纠正。

6.2.5.3 低钠血症：原发病得到控制，血电解质恢复正常水平，神志清醒，血压稳定，心肾功能代偿良好，心电图正常。

6.2.5.4 高渗性昏迷、低血糖性昏迷：神志清醒，抽搐停止，血压正常，心肾功能代偿良好，血液生化改变基本恢复正常或在危险水平以下，病情稳定。

6.2.5.5 颅内高压综合征

头痛减轻，呕吐停止，神志逐渐恢复，视盘水肿减轻，生命体征稳定。

6.2.5.6 急性中毒：生命体征正常，抽搐停止，神志清醒，心肺肾功能代偿良好，病情稳定。

6.3 抢救记录模板

6.3.1 抢救时间（具体到分钟）。

6.3.2 原发疾病的症状、体征、辅助检查结果。

6.3.3 本次病情恶化的时间、症状、体征、辅助检查结果。

6.3.4 抢救诊断。

6.3.5 抢救措施。

6.3.6 抢救结果（包括好转或恶化时间、具体情况）。

6.3.7 本次抢救疗效判定（成功、失败、继续抢救等）。

6.3.8 本次抢救负责医师（抢救主持人）。

6.3.9 参加抢救人员（医护人员姓名＋职称）。

6.3.10 抢救主持人审核并签字。

6.4 危急重患者抢救流程图（图2-7-1）

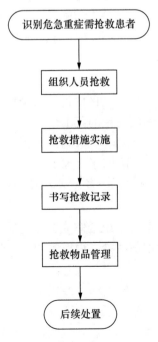

图2-7-1 危急重患者抢救流程图

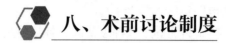

八、术前讨论制度

1 目的

降低手术风险、保障手术质量和围手术期患者的安全。

2 通用范围

医院、各临床科室及医务人员。

3 定义

指以降低手术风险、保障手术安全为目的，在患者手术实施前，医师必须对拟实施手术的手术指征、手术方式、预期效果、手术风险和处置预案等进行讨论的制度。

4 内容

4.1 职责划分

4.1.1 临床科室：按照本制度实施术前讨论制度，并记入病历，对特殊患者、特殊手术、新开展手术还需做好台账管理。

4.1.2 医疗质量科：监管该制度的落实及医务人员的考核。

4.1.3 医疗质量管理委员会：提出本制度制订、修改、废止。

4.1.4 院长办公会：审核本制度并公告实施。

4.2 除以紧急抢救生命为目的的急诊手术外，所有住院患者手术必须实施术前讨论并书写术前讨论记录，术者必须参加。

4.3 术前讨论的范围

包括手术组讨论、医师团队讨论、病区内讨论、全科讨论以及多学科讨论。临床科室应当明确本科室开展的各级手术术前讨论的范围。

4.3.1 手术组讨论是指计划参与该手术的医师及相关成员参加的术前讨论，由手术组中最高职称或职务医师主持，适用于无系统疾病非特殊患者的一级和二级常规开展手术（包括日间手术和门诊手术），或者是来不及进行更高级别术前讨论范围的急诊手术。

4.3.2 医师团队讨论是指科室医疗组全体成员（包括主诊医师带组的全体成员，主任医师带组的全体成员等）参加的术前讨论，由医师团队组长主持，适用于无相对手术禁忌证的非特殊患者的常规开展手术。

4.3.3 病区内讨论指在由同一科室的两个或以上医师团队组成的病房管理相对区域内所有医疗团队参加的讨论，由科室副主任以上职务医师主持，适用于有相对手术禁忌证的手术、手术难度较高或风险较大的手术、患者有明显变异解剖情况估计会影响到手术操作或者疗效。

4.3.4 全科讨论指本科室全体成员参与的讨论，由科主任或科主任授权的科副主任主持，适用于新开展手术、高龄患者手术、高风险手术、毁损性手术、非计划2次手术、可能存在或已存在医患争议或纠纷的手术、患者伴有重要脏器功能衰竭的手术。

4.3.5 多学科讨论是指手术科室发起申请邀请其他科室参与的讨论，由手术科室的科主任主持，适用于患者病情复杂，需要进行序列综合治疗、可能存在患者重要脏器功能不耐受拟开展的手术、手术涉及多学科或存在可能增加手术风险或影响手术效果的合并症、因手术方式需要其他科室参与等情况。

4.3.6 医务部主持下的多学科讨论，由手术科室向医务部申请备案，邀请两个以上相关科室参与讨论。适用于患者病情复杂，可能存在患者重要脏器功能不耐受拟开展的手术、手术涉及多学科或存在可能增加手术风险或影响手术效果的合并症、手术方式需要其他科室参与等情况。

4.4 术前讨论经治医师有重点地介绍病情，提出自己或医疗组的诊断及治疗方案，参加人员应提出针对性意见和建议，充分进行讨论。各级医师依次发言，由主持人总结意见并确定最终的诊断及治疗方案。

4.5 术前讨论的内容包括但不限于以下几项：患者术前病情及承受能力评估（包括但不限于生理、心理和家庭、社会因素）；临床诊断和诊断依据；手术指征与禁忌证、拟行术式及替代治疗方案；手术风险评估；术中、术后注意事项，可能出现的风险及应对措施；术前准备情况；是否需要分次完成手术；围手术期护理具体要求；麻醉方式与麻醉风险等。

4.6 术前讨论至少要在患者术前24小时内完成，手术患者的管床医师将讨论结论与患者和（或）家属充分沟通后记录于病历中，记入病历的内容由本手术的术者和主持人审阅并签名确认，表示术前讨论完成。

4.7 手术讨论结论的内容包括但不限于：临床诊断、手术指征、拟行术式、麻醉方式、术中术后可能出现的风险及应对措施；特殊的术前准备内容；术中、术后应当充分注意的事项等。

4.8 各级医师必须遵守、落实讨论制订的诊疗方案，保障患者围手术期安全。

4.9 对于择期重大（特殊）手术，术前讨论结束后，要求填写重大（特殊）手术审批表，经批准同意后，方可实施手术。急诊重大（特殊）手术时间不允许进行术前讨论的，应由手术者（指主刀者）电话报告医务部（8小时以外），24小时内补办审批手续。

4.10 门诊手术讨论结论原则上采取在门诊病历上清楚记录适应证、禁忌证、手术方式、麻醉方式、注意事项等内容。

5 参考资料

5.1 《关于印发医疗质量安全核心制度要点的通知》（国卫医发〔2018〕8号）

5.2 《医疗质量管理办法》（中华人民共和国国家卫生和计划生育委员会令第10号，2016年11月1日起施行）

5.3 《医疗纠纷预防和处理条例》（中华人民共和国国务院令第701号，自2018年10月1日起施行）

5.4 《病历书写基本规范》（卫医发〔2002〕190号）

6 附件

6.1 术前讨论工作流程图（图2-8-1）

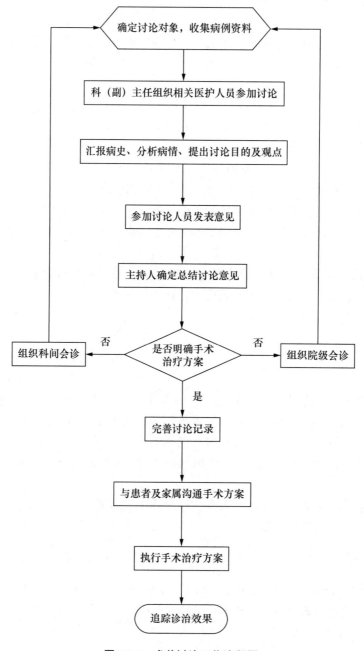

图2-8-1 术前讨论工作流程图

九、死亡病例讨论制度

1 目的

1.1 全面检讨诊疗过程与经验，不断提升诊疗服务水平及医疗质量与安全管理水平。

1.2 明确死亡病例讨论的时限及范围，明确参加讨论的人员与主持人。确定死亡病例讨论内容与模板。

1.3 保障医疗行为的可溯性，为持续质量改进工作提供基础。

2 通用范围

在医院门（急）诊区域内已有医务人员接诊后发生死亡的患者及住院期间发生死亡的患者均需时进行死亡讨论，门（急）诊死亡患者由最终接诊医师所在的科室组织完成死亡讨论。

3 定义

指为全面梳理诊疗过程、总结和积累诊疗经验、不断提升诊疗服务水平，对医疗机构内死亡病例的死亡原因、死亡诊断、诊疗过程等进行讨论的制度。

4 内容

4.1 职责划分

4.1.1 临床医技科室：执行死亡病例讨论制度，利用质量管理工具落实持续质量改进工作。

4.1.2 职能科室：负责监管指导。

4.1.3 医院医疗质量管理委员会：提出本制度制订、修订、实施与废止等。

4.1.4 院长办公会：审核本制度并公告实施。

4.2 死亡病例讨论原则上应当在患者死亡1周（5个工作日）内完成。尸检病例在尸检报告出具后1周（5个工作日）内必须再次讨论。如涉及明显医疗纠纷、公共事件等特殊病例，应在患者死亡后24小时内及时作出讨论。

4.3 死亡病例讨论应当在全科范围内进行，由科主任主持，如科主任在患者死亡后1周内确有原因不在岗的，经向医务部报告批准后，可由本科室副主任主持，如科室无副主任的，由科主任外出授权的责任人主持。如死亡病例病情及死因复杂，或涉及本专科以外其他专科或经多学科诊治的，需邀请相关科室参加讨论。非紧急情况下，被邀科室应派出曾参与该病例诊治的医师及副主任医师或以上职称的医师参加，紧急讨论时应派出在岗的最高职称医师参加。如接受了多学科诊治的死亡患者需进行多学科讨论的，或涉及重大纠纷或重大公共事件的，或可能为低风险组死亡的，需报告医务部并邀请相关科室参加，由医务部主任主持。

4.4　死亡病例讨论应当按医院统一的模板进行记录，死亡病例讨论记录包括讨论日期、主持人及参加人员姓名、专业技术职务、讨论意见等，讨论内容主要是对患者疾病诊断和病情发展、转归进行分析，重点分析死亡的原因和影响因素，可以提出疾病预防诊疗的改进意见及学科的前沿发展，但应避免涉及医疗过错分析。记录医师签名后及时交主持人审核并签字。死亡病例讨论结果应当记入病历：包括讨论时间、地点、主持人、参加讨论人员、死亡诊断、死亡原因等。

4.5　院科两级要制订死亡病例讨论制度管理计划或方案。院级每月进行1次死亡病例汇总分析，科室要将死亡病历列入每月科室质控重要内容，至少每季度进行1次死亡病例汇总分析，重点对围手术期死亡、孕产妇死亡、新生儿死亡、非预期死亡事件等进行分析。对短期内死亡人数超过常态死亡发生趋势或出现低风险组死亡的，必须快速启动根本原因分析。院科两级应运用质量管理工具，提出持续改进意见并组织实施，包括对诊断、治疗及抢救整个医疗过程中存在的缺陷提出改进意见及措施，对现有制度流程及可能存在的系统安全等问题进行改进及优化，有针对性地开展医疗质量安全核心制度、专业技术、基本技能等学习培训。

5　参考资料

5.1　《关于印发医疗质量安全核心制度要点的通知》（国卫医发〔2018〕8号）

5.2　《医疗质量管理办法》（中华人民共和国国家卫生和计划生育委员会令第10号，2016年11月1日起施行）

5.3　《医疗纠纷预防和处理条例》（中华人民共和国国务院令第701号，自2018年10月1日起施行）

5.4　《病历书写基本规范》（卫医发〔2002〕190号）

6　附件

6.1　死亡病例讨论记录（表2-9-1）

6.2　死亡病例讨论工作流程图（图2-9-1）

表2-9-1　死亡病例讨论记录

姓名：　性别：　年龄：　床号：　病区：　住院号：
讨论日期：
主持人：（姓名＋职务及职称）
参加人员：（姓名＋专业技术职称）
经治医师：（管床医师或医疗组）
值班医师：（值班一线、二线医师）
值班护士：
讨论意见：
经治医师（姓名＋职称）（报告病历）：
1. 患者一般情况：姓名、性别、年龄、入院日期、死亡日期等。

续表

2. 主诉、主要现病史、重要既往病史、个人史及家族史。

3. 阳性体征及重要阴性鉴别体征、实验室报告、影像学及特殊检查结果。

4. 入院诊断及主要诊断依据。

5. 诊疗经过、抢救经过、考虑的直接死亡原因与死亡诊断。

6. 诊疗上存在的难点或特殊性、死亡原因或死亡诊断上的难点等。

治疗组上级医师（姓名＋职称）：

1. 对本病例重要诊疗过程及病例特点进行概括与补充。

2. 提出初步死亡原因与死亡诊断及相关意见依据。

3. 对诊疗过程及制度流程上是否存在不足进行评估。

各级医师发言（姓名＋职称）：

1. 对病例的诊治和病情发展、转归进行简要分析，重点分析死亡的原因与影响因素。

2. 对诊疗过程中的经验进行概述，评估诊疗规范与核心制度执行、制度流程上是否存在不足。

3. 提出疾病预防诊疗的改进意见。

4. 可以提出学科相关前沿发展。

护理人员发言（视需要参加）（姓名＋职称）：

1. 简述该病例的护理评估、护理诊断及护理措施等。

2. 总结该患者护理上的缺陷或不足，提出改进意见。

3. 对医护患的密切配合提出改进意见。

主持人总结意见：

1. 综合大家意见进行总结，对诊疗及抢救过程进行简要评估。

2. 提出死亡诊断与死亡原因。

3. 对诊疗过程进行经验总结，分析涉及诊疗规范及核心制度执行、制度与流程上的缺陷或不足并提出改进意见。

4. 可展望相关学科前沿及本病种的早期预防、随访管理等。

死亡讨论结果：

1. 死亡原因：

2. 死亡诊断：

记录医师：

主持人：

日期：

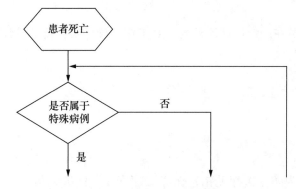

图 2-9-1 死亡病例讨论工作流程图

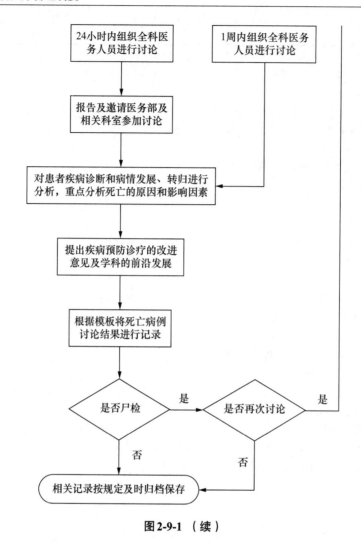

图 2-9-1 （续）

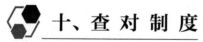

十、查 对 制 度

1 目的

规范医务人员在诊疗护理活动的查对工作，确保所执行的诊疗护理活动准确无误，保障医疗安全。

2 通用范围

全院医务人员。

3 定义

查对制度指为防止医疗差错，保障医疗安全，医务人员对医疗行为和医疗器械、设施、药品等进行复核查对的制度。

4 内容

4.1　查对制度涵盖患者身份识别、临床诊疗行为、设备设施运行和医疗环境安全等相关方面。

4.2　每项医疗行为都必须查对患者身份。应当至少使用两种身份查对方式，严禁将床号作为身份查对的标识。为无名患者进行诊疗活动时，必须由双人核对。用电子设备辨别患者身份时，仍需口语化查对。

4.3　医疗器械、设施、药品、标本等查对要求按照国家有关规定和标准执行。

4.4　医嘱查对制度

4.4.1　医嘱经查对无误后方可执行。

4.4.2　所有医嘱必须经核对无误后打印执行单，由责任护士经电子设备或双人核对无误后方可执行，执行后确认签名及执行时间。

4.4.3　口头医嘱仅适用于紧急抢救时，除紧急抢救外不得执行口头医嘱；抢救患者时，医师下达口头医嘱，执行者必须向下达口头医嘱的医师大声复述至少一遍，确认无误后方可执行。抢救完毕，下达的口头医嘱应由医师在6小时内补记。安瓿保留至抢救后再次核对。

4.4.4　对有疑问的医嘱必须向开医嘱者或值班医师询问清楚，确认无误后方可执行。

4.5　服药、注射、输液查对制度

4.5.1　服药、注射、输液前必须严格执行"三查八对"。三查：摆药后查（药师执行）；服药、注射、处置前查；服药、注射、处置后查。八对：床号、姓名、药名、剂量、浓度、时间、用法、有效期。

4.5.2　备药前要检查药品质量，水剂、片剂注意有无变质；安瓿、注射液瓶（袋）有无裂痕；密封铝盖/胶有无松动；输液袋有无漏水；药液有无浑浊和絮状物。

4.5.3　过期药品、有效期和批号如不符合要求或标签不清者，不得使用。

4.5.4　摆药后必须经第二人核对后方可执行。

4.5.5　特殊药物给药注意

4.5.5.1　易致过敏药物，给药前应询问有无过敏史，药剂科根据药物说明书，健全及规范皮试药物操作指引、药物配伍禁忌表。

4.5.5.2　严格按《医疗机构麻醉药品、第一类精神药品管理规定》（卫生部卫医〔2005〕438号文件）、《医疗机构麻醉药品、第一类精神药品管理通知》（卫医药〔2020〕13号文件）执行。用后空安瓿及时交回药房，做好余液核查及登记处理。给多种药物时，要注意有无配伍禁忌。

4.5.6　发药、注射时，患者如提出疑问，应及时检查、核对无误后方可执行。

4.5.7　输液瓶（袋）应有标签，标签上应注明床号、住院号/门诊号、姓名、药名、剂量、用法、时间，加药后留下安瓿，经另一人核对后方可使用。

4.5.8　正确识别患者身份。使用电子设备辨别患者身份时，必须执行"三查八对"；无电子设备辅助辨别患者身份时，必须严格执行床旁双人核对。

4.5.9 主动邀请患者家属参与身份识别码核对。

4.6 配血与输血查对制度

依据原卫生部《关于印发〈临床输血技术规范〉的通知》（卫医发〔2000〕184号）的要求，制订抽血（交叉配血）查对制度、取血查对制度、输血查对制度。输血查对制度通过"输血安全护理单"组织实施。

4.6.1 抽血（交叉配血）查对制度

4.6.1.1 认真核对输血配血单，患者血型验单，患者床号、姓名、性别、年龄、科别、住院号、手腕带、配血标签、抽血条形码等。

4.6.1.2 采血前必须在试管上贴条形码标签，条形码清晰，执行双人核对。

4.6.1.3 采血时执行床边双人核对（一名护士值班时，可请值班医师协助），请患者陈述自己的姓名、血型，对无意识患者仔细核对其手腕带信息等。一次采集一人血样，禁止同时采集两人以上血液标本，禁止同一名护士采集血型标本和配血标本，禁止从正在输液肢体的静脉中采血。

4.6.1.4 采血后再次核对输血标本条形码标签信息与患者是否相符。

4.6.1.5 有疑问时，应与主管或值班医师重新核对，不能在错误申请单上直接修改，应修改后重新打印正确申请单。

4.6.2 取血查对制度

护士与取血者双方交接"三查八对"内容。

4.6.2.1 "三查"内容：一查发血报告单，包括：受血者科室、床号、姓名、住院号、血型、血液种类、外观检查符合要求；二查血袋标签，包括：血型、血袋号、血液种类、剂量、血液有效期；三查质量，包括：血袋有无破损渗漏，血袋内血液有无变色及凝块。

4.6.2.2 "八对"内容，包括核对受血者科室、姓名、住院号、献血编号、血液制品种类和血量、血型和交叉配血试验结果。

4.6.2.3 核对无误后，护士与取血者双方在PDA、发血报告单上确认，当PDA无法使用时，双方在取血登记本、发血报告单上签名确认。

4.6.3 输血查对制度

4.6.3.1 输血前患者查对：必须由两名医护人员核对发血报告单上患者床号、姓名、住院号、血型、血量；核对供血者的血型与患者的交叉相容试验结果；核对血袋上标签的姓名、献血编号、血型与发血报告单上是否相符。

4.6.3.2 输血前用物查对：检查血液的采血日期，血袋有无外渗，血液外观质量，确认无溶血、无凝血块、无变质后方可使用。检查所用的输血器及针头是否在有效期内。血液自血库取出后勿振荡，勿加温，勿放入冰箱速冻，在室温放置时间不超过30分钟。

4.6.3.3 输血时，由两名医护人员（携带病历及发血报告单）共同到患者床旁核对床号、住院号、科室、患者姓名、性别、年龄、血型，确认与配血报告相符，再次核对检查血袋有无破损渗漏，血液颜色是否正常，用PDA核对手腕带及输血袋上的条码，并使患者自诉血型，准确无误，用符合标准的输血器进行输血。

4.6.3.4 输血前、后用静脉注射生理盐水冲洗输血管道，两袋血之间用静脉注射生理盐水冲洗输血器，输血期间严密巡视患者有无输血反应。

4.6.3.5　在血液输注过程中不得添加任何药物。

4.6.3.6　血制品从输血科取出后，必须在4小时内输完，新鲜冰冻血浆及冷沉淀以患者能耐受的较快速度输入，血小板在30分钟内输完。

4.6.3.7　输血过程中应先慢后快，起始15分钟慢速输注，然后根据病情和年龄调整输注速度。

4.6.3.8　完成输血操作后，再次进行核对医嘱，患者床号、姓名、血型、发血报告单、血袋标签的血型、血编号、采血日期，确认无误后双人签名，填写输血护理单。

4.6.3.9　输血完毕，《发血报告单》随病历归档，并将血袋送回输血科至少保存1天。

4.6.3.10　对有输血不良反应的患者，按输血不良反应应急预案及处理流程处理，由医师上报输血不良反应。

4.7　饮食查对制度

4.7.1　以医嘱单为依据，核对患者床头饮食标识，查对住院号、姓名、饮食种类，并向患者宣教治疗膳食的临床意义及注意事项。

4.7.2　发放饮食前，查对饮食种类与床头卡的饮食种类是否相符，并告知饮食注意事项。

4.7.3　对禁食及禁食不禁药等特殊饮食患者，应在床头牌设有醒目标识，并告诉患者或家属禁食的原因和时限。

4.7.4　特殊饮食的患者，其家属送来的食物，必须经医护人员检查后方可食用。

4.8　标本采集查对制度

4.8.1　医嘱经查对无误方可执行。

4.8.2　留取标本前经PDA/双人核对标本条形码标签内容并粘贴于相应的容器上，标本条形码标签内容清晰。

4.8.3　留取标本时执行PDA/双人床边核对（一名护士值班时，可请值班医师协助）确认身份，无法陈述的患者由家属陈述，无陪同人员时执行双人核对身份。

4.8.4　一次采集一人的标本，留取后再次核对标本条形码标签信息是否与患者相符。

4.8.5　主动邀请患者家属参与身份识别码核对，对有疑问的医嘱必须询问清楚开医嘱者或值班医师，查清后方可执行。

4.9　药剂调剂处方查对制度

药师在调剂处方时，必须对处方进行查对，查对内容包括"四查十对"：查处方，对科别、姓名、年龄；查药品，对药名、剂型、规格、数量；查配伍禁忌，对药品性状、用法用量；查用药合理性，对临床诊断。

4.10　高警示药物调配发放和使用前的查对制度

高警示药物调配发放和使用前要实行双人核对，在夜间，本岗位只有一人的情况下，采用单人双次复核查对和两次签字形式。

4.11　病理查对制度

4.11.1　接收检查申请单时，要核查申请单填写是否齐全、临床诊断及检查目的是否清楚。

4.11.2　标本接收和取材时要核对申请单号码与标本号码是否一致、标本号码与病理编码是否唯一。

4.11.3　取材后医师与技术人员交接时要核对数量，出片时要核对切片数量及号码是否正确。

4.11.4　切片观察和出具报告时要核对患者姓名、病区、病床号、住院号、送检材料和部位是否与申请单一致。

4.11.5　外借病理切片时要再次核对患者姓名、病理号和病理诊断是否正确。还片时要核对会诊意见是否与原诊断一致，并做好记录。

4.12　医疗器械、设施管理查对制度

医学装备科定期对医疗设施设备开展巡查及保养工作，并做好相应记录，以确保医疗工作正常开展。巡查频率较高的设备，可委托临床科室代为巡查，但需规范巡查流程，承担巡查职责的医务人员必须经过医疗器械、设施管理部门的定期培训，待考核通过后才能开展巡查。生命支持类设备应有该设备是否运行正常的明示标识。医护人员在使用前应核查医疗器械是否在有效期范围内，在每日使用前做好日常检查和清洁工作，并做好相应记录。使用后应严格按照医疗器械相关保养说明完成保养。

5　参考资料

5.1　《医疗质量管理办法》（中华人民共和国国家卫生和计划生育委员会令第10号，2016年11月1日起施行）

5.2　《医疗质量安全核心制度要点释义（第二版）》

5.3　《护士条例》（中华人民共和国国务院令第517号，自2008年5月12日起施行）

5.4　广东省《护理管理工作规范（第4版）》

5.5　广东省《三级综合医院评审标准（2020版）》

5.6　《关于印发〈临床输血技术规范〉的通知》（卫医发〔2000〕184号）

5.7　《医疗机构麻醉药品、第一类精神药品管理通知》（卫医药〔2020〕13号）

6　附件

6.1　医嘱查对工作流程图（图2-10-1）

6.2　配血查对工作流程图（图2-10-2）

6.3　输血查对工作流程图（图2-10-3）

6.4　服药、注射、输液查对工作流程图（图2-10-4）

6.5　饮食查对工作流程图（图2-10-5）

6.6　标本采集查对工作流程图（图2-10-6）

作业流程	标准/说明	表格文件
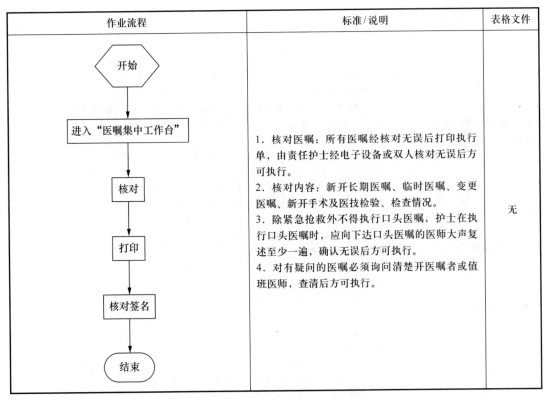	1. 核对医嘱：所有医嘱经核对无误后打印执行单，由责任护士经电子设备或双人核对无误后方可执行。 2. 核对内容：新开长期医嘱、临时医嘱、变更医嘱、新开手术及医技检验、检查情况。 3. 除紧急抢救外不得执行口头医嘱，护士在执行口头医嘱时，应向下达口头医嘱的医师大声复述至少一遍，确认无误后方可执行。 4. 对有疑问的医嘱必须询问清楚开医嘱者或值班医师，查清后方可执行。	无

图 2-10-1　医嘱查对工作流程图

作业流程	标准/说明	表格文件
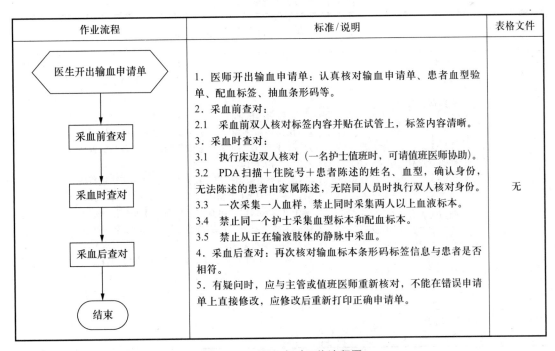	1. 医师开出输血申请单：认真核对输血申请单、患者血型验单、配血标签、抽血条形码等。 2. 采血前查对： 2.1 采血前双人核对标签内容并贴在试管上，标签内容清晰。 3. 采血时查对： 3.1 执行床边双人核对（一名护士值班时，可请值班医师协助）。 3.2 PDA扫描＋住院号＋患者陈述的姓名、血型，确认身份，无法陈述的患者由家属陈述，无陪同人员时执行双人核对身份。 3.3 一次采集一人血样，禁止同时采集两人以上血液标本。 3.4 禁止同一个护士采集血型标本和配血标本。 3.5 禁止从正在输液肢体的静脉中采血。 4. 采血后查对：再次核对输血标本条形码标签信息与患者是否相符。 5. 有疑问时，应与主管或值班医师重新核对，不能在错误申请单上直接修改，应修改后重新打印正确申请单。	无

图 2-10-2　配血查对工作流程图

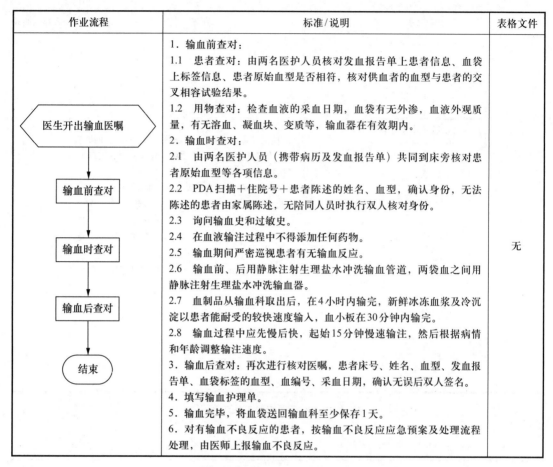

作业流程	标准/说明	表格文件
医生开出输血医嘱 → 输血前查对 → 输血时查对 → 输血后查对 → 结束	1. 输血前查对： 1.1 患者查对：由两名医护人员核对发血报告单上患者信息、血袋上标签信息、患者原始血型是否相符，核对供血者的血型与患者的交叉相容试验结果。 1.2 用物查对：检查血液的采血日期，血袋有无外渗，血液外观质量，有无溶血、凝血块、变质等，输血器在有效期内。 2. 输血时查对： 2.1 由两名医护人员（携带病历及发血报告单）共同到床旁核对患者原始血型等各项信息。 2.2 PDA扫描＋住院号＋患者陈述的姓名、血型，确认身份，无法陈述的患者由家属陈述，无陪同人员时执行双人核对身份。 2.3 询问输血史和过敏史。 2.4 在血液输注过程中不得添加任何药物。 2.5 输血期间严密巡视患者有无输血反应。 2.6 输血前、后用静脉注射生理盐水冲洗输血管道，两袋血之间用静脉注射生理盐水冲洗输血器。 2.7 血制品从输血科取出后，在4小时内输完，新鲜冰冻血浆及冷沉淀以患者能耐受的较快速度输入，血小板在30分钟内输完。 2.8 输血过程中应先慢后快，起始15分钟慢速输注，然后根据病情和年龄调整输注速度。 3. 输血后查对：再次进行核对医嘱，患者床号、姓名、血型、发血报告单、血袋标签的血型、血编号、采血日期，确认无误后双人签名。 4. 填写输血护理单。 5. 输血完毕，将血袋送回输血科至少保存1天。 6. 对有输血不良反应的患者，按输血不良反应应急预案及处理流程处理，由医师上报输血不良反应。	无

图2-10-3　输血查对工作流程图

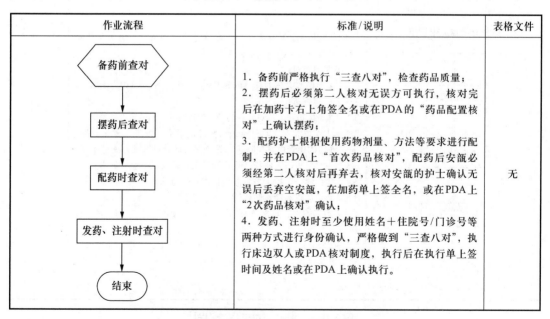

作业流程	标准/说明	表格文件
备药前查对 → 摆药后查对 → 配药时查对 → 发药、注射时查对 → 结束	1. 备药前严格执行"三查八对"，检查药品质量； 2. 摆药后必须第二人核对无误方可执行，核对完后在加药卡右上角签全名或在PDA的"药品配置核对"上确认摆药； 3. 配药护士根据使用药物剂量、方法等要求进行配制，并在PDA上"首次药品核对"，配药后安瓿必须经第二人核对后再弃去，核对安瓿的护士确认无误后丢弃空安瓿，在加药单上签全名，或在PDA上"2次药品核对"确认； 4. 发药、注射时至少使用姓名＋住院号/门诊号等两种方式进行身份确认，严格做到"三查八对"，执行床边双人或PDA核对制度，执行后在执行单上签时间及姓名或在PDA上确认执行。	无

图2-10-4　服药、注射、输液查对工作流程图

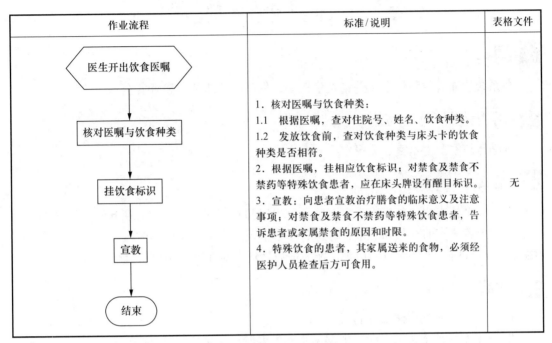

作业流程	标准/说明	表格文件
医生开出饮食医嘱 → 核对医嘱与饮食种类 → 挂饮食标识 → 宣教 → 结束	1．核对医嘱与饮食种类： 1.1 根据医嘱，查对住院号、姓名、饮食种类。 1.2 发放饮食前，查对饮食种类与床头卡的饮食种类是否相符。 2．根据医嘱，挂相应饮食标识；对禁食及禁食不禁药等特殊饮食患者，应在床头牌设有醒目标识。 3．宣教：向患者宣教治疗膳食的临床意义及注意事项；对禁食及禁食不禁药等特殊饮食患者，告诉患者或家属禁食的原因和时限。 4．特殊饮食的患者，其家属送来的食物，必须经医护人员检查后方可食用。	无

图2-10-5 饮食查对工作流程图

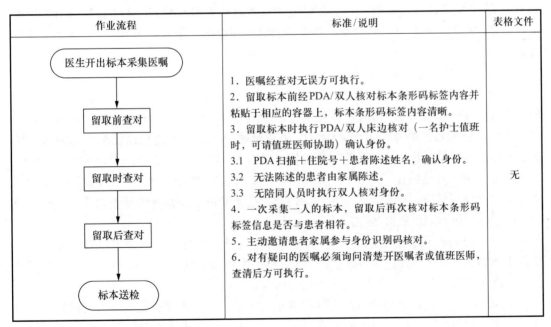

作业流程	标准/说明	表格文件
医生开出标本采集医嘱 → 留取前查对 → 留取时查对 → 留取后查对 → 标本送检	1．医嘱经查对无误方可执行。 2．留取标本前经PDA/双人核对标本条形码标签内容并粘贴于相应的容器上，标本条形码标签内容清晰。 3．留取标本时执行PDA/双人床边核对（一名护士值班时，可请值班医师协助）确认身份。 3.1 PDA扫描＋住院号＋患者陈述姓名，确认身份。 3.2 无法陈述的患者由家属陈述。 3.3 无陪同人员时执行双人核对身份。 4．一次采集一人的标本，留取后再次核对标本条形码标签信息是否与患者相符。 5．主动邀请患者家属参与身份识别核对。 6．对有疑问的医嘱必须询问清楚开医嘱者或值班医师，查清后方可执行。	无

图2-10-6 标本采集查对工作流程图

十一、手术安全核查制度

1 目的

在系统层面有效降低手术差错发生概率，保障医疗质量与患者安全。

2 通用范围

各临床科室及手术室、无痛中心、介入室。

3 定义

手术安全核查记录是指由手术医师、麻醉医师和巡回护士三方，在麻醉实施前、手术开始前和患者离室前，共同对患者身份、手术部位、手术方式、麻醉及手术风险、手术使用物品清点等内容进行核对的记录，输血的患者还应对血型、用血量进行核查。

4 内容

4.1　手术患者均应佩戴手腕带

4.2　手术室护士接患者时应根据《手术患者转运交接单》，逐项查对。

4.3　手术安全核查由具有执业资质的手术医师、麻醉医师、巡回护士三方（以下简称三方），分别在麻醉实施前、手术开始前和患者离开手术室前，由手术医师或麻醉医师主持，三方共同对患者身份和手术部位等内容进行核查的工作，并逐项填写《手术安全核查表》。

4.4　实施手术安全核查的内容及流程

4.4.1　麻醉实施前：三方按《手术安全核查表》依次核对患者身份（姓名、性别、年龄、住院号）、手术方式、知情同意情况、手术部位与标识、麻醉安全检查、皮肤是否完整、术野皮肤准备、静脉通道建立情况、患者过敏史、抗菌药物皮试结果、术前备血情况、假体、体内植入物、影像学资料等内容。

4.4.2　手术开始前：三方共同核查患者身份（姓名、性别、年龄、住院号）、手术方式、手术部位与标识，并确认风险预警等内容。手术物品准备情况的核查由手术室护士执行并向手术医师和麻醉医师报告。

4.4.3　患者离开手术室前：三方共同核查患者身份（姓名、性别、年龄、住院号）、实际手术方式，手术用药、输血的核查，清点手术用物，确认手术标本，检查皮肤完整性、动静脉通路、引流管，确认患者去向等内容。

4.4.4　手术安全核查必须按照上述步骤依次进行，每一步核查无误后方可进行下一步操作，不得提前填写表格。三方确认后分别在《手术安全核查表》上签名。

4.5　手术用药、输血的核查：由麻醉医师或手术医师根据情况需要下达医嘱并做好相应记录，由手术室护士与麻醉医师共同核查。

4.6 住院患者的《手术安全核查表》应归入病历中保管，非住院患者《手术安全核查表》由手术室负责保存1年。

4.7 手术科室、麻醉科的负责人是本科室实施手术安全核查制度的第一责任人。

4.8 医疗机构相关职能部门应加强对本机构手术安全核查制度实施情况的监督与管理，提出持续改进的措施并加以落实。

5 参考资料

5.1 《医疗质量安全核心制度要点释义（第二版）》

5.2 广东省《护理管理工作规范（第4版）》

5.3 《手术室护理实践指南》（2023年版）

6 附件

6.1 手术安全核查表（表2-11-1）

6.2 手术安全核查工作流程图（图2-11-1）

表2-11-1 手术安全核查表

手术安全核查表			
科别：	患者姓名：	性别：	年龄：
住院号：	麻醉方式：	手术日期：	
术者：	手术方式：		
麻醉实施前	手术开始前		患者离开手术室前
患者姓名、性别、年龄正确： 是□ 否□	患者姓名、性别、年龄正确： 是□ 否□		患者姓名、性别、年龄正确： 是□ 否□
手术方式确认： 是□ 否□	手术方式确认： 是□ 否□		实际手术方式确认： 是□ 否□
手术部位与标识正确： 是□ 否□	手术部位与标识正确： 是□ 否□		手术用药、输血的核查： 是□ 否□
手术知情同意书： 是□ 否□	手术、麻醉风险预警：		手术用物清点正确： 是□ 否□
麻醉知情同意书： 是□ 否□	手术医师陈述：		
麻醉方式确认： 是□ 否□	预计手术时间 □		手术标本确认： 是□ 否□
麻醉设备安全检查完成： 是□ 否□	预计失血量 □		
	手术关注点 □		
皮肤是否完整： 是□ 否□	其他 □		皮肤是否完整： 是□ 否□
术野皮肤准备正确： 是□ 否□	麻醉医师陈述：		
	麻醉关注点□		各种管道：

续表

静脉通道建立完成:	其他□	中心静脉通道	□
是□ 否□	手术护士陈述:	动脉通道	□
患者是否有过敏史:	物品灭菌合格 □	气管插管	□
是□ 否□	仪器设备 □	伤口引流	□
抗菌药物皮试结果:	术前使用特殊药物情况 □	胃管	□
有□ 无□	其他 □	尿管	□
术前备血: 有□ 无□	是否需要相关影像资料:	其他:	□
假体: 有□ 无□ 体内植入物: 有□ 无□ 影像资料: 有□ 无□	是□ 否□	患者去向:	
		恢复室	□
		病房	□
		ICU病房	□
		急诊	□
		离院	□
其他:_____	其他:_____	其他:_____	
手术医师签名:	手术医师签名:	手术医师签名:	
麻醉医师签名:	麻醉医师签名:	麻醉医师签名:	
手术室护士签名:	手术室护士签名:	手术室护士签名:	

□经口腔手术　　□经鼻腔手术　　□经耳道手术　　□胃镜手术

□支气管镜手术　□宫腔镜手术　　□结肠镜手术　　□冠脉介入

□经血管介入　　□经尿道手术

患方确认签名:

手术医师签名:　　　　　　　　　　　　　　麻醉医师签名:

病房护士签名:　　　　　　　　　　　　　手术室护士签名:

作用流程	标准/说明	表格文件
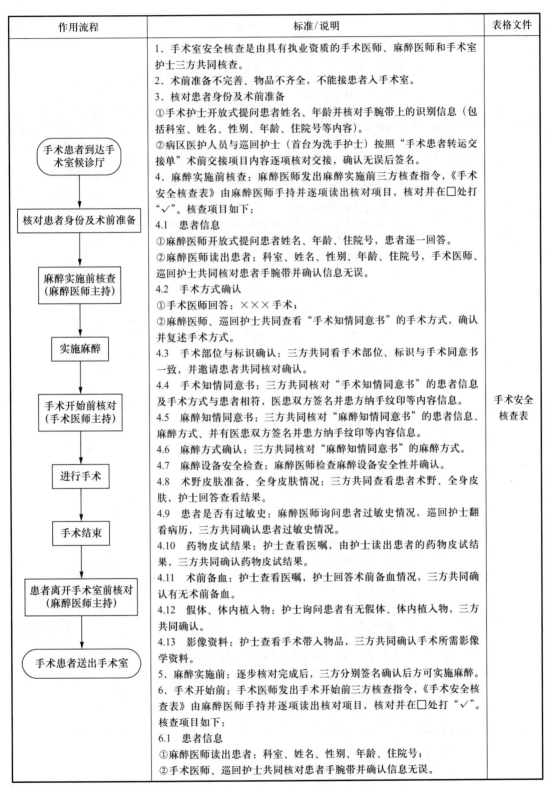	1. 手术室安全核查是由具有执业资质的手术医师、麻醉医师和手术室护士三方共同核查。 2. 术前准备不完善、物品不齐全，不能接患者入手术室。 3. 核对患者身份及术前准备 ①手术护士开放式提问患者姓名、年龄并核对手腕带上的识别信息（包括科室、姓名、性别、年龄、住院号等内容）。 ②病区医护人员与巡回护士（首台为洗手护士）按照"手术患者转运交接单"术前交接项目内容逐项核对交接，确认无误后签名。 4. 麻醉实施前核查：麻醉医师发出麻醉实施前三方核查指令，《手术安全核查表》由麻醉医师手持并逐项读出核对项目，核对并在□处打"√"。核查项目如下： 4.1 患者信息 ①麻醉医师开放式提问患者姓名、年龄、住院号，患者逐一回答。 ②麻醉医师读出患者：科室、姓名、性别、年龄、住院号，手术医师、巡回护士共同核对患者手腕带并确认信息无误。 4.2 手术方式确认 ①手术医师回答：×××手术； ②麻醉医师、巡回护士共同查看"手术知情同意书"的手术方式，确认并复述手术方式。 4.3 手术部位与标识确认：三方共同看手术部位、标识与手术同意书一致，并邀请患者共同核对确认。 4.4 手术知情同意书：三方共同核对"手术知情同意书"的患者信息及手术方式与患者相符，医患双方签名并患方纳手纹印等内容信息。 4.5 麻醉知情同意书：三方共同核对"麻醉知情同意书"的患者信息、麻醉方式、并有医患双方签名并患方纳手纹印等内容信息。 4.6 麻醉方式确认：三方共同核对"麻醉知情同意书"的麻醉方式。 4.7 麻醉设备安全检查：麻醉医师检查麻醉设备安全性并确认。 4.8 术野皮肤准备、全身皮肤情况：三方共同查看患者术野、全身皮肤，护士回答查看结果。 4.9 患者是否有过敏史：麻醉医师询问患者过敏史情况，巡回护士翻看病历，三方共同确认患者过敏史情况。 4.10 药物皮试结果：护士查看医嘱，由护士读出患者的药物皮试结果，三方共同确认药物皮试结果。 4.11 术前备血：护士查看医嘱，护士回答术前备血情况，三方共同确认有无术前备血。 4.12 假体、体内植入物：护士询问患者有无假体、体内植入物，三方共同确认。 4.13 影像资料：护士查看手术带入物品，三方共同确认手术所需影像学资料。 5. 麻醉实施前：逐步核对完成后，三方分别签名确认后方可实施麻醉。 6. 手术开始前：手术医师发出手术开始前三方核查指令，《手术安全核查表》由麻醉医师手持并逐项读出核对项目，核对并在□处打"√"。核查项目如下： 6.1 患者信息 ①麻醉医师读出患者：科室、姓名、性别、年龄、住院号； ②手术医师、巡回护士共同核对患者手腕带并确认信息无误。	手术安全核查表

图 2-11-1 手术安全核查工作流程图

作用流程	标准/说明	表格文件
	6.2 手术方式确认 ①手术医师回答：×××手术； ②麻醉医师、巡回护士共同查看"手术知情同意书"的手术方式，由麻醉医师复述手术方式。 6.3 手术部位与标识：三方共同查看手术部位与标识核对确认，与手术同意书一致，并邀请患者共同核对确认。 6.4 手术风险预警：手术医师陈述：手术预计时间×××，预计失血量×××，手术关注点有×××，其他注意事项有×××。 6.5 麻醉风险预警：麻醉医师陈述：麻醉关注点有×××，其他注意事项有×××。 6.6 手术护士风险预警 ①器械护士陈述：手术物品灭菌结果，手术特殊准备用物有×××； ②巡回护士查看并陈述仪器设备情况，术前使用特殊药物情况及其他注意事项有×××。 6.7 影像资料：手术医师根据手术需求回答是否需要影像学资料。 6.8 手术开始前逐步核对完成后，麻醉医师、巡回护士分别确认签名后方可开始手术，手术医师在完成术后立即完善签名。 7．患者离开手术室前核查：麻醉医师发出患者离开手术室前三方核查指令，《手术安全核查表》由麻醉医师手持并逐项读出核对项目，核对并在□处打"√"。核查项目如下： 7.1 患者信息 ①麻醉医师读出患者：科室、姓名、性别、年龄、住院号； ②手术医师、巡回护士共同核对患者手腕带并确认信息无误。 7.2 实际手术方式确认 ①手术医师：×××××术； ②麻醉医师、巡回护士查看"麻醉记录单"及"手术护理记录单"确认实际手术方式，巡回护士复述并三方同确认。 7.3 手术用药、输血的核查 ①麻醉医师：手术使用了×××药物，输血×××mL； ②巡回护士共同查看药物安瓿及输血袋与手术护理记录单是否相符。 7.4 手术用物清点：手术医师询问手术用物清点情况，巡回护士与洗手护士共同确认并回答。 7.5 手术标本确认：手术医师、手术护士共同确认病理标本送检数量。 7.6 皮肤情况：手术护士查看患者皮肤完整性，手术医师、麻醉医师共同确认。 7.7 管道：巡回护士查看患者管道的留置情况，手术医师、麻醉医师共同确认。 7.8 患者去向：麻醉医师陈述患者去向。 7.9 患者离开手术室前逐步核对完成后，三方分别确认后签名方可送出手术室。 8．每一步核查无误后方可进行下一步操作，不得提前填写表格。 9．住院患者的《手术安全核查表》应归入病历中保管，非住院患者《手术安全核查表》由手术室负责保存1年。	

图2-11-1 （续）

十二、手术分级管理制度

1 目的

规范手术分级管理，明确手术、麻醉的分级授权，实施动态评估再授权管理，保障手术质量与患者安全。

2 通用范围

大外科医师、大内科医师、医技医师、麻醉医师。

3 定义

3.1 本制度中所称手术是指医疗机构及其医务人员使用手术器械在人体局部进行操作，以去除病变组织、修复损伤、移植组织或器官、植入医疗器械、缓解病痛、改善机体功能或形态等为目的的诊断或者治疗措施。

3.2 紧急手术：本院将脑疝、活动性内脏出血、严重的开放性心胸外伤、气管异物、大血管破裂、肠系膜动脉栓塞、绞榨性肠梗阻、无有效性止血方法的失血性休克列为紧急手术。

3.3 手术分级管理制度是为保障患者安全，按照手术风险程度、复杂程度、难易程度和资源消耗不同，对手术进行分级管理的制度。

3.4 手术分级授权对象：在本院注册的执业医师。

4 内容

4.1 责任科室

制订审批：医疗技术临床应用管理委员会。

管理：医务部。

实施：大外科、大内科、医技科室、麻醉科。

4.2 权责

4.2.1 临床科室：按照本制度实施手术分级管理。

4.2.2 医务部：对全院医师手术相关的医疗行为和质量动态监管、实施负面清单管理等动态管理，向医疗技术临床应用管理委员会提出医师资质授权、取消、降低和再授权。

4.2.3 医疗质量管理委员会：提出本制度制订、修改、废止。

4.2.4 院长办公会：审核本制度并公告实施。

4.3 医院实行手术分级管理制度。手术分级管理目录由医务部牵头组织制订并根据实际情况定期调整。

4.4 医院医疗技术临床应用管理委员会及其下设在医务部的办公室负责医院手术分级管理工作的监督管理。

4.5 手术分级

主要从技术难度、手术过程和手术风险、手术质量等相关指标进行考量,具体包括但不限于以下几项:

4.5.1 技术难度相关指标包括手术复杂程度、对手术医师资质要求、手术所需人员配置、所需手术器械和装备复杂程度等。

4.5.2 手术过程和手术风险相关指标包括手术时长、麻醉时长、患者出血量及生命征等。

4.5.3 手术质量相关指标包括手术死亡率、围手术期死亡率、手术主要并发症发生率等。

4.6 依据手术技术难度、复杂性和风险度,将手术分为四级,手术分级管理目录应以《国家临床版3.0手术操作编码(ICD-9-CM-3)》参考并有所响应。

4.6.1 四级手术:技术难度大、手术过程复杂、风险度大的各种手术。

4.6.2 三级手术:技术难度较大、手术过程较复杂、风险度较大的各种手术。

4.6.3 二级手术:技术难度一般、手术过程不复杂、风险度中等的各种手术。

4.6.4 一级手术:技术难度较低、手术过程简单、风险度较小的各种手术。

4.7 所有手术医师均应依法取得执业医师资格,依据医师的卫生技术资格、受聘技术职务及从事相应技术岗位工作的年限等,规定手术医师的分级。

4.7.1 住院医师

4.7.1.1 低年资住院医师:从事住院医师岗位工作3年以内,或获得硕士学位、曾从事住院医师岗位工作2年以内者。

4.7.1.2 高年资住院医师:从事住院医师岗位工作3年以上者,或获得硕士学位、取得执业医师资格、并曾从事住院医师岗位工作2年以上者。

4.7.2 主治医师

4.7.2.1 低年资主治医师:从事主治医师岗位工作3年以内,或获得临床博士学位、从事主治医师岗位工作2年以内者。

4.7.2.2 高年资主治医师:从事主治医师岗位工作3年以上,或获得临床博士学位、从事主治医师岗位工作2年以上者。

4.7.3 副主任医师

4.7.3.1 低年资副主任医师:从事副主任医师岗位工作3年以内,或有博士学位、从事副主任医师岗位工作2年以内者。

4.7.3.2 高年资副主任医师:从事副主任医师岗位工作3年以上者,或有博士学位、从事副主任医师岗位工作2年以上者。

4.7.4 主任医师:受聘主任医师岗位工作者。

4.8 医院的各级医师手术权限有以下的规定

4.8.1 低年资住院医师:在上级医师指导下,可主持一级手术。

4.8.2 高年资住院医师:在熟练掌握一级手术的基础上,在上级医师临场指导下可逐步开展二级手术。

4.8.3 低年资主治医师:可主持二级手术,在上级医师临场指导下,逐步开展三级手术。

4.8.4 高年资主治医师：可主持手术部分相对难度较小、风险较低的三级手术。

4.8.5 低年资副主任医师：可主持三级手术，在上级医师临场指导下，逐步开展四级手术。

4.8.6 高年资副主任医师：可主持部分相对难度较小的四级手术，在上级医师临场指导下或根据实际情况可主持新技术、新项目手术及科研项目手术。

4.8.7 主任医师：可主持四级手术以及一般新技术、新项目手术或经主管部门批准的高风险科研项目手术。

4.8.8 卫生行政部门规定的资格准入手术，除必须符合上述规定外，手术主持人还必须是已获得相应专项手术的准入资格者。

4.8.9 任何级别医师所开展的外科手术类别，均不可超出该科室的手术目录范围。

4.9 手术审批权限是指对拟施行的不同级别手术以及不同情况、不同类别手术的审批权限；本院的手术审批权管理有以下规定：

4.9.1 常规手术：在本院，手术审批权限由科主任或经科主任同意后上报医务部并获得授权的本科室高年资副主任医师及以上职称手术医师审批。

4.9.2 高风险手术：高风险手术是指手术科室科主任及质控小组认定的存在高度风险的任何级别的手术，如包括但不限于以下情况为高风险手术：80岁以上高龄患者的四级手术（眼科白内障、骨科骨质疏松性骨折、泌尿外科老年前列腺增生除外）、术前评估深静脉血栓栓塞高风险患者、可能会出现严重并发症、可能会引发医疗纠纷以及科室以前尚未开展的手术等），必须经科内讨论后，由手术科室科主任或高年资副主任医师及以上职称的手术医师负责实施手术。

4.9.3 急诊手术：原则上应由具备实施该项手术资格的医师主持手术。遇有危急重症患者的确需要行急诊手术以挽救生命而因客观原因现场确实不具有相应手术权限的医师时，在有条件的情况下需向上级医师汇报，任何级别的值班医师在不违背上级医师口头指示的前提下，有权也必须按具体情况主持其认为合理的抢救手术，不得延误抢救时机，无相应手术权限的医师可以越级开展紧急手术，但必须做好以下工作：

4.9.3.1 向医务部报告，获得临时授权；

4.9.3.2 自觉维护患者合法权益，确保患者的知情同意权；

4.9.3.3 具备手术权限的医师到达现场，手术尚未结束，由该有资质医师接续完成手术；如手术已经完成，则由其对手术情况进行分析评估并指导后续治疗方案。

4.9.3.4 手术结束后24小时内，向医务部备案。

4.9.4 新技术、新项目、科研手术：本科室新开展的手术按本院《新技术和新项目准入制度》，必须通过医疗技术临床应用委员会及医院伦理委员会审批后并获准后方能开展。

4.9.5 涉及限制类及需国家审批类技术项目的手术：科室开展国家卫健委规定的15项限制性医疗技术及省卫生健康委规定需要备案的限制类医疗技术，应当按照相关医疗技术临床应用管理规范先进行自我评估，再经医院审查。符合相应的技术规范要求才可以开展临床应用，方可将其纳入医院的手术分级管理目录。同时，应明确相应的资质授权与人员准入要求，就该技术项目的手术医师资质与授权进行专门管理，该类手术实行清单管理，实施的每例手术必须上报卫生行政部门。开展首例临床应用之日起15个工作日内，向核发《医疗机构执业许可证》的卫生行政部门备案。备案材料应当包括以下内容：

4.9.5.1 开展临床应用的限制类技术名称和所具备的条件及有关评估材料；

4.9.5.2 本机构医疗技术临床应用管理专门组织和伦理委员会论证材料；

4.9.5.3 技术负责人（限于在本机构注册的执业医师）资质证明材料。

4.9.6 符合如下情况的特殊手术，必须按照医务部制订的相关流程申请，由科主任填写"特殊手术审批表"，签署同意意见后，报备医务部审批。

4.9.6.1 被手术者系执外国或港、澳、台护照的人员。

4.9.6.2 被手术者系特殊保健对象、著名专家学者、知名人士及各党派负责人。

4.9.6.3 重要脏器的摘除（恶性肿瘤除外）。

4.9.6.4 可能导致毁容或致残的。

4.9.6.5 已经或预期可能引致医、患或司法纠纷的。

4.9.6.6 家属有特殊要求的手术。

4.9.6.7 各个科室规定需要审批的手术。

4.10 外院专家实施或参与手术的情况

需要请外院医师实施或参与手术的，应当按照《医师外出会诊管理暂行规定》（中华人民共和国卫生部令第42号）的有关规定，按照医务部制订的相关流程申请，科主任填写院外会诊要求，报医务部备案，由医务部负责人审批后，再提交业务副院长审批方能施行。

4.11 外出会诊手术

本院执业医师受邀请到本市外单位或外地手术，必须按《中华人民共和国医师法》和《医师外出会诊管理暂行规定》（中华人民共和国卫生部令第42号）的要求执行。除非紧急会诊或手术等情况，外出手术医师外出会诊手术行为不得影响本院的工作，外出手术医师所主持的手术不得超出其按本制度规定的相应手术级别。

4.12 外籍医师在本院行医手术的执业手续按国家有关规定审批。

4.13 手术中因病情需要扩大手术范围或改变预定术式变更为超权限手术时，必须由有权限的医师主刀。

4.14 各科室必须按照手术分级管理目录来开展相关手术。

4.15 医院根据手术类别、专业特点、医师实际被聘任的专业技术岗位和手术技能，按照《医师手术资质授权管理制度》的相关程序，审核后授予医师相应的手术权限。

4.16 手术医师能力评估与再授权

4.16.1 医务部负责对手术医师能力评估的审核，如果二年内某一手术量超过5例，未出现中止权限规定情形的，予再授权。

4.16.2 如果二年内某一手术量未达到5例，未出现中止权限规定情形的，要求科室技术管理小组逐个说明理由再给予授权。

4.16.3 二年内未开展的手术，科室技术管理小组评估曾开展过该手术患者的情况，说明理由后给予再授权。

4.16.4 如评估发现有非计划再次手术或48小时术后非预期死亡，但还未达到中止权限规定情形的，医务部要找相关医师进行面谈，面谈后再出现的予暂停该手术权限，如果直接达到中止权限规定情形的，暂停该手术权限的同时报医疗技术临床管理委员会中止该手术权限。

4.17　个人医疗技术档案

为每名手术医师建立个人技术考评档案，并保存手术医师个人的资质文件（经审核的医师执业证书、文凭、学位、职称证书、教育和培训等资料复印件）。手术医师的技术档案内容主要包括：医师授权的手术名称、开展的手术数量、手术质量与安全指标，科室对手术医师年度考核结果以及手术动态授权等。手术医师技术档案应至少每年更新1次，由医务部与人力资源部共同负责管理与使用，相关文件按照档案管理的有关要求进行保存。此外，还应将具体手术方式的授权情况记入个人医疗技术档案，并作为绩效考核以及晋升的依据。

4.18　医院定期评价医师技术能力，适时调整医师手术权限，并纳入医师技术档案管理。

4.19　实施手术的科室必须严格按照医院要求执行手术分级管理制度，科室负责人确保本科室按照手术分级管理目录来开展相关手术，监督本科室医师按照手术权限实施手术。医务部及医疗质量科等医疗管理部门在手术分级管理过程中充分利用"手术麻醉管理系统"加强对手术医嘱、手术通知单、麻醉记录单等运行环节的检查，重点关注手术医师资质与手术级别是否一致，是否存在越级手术情况、临床科室和部门内部自查自纠情况以及问题督查意见是否落实。

4.20　手术室、介入室及内镜诊疗室（无痛中心）等实施手术的平台部门发现违反医院手术分级管理的行为时，有权拒绝安排手术并应立即报告医务部。

4.21　医师在非紧急情况下实施超出其权限手术的，医务部责令其立即改正，视情节全院通报批评或暂时停止其手术权限；造成不良后果等不良事件出现，追究科室负责人和有关责任人的责任；引起医疗纠纷造成医院赔偿的按医院有关的管理规定处理；超手术权限行为将记入年终考核及个人医疗技术档案。

4.22　医务部及医疗质量科对医院各种手术相关指标进行动态监控，同一种术式在短期内出现较多的并发症或较为严重的并发症时需及时介入联合相关临床科室进行调查分析，如为手术医师的人为因素时可暂时停止其该手术的手术权限；如为科室的人事变动等客观因素时，报医疗技术临床应用管理委员会讨论，是否停止该科室的该手术的权限。

4.23　医务部对新开展手术、限制类手术进行严格监督管理，进行质量控制及动态评估，对存在严重质量安全问题的手术，立即停止该项医疗技术临床应用。

4.24　院级与科级医疗质量控制与安全部门利用PDCA质量控制工具对相关手术的医疗质量进行持续改进。

5　参考资料

5.1　《医疗技术临床应用管理办法》（卫医政发〔2009〕18号）

5.2　《中华人民共和国医师法》（2021年8月20日第十三届全国人民代表大会常务委员会第三十次会议通过）

5.3　《医疗机构管理条例》（1994年2月26日中华人民共和国国务院令第149号发布，根据2016年2月6日《国务院关于修改部分行政法规的决定》修订）

5.4　《医疗事故处理条例》（中华人民共和国国务院令第351号，自2002年9月1日起施行）

6 附件

表2-12-1 医疗技术资质再授权申请表

科室		姓名		性别		出生年月	
工作时间		学历（学位）				取得时间	
专业职称						取得时间	
本人工作总结（限200字内）：工作时间、学业情况、何时取得最高职称（是否为高年资）、学习以及参加培训的相关情况、开展医疗技术的相关情况、个人的发展方向（高级职称者）。							
申请准入规定手术/有创操作情况汇总（详见附件）							
本人声明：有□ 无□ 手术相关差错及事故，以上信息真实准确。 申请人： 日 期：							
病区主任审查意见： 各病区主任签名： 日 期：							
专科-亚专科手术/有创操作资质评定小组意见： 签 名： 日 期：							
医务部意见： 签 名： 日 期：							
备注：							

表2-12-2 医疗技术资质申请表（常规程序）

科室		姓名		性别		出生年月	
工作时间		学历（学位）				取得时间	
专业职称						取得时间	
本人工作总结（限200字内）：工作时间、学业情况、何时取得最高职称（是否为高年资）、学习以及参加培训的相关情况、开展医疗技术的相关情况、个人的发展方向（高级职称者）。							

续表

申请授权的手术操作名称详见附件
本人声明：有□　无□　手术相关差错及事故，以上信息真实准确。 申请人： 日　期：
病区主任审查意见： 各病区主任签名： 日　期：
专科-亚专科手术/有创操作资质评定小组意见： 签　名： 日　期：
医务部意见： 签　名： 日　期：
备注：

表2-12-3　医疗技术资质申请表（特别程序）

科室		姓名		性别		出生年月	
工作时间			学历（学位）			取得时间	
专业职称						取得时间	

申请特别考核程序的理由（限200字内）： （科室业务需要、个人能力与申请资质授权的技术要求相符，参加的专门或专业培训、科室讨论结果等）
申请授权的手术操作名称详见附件
本人声明：有□　无□　手术相关差错及事故，以上信息真实准确。 申请人： 日　期：
病区主任审查意见： 各病区主任签名： 日　期：
专科-亚专科手术/有创操作资质评定小组意见： 签　名： 日　期：
医务部意见： 签　名： 日　期：
医疗技术临床应用管理委员会意见： 签　名： 日　期：
备注：

表2-12-4 限制临床应用医疗技术资质授权个人申请表

科室		姓名		性别		出生年月	
工作时间			学历（学位）			取得时间	
专业职称						取得时间	
医疗技术授权方式：□认定　　□申请 限制临床应用类技术名称：							
申请授权的手术操作名称详见附件							
本人声明：有□　　无□　手术相关差错及事故，以上信息真实准确。 　　　　　　　　　　　　　申请人： 　　　　　　　　　　　　　日　期：							
病区主任审查意见： 　　　　　　　　　　　　各病区主任签名： 　　　　　　　　　　　　日　期：							
专科-亚专科手术/有创操作资质评定小组意见： 　　　　　　　　　　　　签　名： 　　　　　　　　　　　　日　期：							
医务部意见： 　　　　　　　　　　　　签　名： 　　　　　　　　　　　　日　期：							
医疗技术临床应用管理委员会意见： 　　　　　　　　　　　　签　名： 　　　　　　　　　　　　日　期：							
备注：							

表2-12-5 重大手术（技术）审批目录

序号	名称
1	被手术者系执外国或港、澳、台护照的人员的手术
2	被手术者系特殊保健对象、著名专家学者、知名人士及各党派负责人的手术
3	重要脏器的摘除（恶性肿瘤除外）手术
4	可能导致毁容或致残的手术
5	已经或预期可能引致医、患或司法纠纷的手术
6	家属有特殊要求的手术
7	放射性粒子植入治疗技术
8	口腔颌面部肿瘤颅颌联合根治技术
9	颅颌面畸形颅面外科矫治技术
10	人工智能辅助诊断技术
11	人工智能辅助治疗技术
12	同种胰岛移植技术
13	同种异体角膜移植技术

续表

序号	名称
14	同种异体皮肤移植技术
15	同种异体运动系统结构性组织移植技术
16	辅助技术
17	性别重置技术
18	造血干细胞移植技术
19	质子和重离子加速器放射治疗技术
20	肿瘤深部热疗和全身热疗技术
21	肿瘤消融治疗技术
22	人体气管移植技术
23	人类辅助生殖技术
24	细胞治疗技术

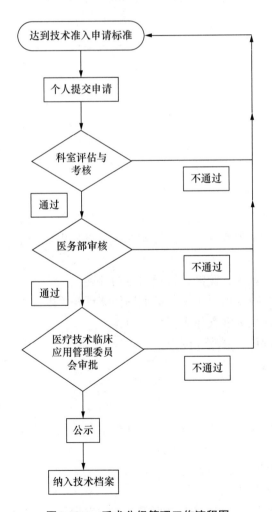

图 2-12-1 手术分级管理工作流程图

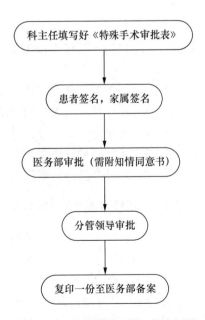

图 2-12-2 特殊手术审批工作流程图

十三、新技术和新项目准入制度

1 目的

规范本院临床医疗新技术及新项目管理，在鼓励技术创新的同时确保患者安全及医疗安全。

2 通用范围

包括大外科医师、大内科医师、医技科室、麻醉医师、护理。

3 定义

指为保障患者安全，对于本医疗机构首次开展临床应用的医疗技术或诊疗方法实施论证、审核、质控、评估全流程规范管理的制度。

4 内容

4.1 责任科室

制订审批：医疗质量管理委员会。
管理：医务部。
实施：大外科、大内科、医技科室、麻醉科。

4.2 职责分工

4.2.1 临床科室：科室应有计划地组织开展年度新技术的申报工作，拟申报的新技术必须符合本机构《医疗机构执业许可证》中登记的诊疗科目。按照本制度实施并做好登记管理。

4.2.2 医务部：接受新技术及新项目申请、审核，监督、管理项目的开展。

4.2.3 医疗技术临床应用管理委员会：进行技术审核（详见标准操作流程相关内容）。

4.2.4 医学伦理委员会：进行伦理审核（详见标准操作规程相关内容）。

4.2.5 医疗质量管理委员会：提出本制度制订、修改、废止

4.2.6 院长办公会：审核本制度并公告实施。

4.3 新技术新项目的范围

4.3.1 新技术及新项目是指在本院内首次应用于临床的诊断、治疗技术及其他应用于管理等方面的技术，归属医务部管理。其范围包括但不限于以下几点：

4.3.1.1 新技术：临床上未开展的有创诊疗技术方法或手段。

4.3.1.2 新应用：常规开展的诊疗技术的新应用。

4.3.1.3 新项目：与既往的项目有明显差异性并具备一定难度的新的治疗项目。

4.3.1.4 改良技术或项目：在原开展的技术或项目上有所改进，手术方式没有根本改变。

4.3.2 以下不列入新技术新项目管理

4.3.2.1 新药品、新器材的临床验证。

4.3.2.2 已进入课题申报、论文申报的项目。

4.3.2.3 禁止开展已明显落后或不再适用、需要淘汰或技术性、安全性、有效性、经济性、伦理及法律等方面与保障公民健康不相适应的技术和项目。

4.3.3 新技术和新项目开展权限：新技术和新项目仅限于获得医疗技术临床应用管理委员会及医学伦理委员会批准的、具有相应专业人员范围和资质的团队或个人实施，在未明确其效果并转为常规技术和项目前，其他人员不得实施。

4.3.4 拟开展的新技术及新项目应当遵循科学、安全、先进、实用、合法以及符合社会伦理规范的准入原则，而且具有较好的经济效益和社会效益，并符合以下条件。

4.3.4.1 应符合国家相关法律法规和各项规章制度，符合社会伦理道德的要求。

4.3.4.2 应具有科学性、先进性、安全性、创新性和效益性。

4.3.4.3 所使用的医疗仪器必须是依照国家《医疗器械监督管理条例》等有关规定获得相应许可的合格产品，并按医院的采购或赠送规定获得。

4.3.4.4 所使用的药品必须是依照《药品管理法》等有关规定获得相应许可的合格产品，并按医院药品采购程序或赠送规定获得。

4.3.4.5 涉及相关收费的新技术及新项目，必须有物价管理部门批准的收费标准。

4.4 新技术和新项目申报与审批

4.4.1 拟开展新技术及新项目的部门，按要求填写申报资料：《新技术新项目申请审批表》《医疗新技术新项目实施方案》《新技术动态监测指标》《新技术新项目伦理审查申请表》《知情同意书》等。内容包括：新技术及新项目简介、开展新技术及新项目的依据、新技术及新项目的先进性、开展新技术可能存在的医疗技术风险，并有相应的风险处置与损害处置预案、新技术及新项目负责人及相关人员的资质等。涉及特殊医疗器械、药品的项目，还应当提供相应的资质文件。

4.4.2 拟开展新技术及新项目的部门，按要求填写完整申报资料，提交到医务部办理申请登记。

4.4.3 医务部初步审核该项目的科学性、合法性，以及提交资料的完整性，必要时向卫生行政管理部门或其他相关管理部门咨询有关规定。通过初步审核的项目医务部按以下标准分类：

4.4.3.1 A类：风险较大的有创性或侵入性的诊断和治疗项目；使用产生高能射线设备的诊断和治疗项目；生物基因诊断和治疗项目、器官移植技术项目等涉及医学伦理问题的技术；资金投入较大的新技术等。

申请人资质：申请该类新技术的负责人，必须为相应专业高年资主治医师以上职称者，在上级医师指导下完成或参与相类似单项手术操作项目病例数20例（次）以上，操作规范熟练，相应专业知识丰富，与该项新技术相类似的手术操作的相关并发症发生率不超过5%，无该项新技术相类似的手术操作相关的差错及事故出现。

4.4.3.2　B类：开展新实验、新检测的应用技术；对成熟技术项目的引进；对成熟技术的新方法研究或技术改进；对成熟护理新技术的引进；新技术开展后的护理研究等。

申请人资质：申请该类新技术的负责人，必须为相应专业主治医师以上职称者，在上级医师指导下完成或参与相类似单项手术操作项目病例数30例（次）以上，操作规范熟练，相应专业知识丰富，与该手术操作相关的并发症发生率不超过3%，无该项新技术相类似的手术操作相关的差错及事故出现。

4.4.3.3　C类：医务、护理等职能管理部门，应用管理工具进行医院管理方法研究与改进；计算机中心的新系统应用等。

申请人资质：申请该类新技术的负责人，必须为本院正式职工，申请开展的新技术新项目对医院医疗服务管理流程改进或创新具有积极意义。

4.4.4　B类、C类新技术及新项目由医务部组织相关人员讨论，讨论获得通过后，分别经医疗技术临床应用管理委员会和医学伦理委员会备案及审查通过后可开展。

4.4.5　A类新技术及新项目需分别经医疗技术临床应用管理委员会、医学伦理委员会就新技术新项目的科学性、安全性、先进性、实用性、合法性及是否具有社会效益和经济效益进行讨论及审核，审核通过后经医务部发出新技术准入通知后方可开展。

4.5　加强新技术和新项目质量控制工作，明确开展新技术和新项目临床应用的专业人员范围，实行负面清单管理制，实施全程追踪管理和动态评估，当发生下列情形之一的，予以暂停新技术及新项目的应用并报告医务部，经医务部组织相关专家评估后，按评估意见执行。

4.5.1　开展该项技术的主要专业技术人员发生变动或者主要设备、设施及其他关键辅助支持条件发生变化的；

4.5.2　发生与该项技术相关的严重不良后果的；

4.5.3　发现该项技术存在确认的医疗质量和安全隐患的；

4.5.4　发现该项技术存在伦理道德缺陷的；

4.5.5　重大医源性并发症；

4.5.6　新理论或新指南不支持新技术的适应证。

4.6　新技术及新项目开展的监管措施

4.6.1　新技术及新项目经审批后可按计划实施，凡更改方案、需增加或撤销项目内容的，必须报医务部，由原来的准入机构讨论通过后方能变更。

4.6.2　医务部对全院开展的新技术及新项目进行监管，组织对项目实施情况的评估。新技术/新项目自批准之日起，负责人应于3个月内进行首次评估并递交新技术实施情况总结，后每满半年向医疗技术临床应用管理委员会递交新技术实施情况总结。内容包括新技术/新项目开展例数、并发症、不良反应、临床疗效、经济效益和社会效益、产生的不良后果及处理措施，存在的问题及改进意见。

4.6.3　新技术开展期间，项目负责人按照要求向医疗技术临床应用管理委员会递交至少进行2次的新技术实施情况总结。医疗技术临床应用管理委员会将结合新技术实施情况及日常动态监测结果决定该新技术能否转为常规技术开展。

4.6.4　新技术及新项目获得准入实施后，项目科室应妥善保管有关技术资料，项目验收后，医务部应将项目的申报材料、技术总结等资料移交医院档案室。

4.6.5　新业务、新技术的实施必须同患者签署知情同意书，并应履行相应告知义务。

4.6.6　医院根据新技术及新项目的开展情况，定期更新医疗技术和诊疗项目临床应用目录。

4.6.7　严禁任何科室和个人不经申报并获得批准，擅自开展临床医疗新业务项目。未按本规定报批而擅自开展临床医疗新技术者，一经发现，视情节对责任者批评教育；停止项目的开展；或暂停责任者的人员准入资质（处方权、报告权等），到医务管理部门接受培训后，根据情况安排工作。造成医疗纠纷导致医院赔偿的，按医院的有关管理制度处理。

4.7　本规定自正式发布之日起实施，解释权归医务部。

5　参考资料

5.1　《医疗机构管理条例》（1994年2月26日中华人民共和国国务院令第149号发布，根据2016年2月6日《国务院关于修改部分行政法规的决定》修订）

5.2　《医疗质量管理办法》（中华人民共和国国家卫生和计划生育委员会令第10号，2016年11月1日起施行）

5.3　《医疗技术临床应用管理办法》（卫医政发〔2009〕18号）

5.4　《涉及人的生物医学研究伦理审查办法》（中华人民共和国国家卫生和计划生育委员会令第11号）

6　附件

6.1　新技术新项目申请审批表（表2-13-1）

6.2　医疗新技术新项目实施方案（表2-13-2）

6.3　新技术新项目伦理审查申请表（表2-13-3）

6.4　知情同意书（表2-13-4）

6.5　新技术患者信息汇总表（表2-13-5）

6.6　工作流程图（图2-13-1）

表2-13-1　新技术新项目申请审批表

申请科室			项目负责人姓名/职称				
项目名称							
技术来源	引进□		改进□		创造□	是否三级医院要求	必备□
申请等级	□国内先进	□省内领先	□地区领先	□院内空白			可选□
开展该技术项目负责人和团队情况简介（主要技术人数、专业结构、职称、培训情况）：							
现有工作基础：（包括现有设备、技术水平、人员配置等条件，是否符合开展要求）							

新技术/项目简介及先进性:	
技术路线（包括实施步骤或流程图、所采用的仪器设备及技术路径等）:	
适应证及禁忌证:	
并发症及不良反应:	
技术实施相关不良事件的应急预案及处理措施:	
对比其他诊疗技术所具有的优点或先进性:	
新技术新项目成本分析:	
新技术/项目收费标准: （　　）无项目收费标准 （　　）有项目收费标准，项目编码:（　　　）（不清楚项目编码可咨询财务科）。	
科室讨论意见	科主任签名: 　　　　　　年　　月　　日
医务部意见	签　　名: 　　　　　　年　　月　　日
医疗技术临床应用管理委员会意见	签　　章: 　　　　　　年　　月　　日
医学伦理 委员会意见	签　　章: 　　　　　　年　　月　　日

注：请将科室讨论的签到表、讨论照片另附书面材料一同递交；此表双面打印，上述项目框格内不够位置填写，可另附书面材料。

表2-13-2　医疗新技术新项目实施方案

新技术名称			
方案版本号		方案版本日期	
申请科室		申请日期	
项目负责人		职称	
开展该技术项目负责人和团队情况简介（主要技术人数、专业结构、职称、培训情况）:			

续表

简述该技术项目的目的、意义及国内外或其他省、市医院临床应用情况:
简述该技术项目的先进性、科学性、实用性:
技术路线（包括技术方法、所采用的仪器设备及技术路径等）:
尚需增加的仪器设备/场地:
适应证:
禁忌证:
并发症与不良反应:
疗效判定标准及评估方法:
质量控制措施:
技术实施相关不良事件的应急预案及处理措施:
与其他诊疗技术的风险、疗效、费用及疗程比较:
出现以下情况之一需要及时报告管理部门及中止开展：1. 重大医源性并发症；2. 医疗纠纷或医疗事故；3. 人员变动；4. 设备条件不能支持新技术开展；5. 设施条件不能支持新技术开展；6. 存在违反伦理道德的情况；7. 新理论或新指南不支持新技术的适应证。
开展此新技术所需增加或减少的设备及耗材成本（单位：元/例）
项目符合收费标准： □有　　□无 项目编码:
成本分析（所需场地及设备、所需人员、效益）:
预期目标:
科室意见: 　　　　　　　　　　　　　　　　　　　　科主任签名：　　年　　月　　日
医务部意见: 　　　　　　　　　　　　　　　　　　　　科主任签名：　　年　　月　　日

注：此表双面打印，上述项目框格内不够位置填写，可另附书面材料。

表2-13-3　新技术新项目伦理审查申请表

受理编号		
技术名称		
项目类别	C　新技术（手术类）	
申请类别	初始审查	
科室		
技术负责人/职称		
联系方式		
申请等级	□国内先进　　□省内领先　　□地区领先　　□院内空白　　□其他___（请注明）	
三级综合医院服务能力（关键技术）《三级综合医院服务能力指南2016版》	□基本标准　　□推荐标准　　□其他	
技术类型	□限制类　　□非限制类	
初始审查	必备材料	□1．伦理审查申请表 □2．技术实施方案（版本号：　　版本日期：　　） □3．知情同意书（版本号：　　版本日期：　　） □4．主要研究者履历及相关资质 □5．其他资料：_____
以上资料原件1份，其中_____项，复印件_____份。 技术负责人签字：		日期：　　年　　月　　日
科室意见： 科主任签字：		日期：　　年　　月　　日
□资料齐全，同意受理。 □资料不齐全，补充后受理。需补充资料_____ 经手人签字：　　　　　　办公电话：0668-6666592		日期：　　年　　月　　日

填表说明：需准备的资料栏请在已提供的资料空格处打"√"。

表2-13-4　知情同意书

（请参照院内使用的手术知情同意书拟定本文内容仅供参考）

姓名		性别		年龄	
科室		床号		住院号	

××××介绍和治疗建议：
××
×××××××××××××××××××××××××××××。

××××××××××可能获益：
□缓解病情　　□减轻患者痛苦　　□××××××××××□其他
拒绝××××××××××可能导致的不良后果：
□皮肤烫灼伤　　□疼痛不能缓解××××××××××□其他
可供选择的其他治疗方法：××××××××××

续表

治疗潜在风险： 在接受该治疗方法后，护士告知我如下可能发生的风险： ×××××××××× ×××××××××× ×××××××××× ×××××××××× 有些不常见的风险可能没有在此列出，护士告诉我可与我的主管护士讨论有关我治疗的具体内容，如果我有特殊问题可与我的医师讨论。 1．我理解任何治疗都存在风险。 2．我理解此××××可能发生的风险及护士的对策： 有可能会因个体差异出现：治疗中，如有皮肤烫灼伤，可用乙醇消毒降温，或用紫草油涂抹烫伤处；如果烫伤后水泡明显应先抽出体液后再给予烫伤膏等处理。 特殊风险或主要高危因素： 我理解根据我个人的病情，除上述风险以外，还可能出现以下特殊并发症或风险： ××××××××××××××××××××××××××××××××××× 一旦发生上述风险和意外，护士会采取积极应对措施。
患者知情选择 患者知情选择 • 我的医师已经告知我将要进行××××疗法，此次治疗及治疗后可能发生的并发症和风险、可能存在的其他治疗方法并且向我解答了关于此次治疗的相关问题。 • 我同意在治疗中医师可以根据我的病情对预定的治疗方式做出调整。 • 我理解我的治疗需要由护士操作完成。 • 我并未得到疾病治疗100%成功的许诺。 • 我已如实向护士告知我的所有病情，如有隐瞒，一切后果自负。 • 以上内容我已知晓，我（同意或不同意）接受此项新技术治疗。 患者签名：　　　　　　患者身份证号码： 患者授权亲属签名：　　　授权亲属身份证号码： 与患者关系：　　　　签名日期　　年　月　日 联系电话：
护士陈述 我已经告知患者将要进行××××疗法、此次治疗及治疗后可能发生的并发症和风险、可能存在的其他治疗方法并且解答了患者关于此次治疗的相关问题。一旦发生上述风险和意外，我们会按相应的应急预案及处理措施全力为患者治疗。   护士签名　　　　　　签名日期　　　年　月　日

表2-13-5 新技术患者信息汇总表（202×年度）

新技术名称：								伦理批件编号：	
科室：					项目负责人：			科主任签名：	
序号	就诊号/ 住院号	姓名	性别	年龄	诊断	有无并发症		疗效	
						无	有（并发症名称）		
1（首例）									
2									

续表

序号	就诊号/住院号	姓名	性别	年龄	诊断	有无并发症		疗效
						无	有（并发症名称）	
3								
4								
5								
6								
7								
8								
9								
10								

并发症发生率： 疗效：显效、有效、无效、死亡。

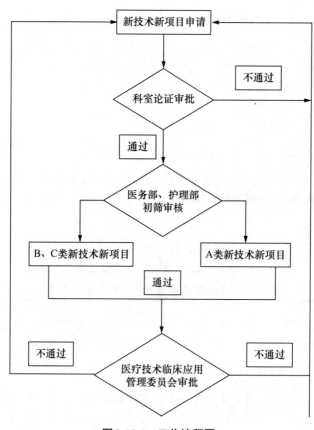

图2-13-1 工作流程图

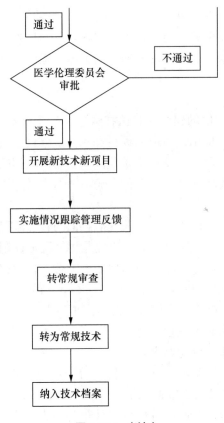

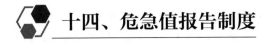

图2-13-1 （续）

十四、危急值报告制度

1 目的

提示患者处于生命危急状态的检查、检验结果，建立复核、报告、记录等管理机制，以保障患者安全。

2 通用范围

全院。

3 定义

危急值是指提示患者可能处于生命危急状态的检查、检验结果。临床医护人员根据情况需要给予积极干预措施或治疗。

4 内容

医院能够出具检查、检验报告的所有科室，可根据其出具的检查、检验结果是否可能存在危及患者生命的状态，梳理可能存在的危急值，包括但不限于检验科、临床实验室、医学影像科、内镜中心、功能科及电生理室、血液药物浓度检测部门、输血科等从事各种检查、检验的医技科室以及开展床边检验项目的临床科室。

4.1 基本要求

4.1.1 危急值项目和阈值的建立：各医技科室及临床科室根据行业标准及临床指南，结合收治患者的病情特点，提出危急值的项目和阈值及修订意见，医务部组织医院相关专业委员会及专家进行审核、确定，并在全院范围内公布。根据临床需要和实践总结，危急值项目和阈值每年进行1次修订更新与完善。确实因临床紧急需要的，经医务部组织相关专家审核后，可及时更新。

4.1.2 医技检查、检验部门工作人员发现危急值的管理流程环节：

4.1.2.1 核实：按照本部门操作规范、流程及相关质量控制标准，对检查、检验的各个环节进行核查，包括但不限于标本与申请单是否吻合，检验仪器、试剂和检验过程是否正常等，如无异常，通知临床科室。

4.1.2.2 通知：检查、检验者将核实后的危急值以及最快的通信方式，如电话，立即通知临床科室，并可同时通过医院信息系统在医师或护士工作站界面进行提醒告知。电话通知时要求接听人复述结果，以免发生差错。

4.1.2.3 记录：检查、检验者通知临床科室后，报告人应将危急值患者姓名、科室、住院号（或门诊号）、收样时间、检查结果、检验结果、报告人姓名、报告时间、接收报告科室、接收人姓名、接收报告时间等信息记录在统一的《危急值报告记录本》上。临床科室在获取危急值后，应在统一的《危急值登记本》上登记危急值相关信息，内容参照上述报告记录本。

4.1.2.4 报告：当临床科室是护士接获危险值时，应以最快的速度报告经治医师或值班医师，并在统一的《危急值登记本》上记录报告信息和报告时间。

4.1.2.5 复查：若临床科室发现危急值与患者病情不相符时，医技科室应与临床科室共同查找原因，并应立即进行复查。

4.1.3 《危急值报告记录本》和《危急值登记本》也可采用信息化手段记录。危急值报告遵循首查负责制：即谁通知、报告，谁记录。若通过电话向临床科室报告危急值，5分钟内无人接听电话或应答，应迅速向医务部（夜间或节假日为医院总值班）报告。

4.2 临床科室接到危急值报告后的处理流程

4.2.1 核实信息：临床科室接听人核实危急值报告结果，核对患者基本信息，予以确认。

4.2.2 记录信息：接听人及时将危急值患者的姓名、住院号（或门诊号）、危急值项目及结果、接听人及时间（记录至分钟）等信息记录在《危急值登记本》上。

4.2.3 报告医师：接听人核对后，应立即报告病房值班医师或经治医师。

4.2.4 患者处理：接报医师应立即诊察患者，遵循危急重症者抢救流程，迅速采取相应的临床措施，并报告上级医师，涉及其他专科情况的及时申请会诊，及时书写病程记录，密切观察病情变化，做好交接班。对于经过经治医师、值班医师诊察评估患者后不需立即处置的危急值，应在当日记录该信息并充分评估，且应有上级医师指导意见。允许当日多个未处置的危急值信息合并记录。若单项危急值与输入的某种药物有直接关系，该药物仍在输注中，允许护士立即停止输注该药物。

4.2.5 再次复查：患者处理后应适时复查危急值；若是临床科室发现危急值与患者病情不相符时，接报医师应与医技科室检查、检验报告人共同查找原因，必要时可以重新进行检查、检验。

4.2.6 发生危急值报告的患者，24小时内应有上级医师查房记录。

4.3 门（急）诊患者危急值管理

4.3.1 建立门（急）诊危急值报告的闭环管理。患者门急诊就诊时，医务人员必须准确完整记录患者及家属的一般资料，加强对门（急）诊患者的评估，对可能出现危急值情况的患者采取前置管理。医技检查、检验部门工作人员发现危急值后，按上述流程将危急值信息及时通过电话及信息系统通知经治医师，并记录相关信息，无法通知到经治医师的，报告经治医师的科室或医务部（或医院总值班）。经治医师收到危急值报告后，必须在5分钟内联系上患者或家属，根据实际情况留观或收住院采取救治措施，并向相应科室上级医师报告及记录。经治医师无法联系到患者或家属，或患方未能配合诊疗的，应及时向医务部报告，医务部组织相关人员积极协助寻找患者或协调救治措施，并做好相应记录。

4.4 外送的检验标本或检查的危急值管理

4.4.1 外送项目中如有危急值项目，医院应在外送标本或检查项目合作协议上明确按危急值管理外送项目及阈值通知方式、责任部门和人员，外送项目出现危急值情况的，承检单位责任人必须按危急值管理制度通过包括电话及网络信息系统至少两种途径及时通知医院检验科值班人员，检验科核对并登记后电话通知对应项目科室的值班人员，值班人员接报并记录，立即进入上述医院危急值报告管理流程。

4.5 设置部分特殊疾病相关的危急值项目和阈值

由于部分疾病患者对异常检查、检验结果的耐受程度远远高于一般疾病的患者，当其某项检查、检验结果达到医疗机构设定的危急值时，并无须紧急处理，对这类疾病患者可以制订与疾病相关的危急值，如慢性肾衰竭接受透析患者的肌酐值等，医院可以设立两个肌酐危急值阈值，一个适用于慢性肾衰竭以外的患者，另一个适用于慢性肾衰竭患者。

4.6 特殊疾病相关的危急值项目和阈值

由相应科室提出申请，医务部组织专家审核、确定，并在全院范围内公布并执行。

4.7　危急值报告流程无缝衔接与责任

4.7.1　报告流程无缝衔接涉及通知和报告、接收和全程记录三个环节。每个环节都必须详细记录处理情况及处理时间，时间应精准到分钟。危急值通知、报告人应以最快、有效的途径通知相关科室和医师。采取一切措施避免遗漏执行。

4.7.2　危急值报告实行"谁报告谁记录，谁接收谁记录"原则，采取"双方"记录形式，即报告人与接收人及时、准确、完整记录规定信息，确保危急值报告的患者信息、时间、内容和接获人员等关键要素记录精确、完整。

4.7.3　结合本院现阶段危急值报告信息系统闭环的实际情况，科室必须在接到危急值报告后及时在 HIS 系统上处理并输入处理回复完成危急值的痕迹管理，系统自动形成表单显示危急值报告、接收以及处理的记录。在完善本院危急值报告的信息系统闭环管理后，医疗管理部门对危急值报告应进行信息化监管，在所有临床处理完毕后，应及时在病程记录中进行记录，以实现报告流程无缝衔接且可追溯。

4.8　院科两级要制订危急值报告制度管理计划或方案并组织实施

院科两级至少每季度对危急值落实情况进行总结分析，有针对性地开展危急值报告制度的学习培训及考核，落实持续改进措施。

5 参考资料

5.1　《医疗质量管理办法》（中华人民共和国国家卫生和计划生育委员会令第 10 号，2016 年 11 月 1 日起施行）

5.2　《关于印发医疗质量安全核心制度要点的通知》（国卫医发〔2018〕8 号）

5.3　《患者安全目标》

6 附件

6.1　危急值报告项目及范围（表 2-14-1）

6.2　明显异常值（表 2-14-2）

表 2-14-1　危急值报告项目及范围

检验项目	单位	降低	增高	备注
白细胞数	10^9/L	≤1.0	≥50	全血
血红蛋白含量	g/L	≤50	≥250	全血
血小板计数	10^9/L	≤30	≥1000	全血
凝血活酶时间（PT）	S	≤8	≥30	血浆
			口服抗凝药者 ≥40	
激活部分凝血活酶时间（APTT）	S	≤20	≥120	血浆
国际标准化比值（INR）			非服用华法林患者：≥4.0	血浆
			服用华法林患者：≥5.0	

续表

检验项目	单位	降低	增高	备注
纤维蛋白定量	g/L	≤0.7	≥10	血浆
酸碱度	pH	≤7.25	≥7.55	动脉血
血钾	mmol/L	≤2.5	≥6.5	血清
血钠	mmol/L	≤120	≥160	血清
血钙	mmol/L	≤1.5	≥3.5	血清
葡萄糖	mmol/L	≤2.5	≥30	血清
淀粉酶	U/L		≥240（血液）	血清
			≥900（尿液）	尿液
肌钙蛋白（I）	ng/mL		≥0.12	血清
无菌部位标本			血液、骨髓、脑脊液培养阳性	
大便培养			沙门氏菌、志贺氏菌、霍乱弧菌、致病性大肠杆菌阳性	
微生物培养			多重耐药菌	各种标本

检验科危急值报告（电脑预警、提示）

当医师工作站患者列表出现"红色叹号球"是表示该患者检验结果已达到电脑预警范围的危急值提示，双击可以查看详细内容，该提示于24小时后消失，请及时查看和处理。

表2-14-2 明显异常值

检验项目	单位	降低	增高	备注
白细胞数	10⁹/L	≤2.0	≥30	全血
血红蛋白含量	g/L	≤60	≥200	全血
血小板计数	10¹²/L	≤50	≥500	全血
凝血活酶时间（PT）	S	≤10	≥30	血浆
激活部分凝血活酶时间（APTT）	S	≤20	≥80	血浆
国际标准化比值（INR）			非服用华法林患者：≥2.3 服用华法林患者：≥3.5	血浆
纤维蛋白定量	g/L	≤1.0	≥10	血浆
酸碱度	pH	≤7.30	≥7.50	动脉血
血钾	mmol/L	≤3.0	≥6.0	血清
血钠	mmol/L	≤125	≥155	血清

检验项目	单位	降低	增高	备注
二氧化碳	mmol/L	≤12	≥35	动脉血、血清
乳酸	mmol/L		≥5.0	血浆
血氨	μmol/dL		≥60	血浆
血钙	mmol/L	≤1.75	≥3.0	血清
葡萄糖	mmol/L	≤3.0	≥20	血清
淀粉酶	U/L		≥220（血液） ≥800（尿液）	血清、尿液
肌钙蛋白（Ⅰ）	ng/mL		≥0.12	血清
CK-MB	U/L		≥100	血清
PCT	ng/mL		≥5	血清
BUN	mmol/L		≥36	血清
Cr	μmol/L		≥707	血清

6.3 功能科危急值

6.3.1 心脏停搏。

6.3.2 急性心肌缺血（不适宜平板）。

6.3.3 急性心肌损伤。

6.3.4 急性心肌梗死。

6.3.5 致命性心律失常。

6.3.6 心室扑动、颤动。

6.3.7 室性心动过速。

6.3.8 多源性、R-on-T型室性期前收缩。

6.3.9 频发室性期前收缩并Q-T间期延长。

6.3.10 预激伴快速心房颤动。

6.3.11 心室率大于180次/分的心动过速。

6.3.12 二度Ⅱ型及高度、三度房室传导阻滞。

6.3.13 心室率小于45次/分的心动过缓。

6.3.14 大于2s的心室停搏。

6.4 超声科危急值

6.4.1 急诊外伤见腹腔积液，疑似肝脏、脾脏或肾脏等内脏器官破裂出血的危重患者。

6.4.2 大量心包积液，前壁前厚度大于或等于3cm，合并心脏压塞。

6.4.3 怀疑异位妊娠破裂并腹腔内出血。

6.4.4 晚期妊娠出现羊水过少、心率过快。

6.4.5 急性心肌梗死，伴室间隔穿孔、乳头肌断裂、假性室壁瘤、心脏破裂等严重并发症。

6.4.6 主动脉夹层。

6.4.7 主动脉瘤。

6.4.8 急性肺动脉栓塞。

6.4.9 急性肺动脉栓塞。

6.4.10 心房黏液瘤。

6.4.11 急性机械瓣功能障碍。

6.4.12 婴幼儿暴发性心肌炎。

6.4.13 大量心包积液，心脏压塞。

6.4.14 急性心功能不全。

6.4.15 急性外周动脉栓塞。

6.5 磁共振危急值范围

6.5.1 急性大面积脑梗（范围达到一个脑叶或全脑干范围或以上，脑出血或脑梗复查MRI提示出血或梗死程度加重，与近期片对比超过15%），并发昏迷的颅内病变，急性脑干梗死，巨大脑动脉瘤（2.5cm以上），合并蛛网膜下腔出血、有出血倾向的动脉瘤，急性脑出血（30mL以上），急性脑干出血，急性重症脑炎，急性一氧化碳及药物中毒性脑病，硬膜下血肿并脑疝，弥漫性轴索损伤；

6.5.2 急性肺动脉、主干动脉栓塞，急性主动脉夹层动脉瘤，中等量以上心包积液、急性心脏压塞；

6.5.3 实质性脏器巨大肿瘤破裂出血，外伤性或自发性脏器破裂出血，急性重型（出血坏死性）胰腺炎；

6.5.4 急性外伤性脊椎骨折并脊髓损伤，硬膜外血肿明显压迫脊髓，生命体征不稳者；

6.5.5 异位妊娠。

6.6 CT科危急值报告范围

6.6.1 脑血管意外的重症患者，如脑干新近的脑梗、脑干出血，大量脑出血、大面积脑梗或合并脑疝。

6.6.2 重症颅脑外伤的患者，如弥漫性脑挫裂伤、脑水肿、脑肿胀，脑挫裂伤大量出血、大量硬膜下或硬膜外血肿。

6.6.3 脑血管意外治疗后或脑外伤术后病情明显进展的患者。

6.6.4 脑动脉瘤合并破裂大量出血的患者。

6.6.5　眼球异物或眼球破裂的患者。

6.6.6　气胸或液气胸＞30%的患者。

6.6.7　气管异物、咽喉及食管异物嵌顿的患者。

6.6.8　急性肺栓塞。

6.6.9　外伤致内脏破裂出血。

6.6.10　腹内疝、肠梗阻、肠扭转、肠套叠、肠管壁水肿坏死的患者。

6.6.11　消化道穿孔、胆囊结石合并胆囊穿孔。

6.6.12　急性坏死性胰腺炎、阑尾脓肿或合并穿孔的患者。

6.6.13　异位妊娠破裂出血，不明原因的腹腔血肿。

6.6.14　动脉夹层、动脉壁间血肿、假性动脉瘤、真性动脉瘤破裂出血或主动脉瘤瘤体＞5cm或濒临破裂及破裂的患者。

6.6.15　动静脉急性栓塞造成组织、器官缺血。

6.6.16　重度脊柱外伤或多发骨盆骨折的患者。

6.6.17　其他严重危及患者生命的情况。

6.7　放射科报危急值范围

6.7.1　一侧肺不张。

6.7.2　气管、支气管异物，外伤性气管、支气管破裂、断裂。

6.7.3　液气胸，尤其是张力性气胸（大于50%以上）。

6.7.4　急性肺水肿、新生儿肺透明膜病、成人呼吸窘迫综合征。

6.7.5　心脏压塞；纵隔摆动、纵隔气肿。

6.7.6　急性主动脉夹层动脉瘤。

6.7.7　食管异物；较大食管瘘（纵隔瘘、胸腔瘘）；异物或感染造成颈前软组织脓肿压迫气道者。

6.7.8　消化道穿孔、急性肠梗阻（包括肠套叠）。

6.7.9　外伤性膈疝、外伤性膈肌麻痹或出现矛盾运动。

6.7.10　严重骨关节创伤。

6.7.11　脊柱骨折伴脊柱长轴成角畸形。

6.7.12　多发肋骨骨折伴肺挫伤及或液气胸。

6.7.13　骨盆环骨折。

6.8　病理科危急值范围

6.8.1　冰冻结果出来后

6.8.2　特殊情况（如标本过大，取材过多，或多个冰冻标本同时送检等），报告时间超过30分钟时。

6.8.3　对送检的冰冻标本有疑问或冰冻结果与临床诊断不符时。

6.8.4　遇疑难病例，冰冻不能出具明确结果时。

6.9　住院危急值处理流程（图2-14-1）

6.10　门急诊危急值处理流程（图2-14-2）

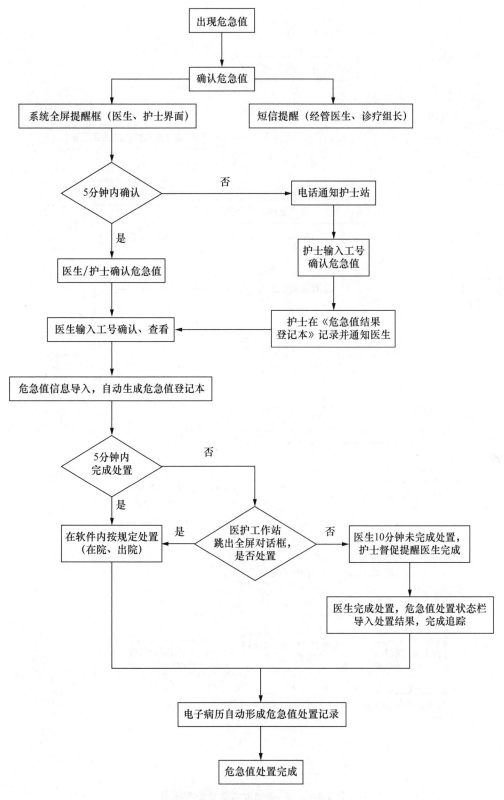

图2-14-1 住院危急值处理流程图

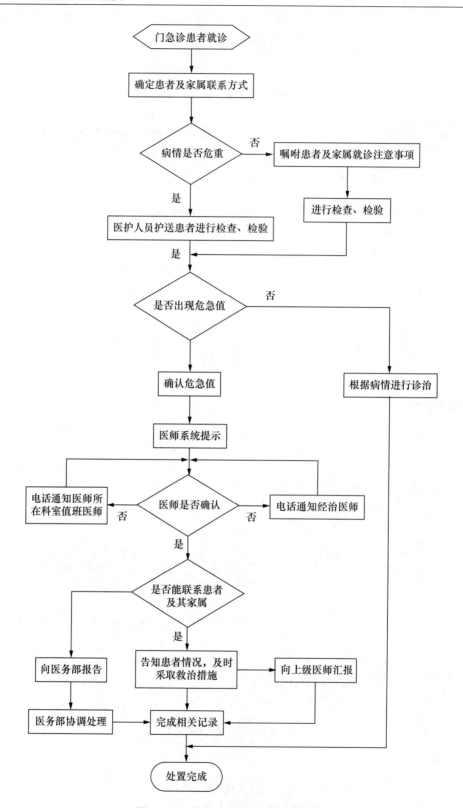

图2-14-2　门急诊危急值处理流程图

十五、病历管理制度

1 目的

1.1 明确病历的范围及书写基本规范。

1.2 保障病历的合格率，保障医疗质量和医疗安全。

1.3 保障数据信息准确性，保障病历可追溯。

2 通用范围

全院。

3 定义

病历是指医务人员在医疗活动全过程中形成的文字、符号、图表、影像、切片等资料的总和，包括门（急）诊病历（含院前急救等）与住院病历等。

4 内容

4.1 职责划分

4.1.1 临床医技科室：执行病历管理制度，利用质量管理工具进行病历持续质量改进工作。

4.1.2 职能部门：监管指导。

4.1.3 管理委员会、病案管理委员会：提出本制度制订、修订、实施与废止等。

4.1.4 院长办公会：审核本制度并公告实施。

4.2 医院建立健全病历质量管理组织，完善医院"四级"病历质量控制体系并定期开展工作。

4.2.1 一级质控小组由科室质量与安全管理小组组成。负责本科室或本病区病历质量检查与控制，科室质控员专门负责配合科主任完成科室病历质控的工作。

4.2.2 二级质控部门为病案管理科，负责对病历资料进行收集、整理、质控、归档、存储、借阅、复印、疾病与手术分类、电子病历管理、信息数据、信息保密，以及病案书写管理培训等工作。

4.2.3 三级质控部门为医务部，医疗质量科，负责对门（急）诊病历、运行病历、归档病案每月进行抽查评定与公示反馈，把病历书写质量纳入医务人员综合目标考评内容，进行量化管理。

4.2.4 四级质控组织为医院病案管理委员会。负责对全院各科室病历质量的总体评价，特别是重视对病历内涵质量的审查，对病案管理的重大问题进行决策。

4.2.5 贯彻执行《中华人民共和国民法典》《卫生部发布关于印发〈病历书写基本规范〉的通知》（卫生部卫医政发〔2010〕11号）、《关于印发〈广东省病历书写与管理规范〉的通知》（粤卫〔2011〕53号）、《卫生部关于印发〈电子病历系统功能规范（试行）〉

的通知》（卫医政发〔2010〕114号）、《医疗机构病历管理规定（2013年版）》（国卫医发〔2013〕31号）、《国家卫生计生委办公厅关于印发住院病案首页数据填写质量规范（暂行）和住院病案首页数据质量管理与控制指标（2016版）的通知》（国卫办医发〔2016〕24号）、《关于印发电子病历应用管理规范（试行）的通知》（国卫办医发〔2017〕8号）、《关于印发电子病历系统应用水平分级评价管理办法（试行）及评价标准（试行）的通知》（国卫办医函〔2018〕1079号）、《国家卫生健康委办公厅关于印发病案管理质量控制指标（2021年版）的通知》（国卫办医函〔2021〕28号）等法律法规与文件的各项要求，加强对医务人员尤其新分配、新调入医师及进修医师进行病历书写与管理知识及技能的培训。

4.3 院科两级加强对运行病历和归档病案的管理及质量监控

4.3.1 病历书写应当做到客观、真实、准确、及时、完整、规范。入院记录、首次病程记录、阶段小结、交接班记录、抢救记录、死亡记录及死亡讨论必须由执业医师书写。

入院记录、首次病程记录、申请会诊记录、转科记录、抢救记录、死亡记录、出院（死亡）小结、死亡病例讨论等重要记录应有主治医师或以上医师签名。

对需取得患者书面同意才可进行的医疗活动，应当由患者本人签署知情同意书。当患者不具备完全民事行为能力时，应当由其法定代理人签字；患者因病无法签字时，应当由其授权的人员签字；为抢救患者，在法定代理人或被授权人无法及时签字的情况下，可由医疗机构负责人或者授权的负责人签字。因实施保护性医疗措施不宜向患者说明情况的，应当将有关情况告知患者近亲属，由患者近亲属签署知情同意书，并及时记录。患者无近亲属的或者患者近亲属无法签署同意书的，由患者的法定代理人或者关系人签署同意书。

手术知情书由经治医师和手术医师签名，麻醉知情书由麻醉医师签名。

手术记录应由第一手术者书写，如特殊情况下由第一助手所书写的，必须有手术者签名。

4.3.2 平诊患者入院后，经治医师应及时查看患者、询问病史、书写首次病程记录和处理医嘱；急诊患者入院后，应在5分钟内查看并处理患者；应当于患者入院后24小时内完成住院病历，在8小时内完成首次病程记录。因抢救患者未能及时完成抢救记录的，有关医务人员应在抢救结束后6小时内据实补记，并加以注明。

4.3.3 三级医师查房及记录要求：高级职称医师（或科主任）对危重患者入院48小时内要完成首次查房并有记录，日常对本组患者每周至少查房2次，并至少有1次合并记录。中级职称医师应在病危患者入院当天、病重患者入院24小时内、一般患者入院48小时内完成首次查房，并进行记录，日常查房频率为：病危患者至少每日1次，病重患者至少每2天1次，病情稳定患者至少每周2次，并对查房情况进行记录。初级医师每天对本组患者至少查房2次。

4.3.4 病程记录要求：应每天至少记录1次病危患者的病情，病情发生变化时，随时记录；病重患者，至少2天记录1次；病情稳定患者，至少3天记录1次。所有病历记录的时间应具体到分钟。

4.3.5 单据保存：应在24小时内粘贴各种化验单、报告单、配血单，严禁丢失。外院的医疗文件，参照病历书写与管理规范及医疗机构检验、检查结果互认的要求，应将相关内容记入病历和（或）病程记录，同时将治疗文件附于本院病历中。外院的影像资料或病理资料，如需作为诊断或治疗的主要依据时，应请本院相关科室医师会诊，写出书面会诊意见，存于本院住院病历中。

4.4 医院建立病历资料安全管理制度

4.4.1 门（急）诊病历：由医疗机构保管的，应在每次诊疗活动结束后首个工作日内归档，保存时间自患者就诊之日起不少于15年。住院病历：在患者住院期间，由所在病区统一保管，因工作需要需将住院病历带离病区时，应由病区指定的专门人员负责携带和保管。患者出院后，住院病历由病案管理部门统一保存、管理，保存时间自患者最后1次住院出院之日起不少于30年。

4.4.2 任何人不得随意涂改病历，严禁伪造隐匿、销毁、抢夺、窃取病历。患者病历的借阅、复制、封存和启封应遵照国家有关规定执行。

4.5 记录与修改信息可追溯

纸质病历在书写中若出现错字、错句，应在错字、错句上用双横线标示，不得采用刀刮、胶贴、涂黑、剪贴等方法抹去原来的字迹。医务人员修改住院电子病历时，系统应当进行身份识别，保存历次修改痕迹，标记准确的修改时间和修改人信息。电子病历随患者出院经上级医师审核确认后归档，归档后原则上不得修改（如特殊情况下确需修改的，必须经医务部批准后修改并保留修改人信息、修改时间和修改痕迹）。对于已交到病案保存部门但尚有检验、检查项目报告未完成的病历，可申请撤销归档并补记，如有更改出院诊断或涉及患者诊疗措施改进等重要信息，应及时告知患者或家属，并书面确认。

4.6 应在3个工作日内归档，特殊病历（如死亡病历）归档时间不超过1周，并及时报病案室登记备案。门诊病历在患者完成当次就诊后3个工作日内归档。

4.7 子病历分级，最终实现无纸化。

4.8 制订病历管理计划并组织实施。根据上述法规文件制订评分表，院科两级应用信息化工具，每月进行检查，并总结、分析、反馈，应用质量改进工具进行持续质量改进工作。科室及个人病历书写质量按医院《病历质量管理补充规定》《星级服务考评方案》《综合目标考核方案》执行。

4.9 对病案管理质量控制指标进行监测、总结、分析及持续质量改进。按要求提供查询、借阅、复制，落实病案示踪管理，提高信息化管理水平，完善管理台账，定期自查、总结、分析及改进工作。

5 参考资料

5.1 《中华人民共和国民法典》

5.2 《卫生部发布关于印发〈病历书写基本规范〉的通知》（卫生部卫医政发〔2010〕11号）

5.3 《关于印发〈广东省病历书写与管理规范〉的通知》（粤卫〔2011〕53号）

5.4 《卫生部关于印发〈电子病历系统功能规范（试行）〉的通知》（卫医政发〔2010〕114号）

5.5 《医疗机构病历管理规定（2013年版）》（国卫医发〔2013〕31号）

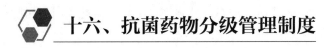

十六、抗菌药物分级管理制度

1　目的

为了进一步加强医院抗菌药物临床应用管理，促进医院抗菌药物临床合理使用。

2　通用范围

适用于医院抗菌药物的使用和管理。

3　定义

抗菌药物是指治疗细菌、支原体、衣原体、立克次体、螺旋体、真菌等病原微生物所致感染性疾病病原的药物，不包括治疗结核病、寄生虫病和各种病毒所致感染性疾病的药物以及具有抗菌作用的中药制剂。

4　内容

4.1　分级原则

根据安全性、疗效、细菌耐药性、价格等因素，将抗菌药物分为三级：非限制使用级、限制使用级与特殊使用级。具体划分标准如下：

4.1.1　非限制使用级抗菌药物是指经长期临床应用证明安全、有效，对细菌耐药性影响较小，价格相对较低的抗菌药物；

4.1.2　限制使用级抗菌药物是指经长期临床应用证明安全、有效，对细菌耐药性影响较大，或者价格相对较高的抗菌药物；

4.1.3　特殊使用级抗菌药物是指具有以下情形之一的抗菌药物：

4.1.3.1　具有明显或者严重不良反应，不宜随意使用的抗菌药物；

4.1.3.2　需要严格控制使用，避免细菌过快产生耐药的抗菌药物；

4.1.3.3　疗效、安全性方面的临床资料较少的抗菌药物；

4.1.3.4　价格昂贵的抗菌药物。

4.2　处方权、调剂权管理

4.2.1　经培训并考核合格后，具有高级专业技术职务任职资格的医师，授予特殊使用级抗菌药物处方权。

4.2.2　经培训并考核合格后，具有中级以上专业技术职务任职资格的医师，授予限制使用级抗菌药物处方权。

4.2.3　经培训并考核合格后，具有初级专业技术职务任职资格的医师，授予非限制使用级抗菌药物处方权。

4.2.4　药师经培训并考核合格后，获得抗菌药物调剂资格。

4.2.5　临床应用特殊使用级抗菌药物应严格掌握用药指征，并经抗菌药物临床应用指导专家组专家会诊同意后，由具有高级专业技术职务任职资格的医师开具后方可使用。

4.2.6　因抢救生命垂危的患者等紧急情况，经请示有资格的医师后，可以越级使用抗菌药物，但仅限1天用量，并做好相关病例记录。

4.2.7　门（急）诊不得开具特殊使用级抗菌药物。

4.3　加强临床微生物标本检测和细菌耐药监测

原则上，必须根据临床微生物标本检测结果合理选用抗菌药物。

4.3.1　接受限制使用级抗菌药物治疗的住院患者抗菌药物使用前微生物检验样本送检率不低于50%；

4.3.2　接受特殊使用级抗菌药物治疗的住院患者抗菌药物使用前微生物检验样本送检率不低于80%。

5　参考资料

5.1　《抗菌药物临床应用管理办法》（2012年卫生部令第84号）

5.2　《关于印发抗菌药物临床应用指导原则（2015年版）的通知》（国卫办医发〔2015〕43号）

十七、临床用血安全管理审批制度

1　目的

加强本院临床用血管理，指导临床科学合理用血，保护血液资源，保障临床用血安全和医疗质量。

2　通用范围

医院、各临床科室及医务人员。

3　定义

指在临床用血全过程中，对与临床用血相关的各项程序和环节进行审核和评估，以保障患者临床用血安全的制度。

4　内容

4.1　职责划分

4.1.1　临床科室：按照本制度实施适应证判断、输血治疗知情同意、用血申请、临床输血、输血中观察和输血后管理等工作。

4.1.2　输血科：负责临床用血的技术指导和技术实施，确保贮血、配血和其他科学、合理用血措施的执行。

4.1.3　医院医疗质量管理委员会：提出本制度制订、修改、废止。

4.1.4　院长办公会：审核本制度并公告实施。

4.2　输血申请

4.2.1　经治医师给患者申请输血，应符合输血指征，完善输血前检查规定项目，决定输血治疗前，经治医师应向患者或其家属说明输同种异体血的不良反应和经血传播疾病的可能性，征得患者或家属的同意，并在《输血治疗同意书》上签字。《输血治疗同意书》入病历。无家属签字的无自主意识患者的紧急输血，应报医院职能部门或主管领导同意、备案，并记入病历。血液安全技术核查指南（2019）明确要求"交叉配血与血型初次鉴定不能使用同一标本，且不能是同一次采集（急诊抢救时除外）"，所以对于初次入院患者，院方必须完善血型检查。申请输血时，应由主治医师逐项填写《临床输血申请单》，由副主任以上职称医师核准、签字后，连同受血者血样于预定输血日期3天内送交输血科备血。电话、口头备血无效。

4.2.2　输血申请要求

4.2.2.1　医疗机构应当建立临床用血申请管理制度。

4.2.2.2　同一患者一天申请悬液红细胞备血量少于800mL，由具有中级以上专业技术职称任职资格的医师提出申请，上级医师核准签发后，方可备血。

4.2.2.3　同一患者一天申请悬液红细胞备血量在800～1600mL，由具有中级以上专业技术职称任职资格的医师提出申请，经上级医师审核，科室主任核准签发后，方可备血。

4.2.2.4　同一患者一天申请悬液红细胞备血量达到或超过1600mL，由具有中级以上专业技术职称任职资格的医师提出申请，科室主任核准签发后，报医务部门批准，方可备血。

4.2.2.5　以上第4.2.2.2款、第4.2.2.3款和第4.2.2.4款规定不适用于急救用血。

4.2.2.6　大手术、器官移植及体外循环等治疗需大量输血时，必须经输血科医师会诊，配合做好市医疗临床用血，医务人员积极动员患者家属或亲友到本市各采血点办理无偿献血。

4.2.2.7　部分血液制品执行预约制度。申请使用新鲜血浆、全血、洗涤红细胞、特殊用血〔包括Rh（D）阴性血液、冷沉淀、血小板〕，必须提前与输血科预约，以便输血科与血站及时预约备血。

4.2.2.8　输血科人员接到临床输血申请单，根据临床用血需求，及时做好血液的预约或储血工作，确保按期发血，储备中如不能满足临床需求，应及时与申请医师联系协商解决。

4.2.2.9　患者治疗性血液成分去除、血浆置换等，由经治医师申请，输血科或有关科室参加制订治疗方案并负责实施，经治医师负责患者治疗过程的监护。

4.2.2.10　输血科应严格核查相关手续，对合格者给予用血，不合格者退回；临床领取用血时，务必认真查对，一经出库原则上不能退回，特殊情况下血液出库后30分钟内输血科工作人员检查物理外观合格报输血科主任方可退回。

4.2.2.11　以上未尽事宜，以卫生部《医疗机构临床用血管理办法》和《临床输血技术规范》的规定为准。

4.3　输血指征

4.3.1　内科输血指南

4.3.1.1　用于红细胞破坏过多、丢失或生成障碍引起的慢性贫血并伴缺氧症状。血红蛋白<60g/L 或红细胞比容<0.2时可考虑输注。

4.3.1.2　血小板计数和临床出血症状结合决定是否输注血小板。

4.3.1.3　血小板输注指征

A. 血小板计数>50×10^9/L 一般不需输注。

B. 血小板（10~50）×10^9/L 根据临床出血情况决定，可考虑输注。

C. 血小板计数<5×10^9/L 应立即输血小板防止出血。

D. 预防性输注不可滥用，防止产生同种免疫导致输注无效。有出血表现时应1次足量输注并测CCI值。

E. CCI=（输注后血小板计数-输注前血小板计数）×体表面积（m^2）/输入血小板总数。

F. 注：输注后血小板计数为输注后一小时测定值。CCI>10者为输注有效。

4.3.1.4　用于各种原因（先天性、后天获得性、输入大量陈旧库血等）引起的多种凝血因子Ⅱ、Ⅴ、Ⅶ、Ⅸ、Ⅹ、Ⅺ或抗凝血酶Ⅲ缺乏，并伴有出血表现时输注。一般需输入10~15mL/kg体重新鲜冰冻血浆。

A. 主要用于补充多种凝血因子（特别是Ⅷ因子）缺陷及严重肝病患者。主要用于补充稳定的凝血因子。用于避免引起同种异型细胞抗体和避免输入血浆中某些成分（如补体、凝集素、蛋白质等），包括对血浆蛋白过敏、自身免疫性溶血性贫血患者、高钾血症及肝肾功能障碍和阵发性睡眠性血红蛋白尿症的患者。

B. 主要用于中性粒细胞缺乏（中性粒细胞<0.5×10^9/L）、并发细菌感染且抗生素治疗难以控制者，充分权衡利弊后输注。

C. 主要用于儿童及成人轻型甲型血友病，血管性血友病（vWD），纤维蛋白原缺乏症及因子Ⅷ缺乏症患者。严重甲型血友病需加用Ⅷ因子浓缩剂。

D. 用于内科急性出血引起的血红蛋白和血容量的迅速下降并伴有缺氧症状。血红蛋白<70g/L 或红细胞比容<0.22，或出现失血性休克时考虑输注，但晶体液或并用胶体液扩容仍是治疗失血性休克的主要输血方案。

4.3.2　手术及创伤输血指南

4.3.2.1　红细胞输注

A. Hb<70g/L。

B. Hb 70~100g/L，伴有缺氧的症状、体征，以及活动性出血、心绞痛或慢性心力衰竭和严重的呼吸系统疾病。

C. 术中失血量超过可允许的失血量。

D. 液体复苏后，病情无改善等。

4.3.2.2　新鲜冰冻血浆输注

A. PT或（和）APIT大于正常值的1.5~2倍。

B. 失血量>总血容量的50%。

C．红细胞输注≥6U。

D．TEG显示R值延长。

E．口服华法林的患者。

F．实施回收式自身输血技术，回输自体红细胞≥1000mL等。

4.3.2.3 血小板输注

A．PLT＜$50×10^9$/L。

B．PLT值为（50～100）×10^9/L之间，伴有活动性出血。

C．PLT＞$100×10^9$/L，血小板功能障碍，TEG提示MA值降低。

D．实施回收式自身输血技术，回输自体红细胞≥2000mL等。

4.3.2.4 冷沉淀输注

A．血浆纤维蛋白原＜1.0g/L。

B．PT或（和）APTT大于正常值的1.5～2倍。

C．TEG提示K值延长、Angle（a）缩小。

D．合并DIC等。

以上输血指征可根据经治医师按患者生命体征评估（血压、脉搏、呼吸、神志、瞳孔、实际出血量滞后实验室结果等）由科室主任签发可适度放宽输血指征。

4.4 输血会诊与审核

4.4.1 输血会诊制度是保证医疗服务质量，满足患者医疗需求，及时使患者得到优质的诊疗措施的重要内容之一，也是保障临床输血安全的重要举措。

4.4.2 临床1次输血、备血量红细胞悬液6单位或以上和使用预警储备用血时要履行报批手续，由经治医师提出并填写《临床输血会诊单》，经科主任审核签字后交输血科，由输血科医师会诊。

4.4.3 输血科医师进行输血会诊时，内容应包括患者是否具有输血适应证，并明确输血成分、用血量及输血时间和输血注意事项等，并提出处理意见。对确需输血的由会诊医师签字同意，并由输血科主任审核后报医务部批准方可用血，对不符合输血规定的，应提出必要的建议，并指导临床科学、合理、规范用血。急诊用血按绿色通道执行，事后2个工作日内按规定补办手续。

4.4.4 对经输血会诊审核同意的，输血科应尽最大可能保障血液供应。

4.4.5 《临床输血会诊单》随病历保存。

5 参考资料

5.1 《中华人民共和国献血法》

5.2 《医疗机构临床用血管理办法》（2012年6月7日卫生部令第85号公布、自2012年8月1日起施行）

5.3 《关于印发〈临床输血技术规范〉的通知》（卫医发〔2000〕184号）

5.4 《关于印发医疗质量安全核心制度要点的通知》（国卫医发〔2018〕8号）

5.5 《医疗质量管理办法》（中华人民共和国国家卫生和计划生育委员会令第10号，

2016年11月1日起施行）

6 附件

6.1　工作流程图（图2-17-1）

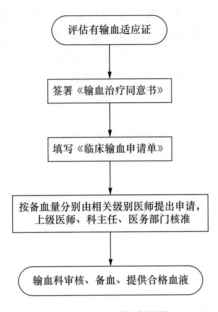

图2-17-1　工作流程图

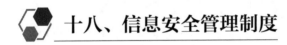

十八、信息安全管理制度

1 目的

加强医院信息安全管理，推进信息安全体系建设，保障信息系统安全稳定运行。

2 通用范围

全院。

3 定义

信息安全管理即按照信息安全管理相关法律法规和技术标准要求，对患者诊疗信息的收集、存储、使用、传输、处理、发布等进行全流程系统性保障。

4 内容

4.1 基本要求

4.1.1　依法依规建立覆盖患者诊疗信息管理全流程的制度和技术保障体系，完善组织架构，明确管理部门，落实信息安全等级保护等有关要求。

4.1.2　医院负责人是患者诊疗信息安全管理第一责任人。

4.1.3　建立患者诊疗信息安全风险评估和应急机制，制订应急预案。

4.1.4　确保实现本机构患者诊疗信息管理全流程的安全性、真实性、连续性、完整性、稳定性、时效性、溯源性。

4.1.5　建立患者诊疗信息保护制度，使用患者诊疗信息应当遵循合法、依规、正当、必要的原则，不得出售或者向他人或其他机构提供患者诊疗信息。

4.1.6　建立员工授权管理制度，明确员工的患者诊疗信息使用权限和相关责任。应当为员工使用患者诊疗信息提供便利和安全保障，因个人授权信息保管不当造成的不良后果由被授权人承担。

4.1.7　不断提升患者诊疗信息安全防护水平，防止信息泄露、毁损、丢失。定期开展患者诊疗信息安全自查工作，建立患者诊疗信息系统安全事故责任管理、追溯机制。在发生或者可能发生患者诊疗信息泄露、毁损、丢失的情况时，应该立即采取补救措施，按照规定向有关部门报告。

4.2　信息安全组织架构

4.2.1　信息安全领导小组

组长：院长

副组长：分管副院长

常务副组长：医院各副院长

成员：相关职能部门负责人

4.2.1.1　医院信息安全领导小组职责

A. 医院信息安全领导小组是医院信息安全的最高决策机构；

B. 负责研究重大事件、落实方针政策和制订总体策略等；

C. 根据国家和行业有关信息安全的政策、法律和法规、批准医院信息安全总体策略规划、管理规范和技术标准；

D. 确定医院信息安全各相关部门工作职责、指导、监督信息安全工作。

4.2.2　信息安全工作小组

组长：计算机中心主任

成员：计算机中心全体成员

4.2.2.1　医院信息安全工作小组职责

A. 落实信息领导小组各项决议；

B. 负责提倡信息安全管理实施与督查；

C. 定期组织信息安全培训和相关考核；

D. 制订第三方单位以及人员信息安全管理制度。

5 参考资料

5.1　《关于印发医疗质量安全核心制度要点的通知》(国卫医发〔2018〕8号)

第三章 公 共 部 分 [①]

 一、入院、出院、转科、转院流程管理制度

1 目的

规范入院、出院、转科及转院流程。

2 通用范围

临床医师、医技医师、护士、行政后勤人员。

3 定义

3.1 入院制度

由本院门诊或急诊医师按病情决定患者住院。门诊医师与住院处病房联系，有床后才开具入院通知单。患者或家属持医师签署的入院通知单、患者身份证、医保卡到住院收费处办理住院手续，患者及家属携带入院通知单、患者身份证复印件、预付款凭证到住院病区开具。

3.2 出院制度

由主治医师或负责医师决定患者出院，并通知患者，应出具出院后出院记录和交代出院后注意事项，省医保患者或自费住院患者可通过科室床边结算进行费用缴纳，省外医保患者需要前往住院收费处办理出院手续。出院前，办公室护士按规定注销一切治疗、护理，核算住院各项处置治疗项目，认真核查收费项目，避免漏收或多收。病房护理人员应凭结账单签发出院记录，并清点收回患者住院期间所用医院的物品。

3.3 转科制度

凡住院患者因病情需要转科者，经会诊医师在会诊申请单上签署意见，转出科持会诊单联系好床位，办妥转科手续后，才能转科。

3.4 转院制度

限于本院技术设备条件，对不能诊治的患者，由科内会诊讨论，必要时报医务部，组织全院大会诊，治疗上确有困难的报请院长或业务副院长批准（本院职工需报预防保健科），提前与转入医院联系，征得同意后方可转院。

[①] 本章另有《病历管理制度》，具体内容见第二章。

4 内容

4.1 职责分工

4.1.1　管理职责：医务部主任

4.1.2　实施职责：科室主任

4.2 工作标准

4.2.1　入院流程管理

4.2.1.1　具有执业医师资格的医师收治其专业范围的患者，在评估患者的基础上，对符合本院治疗范围及能力的，开具住院通知单，完善病历信息，并向患者及家属做好以下解释工作：

A．住院理由；

B．治疗计划；

C．治疗的预期结果；

D．初步估计的住院费用；

E．凭住院证到住院收费处办理入院预约手续，住院床位由住院病区护士统一安排，告知需要候床的可能。

4.2.1.2　医师要对患者的候床风险进行评估，如病情不允许候床，应争取先给予安排床位。

4.2.1.3　医院应关注那些在就医和入院治疗过程中存在困难的患者如老年人、残疾人、言语交流和听说功能受损者，由预诊护士给予一定帮助。

4.2.1.4　对于病情不稳定急需抢救的患者，必须先实施抢救措施，符合开通绿色通道条件的，由医务部或总值签字开放绿色通道，"三无流浪患者"根据"三无流浪患者"管理开放绿色通道收治。

4.2.1.5　实行危重症及急诊患者优先住院原则，全院床位可按照学科相近、病区位置相邻以及避免交叉感染的原则统一调配。

4.2.1.6　急诊患者由急诊医师评估后开具急诊入院单，由家属办理入院和缴费手续，无家属时由急诊科护士为患者办理入院手续。

4.2.1.7　急诊患者入院由急诊医师直接联系住院病区，做好患者接收准备，如果该病区无床位，由急诊医师决定收住的病区，进行跨病区收住，并通知原病区医师负责接收患者。

4.2.1.8　急诊护士应与病区护士联系，应通知如下内容：

A．患者姓名、性别及年龄；

B．到病区时间；

C．收治的专科医师或会诊医师；

D．患者诊断及病情；

E．需要准备的物品及设备。

4.2.1.9　根据患者转运规定，按患者病情危重性，分别由护工、急诊护士、急诊医师护送至病房；

4.2.1.10 对于有入院指征的急诊患者，如患者或家属拒绝住院，由医师告知患者或其家属拒绝入院可能造成的不良后果，并由患者或其家属签字。

4.2.1.11 普通患者入院由住院病区护士按照先来后到的原则统一安排床位。再次入院的患者在办理入院手续时要注意确认上次住院费是否已经结清。

4.2.1.12 患者入院后，病区护士接待患者并开始初次评估，并负责通知主管医师。

4.2.2 出院流程管理

4.2.2.1 患者住院治疗后，主管医师和责任护士在评估患者健康状况、治疗情况、家庭支持及当地卫生资源等基础上，按照各专科的具体要求，和患者沟通后决定患者出院或转其他医院，并开出出院医嘱；

4.2.2.2 评估后准备出院的患者，经管医师可提前一天开具预出院医嘱；

4.2.2.3 对于当天出院的患者，经管医师开具出院医嘱，并告知责任护士执行医嘱，进行出院宣教和康复指导；

4.2.2.4 出院前护士注销一切治疗、护理，核算住院各项处置治疗项目，核查收费项目，避免漏收或多收；

4.2.2.5 病情上不允许出院但患方要求出院，劝阻无效者，主管医师必须在病例中记录，要求患方在谈话记录上签字；

4.2.2.6 主管医师与责任护士根据患者和家属的知识水平，以简明易懂的方式，提供适合患者出院后治疗需要的指导，如目前的治疗计划、随访的时间和次数、患者的自我保健康复以及如何在紧急情况下得到医疗帮助；

4.2.2.7 患者离开医院前，主管医师应把已完成的出院记录交给患者或家属，出院记录应包含以下内容：入院情况、诊断、诊疗经过、出院时患者状况，以及为出院患者提供出院医嘱和康复指导，包括：服药指导，营养指导、康复训练指导及出院注意事项；

4.2.2.8 出院前患者结清所有费用。可分时段或床边办理出（转）院。支持在人工柜台、病区护士站、病区自助机完成出院费用结算；

4.2.2.9 患者出院后，患者用过的物品要及时换洗消毒。

4.2.3 转科流程管理

4.2.3.1 住院患者出现以下情况经会诊后可转科：

A. 入院后诊断或治疗方案改变，需要到其他专科进行治疗；

B. 多种疾病需要治疗，目前收住科室治疗已经结束，需要到其他科室继续治疗；

C. 病情危重需要收治ICU或者ICU治疗后病情允许转回普通病房；

D. 经过全院大会诊讨论，需要转到相应科室进行诊治；

E. 经过医务部或专家委员会讨论需要转到相应科室进行诊治。

4.2.3.2 医师应先评估患者病情，告知患者或其近亲属需要转科的原因、目前的治疗的方案、转科后的后续诊疗方案及注意事项，以及不转诊、转科可能导致的后果，获取患者或近亲属的知情同意。联系好转诊科室，接诊科室原则上要求在决定转科后36小时内将患者转到接收科室。接到接受科室转科确认后，评估转运风险，达到危急重症患者再次与患者或近亲属告知转运风险同时签署《急重症患者院内转运知情同意书》开出转科医嘱。完成医嘱审核后，要告知责任护士执行医嘱并准备好转运途中需要的抢救物品，危急重症患者要提前通知电梯做好准备。在完成转运后，与接收科室做好身份确认、病情与病历交接工作。

4.2.3.3　转科患者相关考核

A. 多发伤、涉及多学科疾病、特殊患者转科后超出正常倍率部分不计入接受科室。

B. 术后并发症转科的超额部分，由手术科室承担。

C. 入院后新出现并发症转科的患者，超出正常倍率部分由转出科室承担。

D. 原发病进入高倍率转入康复科的，由原发科室承担相应高倍率的扣除。

4.2.3.4　转出相关规定

A. 患者由某一科室转到ICU的，治疗后病情稳定可以转回相应科室的，原科室要按照规定时间接收；

B. 患者由某一科室转到ICU，经过ICU治疗，如果以另外一个科室疾病为主的，由ICU诊疗组长以上人员确定接收另外的接收科室。另外的接收科室要在ICU医师发出《ICU转出通知单》12小时以内接收转科；

C. 患者为多发伤或者多脏器功能损害收住ICU的，达到转出指征后由ICU诊疗组长以上人员确定接收科室。接收科室应在ICU医师发出《ICU转出通知单》12小时以内接收转科；

D. 确定患者符合ICU转出指征后，由ICU医师发出《ICU转出通知单》到相应的科室，同时护士电话通知相应科室责任班护士；

E. 接到《ICU转出通知单》后，接收科室因特殊情况在转出前需要当面和家属谈话，由该科室科主任向医务部申请，医务部审批后由科室主任进行家属谈话，如果存在纠纷隐患的，医务部指派人员参与谈话；

F. 对于有转出指征的患者，ICU经管诊疗组长应按照规定开出《ICU转出通知单》。

4.2.3.5　责任护士通知患者或其家属转科，并协助整理个人物品。

4.2.3.6　对于转科的患者，则应处理如下：

A. 护士通知对方科室，联系转科时间，负责核算本病区费用。

B. 责任护士转运前评估患者并记录，按照《转科、出院病历完整性检查表》检查各项记录资料是否完整，准备合适的转运工具。

C. 转入科室责任护士接到转运通知后，应做相应的准备工作。

D. 危重患者必须责任护士携带患者的所有医疗记录同护工一起护送患者转运，必要时通知经管医师一起转运。双方医师、护士做好交接班。

E. 转入病区护士应立即通知经管医师或当班医师查看病情，责任护士立即评估患者，并记录评估结果。

4.2.3.7　转科记录由转出科室医师在患者转出前完成，内容包括：说明患者住院及转出原因、症状体征及重要的阳性发现、诊断、所接受的手术及其他操作、病情进展、药物及其他治疗情况及当前患者健康状况等。转出科室负责完成患者转出前的所有医疗记录并由上级医师审核修改签名，如没有及时完成，转入科室有权拒绝转入（危重患者除外），接受科室的医师必须重开医嘱，并在班内完成接种记录。

4.2.4　转院流程管理

4.2.4.1　因限于技术和设备条件，本院无法诊治的患者，在病情允许的情况下，由经治医师提出，科主任审核同意，上报医务部，并与转入医院联系或请会诊，征得对方同意后可转院；

4.2.4.2　对于需要转院的职工医保、城乡居保患者，患者提出转运申请后，经管医师与患方沟通后，经报科主任审核，开出疾病诊断证明并标注建议转院医嘱，经管医师及科主任签名，患方凭疾病诊断证明到医保局办理转院手续。医院利用信息系统对疾病诊断证明书进行监控，对开具无理由转院的医嘱（或未按照会诊程序开出转院医嘱）医师及科主任予处罚。

4.2.4.3　责任护士做好患者及患者随身物品的整理准备工作。按照《转科、出院病历完整性检查表》检查各项记录资料是否完整；

4.2.4.4　经管医师完成患者出院记录：包括患者病情，入院后患者所接受的治疗和操作，患者继续治疗的需求，转院的理由等，并由经管医师交给患方。对于病情危重及病情不稳定的患者要进行转运风险告知并签字；

4.2.4.5　如病情需要救护车转运，由主管医师或责任护士联系120急救中心安排转运，转运费用由患者自付；

4.2.4.6　转出医院负责患者转运期间的安全，并根据患者的病情，安排合适的医务人员对患者进行处理或监护。病情不允许不得转院；

4.2.4.7　转院时必须同时办好费用结算，有关手续与出院相同；

4.2.4.8　急诊患者除多发伤及诊断不明患者外，由各专科主任会诊后才能转院，并由各专科主任出具转院申请；

4.2.4.9　住院患者因其他科室疾病需要转院，由专科会诊后由会诊科室主任出具转院申请。

4.2.4.10　特殊患者转院，以下由主任进行审批：

A．心律失常需要射频消融术的冠心病（非急诊）患者，由副院长会诊后，由副院长出具转院申请。不占心外科转院指标。

B．自发性蛛网膜下腔出血、脑动脉瘤患者，由神经外科主任会诊后由该两位主任出具转院申请。该病例不列入这两个科室指标。全年转院患者数控制在5例以内。

C．肝癌患者由肝胆外科主任会诊、晚期无法手术患者由介入科主任会诊后出具转院申请。该转院患者数不列入科室指标。全年转院患者数控制在10例以内。

D．小儿消化道畸形患者由胸外科主任及胃肠科主任会诊，并由科主任出具转院申请。全院转院患者数控制在5例以内。

E．口腔外科患者由主任负责会诊及转院。

F．各肿瘤患者由各专科主任审核并出具转院申请。

4.2.4.11　护送患者转院后在患者病历中做好转院记录

A．同意接收患者的医院。

B．转院的原因。

C．转运过程中观察或监测患者的医务人员。

D．转运过程中患者病情变化。

E．其他任何与转运有关的特殊情况。

4.2.4.12　未在本院就诊患者不得开具转院申请；

4.2.4.13　所有转院患者由各专科负责进行随访，随访情况进入各科月质量考核；

4.2.4.14　因各种原因主动要求转院的患者，由其本人、家属或单位自行联系解决，按自动出院处理。

5　附件

5.1　转科工作流程图（图3-1-1）

5.1　转院工作流程图（图3-1-2）

5.3　转上级医院患者跟踪记录表（表3-1-1）

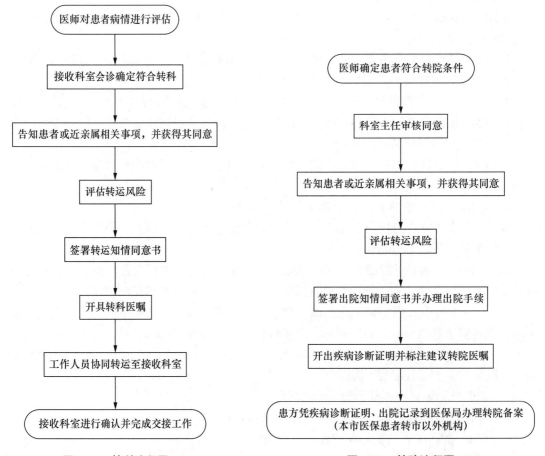

图3-1-1　转科流程图　　　　　　　图3-1-2　转院流程图

表 3-1-1　转上级医院患者跟踪记录表

科室	患者姓名	性别	住院号或门诊号	诊断	转出时间	转出原因	主管医师	会诊或批准医师	患者去向	随访情况			
										1月	3月	半年	1年

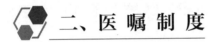

二、医 嘱 制 度

1 目的

规范开具医嘱、核查医嘱、执行医嘱等工作。

2 通用范围

全院临床科室。

3 定义

疑问医嘱：是指医嘱内容违反治疗常规、药物使用规范，或者有其他错误或者疑问的医嘱。

4 内容

4.1 开具医嘱

4.1.1　医师在诊察患者后及时开出医嘱，有需要立即执行的医嘱应向护士交代清楚。

4.1.2　择期手术患者在完成各项术前检查、病情和风险评估以及术前讨论后，医师方可下达手术医嘱，签署手术知情同意书。

4.1.3　医师下达膳食医嘱按照膳食医嘱执行路径执行。

4.2 核查医嘱

4.2.1　医师开出医嘱后，要复查一遍，护士对疑问医嘱必须查清后方可执行。如果护士和医师确认之后仍有疑问，护士要向其上级医师再次确认。

4.2.2　护士每班要查对医嘱，处理医嘱后，必须经另一人查对，查对正确后方可执行。

4.2.3　凡需下一班执行的临时医嘱，要交代清楚。

4.2.4　药师及以上资质人员审核处方或医嘱，对不规范处方、用药不适宜处方及时与医师沟通，并做好相应的登记。

4.2.5　护士执行医嘱后请领药品发现药房发错药，护士及时通知药房，做好登记并上报发药差错报告、差错分析报告及不良事件上报。

4.2.6　医师无医嘱时，护士不得给患者做跨执业范围的处理，但遇到抢救危及生命患者情况下，医师不在，护士可针对病情临时给予必要处理，但应做好记录并及时向相关医师报告。

4.3　口头医嘱

4.3.1　医师在抢救或手术等紧急情况下无法开具医嘱时，方可下达口头医嘱。

4.3.2　医师下达口头医嘱后，护士复述医嘱并查对一遍后方可准备药品、器械。

4.3.3　护士必须复核医嘱，复述医嘱时要得到医师确认，方后执行。

4.3.4　执行口头医嘱时必须经双人核对，原则上由两名护士核对，如只有一名护士，则请医师核对。

4.3.5　医师需在6小时内补开医嘱。

4.3.6　医嘱执行以后，应认真观察患者反应，做好记录。发现异常情况立即汇报医师。

4.3.7　严禁医师不看患者就开医嘱。禁止执行电话医嘱。

5　参考资料

5.1　《医疗质量管理办法》（中华人民共和国国家卫生和计划生育委员会令第10号，2016年11月1日起施行）

5.2　《关于印发医疗质量安全核心制度要点的通知》（国卫医发〔2018〕8号）

5.3　《医疗质量安全核心制度要点释义（第二版）》

5.4　《处方管理办法》〔卫生部令（第53号）〕

5.5　《查对制度》

6　附件

6.1　医嘱执行工作流程图（图3-2-1）

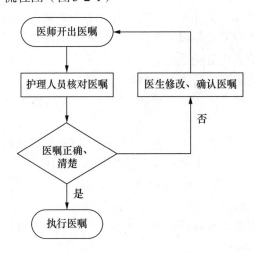

图3-2-1　医嘱执行流程图

6.2 口头医嘱执行工作流程图（图3-2-2）

6.3 疑问医嘱执行工作流程图（图3-2-3）

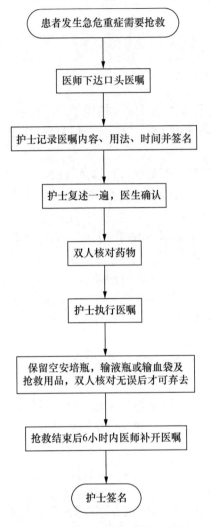

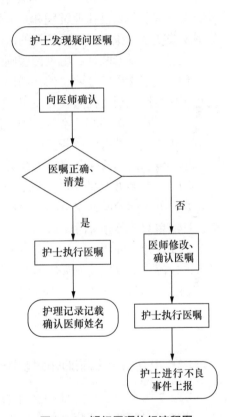

图 3-2-2 口头医嘱执行流程图

图 3-2-3 疑问医嘱执行流程图

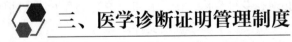 三、医学诊断证明管理制度

1 目的

规范医学诊断证明管理工作。

2 通用范围

全院临床科室。

3　定义

　　医学诊断证明包括健康证明、疾病证明、诊断证明、功能鉴定书、医学死亡证明、出生证等证明文件，是具有法律效力的证明文件。

4　内容

4.1　出具医学诊断证明的一般要求

　　4.1.1　本院已取得执业医师资格并依法执业注册的医师，经医院考核授予处方权后，可按规定签署与自己执业类别和执业范围相关的医学诊断证明文件。不得出具与自己执业范围无关或者与执业类别不相符的医学证明文件。

　　4.1.2　医学诊断证明由主诊医师或其上级医师负责开具，严格执行首诊负责制。

　　4.1.3　医学诊断证明文件必须内容真实、书写规范，不准涂改；书写错误确实需要更改时，先将原证明文件回收并注明"作废"字样，再另行开具。

　　4.1.4　执业医师必须亲自诊查、调查，获得相应的科学依据后方可开具符合自己执业类别及执业范围的医学诊断证明，医学诊断证明必须与住院病历或门（急）诊病历记录的内容相一致，医学诊断证明的内容必须在住院病历或门（急）诊病历有记录。

　　4.1.5　医师开具的医学诊断证明，日期应填写就诊当日，当日盖章有效。因特殊情况需要补办疾病诊断证明书的，主诊医师核定原始病历资料方能出具，并注明"补办"字样，日期填写实际办理时间。

　　4.1.6　诊断证明、疾病证明只证明患者疾病诊断，是否需要病休以及病休时间，仅提供医疗建议，不得提及与医疗不相关的其他处理意见。

　　4.1.7　休假建议管理。原则上，急诊开具病休假时间一般不超过3天，门诊不超过1周，慢性病不超过2周，特殊情况不超过1个月。疾病证明的病休建议仅供患者及其单位参考。

4.2　出具医学诊断证明的特别规定

　　4.2.1　医学司法鉴定证明文件的出具，按司法鉴定有关法律法规办理。特殊医学诊断证明如病退病休、残疾、保险索赔、办理低保等，按相关部门有关法规办理。

　　4.2.2　凡属于工伤、病退、交通事故、保险索赔、医疗纠纷、打架斗殴以及其他涉诉讼的医学诊断证明，必须经专科会诊讨论，并将会诊讨论意见记入病历，由副高及以上职称医师根据会诊讨论意见出具医学诊断证明文件。

　　4.2.3　司法、检察、公安机关，上级主管部门和保险机构等单位经法定程序要求出具医学证明的，必须先报医务部审批备案。

　　4.2.4　凡诊断难度大或未能确诊且需转院的患者医学诊断证明，必须经专科会诊讨论，并会诊讨论意见记入病历，由副高及以上职称医师根据会诊讨论意见出具医学诊断证明文件，并报医务部备案后才能交付患者。

4.3 医学诊断证明文件的管理、审查和存档

4.3.1 医务部负责医学诊断证明文件的监管，负责对本院医师出具的医学诊断证明文件的规范性、签署证明人员的资格、出具证明的医学依据、诊疗意见的合理性等进行审查。

4.3.2 执业医师必须如实完整填写诊断证明书，其内容包括患者姓名、性别、年龄、单位或住址、联系电话、疾病诊断、诊疗意见、证明签署医师签名、出具证明日期、审查人员签名等。

4.3.3 科室主任负责本科医学诊断证明书的日常指导。

4.3.4 医师出具的医学诊断证明必须加盖医院疾病诊断证明专用章方为有效。

4.3.5 住院处指定值班人员负责医学诊断证明公章的保管、使用，对不符合本规定的医学诊断证明不得加盖公章。

4.4 责任追究

4.4.1 违反医学诊断证明管理制度出具医学诊断证明，由医务部暂停其医学诊断证明权限，并依照医院有关规定严肃处理。

4.4.2 未经亲自诊查、调查出具体医学诊断证明；出具虚假医学诊断证明；出具与自己执业范围无关或者执业类别不相符的医学诊断证明；私自出具司法鉴定或涉诉案件的医学诊断证明等行为引起的责任，由直接负责人全部承担。

4.4.3 违反医院医学证明管理制度出具医学证明造成严重后果的，报上级相关部门根据《中华人民共和国医师法》《医疗机构管理条例》等相关法律法规，追究法律责任。

5 参考资料

5.1 《中华人民共和国医师法》

5.2 《医疗机构管理条例》(1994年2月26日中华人民共和国国务院令第149号发布)

6 附件

6.1 医学诊断证明备案登记表（表3-3-1）

表 3-3-1 医学诊断证明备案登记表（转院患者专用）

科室		患者姓名		住院号	
年龄		性别		联系电话	
身份证号					
地址					
病情简介					

续表

会诊情况	
诊断情况	
建议	
医师签名	科主任签名
医务部意见	

 四、医疗技术临床应用管理制度

1 **目的**

加强医疗技术临床应用的管理，完善及规范医疗技术的临床应用，促进本院医疗技术进步，提高医疗质量，保障医疗安全。

2 **通用范围**

大外科医师、大内科医师、医技医师、麻醉医师。

3 **定义**

3.1 **医疗技术临床应用**

指将经过临床研究论证且安全性、有效性确切的医疗技术应用于临床，特指现阶段比较成熟的医疗技术。

3.2 **医疗技术**

指医疗机构及其医务人员以诊断和治疗疾病为目的，对疾病作出判断和消除疾病、缓解病情、减轻痛苦、改善功能、延长生命、帮助患者恢复健康而采取的医学专业手段和措施。

4 内容

4.1 责任科室

制订审批：医疗技术临床应用管理委员会

管理：医务部

实施：大外科、大内科、医技科室、麻醉科

4.2 医疗技术临床应用

应当遵循科学、安全、规范、有效、经济、符合伦理的原则，安全性、有效性不确切的医疗技术，不得开展临床应用，本院开展医疗技术服务应当与技术能力相适应。

4.3 第一责任人

院长是本机构医疗技术临床应用管理的第一责任人。

4.4 医疗技术临床应用管理委员会

4.4.1 成立医疗技术临床应用管理委员会，由医务、质量管理、药学、护理、院感、医学装备等部门负责人和具有高级技术职务任职资格的临床、行政管理、伦理论证等相关专业人员组成。

医疗技术临床应用管理委员会下设办公室在医务部，负责医疗技术临床应用管理的日常事务。

4.4.2 医疗技术临床应用管理委员会主要职责

4.4.2.1 根据医疗技术临床应用管理相关的法律法规、规章，制订医院医疗技术临床应用管理制度并组织实施；

4.4.2.2 审定医院医疗技术临床应用管理目录和手术分级管理目录并及时调整；

4.4.2.3 组织对首次应用的医疗技术的论证，对已经临床应用的医疗技术定期开展评估；

4.4.2.4 定期检查医院医疗技术临床应用管理各项制度执行情况，并提出改进措施和要求；

4.4.2.5 根据医院的具体情况，定期对医院的医务人员进行医疗技术临床应用的资质准入及授权；

4.4.2.6 每季度集中对本院发生的医疗纠纷及重大医疗事件进行鉴定评估，分清责任，提出处理意见报医院领导批准后执行；

4.4.2.7 对医院医疗技术实施负面清单备案管理制度，各项指标进行动态监测；

4.4.2.8 责成职能部门以及临床科室利用质量管理循环工具（Plan-Do-Check-Act，PDCA），对医疗纠纷及重大医疗事件中的医疗质量安全隐患，进行医疗质量持续改进；

4.4.2.9 省级以上卫生行政部门规定的其他职责。

4.5 医疗技术临床应用的目录管理

4.5.1 医疗技术临床应用目录管理是对本院已经开展临床应用的医疗技术进行汇总、

审查、审核以及审批后建立目录，对常态开展的医疗技术进行质量控制，对新开展技术以及限制类技术的质量安全和技术保证能力进行重点评估，根据质量控制及动态评估及时调整医院医疗技术目录和有关管理要求。

4.5.2　各病区目录上开展的医疗技术应当具有符合要求的诊疗科目、专业技术人员、相应的设备、设施和质量控制体系，并遵守相关技术临床应用管理规范。各病区应根据本专业临床诊疗指南和行业标准制订临床指南和技术操作规范，并及时更新。

4.5.3　根据《医疗技术临床应用管理方法》，依据《国家临床版3.0手术操作编码（ICD-9-CM3）》，本院医疗技术目录分为院级目录、科级目录以及个人档案目录。医疗技术分为手术、介入治疗、诊断性操作以及治疗性操作等四大类，以上手术及操作按照资质授权管理。每级目录应当按以下分类建立及罗列。根据风险性和难易程度不同，手术分为四级：

一级手术是指技术难度较低、手术过程简单、风险度较小的各种手术；

二级手术是指技术难度一般、手术过程不复杂、风险度中等的各种手术；

三级手术是指技术难度较大、手术过程较复杂、风险度较大的各种手术；

四级手术是指技术难度大、手术过程复杂、风险度大的各种手术。

本院的手术分级管理目录应以国家临床版3.0手术操作编码（ICD-9-CM3）参考及对应。

4.5.4　限制类技术：指国家卫健委规定的15项限制性医疗技术及省卫生健康委规定需要备案的限制类医疗技术，上级行政部门对限制类技术实施备案管理；本院如拟开展限制类技术临床应用，应当按照相关医疗技术临床应用管理规范进行自我评估，符合相应的技术规范要求才可以开展临床应用，并于开展首例临床应用之日起15个工作日内，向核发《医疗机构执业许可证》的卫生行政部门备案。备案材料应当包括以下内容：

4.5.4.1　开展临床应用的限制类技术名称和所具备的条件及有关评估材料；

4.5.4.2　本机构医疗技术临床应用管理专门组织和伦理委员会论证材料；

4.5.4.3　技术负责人（限于在本机构注册的执业医师）资质证明材料。

4.5.5　人体器官移植技术，人类辅助生殖技术，细胞治疗技术等技术需要经国家卫生健康委员会审批方可开展，如需要开展紧急的上述技术挽救患者生命，必须逐级上报至省卫生健康委员会审批后方可开展。

4.5.6　医院医疗技术目录包括院级、科级以及个人目录。科级目录应当囊括科室已经开展临床应用的所有医疗技术，科室需将所有医疗技术归类条理化，按照"5.3医疗技术临床应用的目录管理"内容初步建立目录，报经医务部审核后提交医院医疗技术临床应用管理委员会审批后并公示，最终建立科室医疗技术目录；医务部汇总经程序审批后公示的各科室目录集定为一级医疗技术目录；个人医疗技术目录应以科室目录为参考，根据个人的能力初步建立，并申请资质准入。科室目录管理是目录管理的中心环节。

4.5.7　医院开展的限制类技术目录、手术分级管理目录和限制类技术临床应用情况纳入院务公开范围，主动向社会公开，接受社会监督。

4.5.8　本院医疗技术目录管理以实事求是为根本原则，实施负面清单备案管理，根据质量控制及动态准入与调整，医院医疗技术临床应用管理专家委员会有指导权及解释权。

4.5.9　医疗技术目录根据实际情况每1～2年总调整修订，平时根据实际工作情况予以适当调整。

4.6　手术分级及准入授权管理

4.6.1　医院对手术及限制类技术实施分级准入授权管理，手术及限制类技术准入授权管理是医院根据手术级别、专业特点、医师实际被聘任的专业技术岗位和手术技能，组织医院专家对医师进行临床应用能力技术审核，审核合格后医疗技术临床应用管理委员会授予相应的手术及医疗技术操作权限，也称资质授权。

4.6.2　医疗技术根据授权程序

4.6.2.1　常规医疗技术是指卫生技术人员的专业技术资格与能力相符的医疗技术项目，主要包括基本的有创操作，常规医疗技术资质准入对象为医务人员（医、护、技），医务人员通过医院某个职称资格聘请后，同时具备与职称相对应的常规医疗技术操作权限。

4.6.2.2　授权管理医疗技术是指对技术能力要求较高、风险性较高的医疗技术项目，包括麻醉、手术以及限制类技术；医务人员该类技术的资质由医疗技术临床应用管理委员会授权。

4.6.2.3　授权管理医疗技术资质授权管理对象为全院医务人员，医务人员必须经授权后，方能有资格开展对应的医疗技术，未予授权的医务人员不得开展未授权的操作，但若有正当理由的紧急情况下，则不受限制。医院定期评估医师技术能力，适时调整医师手术权限，并纳入医务人员技术档案管理。

4.6.2.4　各种具体手术方式实施逐个准入管理，并有如下要求：

四级手术：申请该项技术资质授权的医务人员原则上为相应专业主任医师或高年资副主任医师，在上级医师指导下完成或参与单项手术项目病例数10例以上，操作规范熟练，相应专业知识丰富，与该手术操作相关的重大并发症发生率不超过5%，无该手术相关的差错及事故出现。

三级手术：申请该项技术资质授权的医务人员，必须为相应专业高年资主治医师以上职称者，在上级医师指导下完成或参与单项手术项目病例数20例以上，操作规范熟练，相应专业知识丰富，与该手术相关的并发症发生率不超过5%，无该手术操作相关的差错及事故出现。

二级手术：申请该项技术资质授权的医务人员，必须为相应专业主治医师以上职称者，在上级医师指导下完成或参与单项手术项目病例数30例以上，操作规范熟练，相应专业知识丰富，与该手术操作相关的并发症发生率不超过3%，无该手术相关的差错及事故出现。

一级手术：申请该项技术资质授权的医务人员，必须为相应专业高年资住院医师以上职称者，在上级医师指导下完成或参与单项手术项目病例数30例以上，操作规范熟练，相应专业知识丰富，与该手术操作相关的并发症发生率不超过2%，无该手术相关的差错及事故出现。

4.6.3　以上手术操作例数以近两年病案数据为准，确实属于少见、罕见病种的，请提供循证医学依据，专科/亚专科医疗技术资质评定小组审议通过后再向医疗技术临床应用管理委员会报批。

4.6.4　国家及省级另有规定的限制类技术准入，如心血管疾病介入诊疗技术、髋关节/膝关节置换手术、综合介入、神经介入、外周血管介入、内镜等技术，除了按以上管理外，还需按国家以及省卫生健康委员会有关规定及公布的资质准入及授权等要求执行，需要培训、考试及备案等管理。

4.6.5 国家另有规定的第二、第三类技术准入，如心血管疾病介入诊疗技术、髋关节/膝关节置换手术、综合介入、神经介入、外周血管介入、内镜等技术，按国家有关规定及公布的准入资质授权执行。

4.6.6 本院首次开展手术及限制类医疗技术必须先通过本院医疗技术临床应用管理委员会，再经伦理委员会论证通过并在医院备案，方可申请资质授权。

4.6.7 麻醉医疗技术的授权可参照手术授权管理。

4.6.8 申请医疗技术资质授权程序

4.6.8.1 医师提出申请并提交科主任审查

医师根据个人工作能力及实际需要提出申请，按要求准确填写《医疗技术资质申请表》《个人医疗技术目录》《医师个人医疗质量动态监控表》及《专业人员医疗技术年终考核表》科主任审查后提交专科/亚专科医疗技术资质评定小组。

4.6.8.2 临床专科/亚专科医疗技术资质评定小组审议：临床专科医疗技术资质评定小组对本专科医师提出的医疗技术资质评定资料进行核实，对该医师的实际操作能力进行审议评定后报医务部。

4.6.8.3 医务部审核及授权

A. 医务部负责对手术医师能力评估的审核，如果二年内某一手术量超过5例，未出现中止权限规定情形的，再给予授权；

B. 如果两年内某一手术量未达到5例，未出现中止权限规定情形的，要求科室技术管理小组逐个说明理由再给予授权；

C. 两年内未开展的手术，科室技术管理小组评估曾开展过该手术患者的情况，说明理由后再给予授权；

D. 如评估发现有非计划再次手术或48小时术后非预期死亡，但还未达到中止权限规定情形的，医务部要找相关医师进行面谈，面谈后再出现的予暂停该手术权限，如果直接达到中止权限规定情形的，暂停该手术权限的同时报医疗技术临床管理委员会中止该手术权限。

4.6.8.4 医疗技术临床应用管理委员会指定专家考核认定：特殊考核程序以及限制类技术的授权需要医疗技术临床应用管理委员会审批，医务部将资料汇总检查后，提交医院医疗技术临床应用管理委员会讨论考核认定，由委员会抽调部分专科专家，在医务部、医疗质量科、信息统计室、病案室配合下对提交的资料进行审核认定，必要时对医师进行现场考核。

4.6.8.5 授权及公示：医疗技术临床应用管理委员会对手术医师资质授权后，医务部门通过OA进行公布并同期起实行，并在医院网站公示。

4.6.8.6 特别考核授权程序

为适应部分科室的医疗技术开展，科室可对业务能力特别强、对患者风险管理做得特别好的高年资主治医师及低年资副主任医师，经过特别考核程序合格并得到授权后，可以开展指定的四级手术。

特别考核授权程序为：本人特别申请，填写《医疗技术资质特别考核程序申请表》，科室准入考核小组考核合格后报医务部。医务部对其既往3年的医疗工作绩效、医疗纠纷情况及医院指令性任务完成情况进行调查，结合个人的进修或培训情况，进行综合评价，以决定是否启动特别考核程序。医务部启动特别考核程序，组织对其进行考核，考核合格者经医疗技术临床应用管理委员会审批给予办理相应的限制性授权手续。

4.6.9 限制类医疗技术授权

4.6.9.1 开展限制类技术的科室，必须根据全国和省级医疗技术临床应用信息化管理平台指引及要求及时、真实、客观、准确向平台报送限制类技术开展情况信息，包括但不限于限制类技术备案材料、开展例数、患者信息等。

4.6.9.2 全国医疗技术临床应用信息化管理平台上报流程：医师个人获得限制类医疗技术资质授权→填写医师开展医疗技术临床应用备案登记表→由医务部分发系统账号密码到医师个人→登录系统填报相关病例数据。

4.6.9.3 省级医疗技术临床应用信息化管理平台上报流程：医师个人获得限制类医疗技术资质授权→填写医师开展医疗技术临床应用备案登记表→医师向医务部汇报开展信息→医务部登录系统填报相关病例数据。

4.6.9.4 限制类医疗技术授权程序为：本人特别申请，填写《限制临床应用医疗技术资质授权个人申请表》及《个人限制类医疗技术动态评估查验表》，专科/亚专科准入考核小组考核合格后报医务部。医务部根据全国和省级医疗技术临床应用信息化管理平台的上报数据及本院质控数据对其既往三年的医疗工作绩效、该项限制类医疗技术的开展情况以及质量控制、医疗纠纷情况及医院指令性任务完成情况进行核查，结合个人的进修或培训情况，进行综合评价，经医务部审核以及医疗技术临床应用管理委员会审批后获得限制类医疗技术资质。

自2021年6月起，本院的医疗技术资质授权申请闭环在OA办公系统上完成。

4.6.10 动态授权管理

4.6.10.1 医务部对授权管理医疗技术的卫生技术人员采用个人能力评估、质量评价、动态授权与再授权机制。

4.6.10.2 医疗技术的资格许可授权实行总体动态管理，每1~2年复评1次。

4.6.10.3 由科室医疗质量控制与安全管理工作小组做履职考核记录与评价意见。

4.6.10.4 医务部对卫生技术人员的业务水平、工作成绩、医疗质量与安全事件、职业道德等进行能力评估、质量评价。其中，"超权限手术""非计划再次手术""术后48小时非预期死亡""手术相关并发症"医疗差错或事故等不良事件指标作为对手术医师资格评价、再授权的重要依据。

4.6.10.5 当出现下列情况，可予取消或降低其进行医疗技术操作的资格。

A. 被吊销执业资格者；

B. 缺少医疗技术开展的必需条件（包括人员变动以及设备、药物与医学材料的欠缺）；

C. 达不到手术所必需资格准入新标准的；

D. 医疗技术完成质量评价，其操作/手术并发症的发生率大于5%，同一操作/手术方式并发症发生超过5次/年；

E. 同一手术方式发生非计划再次手术超过2次/年；

F. 出现经医院医疗纠纷鉴定听证会定性为差错以上的超过1次/年；

G. 引起重大医疗纠纷或医疗安全事件；

H. 违反法律法规、核心医疗制度、诊疗规范、诊疗指南的；

I. 涉及违反伦理、道德规范的；

J．未经授权批准私自开展新医疗技术的操作及手术；

K．超权限手术、非计划再次手术、术后48小时非预期死亡、手术相关并发症、医疗差错或事故等不良事件指标超出科室医疗技术目录考核指标范围的；

L．超权限手术、非计划再次手术、术后48小时非预期死亡、手术相关并发症、医疗差错或事故等不良事件指标年终考核不合格的。

4.6.10.6　存在有争议的考评结果时，可提交医疗技术临床应用管理委员会进行仲裁后，对医务人员的医疗技术资质准入授权进行复评和取消、降低等判定工作。

4.6.11　除非在急诊抢救手术或在手术出现特殊情况时，科室应当按照核准登记医疗技术目录进行临床应用，医务人员应当按照医院授予资质目录开展医疗技术操作，不得超资质进行医疗技术操作。在抢救患者的紧急情况下，医师可根据当时情况需要以及评估自身的医疗技术能力后超资质进行适当的医疗技术操作挽救患者生命。

4.6.12　医院手术分级目录根据需要每1～2年调整，手术资质实行动态授权管理，每年考核调整。

4.6.13　本院医疗技术临床应用分级及准入管理以实事求是、能力、职称相对应为原则，科主任主要负责制原则，利用能力与责任相对应、实际能力优先考量等灵活方法，根据医院质量控制动态资质准入，确保医疗安全与质量，促进医院医疗技术的良性发展，医院医疗技术临床应用管理委员会有指导权及解释权。

4.7　医疗技术临床应用的质量控制及动态评估

4.7.1　本院的医疗技术临床应用质量控制及动态评估实行院、科两级责任制：院长是医院医疗技术临床应用管理第一责任人；临床科室以及药学、护理、医技等部门（以下称业务科室）主要负责人是本科室医疗技术临床应用质量管理的第一责任人。

4.7.2　医疗技术临床应用管理委员会负责全院医疗技术临床应用的质量控制及动态评估的管理。

4.7.3　科室医疗质量控制与安全管理工作小组负责科室医疗技术临床应用质量控制及动态评估的管理，组长由科室主要负责人担任，指定专人负责日常具体工作。工作小组主要职责与本院的《医疗质量控制与安全管理制度》规定相符合。

4.7.4　医务人员应当恪守职业道德，认真遵守医疗技术临床应用质量管理相关法律法规、规范、标准和本院医疗技术临床应用管理制度的规定，规范临床诊疗行为，保障医疗质量和医疗安全。

4.7.5　科室及个人应当按照有关要求，向医院医务部和医疗质量科及时、准确地报送科室医疗技术临床应用质量安全相关数据信息，特别是科室及个人主动上报围手术期的不良事件以及非计划2次手术。

4.7.6　经准入授权新开展医疗技术的科室自项目开展日起，每年对授权管理的医疗技术开展情况进行分析总结，并将总结报告报送医务部备案。

4.7.7　临床科室应根据科室业务发展规划，组织科内专业技术人员参加专科高风险诊疗技术操作培训，培养技术人才，提高科室整体技术水平。

科室必须加强本院首次开展医疗技术以及限制类医疗技术的规范化培训工作。非免于培训的医师必须按照参加限制类技术系统培训及考核，并取得相关证书。

免于培训的医师条件。自"限制类技术"管理规范印发之日起，从事相关技术临床工作满足要求的年限，具备规定的专业技术职务任职资格，近几年独立开展相关"限制类技术"例数达到一定数量，可免于培训。如《放射性粒子植入治疗技术管理规范（2017年版）》规定，从事临床工作满10年，具有副主任医师专业技术职务任职资格，近5年独立开展放射性粒子植入治疗技术临床应用不少于100例，未发生严重不良事件的，可免于培训。

4.7.8　医院建立医院全员参与、覆盖临床诊疗全过程的医疗技术临床应用质量控制的信息化系统，科室应当严格按照医院关于医疗质量管理控制工作的有关要求，积极配合开展质控工作，促进医疗质量持续改进。

4.7.9　医院对医疗技术临床应用质量控制的执行情况进行评估，对收集的医疗技术临床应用质量信息进行及时分析和反馈，对医疗技术临床应用质量问题和医疗安全风险进行预警，对存在的问题及时采取有效干预措施，并评估干预效果，促进医疗质量的持续改进；建立医院医疗技术临床应用管理的指标体系，制订医疗技术临床应用质量参考标准，促进医疗技术临床应用质量精细化管理。

4.7.10　医院加强临床专科服务能力建设，重视专科协同发展，制订专科建设发展规划并组织实施，推行"以患者为中心、以疾病为链条"的多学科诊疗模式。加强继续医学教育，重视人才培养、临床技术创新性研究和成果转化，提高专科医疗技术临床应用能力与水平。

4.7.11　医院对各科室医疗质量管理情况进行现场检查和抽查，对各科室医疗质量关键指标的完成情况予以内部公示。

4.7.12　医院定期对医务人员开展医疗卫生管理法律法规、医院管理制度、医疗质量管理与控制方法、专业技术规范等相关内容的培训和考核。

4.7.13　根据质量控制，予动态评估与再授权。

4.7.13.1　医务部对授权管理医疗技术的卫生技术人员采用个人能力评估、质量评价、授权与再授权机制。

4.7.13.2　医疗技术的资格许可授权实行动态管理，每1～2年复评1次。

4.7.13.3　由科室医疗质量控制与安全管理工作小组做履职考核记录与评价意见。

4.7.13.4　医务部对卫生技术人员的业务水平、工作成绩、医疗质量与安全事件、职业道德等进行能力评估、质量评价。其中，"超手术权限""非计划再次手术"及"手术相关并发症"等不良事件指标作为对手术医师资格评价、再授权的重要依据。

4.7.13.5　医疗技术临床应用管理委员会对医务人员的医疗技术资质准入授权进行复评和取消、降低等判定工作。当出现下列情况，可提案至委员会讨论后，予取消或降低其进行医疗技术操作的资格。

A．被吊销执业资格者。

B．缺少医疗技术开展的必需条件（包括人员变动以及设备、药物与医学材料的欠缺）。

C．达不到手术所必需资格准入新标准的。

D．医疗技术完成质量评价，其操作/手术并发症的发生率大于5%，同一操作/手术方式并发症发生超过5次/年。

E．同一手术方式发生非计划再次手术超过2～3次/年。

F. 出现经医院医疗纠纷鉴定听证会定性为差错以上的超过1次/年。

G. 引起重大医疗纠纷或医疗安全事件。

H. 违反法律法规、核心医疗制度、诊疗规范、诊疗指南的。

I. 涉及违反伦理、道德规范的。

J. 未经授权批准私自开展新医疗技术的操作及手术。

4.7.14 医院将科室医疗技术质量管理情况作为科室年终考核及科室负责人综合目标考核以及聘任、晋升、评先评优的重要指标，医务人员医疗技术质量管理情况作为医师定期考核、晋升以及科室和医务人员绩效考核的重要依据。

4.8 医务人员医疗技术档案管理

4.8.1 医务人员医疗技术档案主要记载医务人员的医疗技术相关内容，主要包括医务人员医疗技术资质申请及授予的整个流程记录、个人的医疗技术资质目录以及质量控制和动态评估的考核形成医务人员医疗技术档案，为医务人员的职称晋升评审提供依据证明。

4.8.2 建立原始医疗技术档案：本院在全院医务人员申请医疗技术资质授权时建成医疗技术档案的初始资料，主要根据医疗技术资质申请及授予的整个流程记录以及个人的医疗技术资质目录而建立，以后本院新入职的医务人员在入职后按照该制度在申请医疗技术资质授权时建立医疗技术档案。

4.8.3 医务人员医疗技术档案根据质量控制和动态评估如实记载，并实施定期上报考核，医务部、医疗质量科、信息统计室以及病案室对医务人员的医疗技术临床应用进行质量控制动态的评估，并详细记载医疗技术的年实施量、相关不良事件、2次非计划手术、超手术权限以及医疗纠纷等情况，作为档案的补充内容；个人的医疗技术资质目录根据需要每1~2年调整，每年考核调整，调整的相关记录作为档案的补充内容。

4.8.4 医务人员医疗技术档案作为医务人员晋升职称、论文发表、科研申请以及教学资质申请的重要证明材料。

4.8.5 医务人员医疗技术档案的归档工作由医务部管理。

4.8.6 医务人员医疗技术档案调借，必须个人申请（写明相关理由、调借时段及归还时间）、科主任签名上报医务部，经医务部同意后方可调借。

5 参考资料

5.1 《医疗技术临床应用管理办法》（卫医政发〔2009〕18号）（2018版）

5.2 《医疗机构手术分级管理办法》

5.3 《医疗质量管理办法》（中华人民共和国国家卫生和计划生育委员会令第10号，2016年11月1日起施行）

6 附件

6.1 科室医疗技术目录（表3-4-1）

6.2 医师个人医疗技术目录（表3-4-2）

6.3 麻醉医师个人医疗技术目录（表3-4-3）

表 3-4-1 科室医疗技术目录

科室名称	基本信息							人员资质要求					质控指标（本考核年例数）				
	手术操作编码	手术操作名称	手术操作级别	手术操作类别	版本号	拼音缩写	是否限制类技术	职称要求	院内培训参与台数	上级医院进修	专项培训	非计划2次手术	术后48小时内死亡	并发症	医疗差错或事故	超权限手术

表3-4-2　××××科××××（姓名）医疗技术目录

姓名	张三	工号	1234	聘任职称	主治医师	聘任职称时间	2020/1/1

手术操作								个人资质情况说明		
手术操作编码	手术操作名称	手术操作级别	手术操作类别	版本号	拼音缩写	是否限制类技术	职称级别	院内培训参与台数	上级医院进修	专项培训
……										

表3-4-3　×××科×××医师医疗技术目录（麻醉分级管理）

注：以本院麻醉分级标准制度以及ASA麻醉分级标准作为麻醉医师资质授权参考，即在麻醉分级的基础上根据手术级别予麻醉资质授权。

科室						
聘任职称		聘任职称时间		姓名		工号：

序号	麻醉分级	手术级别	备注及参考	个人资质说明			
	申请授权			职称级别	院内培训参与台数	上级医院进修	专项培训
	一级麻醉	一级	4.1 一级麻醉：低平面蛛网膜下腔脊神经阻滞，腰部硬膜外麻醉，下胸部硬膜外麻醉，小儿氯胺酮肌肉或静脉麻醉，小儿局麻强化麻醉，病情较轻的四肢、唇裂、颌面部小手术的麻醉，眼科手术的麻醉，常见耳鼻喉科小手术的麻醉，手法复位患者的静脉麻醉，初步掌握静脉复合麻醉术				
		二级					
		三级					
		四级					
	二级麻醉	一级	4.2 二级麻醉：应掌握常用的神经阻滞术，臂丛神经阻滞术，上胸部及颈部硬膜外脊神经阻滞术，神经安定镇痛术，心肺复苏术，普通颅脑手术患者的麻醉，胸科患者的麻醉，支气管麻醉，二尖瓣分离术的麻醉，心脏瓣膜外科手术的麻醉，小儿颅面部较大手术的麻醉，控制性低温麻醉，小儿硬膜外麻醉，简单的心内直视手术的麻醉，危重及病情复杂（失血性休克，严重肠梗阻）的急诊患者麻醉，小儿气管内异物取出术麻醉，导管检查患者的麻醉				
		二级					
		三级					
		四级					
	三级麻醉	一级	4.3 三级麻醉：心内直视手术的麻醉，心包切除手术的麻醉，内分泌疾患者的麻醉，病情严重患者的麻醉，肾脏移植的麻醉，复杂颅脑外科手术的麻醉，熟练掌握控制性低血压，严重呼吸道梗阻患者的麻醉，对既往有心肌梗死病史的患者进行麻醉，严重休克，冠心病、高血压及肝功能低下等，湿肺患者的麻醉及需行皮瓣移植术的麻醉				
		二级					
		三级					
		四级					
	四级麻醉	一级	4.4 四级麻醉：复杂心内直视手术的麻醉，严重内分泌疾患者的麻醉，诊断未明病情危重患者的麻醉，特殊病情及术中可能发生意外患者的麻醉，严重心肌梗死，严重休克、严重脏器功能低下患者的麻醉				
		二级					
		三级					
		四级					
	五级麻醉	一级	4.5 五级麻醉：各种复杂疑难手术的麻醉，口腔颌面部疾病致气管插管困难以及需行皮瓣移植术的麻醉，高级知识分子和外宾，港澳台胞患者的麻醉，新开展手术患者的麻醉				
		二级					
		三级					
		四级					

6.4　医疗技术资质再授权申请表（表3-4-4）

6.5　医疗技术资质申请表（常规程序）（表3-4-5）

6.6　医疗技术资质申请表（特殊程序）（表3-4-6）

表3-4-4　医疗技术资质再授权申请表

科室		姓名		性别		出生年月	
工作时间		学历（学位）				取得时间	
专业职称						取得时间	
本人工作总结（限200字内）：工作时间、学业情况、何时取得最高职称（是否为高年资）、学习以及参加培训的相关情况、开展医疗技术的相关情况、个人的发展方向（高级职称者）。							
申请准入规定手术/有创操作情况汇总（详见附件）							
本人声明：有□　无□　手术相关差错及事故，以上信息真实准确。 申　请　人： 日　　　期：							
病区主任审查意见： 各病区主任签名： 日　　　期：							
专科-亚专科手术/有创操作资质评定小组意见： 签　　　名： 日　　　期：							
医务部意见： 签　　　名： 日　　　期：							
备注：							

表3-4-5　医疗技术资质申请表（常规程序）

科室		姓名		性别		出生年月	
工作时间		学历（学位）				取得时间	
专业职称						取得时间	
本人工作总结（限200字内）：工作时间、学业情况、何时取得最高职称（是否为高年资）、学习以及参加培训的相关情况、开展医疗技术的相关情况、个人的发展方向（高级职称者）。							
申请授权的手术操作名称详见附件							
本人声明：有□　无□　手术相关差错及事故，以上信息真实准确。 申　请　人： 日　　　期：							

续表

病区主任审查意见：
各病区主任签名： 日　　　　期：
专科-亚专科手术/有创操作资质评定小组意见：
签　　　名： 日　　　　期：
医务部意见：
签　　　名： 日　　　　期：
备注：

表3-4-6　医疗技术资质申请表（特别考核程序）

科室		姓名		性别		出生年月	
工作时间		学历（学位）				取得时间	
专业职称						取得时间	

申请特别考核程序的理由（限200字内）： （科室业务需要、个人能力与申请资质授权的技术要求相符，参加的专门或专业培训、科室讨论结果等）
申请授权的手术操作名称详见附件
本人声明：有□　　无□　手术相关差错及事故，以上信息真实准确。 申　　请　　人： 日　　　　期：
病区主任审查意见： 各病区主任签名： 日　　　　期：
专科-亚专科手术/有创操作资质评定小组意见： 签　　　名： 日　　　　期：
医务部意见： 签　　　名： 日　　　　期：

续表

医疗技术临床应用管理委员会意见： 　　　　　　　　　　　签　　名： 　　　　　　　　　　　日　　期：
备注：

6.7　限制临床应用医疗技术资质授权个人申请表（表3-4-7）

表3-4-7　限制临床应用医疗技术资质授权个人申请表

科室：

姓名		性别		出生年月	
工作时间		学历（学位）		取得时间	
专业职称				取得时间	
医疗技术授权方式：□认定　　□申请 限制临床应用类技术名称：					
申请授权的手术操作名称详见附件					
本人声明：有□　　无□　手术相关差错及事故，以上信息真实准确。 　　　　　　　　　　申　　请　　人： 　　　　　　　　　　日　　期：					
病区主任审查意见： 　　　　　　　　　　各病区主任签名： 　　　　　　　　　　日　　期：					
专科-亚专科手术/有创操作资质评定小组意见： 　　　　　　　　　　签　　名： 　　　　　　　　　　日　　期：					
医务部意见： 　　　　　　　　　　签　　名： 　　　　　　　　　　日　　期：					
医疗技术临床应用管理委员会意见： 　　　　　　　　　　签　　名： 　　　　　　　　　　日　　期：					
备注：					

6.8 医疗技术备案登记表（表3-4-8）

表3-4-8 医疗技术备案登记表

单位：
执业许可证号码：
所在地：
技术名称：
开展日期：　　　　　　　　　　　　年　　　月　　　日

广东省卫生健康委制

一、医疗机构基本情况										
医院名称										
地址				邮政编码						
性质	综合性医院（　　　）专科医院（　　　）其他：									
医院等级										
联系人				联系电话						
住院人次（人次/年）										
住院手术人次（人次/年）										
门急诊人次（人次/年）										
二、开展备案技术所在专科情况										
科室名称			床位			张				
诊疗科目登记情况（诊疗科目核定表需另附）						□有　　□无				
三、开展此项技术与功能任务相适应的说明（可另附页）（对照技术规范进行详细、如实填写）										
四、医疗机构意见： （盖公章） 　　　　　　年　　　月　　　日										

6.9 医师开展医疗技术临床应用备案登记表（表3-4-9）

6.10 医师个人医疗质量动态监控表（表3-4-10）

6.11 麻醉医师个人医疗质量动态监测表（表3-4-11）

表 3-4-9 医师开展医疗技术临床应用

备案登记表

医师姓名:	
所在单位:	
技术名称:	
开展日期:	年 月 日

广东省卫生健康委制

姓名		性别		出生年月	
工作单位		科室部门			
职务		技术职称		任职年限	
执业范围		从事申请技术专业诊疗工作年限			

简述个人开展技术资质的情况，包括近3年开展技术例数、发生主要并发症等。

医师个人签名:

年 月 日

是否发生过二级以上与资质的技术相关的负主要责任的医疗事故			是□ 否□

	年度	培训机构	时间
参加专业 培训经历			

医疗机构意见:

(盖章)

年 月 日

表3-4-10 2021年度×××科医师个人医疗质量动态监控表

手术操作							职称级别	个人资质情况说明			医务部考核质控指标档案（医务部填写）					质控指标（术者考核年例数）				
手术操作编码	手术操作名称	手术操作级别	手术操作类别	版本号	拼音缩写	是否限制类技术		院内培训参与台数	上级医院进修	专项培训	非计划2次手术	手术48小时内死亡	切口瘘	非预期性器官功能障碍	非计划2次手术	术后48小时内死亡	并发症	医疗差错事故	超权限手术

注：以本院麻醉分级标准制度以及ASA麻醉分级标准为麻醉医师资质授权参考，即在麻醉分级的基础上根据上级手术级别予麻醉资质授权。

表3-4-11　×××科×××麻醉医师个人医疗质量动态监测表

科室		姓名		工号	
聘任职称			聘任职称时间		

序号	麻醉分级	手术级别	申请授权	备注及参考	个人资质说明				科室质控动态监测				
					职称级别	院内培训参与合数	上级医院进修	专项培训	非计划2次气管插管	麻醉中心搏骤停	穿刺并发症	气管插管并发症	超权限操作（一票否决项）
	一级麻醉	一级		4.1 一级麻醉：低平面蛛网膜下腔脊神经阻滞，腰部硬膜外脊神经阻滞，下胸部硬膜外脊神经阻滞，小儿氯胺酮肌肉或静脉麻醉，小儿局麻强化麻醉，病情较轻患者的气管内麻醉，手法复位患者的静脉麻醉，小儿基础麻醉，唇裂、颌面部小手术的静脉麻醉，眼科小手术的麻醉，常见耳鼻喉科小手术的复合麻醉，初步掌握静脉吸入复合麻醉									
		二级											
		三级											
		四级											
	二级麻醉	一级		4.2 二级麻醉：应掌握常用的神经阻滞术，臂丛神经阻滞术，上胸部及颈部硬膜外神经阻滞术，神经安定镇痛术，心肺复苏术，普通颅脑外手术患者的麻醉，胸科患者等麻醉，支气管患者的麻醉，二尖瓣分离术的麻醉，简单的心内直视手术麻醉，小儿颅面部较大手术的麻醉，经鼻气管内插管麻醉，控制性低温麻醉，心导管检查患者的麻醉，危急及病情复杂（失血性休克，严重肠梗阻）的急危患者的麻醉，小儿硬膜外麻醉，小儿气管内异物取出术麻醉									
		二级											
		三级											
		四级											
	三级麻醉	一级		4.3 三级麻醉：心内直视手术的麻醉，心包切除术患者的麻醉，内分泌疾患者的麻醉，病情严重患者的麻醉（心功能不全，冠心病、高血压及肝肾功能低下等），熟练掌握控制性低血压，严重呼吸道梗阻患者的麻醉，肾脏移植的麻醉，复杂颌脑外科手术的麻醉，湿肺患者的麻醉，口腔颌面部疾病致气管插管困难以及需行皮瓣移植术的麻醉									
		二级											
		三级											
		四级											

续表

序号	麻醉分级	手术级别	申请授权	备注及参考	职称级别	院内培训参与台数	上级医院进修	专项培训	非计划2次气管插管	麻醉中心搏骤停	穿刺并发症	气管插管并发症	超权限操作（一票否决项）
	四级麻醉	一级		4.4 四级麻醉：复杂心内直视手术的麻醉，严重内分泌疾病患者的麻醉，对既往有心肌梗死病史的患者进行麻醉，严重休克、严重脏器功能低下患者的麻醉									
		二级											
		三级											
		四级											
	五级麻醉	一级		4.5 五级麻醉：各种复杂艰难手术的麻醉，诊断未明病情危重患者的麻醉，特殊病情及术中可能发生意外患者的麻醉，新开展手术患者的麻醉，高级知识分子和外宾、港澳台胞患者的麻醉									
		二级											
		三级											
		四级											

6.12　个人限制类医疗技术动态评估查验表（表3-4-12）

表3-4-12　××科室××医师限制类医疗技术动态评估查验表（每半年报）

技术名称	普通外科内镜技术		
医师姓名：		职称：	
个人简介：	请从以下方面进行介绍：从事专业工作年限、专业技术职务任职资格、规范化培训合格、专业相关科研成果等。手术能力可从医师开展的手术例数、手术质量与效果等方面评估。		
医疗技术因素术评估			
	手术名称	疾病名称	开展例数/上报例数
该限制类技术主要用于何种疾病（可加行）			
超适应证情况			
临床应用效果（住院期间）	良好		
	一般		
	欠佳		
	死亡		
并发症情况	医源性非计划手术		
	切口瘘		
	术后48小时死亡		
	非预期性器官功能障碍		
病历质量	甲级		
	乙级		
	丙级		
治疗后随诊及管理	正常管理		
	失联		
患者生存质量	良好		
	一般		
	不良		
医疗事故发生例数			
医务部核查及评价			

6.13 科室限制类医疗技术动态评估查验表（表3-4-13）

表3-4-13 ××科室限制类医疗技术动态评估查验表（每月报）

技术名称	普通外科内镜诊疗技术		
医疗技术因素评估			
该限制类技术主要用于何种疾病（可加行）	手术名称	疾病名称	开展例数/上报例数
超适应证情况			
临床应用效果（住院期间）	良好		
	一般		
	欠佳		
	死亡		
并发症情况	医源性非计划手术		
	切口瘘		
	术后48小时死亡		
	非预期性器官功能障碍		
病历质量	甲级		
	乙级		
	丙级		
治疗后随诊及管理	正常管理		
	失联		
患者生存质量	良好		
	一般		
	不良		
医疗事故发生例数			
应用环境因素评估			
清单	备用需要的条件	现在条件	
专业技术人员	医务人员所需职称、人员多少、进修情况、培训情况		
设备	需要设备名称、数量		
设施	场地要求及场地所需条件		
辅助条件	耗材情况及相关科室情况		

6.14 专业人员医疗技术年终考核表（表3-4-14）

表3-4-14 专业人员医疗技术年终考核表

（　　　年度）

科室		姓名		工号			出生年月	
聘任职务							聘任时间	
聘任职称							聘任时间	
工作量	年手术量		一级手术		二级手术		三级手术	四级手术
质量控制指标	术后48小时内死亡例数							
	医源性非计划2次手术例数							
	切口瘘发生例数							
	是否有重大责任事故							
	是否有超手术权限							
奖惩情况								
个人技术工作总结（限200字内）：								
科室质控小组审查意见： 签　名： 日　期：								
医务部意见： 签　名： 日　期：								
备注：								

6.15 限制类医疗技术培训考核表（表3-4-15）

表3-4-15 限制类医疗技术培训考核表

科室		姓名	
职称		技术名称	
该项限制类技术培训情况简述：（在科室系统培训情况，参与技术培训名称，例数，个人操作能力等。）			
现场考核指标（手术、内镜、消融、介入操作）	住院号： 手术切口（穿刺点）设计是否合理：□是　　□否 手术/操作是否规范：□是　　□否 手术/操作流程是否流畅：□是　　□否 手术/操作时长是否符合规范：□偏长　　□偏短　　□正常 出血量：□多　　□少　　□正常 手术/操作副损伤：□大　　□小　　□正常 手术暴露是否理想（如无，不用填）：□是　　□否 手术解剖是否有层次（如无，不用填）：□是　　□否		

续表

专家1意见：	
结论：□合格　　□不合格 不合格理由：	签　　名： 时　　间：
专家2意见：	
结论：□合格　　□不合格 不合格理由：	签　　名： 时　　间：
医务部审核意见：	
结论：□合格　　□不合格	盖　　章： 时　　间：

五、医师医疗技术资质授权管理制度

1 目的

加强对手术、介入操作、治疗性操作以及诊断性操作的医疗技术的管理，保证医疗安全。

2 通用范围

大外科医师、大内科医师、医技医师、麻醉医师。

3 定义

医疗技术资质授权：是指医疗机构在本机构医疗技术分级管理目录基础上，对本机构医师具体医疗技术项目权限进行授权。

4 内容

4.1 责任科室

制订审批：医疗技术临床应用管理委员会
管理：医务部
实施：大外科、大内科、医技科室、麻醉科

4.2 医疗技术临床应用管理委员会

主要对医务人员的新技术、限制类技术等医疗技术首次授权进行审批，制订考评工作流程（见附件），对考评工作进行监督及指导，对有争议的考评结果进行仲裁。

4.2.1 医务部具体负责组织医疗技术授权、动态监测、考评工作的落实，根据考评结果，办理相应的准入、取消或降级等手续，建立医务人员档案并及时更新。

4.2.2 科室医疗技术管理小组根据本制度制订本科室医师手术准入范围、授权标准，具体负责本科室手术医师能力评价、提交授权、再授权意见，并报医务部审核以及医疗技术临床应用管理委员会审批。

4.3 各科室的医师或技师开展的各项医疗技术，必须按照医院医疗技术准入管理规定，必须严格遵循程序，向医务部申请授权并获得批准后方能开展，科室必须对本科室医师或技师的医疗技术临床应用进行动态监控，每半年向医务部提交《医师技师医疗技术质量控制动态监控表》，医务部结合《医师技师医疗技术质量控制动态监控表》、日常督查登记、经HIS系统和不良事件报告系统统计数据对全院医师技师的医疗技术进行动态监测评估以及动态授权。

4.4 医疗技术的分级管理

4.4.1 依据《国家临床版3.0手术操作编码（ICD-9-CM3）》参照广东省卫健委制订的《广东省ICD-9-CM-3手术与操作代码（2017版）》，结合本院实际情况，从技术难度、手术操作过程和手术操作风险等相关指标及在医院开展的实际情况，制订医院与科室的医疗技术目录，并进行分级，将手术操作分为四级进行管理，分别为一级、二级、三级及四级，难度依次递增。具体参见《手术分级管理制度》。

4.4.2 医疗技术临床应用管理委员会根据各项手术的开展情况，1~2年对手术操作分级目录进行修订。

4.4.3 本院对手术医师资质实行准入授权管理，本院根据国家级限制类技术以及省级限制类技术的相关规定，将医疗技术分为非限制类医疗技术以及限制类医疗技术，限制类医疗技术是相对于本院自我管理的非限制类医疗技术而言，指基于医疗技术本身的内在需要，有一定限制条件并要重点加强管理的医疗技术。

4.4.3.1 各种具体医疗技术实施逐个资质准入管理，并有如下要求

A. 四级手术操作：申请该项技术资质授权的医务人员原则上为相应专业主任医师或高年资副主任医师，在上级医师指导下完成或参与单项手术项目病例数10例以上，操作规范熟练，相应专业知识丰富，与该手术操作相关的重大并发症发生率不超过5%，无该手术相关的差错及事故出现。

B. 三级手术操作：申请该项技术资质授权的医务人员，必须为相应专业高年资主治医师以上职称者，在上级医师指导下完成或参与单项手术项目病例数20例以上，操作规范熟练，相应专业知识丰富，与该手术相关的并发症发生率不超过5%，无该手术操作相关的差错及事故出现。

C. 二级手术操作：申请该项技术资质授权的医务人员，必须为相应专业主治医师以上职称者，在上级医师指导下完成或参与单项手术项目病例数30例以上，操作规范熟练，相应专业知识丰富，与该手术操作相关的并发症发生率不超过3%，无该手术相关的差错及事故出现。

D. 一级手术操作：申请该项技术资质授权的医务人员，必须为相应专业高年资住院医师以上职称者，在上级医师指导下完成或参与单项手术项目病例数30例以上，操作规范熟练，相应专业知识丰富，与该手术操作相关的并发症发生率不超过2%，无该手术相

关的差错及事故出现。

4.4.4　以上手术操作例数以近2年病案数据为准，确实属于少见、罕见病种的，请提供循证医学依据，专科/亚专科医疗技术资质评定小组审议通过后再向医疗技术临床应用管理委员会报批。

4.4.5　国家及省级另有规定的限制类技术准入，如心血管疾病介入诊疗技术、髋关节/膝关节置换手术、综合介入、神经介入、外周血管介入、内镜等技术，除了按以上管理外，还需按国家以及省卫生健康委员会有关规定及公布的资质准入及授权等要求执行，需要培训、考试及备案等管理。

4.4.6　本院首次开展手术及限制类医疗技术必须先通过本院医疗技术临床应用管理委员会，再经伦理委员会论证通过并在医院备案，方可申请资质授权。

4.4.7　麻醉医疗技术的授权参照手术操作授权管理。

4.5　申请医疗技术资质授权程序

4.5.1　医师提出申请并提交科主任审查

4.5.1.1　医师根据个人工作能力及实际需要提出申请，按要求准确填写《医疗技术资质申请表》《个人医疗技术目录》《医师个人医疗质量动态监控表》及《专业人员医疗技术年终考核表》科主任审查后提交专科/亚专科医疗技术资质评定小组。

4.5.1.2　临床专科/亚专科医疗技术资质评定小组审议临床专科医疗技术资质评定小组对本专科医师提出的医疗技术资质评定资料进行核实，对该医师的实际操作能力进行审议评定后报医务部。

4.5.2　医务部审核及授权

4.5.2.1　医务部负责对手术医师能力评估的审核，如果二年内某一手术量超过5例，未出现中止权限规定情形的，再给予授权；

4.5.2.2　如果二年内某一手术量未达到5例，未出现中止权限规定情形的，要求科室技术管理小组逐个说明理由再给予授权；

4.5.2.3　二年内未开展的手术，科室技术管理小组评估曾开展过该手术患者的情况，说明理由后再给予授权；

4.5.3　如评估发现有非计划再次手术或48小时术后非预期死亡，但还未达到中止权限规定情形的，医务部要找相关医师进行面谈，面谈后再出现的予暂停该手术权限，如果直接达到中止权限规定情形的，暂停该手术权限的同时报医疗技术临床管理委员会中止该手术权限。

4.5.4　医疗技术临床应用管理委员会指定专家考核认定：特殊考核程序以及限制类技术的授权需要医疗技术临床应用管理委员会审批，医务部将资料汇总核查后，提交医院医疗技术临床应用管理委员会讨论考核认定，由委员会抽调部分专科专家，在医务部、医疗质量科、信息统计室、病案室配合下对提交的资料进行审核认定，必要时对医师进行现场考核。

4.5.5　授权及公示：医疗技术临床应用管理委员会对手术医师资质授权后，医务部门通过OA进行公布并同期起实行，并在医院网站公示。

4.5.6　特别考核授权程序

4.5.6.1　为适应部分科室的医疗技术开展，科室可对业务能力特别强、对患者风险管理做得特别好的高年资主治医师及低年资副主任医师，经过特别考核程序合格并得到授权后，可以开展指定的四级手术。

4.5.6.2   特别考核授权程序：本人特别申请，填写《医疗技术资质特别考核程序申请表》，科室准入考核小组考核合格后报医务部。医务部对其既往3年的医疗工作绩效、医疗纠纷情况及医院指令性任务完成情况进行调查，结合个人的进修或培训情况，进行综合评价，以决定是否启动特别考核程序。医务部启动特别考核程序，组织对其进行考核，考核合格者经医疗技术临床应用管理委员会审批给予办理相应的限制性授权手续。

4.5.7   限制类医疗技术授权

4.5.7.1   开展限制类技术的科室，必须根据全国和省级医疗技术临床应用信息化管理平台指引及要求，及时、真实、客观、准确向平台报送限制类技术开展情况信息，包括但不限于限制类技术备案材料、开展例数、患者信息等。

A．全国医疗技术临床应用信息化管理平台上报流程：医师个人获得限制类医疗技术资质授权→填写医师开展医疗技术临床应用备案登记表→由医务部分发系统账号密码到医师个人→登录系统填报相关病例数据。

B．省级医疗技术临床应用信息化管理平台上报流程：医师个人获得限制类医疗技术资质授权→填写医师开展医疗技术临床应用备案登记表→医师向医务部汇报开展信息→医务部登录系统填报相关病例数据。

4.5.7.2   限制类医疗技术授权程序：本人特别申请，填写《限制临床应用医疗技术资质授权个人申请表》及《个人限制类医疗技术动态评估查验表》，专科/亚专科准入考核小组考核合格后报医务部。医务部根据全国和省级医疗技术临床应用信息化管理平台的上报数据及本院质控数据对其既往3年的医疗工作绩效、该项限制类医疗技术的开展情况，以及质量控制、医疗纠纷情况及医院指令性任务完成情况进行核查，结合个人的进修或培训情况，进行综合评价，经医务部审核以及医疗技术临床应用管理委员会审批后获得限制类医疗技术资质。

4.5.7.3   本院的医疗技术资质授权申请闭环在医院OA系统上完成。

4.5.8   动态授权管理

4.5.8.1   医务部对授权管理医疗技术的卫生技术人员采用个人能力评估、质量评价、动态授权与再授权机制。

4.5.8.2   医疗技术的资格许可授权实行总体动态管理，每1～2年复评1次。

4.5.8.3   由科室医疗质量控制与安全管理工作小组作履职考核记录与评价意见。

4.5.8.4   医务部对卫生技术人员的业务水平、工作成绩、医疗质量与安全事件、职业道德等进行能力评估、质量评价。其中，"超权限手术""非计划再次手术""术后48小时非预期死亡""手术相关并发症"医疗差错或事故等不良事件指标作为对手术医师资格评价、再授权的重要依据。当出现下列情况时，可予取消或降低其进行医疗技术操作的资格。

A．被吊销执业资格者；

B．缺少医疗技术开展的必需条件（包括人员变动以及设备、药物与医学材料的欠缺）；

C．达不到手术所必需资格准入新标准的；

D．医疗技术完成质量评价，其操作/手术并发症的发生率大于5%，同一操作/手术方式并发症发生超过5次/年；

E. 同一手术方式发生非计划再次手术超过 2 次/年;

F. 出现经医院医疗纠纷鉴定听证会定性为差错以上的超过 1 次/年;

G. 引起重大医疗纠纷或医疗安全事件;

H. 违反法律法规、核心医疗制度、诊疗规范、诊疗指南的;

I. 涉及违反伦理、道德规范的;

J. 未经授权批准私自开展新医疗技术的操作及手术;

K. 超权限手术、非计划再次手术、术后 48 小时非预期死亡、手术相关并发症、医疗差错或事故等不良事件指标超出科室医疗技术目录考核指标范围的;

L. 医疗技术年终考核连续 2 年不合格的。

4.5.8.5 存在有争议的考评结果时,可提交医疗技术临床应用管理委员会进行仲裁后,对医务人员的医疗技术资质准入授权进行复评和取消、降低等判定工作。

4.5.9 个人医疗技术档案

4.5.9.1 每一名手术医师建立个人技术考评档案,并存有手术医师个人的资质文件(经审核的医师执业证书、文凭、学位、职称证书、教育和培训等资料复印件)。手术医师的技术档案内容主要包括:医师授权的手术名称、开展的手术数量、手术质量与安全指标,科室对手术医师年度考核结果以及手术动态授权等。手术医师技术档案应至少每年更新 1 次,由医务部与人力资源部共同负责管理与使用,相关文件按照档案管理的有关要求进行保存。

4.5.9.2 将具体手术方式的授权情况记入个人医疗技术档案,并作为绩效考核以及晋升的依据。

4.5.10 考核:医院将科室医疗技术质量管理情况作为科室年终考核及科室负责人综合目标考核以及聘任、晋升、评先评优的重要指标,医务人员医疗技术质量管理情况作为医师定期考核、晋升以及科室和医务人员绩效考核的重要依据。

5 参考资料

5.1 《医疗技术临床应用管理办法》(卫医政发〔2009〕18 号)

5.2 《中华人民共和国医师法》

5.3 《国家临床版 3.0 手术操作编码(ICD-9-CM3)》

5.4 《三级综合医院评审标准实施细则》

5.5 《手术分级目录》

5.6 《心血管疾病介入诊疗技术管理规范》

5.7 《内镜诊疗技术临床应用管理暂行规定》

6 附件

6.1 科室医疗技术目录(表 3-5-1)

6.2 医师个人医疗技术目录(表 3-5-2)

6.3 麻醉医师个人医疗技术目录(表 3-5-3)

6.4 医疗技术资质再授权申请表(表 3-5-4)

表 3-5-1　科室医疗技术目录

基本信息								人员资质要求				质控指标（术者考核年例数）				
科室名称	手术操作编码	手术操作名称	手术操作级别	手术操作类别	版本号	拼音缩写	是否限制类技术	职称要求	院内培训参与台数	上级医院进修	专项培训	非计划2次手术	术后48小时内死亡	并发症	医疗差错或事故	超权限手术

表 3-5-2　×××科×××（姓名）医疗技术目录

姓名	张三	工号	1234	聘任职称	主治医师	聘任职称时间	2020/1/1			
手术操作							个人资质情况说明			
手术操作编码	手术操作名称	手术操作级别	手术操作类别	版本号	拼音缩写	是否限制类技术	职称级别	院内培训参与台数	上级医院进修	专项培训
……										

6.5　医疗技术资质申请表（常规程序）（表3-5-5）

6.6　医疗技术资质申请表（特殊程序）（表3-5-6）

6.7　限制临床应用医疗技术资质授权个人申请表（表3-5-7）

6.8　医疗技术备案登记表（表3-5-8）

6.9　医师开展医疗技术临床应用备案登记表（表3-5-9）

6.10　医师个人医疗质量动态监控表（表3-5-10）

6.11　麻醉医师个人医疗质量动态监测表（表3-5-11）

6.12　个人限制类医疗技术动态评估查验表（表3-5-12）

6.13　科室限制类医疗技术动态评估查验表（表3-5-13）

6.14　专业人员医疗技术年终考核表（表3-5-14）

6.15　限制类医疗技术培训考核表（表3-5-15）

6.16　工作流程图（图3-5-1）

表3-5-3 ×××科×××医师医疗技术目录（麻醉分级管理）

注：以本院麻醉分级标准制度以及ASA麻醉分级标准作为麻醉医师资质授权参考，即在麻醉分级的基础上根据手术级别予麻醉资质授权。

科室：		姓名：		工号：
聘任职称：		聘任职称时间：		申请授权时间：

序号	麻醉分级	手术级别	备注及参考	职称级别	个人资质说明		
					院内培训参与台数	上级医院进修	专项培训
	一级麻醉	一级	4.1 一级麻醉：低平面蛛网膜下腔脊神经阻滞，腰部硬膜外、下胸部硬膜外脊神经阻滞，腹部脊神经阻滞，小儿氯胺酮肌肉或静脉麻醉，小儿局麻强化麻醉，病情较轻的四肢、颜面部小手术的气管内麻醉，手法复位患者的静脉麻醉，小儿基础麻醉，眼科手术的麻醉，常见耳鼻喉科小手术的麻醉，初步掌握静吸复合麻醉术				
		二级					
		三级					
		四级					
	二级麻醉	一级	4.2 二级麻醉：应掌握常用的神经阻滞术，臂丛神经阻滞术，上胸部及颈部硬膜外脊神经阻滞术，神经安定镇痛术、心肺复苏术，普通预颅外手术患者的麻醉，胸科患者麻醉，支气管麻醉术，二尖瓣分离术的麻醉，简单的心内直视手术麻醉，小儿颜面部较大手术麻醉，经鼻气管内插管麻醉，控制性低温麻醉，心导管检查患者的麻醉，危急及病情复杂（失血性休克，严重肠梗阻）的危急诊患者麻醉，小儿硬膜外麻醉，小儿气管内异物取出术麻醉				
		二级					
		三级					
		四级					
	三级麻醉	一级	4.3 三级麻醉：心内直视手术的麻醉，心包切除术的麻醉，内分泌疾患者的麻醉，病情严重患者的麻醉（心功能不全、冠心病、高血压及肝肾功能低下等），熟练掌握控制性低血压，严重呼吸道梗阻患者的麻醉，肾移植的麻醉，复杂颅脑外科手术的麻醉，湿肺患者的麻醉，口腔颌面部疾病致气管插管困难以及需行皮瓣移植术的麻醉				
		二级					
		三级					
		四级					
	四级麻醉	一级	4.4 四级麻醉：复杂心内直视手术的麻醉，严重内分泌疾患者的麻醉，对既往有心肌梗死病史的患者进行麻醉，严重休克，严重脏器功能低下患者的麻醉				
		二级					
		三级					
		四级					
	五级麻醉	一级	4.5 五级麻醉：各种复杂艰难手术的麻醉，诊断未明病情危重患者的麻醉，特殊病情及术中可能发生意外患者的麻醉，新开展手术患者的麻醉，高级干部、高级知识分子和外宾、港澳台胞患者的麻醉				
		二级					
		三级					
		四级					

表3-5-4 医疗技术资质再授权申请表

科室		姓名		性别		出生年月	
工作时间		学历（学位）				取得时间	
专业职称						取得时间	
本人工作总结（限200字内）：工作时间、学业情况、何时取得最高职称（是否为高年资）、学习以及参加培训的相关情况、开展医疗技术的相关情况、个人的发展方向（高级职称者）。							
申请准入规定手术/有创操作情况汇总（详见附件）							
本人声明：有□ 无□ 手术相关差错及事故，以上信息真实准确。 申 请 人： 日 期：							
病区主任审查意见： 各病区主任签名： 日 期：							
专科-亚专科手术/有创操作资质评定小组意见： 签 名： 日 期：							
医务部意见： 签 名： 日 期：							
备注：							

表3-5-5 医疗技术资质申请表（常规程序）

科室		姓名		性别		出生年月	
工作时间		学历（学位）				取得时间	
专业职称						取得时间	
本人工作总结（限200字内）：工作时间、学业情况、何时取得最高职称（是否为高年资）、学习以及参加培训的相关情况、开展医疗技术的相关情况、个人的发展方向（高级职称者）。							
申请授权的手术操作名称详见附件							
本人声明：有□ 无□ 手术相关差错及事故，以上信息真实准确。 申 请 人： 日 期：							
病区主任审查意见： 各病区主任签名： 日 期：							

续表

专科-亚专科手术/有创操作资质评定小组意见:
签　　名: 日　　期:
医务部意见:
签　　名: 日　　期:
备注:

表3-5-6　医疗技术资质申请表（特别考核程序）

科室		姓名		性别		出生年月	
工作时间		学历（学位）				取得时间	
专业职称						取得时间	

申请特别考核程序的理由（限200字内）: （科室业务需要、个人能力与申请资质授权的技术要求相符，参加的专门或专业培训、科室讨论结果等）
申请授权的手术操作名称详见附件
本人声明: 有□　　无□　手术相关差错及事故，以上信息真实准确。 申　　请　　人: 日　　期:
病区主任审查意见: 各病区主任签名: 日　　期:
专科-亚专科手术/有创操作资质评定小组意见: 签　　名: 日　　期:
医务部意见: 签　　名: 日　　期:
医疗技术临床应用管理委员会意见: 签　　名: 日　　期:
备注:

表3-5-7 限制类医疗技术资质授权个人申请表

科室		姓名		性别		出生年月	
工作时间		学历（学位）				取得时间	
专业职称						取得时间	
医疗技术授权方式：□认定　　□申请 限制临床应用类技术名称：							
申请授权的手术操作名称详见附件							
本人声明：有□　　无□　手术相关差错及事故，以上信息真实准确。 　　　　　　　　　　　申　　请　　人： 　　　　　　　　　　　日　　　　期：							
病区主任审查意见： 　　　　　　　　　　　各病区主任签名： 　　　　　　　　　　　日　　　　期：							
专科-亚专科手术/有创操作资质评定小组意见： 　　　　　　　　　　　签　　　　名： 　　　　　　　　　　　日　　　　期：							
医务部意见： 　　　　　　　　　　　签　　　　名： 　　　　　　　　　　　日　　　　期：							
医疗技术临床应用管理委员会意见： 　　　　　　　　　　　签　　　　名： 　　　　　　　　　　　日　　　　期：							
备注：							

表3-5-8 医疗技术备案登记表

单位： 执业许可证号码： 所在地： 技术名称： 开展日期：　　　　　　　　　　　　年　　　月　　　日

广东省卫生健康委制

一、医疗机构基本情况				
医院名称				
地址		邮政编码		
性质	综合性医院（　　） 专科医院（　　）其他：			
医院等级				
联系人		联系电话		

住院人次 （人次/年）									
住院手术人次 （人次/年）									
门急诊人次 （人次/年）									

二、开展备案技术所在专科情况

科室名称		床位		张
诊疗科目登记情况（诊疗科目核定表需另附）			□有　　□无	

三、开展此项技术与功能任务相适应的说明（可另附页）（对照技术规范进行详细、如实填写）

四、医疗机构意见：

（盖公章）

年　月　日

表3-5-9　医师开展医疗技术临床应用

备案登记表

医师姓名：
所在单位：
技术名称：
开展日期：　　　　　　　　　　　　年　月　日

广东省卫生健康委制

姓名		性别		出生年月	
工作单位			科室部门		
职务		技术职称		任职年限	
执业范围		从事申请技术专业诊疗工作年限			

简述个人开展技术资质的情况，包括近3年开展技术例数、发生主要并发症等。

医师个人签名：

年　月　日

是否发生过二级以上与资质的技术相关的负主要责任的医疗事故			是□　　否□	
参加专业 培训经历	年度	培训机构	时间	

医疗机构意见：

（盖章）

年　月　日

表 3-5-10　2021 年度×××科医师个人医疗质量动态监控表

手术操作					个人资质情况说明				医务部考核质量控指标档案（医务部填写）				质控指标（术者考核年例数）			
手术操作编码	手术操作名称	手术操作级别	手术操作类别	版本号	拼音缩写	是否限制类技术	职称级别	院内培训参与合数	上级医院进修	专项培训	非计划2次手术	手术48小时内死亡	切口瘘	非预期性器官功能障碍	非计划2次手术	术后48小时内死亡	并发症	医疗差错或事故	超权限手术

表3-5-11　×××科×××麻醉医师个人医疗质量动态监测表

科室_____　姓名_____　工号_____

聘任职称_____　聘任职称时间_____

注：以本院麻醉分级标准制度以及ASA麻醉分级标准作为麻醉医师资质授权参考，即在麻醉分级的基础上根据手术级别于麻醉资质授权。

序号	聘任职称 麻醉分级	手术级别	申请授权	备注及参考	个人资质说明 职称级别	院内培训参与合数	上级医院进修	专项培训	科室质控动态监测 非计划2次气管插管	麻醉中心搏骤停	穿刺并发症	气管插管并发症	超权限操作（一票否决项）
	一级麻醉	一级		4.1 一级麻醉：低平面蛛网膜下腔下脊神经阻滞，腰部硬膜外脊神经阻滞，下胸部硬膜外脊神经阻滞，小儿氯胺酮肌肉或静脉麻醉，小儿局麻强化麻醉，病情较轻的四肢、腹部手术患者的气管内麻醉，手法复位患者的静脉麻醉，小儿基础麻醉，眼科手术的麻醉，常见耳鼻喉科小手术的麻醉，初步掌握静脉复合麻醉术									
		二级											
		三级											
		四级											
	二级麻醉	一级		4.2 二级麻醉：应掌握常用的神经阻滞术，臂丛神经阻滞术，上胸部及颈部硬膜外脊神经阻滞术，神经安定镇痛术，心肺复苏术，普通开胸手术患者的麻醉，支气管麻醉，三尖瓣分离术术的麻醉，胸科患者麻醉，小儿颅面部较大手术的麻醉，简单的心内直视手术麻醉，心导管检查患者的麻醉，经鼻气管内插管，危重及病情复杂（失血性休克，严重肠硬阻）的急诊患者的麻醉，小儿硬膜外麻醉，小儿气管内异物取出麻醉									
		二级											
		三级											
		四级											
	三级麻醉	一级		4.3 三级麻醉：心内直视手术的麻醉，心包切除术患者的麻醉（心功能不全、冠心病、高血压及肝肾功能低下等），内分泌疾患者的麻醉，病情严重患者的麻醉，严重呼吸道梗阻患者的麻醉，湿肺患者的麻醉，复杂颅外科手术的麻醉，口腔颌面部疾病致气管插管困难以及需行皮瓣移植术入术的麻醉，熟练掌握控制性低血压，控制性低温麻醉									
		二级											
		三级											
		四级											

序号	麻醉分级	手术级别	申请授权	备注及参考	职称级别	院内培训参与合数	上级医院进修	专项培训	非计划2次气管插管	麻醉中心搏骤停	穿刺并发症	气管插管并发症	超权限操作（一票否决项）
	四级麻醉	一级		4.4 四级麻醉：复杂心内直视手术的麻醉，严重内分泌疾患者的麻醉，对既往有心肌梗死病史的患者进行麻醉，严重休克，严重脏器功能低下患者的麻醉									
		二级											
		三级											
		四级											
	五级麻醉	一级		4.5 五级麻醉：各种复杂艰难手术的麻醉，诊断未明病情危重患者的麻醉，特殊病情及术中可能发生意外患者的麻醉，新开展手术患者的麻醉，高级知识分子和外宾、港澳台胞患者的麻醉									
		二级											
		三级											
		四级											

表3-5-12　××科室××医师限制类医疗技术动态评估查验表

（每半年报）

技术名称	普通外科内镜技术		
医师姓名		职称	
个人简介	请从以下方面进行介绍：从事专业工作年限、专业技术职务任职资格、规范化培训合格、专业相关科研成果等。手术能力可从医师开展的手术例数、手术质量与效果等方面评估。		
医疗技术因素评估			
该限制类技术主要用于何种疾病（可加行）	手术名称	疾病名称	开展例数/上报例数
超适应证情况			
临床应用效果（住院期间）	良好		
	一般		
	欠佳		
	死亡		
并发症情况	医源性非计划手术		
	切口瘘		
	术后48小时死亡		
	非预期性器官功能障碍		
病历质量	甲级		
	乙级		
	丙级		
治疗后随诊及管理	正常管理		
	失联		
患者生存质量	良好		
	一般		
	不良		
医疗事故发生例数			
医务部核查及评价			

表3-5-13 ××科室限制类医疗技术动态评估查验表（每月报）

技术名称			
医疗技术因素评估			
该限制类技术主要用于何种疾病（可加行）	手术名称	疾病名称	开展例数/上报例数
超适应证情况			
临床应用效果（住院期间）	良好		
	一般		
	欠佳		
	死亡		
并发症情况	医源性非计划手术		
	切口瘘		
	术后48小时死亡		
	非预期性器官功能障碍		
病历质量	甲级		
	乙级		
	丙级		
治疗后随诊及管理	正常管理		
	失联		
患者生存质量	良好		
	一般		
	不良		
医疗事故发生例数			
应用环境因素评估			
清单	备用需要的条件	现在条件	
专业技术人员	医务人员所需职称、人员多少、进修情况、培训情况		
设备	需要设备名称、数量		
设施	场地要求及场地所需条件		
辅助条件	耗材情况及相关科室情况		

表 3-5-14　专业人员医疗技术年终考核表

（　　　年度）

科室		姓名		工号		出生年月	
聘任职务						聘任时间	
聘任职称						聘任时间	
工作量	年手术量		一级手术		二级手术	三级手术	四级手术
质量控制指标	术后48小时内死亡例数						
	医源性非计划2次手术例数						
	切口瘘发生例数						
	是否有重大责任事故						
	是否有超手术权限						
奖惩情况							
个人技术工作总结（限200字内）：							
科室质控小组审查意见： 　　　　　　　　签　　名： 　　　　　　　　日　　期：							
医务部意见： 　　　　　　　　签　　名： 　　　　　　　　日　　期：							
备注：							

表 3-5-15　限制类医疗技术培训考核表

科室		姓名	
职称		技术名称	
该项限制类技术培训情况简述：（在科室系统培训情况，参与技术培训名称，例数，个人操作能力等。）			
现场考核指标（手术、内镜、消融、介入操作）	住院号： 手术切口（穿刺点）设计是否合理：□是　　　□否 手术/操作是否规范：□是　　　□否 手术/操作流程是否流畅：□是　　　□否 手术/操作时长是否符合规范：□偏长　　　□偏短　　　□正常 出血量：□多　　　□少　　　□正常 手术/操作副损伤：□大　　　□小　　　□正常 手术暴露是否理想（如无，不用填）：□是　　　□否 手术解剖是否有层次（如无，不用填）：□是　　　□否		

续表

专家1意见:
结论：□合格   □不合格 不合格理由： 签　名： 时　间：
专家2意见： 结论：□合格   □不合格 不合格理由： 签　名： 时　间：
医务部审核意见： 结论：□合格   □不合格 盖　章： 时　间：

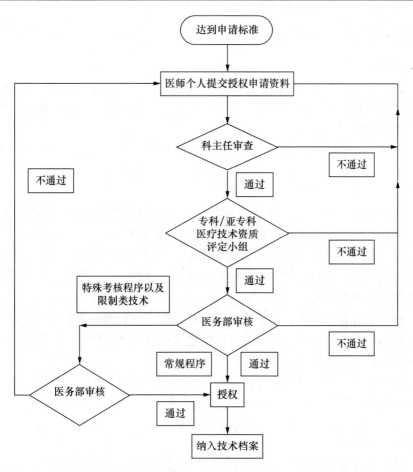

图 3-5-1　工作流程图

六、临床诊疗指南、共识与操作规范管理规定

1　目的

规范使用诊疗指南、共识与操作规范。

2　通用范围

适用部门：各临床科室、各医技科室。

适用人员：各临床医师、医技医师、麻醉医师。

3　定义

3.1　诊疗指南：各个专业发布的权威诊疗指南，以国内诊疗指南、共识为主，国外诊疗指南要求翻译成中文。

3.2　操作规范：各个专业技术权威部门制订的操作规范。

4　内容

4.1　工作标准

4.1.1　医务人员应当遵循临床诊疗指南、共识、临床技术操作规范、行业标准和临床路径等有关要求开展诊疗工作，严格遵守医疗质量安全核心制度，做到合理检查、合理用药、合理使用医疗耗材、合理治疗。

4.1.2　各科室主动收集相关诊疗指南、共识与操作规范，特别是专科的前十大常见病种，发现有更新的内容，在1周内完成科室指南更新，至少每半年维护1次，并填写维护表备查，由科室主任负责落实。

4.1.3　临床指南、共识与操作规范更新后，先经科室集中讨论，科主任负责最后审核。审核后1周内在科务会或业务学习中完成培训，并执行。

4.1.4　科室技术专管员根据准入的诊疗指南、共识与操作规范在5个工作日内完成科室的诊疗规范的修订，修订的内容及依据记录在科务会报告中，技术专管员负责当月将相关内容传达给科室全部医师。

4.1.5　科室临床路径专管员根据准入的诊疗指南、共识与操作规范在5个工作日内完成科室内临床路径的修订，修订的内容及依据记录在科务会报告中，临床路径专管员负责当月将相关内容传达给科室全部医师。

4.1.6　科室技术专管员结合诊疗指南或共识和对重要检查的阳性率及临床检查适宜性做定期分析和评价，每月1次在科务会中汇报。

4.1.7　护理相关指南、操作规范的收集、更新、培训及实施参照上述方法执行，由各个科室护士长负责落实。

4.1.8　科室必须加强对医护人员全员培训，尤其重视新入职员工培训。医务人员应当

遵循临床诊疗指南、共识、临床技术操作规范、行业标准和临床路径等有关要求开展诊疗工作，严格遵守医疗质量安全核心制度，做到合理检查、合理用药、合理使用医疗耗材、合理治疗。

4.1.8.1 各科室必须根据本专业的需要，制订本专业超说明书用药的指引，本专业超说明书用药的指引的内容必须囊括药物品种、超说明书用药的特殊情况、科室关于超说明书用药安全性及疗效性的讨论结论、参考资料等。科室制订的指引应向药剂科报备，并由药剂科审核提交药事管理委员会审批后方可以严格按照指引用药，并需要做好登记汇总。

4.1.8.2 非特殊情况下，不得超指南规范诊疗开展诊疗医疗技术，在特殊情况下可以按流程审批后开展医疗技术。

A. 紧急抢救患者的情况下如确实利用超指南规范诊疗的医疗技术抢救患者，必须以患者获益为出发点充分衡量利弊、在充分告知患方并征得患方签字同意，并报医务部以及业务副院长同意后方可以开展，在完成抢救后应完成个案报告提交医务部，报告内容需要囊括患者病情及诊疗经过、科室讨论或多学科会诊结论，超指南/规范诊疗使用的医疗技术的说明、可能发生的风险、替代方案、患者获益、参考资料。

B. 需要治疗但无法转运的患者需要利用超出本院诊疗指南或诊疗范畴的医疗技术，如肺移植手术等，必须通过医疗技术临床应用管理委员会及器官移植伦理委员会论证后，按照相关审批流程逐级向卫生健康行政部门申请，并邀请有资质开展该医疗技术的医院派出医疗技术团队进行到本院参与及指导开展救治患者。

C. 非紧急抢救患者的情况下拟利用超指南规范诊疗开展医疗技术，必须按照申请新技术程序，通过医疗技术临床应用管理委员会及伦理委员会论证后并获得审批方可以开展。

5 参考资料

5.1 《医疗技术临床应用管理办法》（卫医政发〔2009〕18号）

6 附件

6.1 工作流程图（图3-6-1）

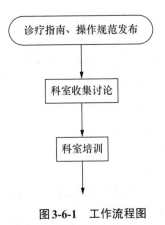

图3-6-1 工作流程图

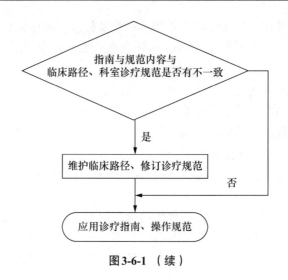

图3-6-1　（续）

七、患者参与医疗安全规定

1 目的

鼓励患者及其家属主动参与医疗安全活动，尊重患者的知情同意权、选择权，避免医疗缺陷，促进医疗安全，增加医疗透明度，以构建和谐医患关系。

2 通用范围

全院临床科室。

3 定义

患者参与医疗安全是指医患双方在诊疗活动中共同参与医疗安全，及时发现不良因素，避免医疗缺陷，保证医疗质量和患者安全的过程。

4 内容

4.1　医院鼓励患者主动参与医疗安全，包括但不限于以下环节：

4.1.1　实施任何诊疗活动前，医务人员应亲自与患者或家属沟通，取得患者或家属的确认；其中特殊检查（治疗）、创伤性诊治活动前必须知情同意签字确认，作为最后确认的手段，以确保实施操作等医疗行为的顺利进行。

4.1.2　引导患者在就诊时应提供真实病情和真实信息，并向患者宣传提供真实病情和有关信息对保障诊疗服务质量与安全的重要性。

4.1.3　针对患者的疾病和诊疗信息，为患者及其家属提供相关的疾病和健康知识的教育，协助患方对诊疗方案的理解与选择。

4.1.4　主动邀请和鼓励患者参与医疗安全管理，尤其是患者在接受手术、介入或有创操作前告知其目的和风险，并请患者参与手术部位的确认。

4.1.5 需要使用设备或耗材的，为患者提供设备和材料的相关信息。使患者对操作有所了解，以确认设备及耗材和患者身份具有唯一对应性，以及和相应费用的对应性。

4.1.6 药物治疗时，告知患者用药目的与可能的不良反应，鼓励患者主动获取安全用药知识，充分体现患者的知情权，并邀请患者参与用药时的查对。

4.1.7 定期向患者举行医疗健康教育讲座，宣传参与医疗安全活动。

4.2 医务部、医疗质量科、护理部根据相关制度定期对患者参与医疗安全情况进行检查。

4.3 医患办在投诉处理过程中，发现违反患者参与医疗安全的规定的，对相关科室及责任人予以批评教育并予以绩效处罚。

5 参考资料

5.1 《2009年"以患者为中心，以提高医疗服务质量为主题"的医院管理年活动的通知》（卫医管发〔2009〕38号）

八、患者评估管理制度

1 目的

保障患者从入院到出院的全程诊疗过程中，能够得到医务人员客观科学地评估，医务人员能够依据评估结果做出及时科学的诊疗和护理计划。

2 通用范围

全院临床科室。

3 定义

患者评估是指通过询问病史、体格检查、临床实验室检查、医技部门辅助检查等途径，明确患者病情严重程度、心理和生理状况、营养状况、治疗依从情况、家庭支持情况、医患沟通情况及自理能力等，以此为依据，制订适宜有效的诊疗方案，保证医疗质量和患者安全。

4 内容

4.1 工作标准

4.1.1 评估操作规范与程序：对患者评估工作由具有执业资格的注册医师和注册护士实施。入院评估由经管医师先评估，诊疗组长审核完成；危急重症患者，主诊医师如果为住院医师，要求由主治医师以上职称人员一起评估，特殊情况下上级医师未到位时，可由在场医师一人完成，上级医师复核并签字认可。住院期间病情评估、治疗及手术效果评估等可由手术医师或经管医师一人完成；Ⅲ级、Ⅳ级手术术前评估需由诊疗组长或科主任审核；出院前评估必须有主治医师以上职称人员参与。

4.1.2　评估的范围：医师对接诊的每位患者都应进行评估，包括但不限于门诊就诊、急诊、入院、术前、麻醉前、术后、有创操作前后、毒麻类药物使用前后、危急重症者病情变化后等评估。

4.1.3　评估重点环节

4.1.3.1　门诊患者评估：综合评估门诊患者病情，准确掌握收住院标准，严禁将需要住院治疗的患者安排在门诊观察。如需要住院而病区无床时，则将患者转入留观室并与留观室医师做好交接。若医师判定患者需要住院治疗患者提出拒绝，必须履行知情谈话，告知可能面临的风险，应在门诊病历中记录，并由患者或家属签字。

4.1.3.2　对新入院患者进行首次评估，经管医师应对患者情况进行全面评估，包括病情轻重、缓急、营养状况、疼痛、VTE风险、心理、经济状况等做出正确的评估，做出正确的诊断，参照疾病诊治指南和规范，制订出经济、合理、有效的治疗方案并告知患者或者其委托人。首次上级医师查房应对患者进行评估，并对住院医师的评估情况、诊疗方案的适宜性进行核准。

4.1.3.3　对患者在入院后发生的特殊情况，应及时请上级医师、诊疗组长或科主任再次共同评估。必要时可申请会诊，再集体评估。

4.1.3.4　手术患者术前、术后的评估。术前患者评估，主管医师应对患者术前病史、体格检查、影像与实验室资料等进行评估，进行术前的各项准备，术前讨论中应予病情评估，同时评估手术方式、替代治疗方案、手术风险及意外、手术可能发生的并发症及影响程度、患者心理状态及经济承担能力、配合度等。术后及时评估患者的恢复、营养、VTE风险等情况，防止并发症的发生。

4.1.3.5　麻醉科手术室实行手术风险评估制度，对手术科室的患者进行麻醉分级，结合手术切口清洁程度、麻醉分级、手术持续时间作出手术风险评估，及时调整麻醉、治疗方案。

4.1.3.6　使用有重大不良反应的治疗手段、扩大手术范围、破坏性手术的实施等情况时科室必须慎重决定，主管医师要严格以患者的病情、实验室检查、诊疗规范等作为客观依据，再次进行评估，及时向科主任报告，必要时向医务部汇报，同时做好充分的知情告知并由患者或委托人签署意见、姓名。

4.1.3.7　危急重症患者的评估，应根据患者病情变化采取定期评估、随机评估两种形式，以便及时调整治疗方案。

4.1.3.8　住院患者病情发生变化时、实施抢救后应进行再评估。

4.1.3.9　应用新的诊疗技术，应进行诊疗效果评估。

4.1.3.10　住院满30天的二级护理患者以及住院满15天的一级护理患者，应进行评估并记录（阶段小结要求每月记录）。

4.1.3.11　出院前的病情评估，包括一般患者正常出院前一天或出院当天、患者自动出院时。

4.1.3.12　临床医师除了对患者的病情进行正确科学的评估，还应该对患者的心理状况等做出正确客观的评估，全面衡量患者的心理状况，对有可能需要做心理辅导的患者进行登记并做记录，必要时给予相应的心理支持。

4.1.4 评估的记录

4.1.4.1 患者评估的结果需要记录在病历中，用于指导患者的诊疗活动。

4.1.4.2 记录文件格式：门诊患者评估，直接记录评估方式及结论于门诊病历当中；住院患者评估记录在病程录中。

4.1.5 评估时限要求：普通患者病情综合评估应在入院后24小时内完成，急诊患者在入院后1小时内完成，ICU患者应在入住后15分钟内完成，特殊情况除外。危急重症患者的评估，应根据患者病情变化采取定期评估、随机评估两种形式，以便及时调整治疗方案，保证患者安全。

5 参考资料

5.1 《围手术期管理制度》

5.2 《首诊负责制》

6 附件

6.1 患者评估标准与内容一览表（表3-8-1）

6.2 围手术期管理督查表（表3-8-2）

6.3 术前评估表（表3-8-3）

6.4 附录

6.4.1 心功能分级及意义

心功能	屏气试验	临床表现	临床意义	麻醉耐受
1级	>30秒	有心脏病，一般体力活动不受限（代偿期）	正常	良好
2级	20~30秒	有心脏病，稍受限，休息后舒适（1度，轻度心衰）	较差	处理正常尚可
3级	10~20秒	有心脏病，轻活动限有症状（2度，中度心衰）	差	差，一直要纠正
4级	<10秒	休息时尚可，稍活动限有症状（3度，重度心衰）	衰竭	极差，手术推迟

6.4.2 BNP的正常范围

年龄小于75岁，proBNP 125~450pg/mL，年龄大于75岁，proBNP 450~1800pg/mL

6.4.3 心电图室危急值项目

6.4.3.1 常规心电图

A. 长R-R间期≥3.0s；

B. 心动过缓平均心室率<35次/分钟；

C. 首次发现的三度房室传导阻滞，或三度房室传导阻滞时平均心室率<40次/分钟；

表3-8-1　患者评估标准与内容一览表

评估项目	评估人	时限要求	评估内容	记录文件
门急诊入院前评估	首诊医师	入院前	整合患者基本情况，辅助检查结果做出初步诊断，诊疗方案，是否符合入院条件，病情危重程度评估	门急诊病历；抢救登记本
入院后初步评估	病房医师	普通患者24小时内，急诊患者入院1小时内，ICU 15分钟内	初步诊断，基本检查项目，治疗方案，饮食要求，护理等级，注意事项，评估病情轻重、缓急、营养状况、疼痛、心理、VTE风险，经济状况等	入院记录、首次病程记录
	病房护士	入院2小时内完成评估，8小时内完成记录	患者基本情况，生理、心理、精神和文化需求，社会需求和经济状况、营养、患者的ADL评级、家庭支持、教育需求，疼痛和症状管理，跌倒危险因素评估及压疮危险因素评估	住院患者入院评估表和其他评估记录评估表
住院过程中的再评估	病房医师	住院过程中	（不限于）症状及体征的变化，各项检查结果的判断与分析，患者对治疗的反应，诊断是否需要修正，下一步诊疗安排，医患沟通内容，患者满意度等	病程记录
	病房护士	住院过程中	1.一般资料；2.诊疗护理信息：主要诊断，主要病情，治疗措施，治疗措施（用药护理、疼痛护理、导管相关护理等），病情变化的观察重点（患者心理、跌倒坠床风险，压疮风险，营养，ADL评级等）	护理记录
转科、转院前评估	病房医师	转科、转院前	诊断，转科转院原因、时机，转运的医院，转运方法，转运风险及其注意事项，转科转院前的医患沟通	转出记录，出院记录、会诊记录、谈话记录
疼痛评估	护士、医师	住院过程中	入院后的首次疼痛评估，根据评估按规定实施再评估。重点：手术患者，肿瘤患者	—
营养评估	护士、医师	住院过程中	入院后的首次营养评估，根据评估按规定实施再评估。重点：较大手术前后的患者，禁食禁水3天及以上的患者，严重器质性疾病患者，低体重婴幼儿。	病程记录
VTE风险评估	医师	住院过程中	对每位入院患者（除儿科、新生儿科患者）应进行VTE风险评估。下列情况要进行复评：术后、转科后，患者病情变化后，中高危患者出院时；危重患者每周复评1次。评估包括：分值、危险分层、中高危患者的出血风险，预防措施等	评分表及病程记录
术前患者评估	病房医师	术前24小时	手术准备是否充分，术前检查是否齐全，术前诊断、术者资质、手术审批、知情同意、预估费用、异常检查结果是否回报，有无处置、是否有手术指征，手术切口清洁程度、ASA分级、手术持续时间，术后防范并发症措施	术前讨论、手术风险评估表

续表

评估项目	评估人	时限要求	评估内容	记录文件
术前麻醉评估	麻醉医师	术前24小时	诊断、手术方式、麻醉方式、麻醉可能发生的风险、麻醉前医患沟通	麻醉前访视记录、麻醉同意书
术中生命体征评估	麻醉医师	手术全过程	麻醉过程中生命体征、用药、用药效果	麻醉记录单
	巡回护士	手术全过程	体位、植入物名称及数量、标本名称及数量、器械清点、其他（用于记录局麻患者的生命体征）、麻醉过程中生命体征、用药、用药效果、患者心理状态	手术护理记录单
出院前患者评估	病房医师	出院前一天或出院当天	诊断、在院检查的阳性发现、出院前情况、是否符合出院标准、出院医嘱、随访复诊计划	出院记录
输血不良反应	护士、医师	发生时	时间、临床表现、生命体征、输血成分、输血量	病程记录
药物不良反应	门急诊护士、病区护士	发生时	时间、临床表现、生命体征、药物名称、用药处置等	护理记录
院内感染	病区医师	发生时	时间、临床表现、生命体征、检验化验结果	病程记录

表 3-8-2 围手术期管理督查表

考核项目		考核内容	检查结果
			存在问题病历号
术前	知情告知	手术同意书（签字、手术名称规范、替代方案及风险告知）	
		术中扩大或变更手术范围同意书	
		麻醉同意书（签字、替代方案）	
		输血治疗知情同意书（签字、输血前检查、输血项目与告知项目相符）	
		高值耗材、特殊检查、特殊治疗知情同意书等	
		特殊用药（包括静脉血栓预防用药）知情同意书	
	术前评估	术前诊断，术前心、肺、肝、肾、凝血等功能评估	
		患者耐受手术风险评估（内科合并症、相关治疗及会诊记录、术前小结或术前讨论评估、手术风险与利弊评估记录）	
	择期手术医疗文书	入院录、首次病程录，血常规、血型、尿常规、出凝血、肝肾功能、血糖、电解质、心电图、胸片、传染病四项（HBsAg、抗HCV、艾滋病抗体、梅毒RPR试验）、60岁以上患者心超或BNP、肺功能或血气分析等检查单，诊断和鉴别诊断的其他检查单（如B超、X线、CT、MRI、胃镜、气管镜等报告单）、手术医师术前24小时查房记录	
		术前讨论术最迟术前24小时完成（参加人员、手术名称、手术指征、手术替代方案、手术风险及评估、意外防范、主刀术前看过患者、主持人意见明确及人员确定、手术审批等）	
	急诊手术医疗文书	首次病程录（紧急抢救手术可术后补记），术前小结（紧急抢救手术可术后补记）	
		血常规、凝血功能、血糖、电解质、传染病四项等检查单，急诊手术疾病诊断和鉴别诊断的其他检查单（如B超、拍片、CT、MRI等报告单或穿刺检验报告单）	
	手术审批	按医院规定进行手术审批（其中重大手术、非计划2次手术、会诊手术医务部审批备案）	
	术前麻醉访视记录	术前一天完成术前访视，患者承受麻醉风险评估，重大手术要参加术讨论	
患者安全目标	手术部位标识	手术医师标识、护士检查（有无/规范）	
	患者身份识别	病房与手术室之间的交接（患者、手术名称、部位、术前用药等）	
	手术安全核查制度	麻醉前手术医师、麻醉医师、患者三方核查	
		Time out：手术划刀前，麻醉医师、手术医师、护士三方核查	
		患者离开手术室前，护士、手术医师、麻醉师或患者四方核查	
	护送	术后由麻醉师护送回病房或手术医师、麻醉医师护送到ICU	
	静脉血栓栓塞症预防	静脉血栓栓塞症风险、出血风险动态评估	
		高风险患者有无预防措施	
		高风险患者不用药物预防，有无说明	

考核项目		考核内容	检查结果
			存在问题病历号
术后	术后医疗文书	术中、术后输血记录、输血评估记录	
		手术记录、术后首次病程记录、谈话记录	
		术后24小时内查房	
		麻醉记录单书写规范、内容完整准确，术后1天完成麻醉后访视记录	
		术后病程记录关键节点的记录	
	标本处理	标本已送检	
		病理报告记录	
抗菌药物		Ⅰ类切口手术预防应用合理	
		非Ⅰ类切口应用抗菌药物合理	
手术及麻醉医师授权管理		手术医师权限与其资质、能力符合	
		麻醉医师权限与其资质、能力符合	

表3-8-3 择期手术围术期风险评估表

患者姓名： 性别： 年龄： 病区： 住院号：

经管医师： 主刀医师： 拟手术名称：

评估内容			不能手术	能耐受手术
心肺功能评估	1个月内心肌梗死、支架植入等病史		有□	无□
	目前心功能情况，评估依据	运动当量≥4MET（上2层楼梯或爬上小山坡）或6分钟步行试验>375m，心功能Ⅰ级		有□
		BNP<125pg/mL，心功能Ⅰ级	有□	
		BNP>1800pg/mL，心功能衰竭	有□	
	肌钙蛋白阳性		有□	无□
	出现心电图危急值		有□	无□
	动脉血气分析结果：PO_2<60mmHg或PCO_2≥60mmHg		有□	无□
	肺功能结果：重度阻塞性通气功能障碍或支气管扩张试验阳性		有□	无□
肝功能凝血功能评估	白蛋白<28g/L		有□	无□
	凝血酶原时间延长大于6秒（非抗凝情况）		有□	无□
	肝性脑病		有□	无□
	血小板	颅脑、心脏、主动脉、脊柱等手术>$100×10^9$/L	无□	有□
		颈、腹膜内和胸腔内、前列腺手术>$80×10^9$/L	无□	有□
		表浅手术、乳腺、硬膜外麻醉>$50\sim80×10^9$/L	无□	有□
抗凝药物	阿司匹林或华法林已停5天（使用华法林INR<2）		无□	有□
	氯吡格雷已停1周		无□	有□
	利伐沙班已停2天（高出血风险者）		无□	有□
	其他		无□	有□

续表

	评估内容	不能手术	能耐受手术
需关注的问题	1个月内新发症状性脑卒中	有□	无□
	酒瘾等症状	关注□	
	抗精神病药物对心血管系统的影响	关注□	
	蛋白尿、肌酐≥176μmol/L，关注出血风险	关注□	
	肌酐≥450μmol/L（肾衰），术前1天是否血透等	关注□	

D. Q-T间期明显延长伴R-on-T室性期前收缩；

E. 室性心动过速心室率≥150次/分钟，持续≥30s；

F. 尖端扭转型室性心动过速，多形性室性心动过速；

G. 心室扑动、心室颤动；

H. 室上性心动过速心室率≥230次/分钟；

I. 心房颤动、心房扑动平均心室率≥180次/分钟；

J. 心房颤动伴心室预激最短R-R间期<250ms；

K. 首次发现的符合急性心肌梗死的心电图改变（肢体导联、V4～V6 ST段抬高≥0.1mV，V1～V3抬高>0.3mV）以及陈旧性心肌梗死后再次梗死的心电图改变（陈旧性心肌梗死ST段回落后再次抬高伴急性胸痛，排除室壁瘤）。

6.4.3.2 动态心电图

A. 心房颤动时R-R间期≥5.0s；

B. 出现3次以上≥3.0s的长R-R间期；

C. Q-T间期明显延长伴室性心动过速；

D. 室性心动过速心室率≥200次/分钟，持续≥30s；

E. 尖端扭转型室性心动过速，多形性室性心动过速；

F. 心室扑动、心室颤动；

G. 室上性心动过速/心房颤动/心房扑动心室率≥250次/分钟；

H. 心房颤动伴心室预激最短R-R间期<250ms；

I. 首次发现的符合急性心肌梗死的心电图改变（肢体导联、V4～V6 ST段抬高≥0.1mV，V1～V3抬高>0.3mV）以及陈旧性心肌梗死后再次梗死的心电图改变（陈旧性心肌梗死ST段回落后再次抬高伴急性胸痛，排除室壁瘤）；

J. 符合变异型心绞痛的心电图改变（ST段一过性呈弓背向上型、巨R型等抬高）。

6.4.4 手术风险分类

6.4.4.1 高风险手术：主动脉手术、大血管手术、外周血管手术、急诊大手术特别是老年人、预期时间长的手术伴大量体液血液丧失等；

6.4.4.2 中等风险手术：头颈手术、胸腔与腹腔手术、颈动脉内膜剥除手术、关节手术、前列腺手术等；

6.4.4.3 低风险手术：浅表手术、白内障手术、乳腺手术等。

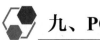 九、POCT工作管理制度

1 目的

规范本院及时检验（point-of-care testing，POCT）的标准化质量管理，促进POCT在医院内有效配置、安全有效利用。

2 通用范围

开展POCT项目的科室。

3 定义

POCT是在患者附近或其所在地完成标本采集、检测和结果报告，其结果可能导致患者的处置发生改变的检测，也有表述为近患检测/床旁检测（Near Patient Testing，NPT），具有检验周转时间短和方便实用的优点。

4 内容

4.1 组织架构

4.1.1　POCT管理委员会

4.1.1.1　主任：院长

4.1.1.2　副主任：分管副院长

4.1.1.3　协调员：医务部主任

4.1.1.4　委员：各相关科室负责人和工作人员

4.1.1.5　委员会下设办公室在医务部，办公室主任由医务部主任兼任，负责POCT整体管理与应用工作。

4.1.1.6　职责

A．制订POCT的临床应用与质量管理的可行性建议与应用方案，进行POCT医疗机构内规范化管理。

B．建立POCT管理体系，制订管理文件并监督管理体系执行情况，确保持续改进。

C．做好POCT仪器分布的调研，对POCT检测项目及检测设备进行统一管理并做好详细记录，同时对POCT设备和项目的申请、准入及验证进行评估和审核。

D．定期（每年至少1次）组织POCT操作人员与管理人员培训、考核及岗位授权，保证其具有完成相应POCT检测工作和管理工作的专业能力，并完善相关质量记录。

E．监督POCT室内质控、室间质评及一致性比对等质控管理工作。

F．确保POCT检测符合其他管理要求，例如危急值管理、生物安全管理等。

G．受理有关POCT的投诉和意见，持续改进工作。

4.1.2　POCT的质量控制部，设在检验科

4.1.2.1　主任：检验科主任

4.1.2.2　秘书：检验科副主任

4.1.2.3　成员：相关工作人员

4.1.2.4　POCT的质量控制部是POCT管理委员会对管理办法的执行开展监督管理工作的机构。

4.1.2.5　职责

制订POCT质控计划，实验室比对结果的反馈等，对POCT不合要求的科室提出定期整改通知，必要时暂停检测或重新岗位培训考核。质量控制监督结果由检验科POCT秘书（POCC）反馈给医院主管部门及POCT管理委员会。

4.1.3　医务部、护理部职责：负责管理文件制订与发放，组织医院POCT项目开展审评，制订POCT操作人员培训/考核计划，组织操作人员培训，组织协调比对试验并发布结果，协调整体POCT质量管理。定期检查危急值流程以及相关记录，相关的评估结果应同时报告POCT管理委员会。

4.1.4　检验科职责：负责指导临床科室制订POCT设备和检测项目的SOP文件及记录表格，负责POCT培训与岗前能力评估，负责POCT设备性能验证的咨询，同时指导日常POCT设备与常规方法的比对，每半年进行仪器比对等日常管理活动，并向POCT管理委员会书面汇报质量检查和改进建议。监督使用者严格按SOP操作，督促科室建立室内质量控制，不定时抽查从检人员的操作情况，发现严重违规现象时，上报POCT管理委员会进行相应处置。

4.1.5　医学装备科和高值医用耗材管理办公室职责：负责POCT设备规范采购及耗材供应，POCT设备统一编号登记造册及管理等。负责监督管理设备的维护保养和维修，负责执行POCT设备耗材的领用权限管理，设置一名专职人员统一管理全院POCT设备的试剂及耗材。监督POCT仪器厂商定期对仪器进行巡回质量检查和检测校准，要求每半年1次，并做好记录，出具仪器评价报告一式两份，留存在医学装备科和质量控制部备查，医学装备科和质量控制部对不符合质量要求的仪器暂停使用，协调好设备更换相关工作，并在医学装备科和检验科登记备案。制订POCT设备操作SOP。

4.1.6　医院感染管理科职责：负责临床科室POCT检测全过程的感控监督管理。

4.1.7　计算机中心职责：负责POCT设备LIS/HIS以及其他网络端的对接、维护以及故障解决。

4.1.8　使用POCT设备的科室职责：提交POCT设备及耗材需求报告，安排检测人员及资质认证考核，负责设备的规范化操作与质量控制，制订POCT设备及检测项目的SOP文件和记录表格，负责POCT检测全过程，发放规范的检测报告（单），负责规范处理医疗废物，负责设备的维护保养，配合POCT管理委员会完成POCT相关管理工作。每个开展POCT的临床科室应设置一名POCT联络人负责科室的POCT管理工作。

4.2　管理制度

4.2.1　POCT项目准入与设备配置要求

4.2.1.1　临床科室开展POCT项目需向POCT管理委员会提出申请并获得审批后方能开展。科室开展POCT新项目需要考虑包括但不限于以下内容：

A．新项目临床意义。

B．检验科现有条件是否能够满足临床需求。

C．新项目涉及的仪器设备、试剂耗材、性能评估结果。

D．经济效益分析及患者负担评估。

4.2.1.2　设备配置要求

A．POCT检测设备、试剂、试纸等需选用经过中国食品药品监督管理总局注册产品。

B．同一检测项目在医疗机构内一个医疗病区应只有1种品牌型号的POCT设备，同一医疗机构内同一检测项目原则上不得选择2个品牌以上的POCT设备。

4.2.2　人员资质管理及培训要求

4.2.2.1　人员资质管理

A．从事POCT操作的人员应同时满足下列3项条件：具备卫生专业技术资格；必须经POCT培训并考核合格/长期从事POCT的工作人员必须经专业的能力评估并合格；持有由POCT委员会颁发的资格证书。

B．每位POCT操作人员均有唯一识别号进行区分。

C．POCT操作人员考核合格后获得资格证后方能上岗操作及结果报告。

4.2.2.2　人员培训要求

A．POCT管理委员会应定期（每年至少1次）针对POCT操作人员进行培训、考核及评估、岗位授权。相关记录需保存至少2年时间。

B．新的POCT操作人员上岗前必须经过培训考核及授权。

C．人员培训内容应至少包含检测原理、影响检测结果的因素、POCT标本采集/转运的标准流程及要求、质量控制、设备操作SOP、设备维护、试剂耗材储存、记录填写、危急值管理、结果判读、生物安全等内容。

4.2.3　设备管理要求

4.2.3.1　所有POCT设备均有唯一识别号进行识别，POCT管理委员会应对POCT设备开始使用时间、放置科室及地点、校准合格有效期、EQA活动合格有效期或比对合格有效期等信息进行管理。

4.2.3.2　所有POCT设备档案建议保存于医学装备科内，建议使用信息系统进行设备管理。

4.2.3.3　POCT设备应参考厂家维护保养要求进行定期维护保养，所有记录保存2年以上。

4.2.3.4　医学装备科应规定POCT设备报废条件与流程，报废设备由医学装备科统一回收。

4.2.3.5　新的POCT设备由医学装备科统一编号登记后发放。

4.2.4　生物安全管理要求

4.2.4.1　POCT生物安全管理需满足GB 19489：《2008生物安全管理条例要求》。

4.2.4.2　所有的POCT设备及其附属设备（PDA或电子屏幕等）均能通过各种方式进行清洁消毒。

4.2.4.3　使用后的采血装置不得重复使用，检测后的试纸与废液应严格按照医疗废弃物进行管理。

4.2.5　结果报告与危急值管理要求

4.2.5.1　结果报告要求

同一医疗机构内应制订统一的POCT结果报告模板，POCT结果报告应与临床实验室报告进行区分。结果报告模板应包含但不限于以下内容：

A．科室名称、患者姓名、性别、年龄、住院号或门诊病历号、申请医师姓名以及申请日期等。

B．检验项目、检验方法、检验结果和单位、样本类型、POCT设备唯一编号、参考范围、异常结果提示。

C．操作者姓名、审核者姓名、标本采集时间、检测时间、报告时间。

D．POCT检测和常规检测的结果报告应有区分标识，POCT检验报告必须醒目注明"POCT"字样。不能使用热敏纸等原始记录作为POCT结果报告。使用手工转录报告，需要双人复核结果并签字确认。口头报告的POCT结果应在30分钟内转录至信息系统或手工填写至报告中，所有的POCT检测结果应保存至患者病历中。

4.2.5.2　POCT危急值管理要求

A．设定POCT检测项目危急值界限（表3-9-1）。

表3-9-1　POCT检测项目危急值界限表

检验项目	单位	降低	增高	备注
酸碱度	PH	≤7.25	≥7.55	动脉血
葡萄糖	mmol/L	≤2.5	≥30	血清
肌钙蛋白（I）	ng/mL	—	≥0.12	血清

B．POCT危急值报告处理流程。a．认真核对患者信息；b．能立即复查者应立即进行复查，双人复核确认结果后立即对症处理；c．不能立即复查者先报告主管医师后进行复查；d．在POCT危急值登记本上登记患者信息、检测人员、检测时间、报告时间、危急值处置人员、处置时间以及处置措施等；e．在病情记录中详细描述危急值及对症处理情况。

4.2.6　POCT质量记录管理要求

POCT质量管理记录应包含与质量管理体系相关的所有记录包括以下内容：

4.2.6.1　仪器校准、使用及维修保养记录；

4.2.6.2　人员培训、考核及授权记录；

4.2.6.3　POCT项目准入评估记录；

4.2.6.4　性能验证记录；

4.2.6.5　室内质控记录；

4.2.6.6　能力验证（Proficiency Testing，PT）/室间质评记录；

4.2.6.7　比对记录；

4.2.6.8　危急值处理和报告等记录；

4.2.6.9　所有的POCT记录保存2年以上。

4.2.7　信息化管理要求

4.2.7.1　选择具有数据传输功能的POCT设备，所有设备均能通过中间体软件连接

LIS/HIS 系统。

4.2.7.2　信息系统能够辅助 POCT 质量管理，质控失控的仪器能通过软件自动锁定，防止错误的结果报告影响临床决策。

4.2.7.3　完善信息化系统建设，进行信息化 POCT 质量管理与结果报告。通过信息化连通，实现 POCT 数据自动传输至电子病历中。

5　参考资料

5.1　《广东省医疗机构心脏标志物 POCT 质量管理专家共识》

5.2　《广东省医疗机构血气 POCT 质量管理专家共识》

5.3　《广东省医疗机构血糖 POCT 质量管理专家共识》

6　附件

6.1　××医院 POCT 项目开展申请表（表 3-9-2）

6.2　××医院 POCT 操作资质申请表（表 3-9-3）

6.3　心脏标志物 POCT 检验报告单样版（表 3-9-4）

6.4　血气 POCT 检验报告单样版（表 3-9-5）

6.5　血糖 POCT 检验报告单样版（表 3-9-6）

表 3-9-2　××医院 POCT 项目开展申请表

科室：	项目负责人：	申请日期：　　年　　月　　日
项目类别：□血糖　　□血气　　□心脏标志物　　□其他＿＿＿（每份表只申请 1 项）		
临床意义：		
检验科开展情况：		
涉及的仪器设备、试剂耗材：		
经济效益分析及费用情况、医保报销情况：		
科室讨论总结：		
项目负责人签名：　　　　　　　　日期：　　年　　月　　日		

续表

检验科意见：   负责人签名： 日期： 年 月 日
POCT管理委员会讨论意见： □同意 □不同意，分析：_____ _____ _____ 盖章： 日期： 年 月 日

备注：本表一式两份，申请科室及POCT委员会各存档一份。

表3-9-3 ××医院POCT操作资质申请表

科室		姓名		性别	
职称		执业类别	□医师 □护士		
项目类别	□血糖 □血气 □心脏标志物 □其他____（每份表只申请1项）				
设备情况	仪器名称：_____厂家：_____编号：_____				
POCT学习培训工作总结（限200字内，可附培训证书）： 					
科室意见： 主任/护士长签名： 日期： 年 月 日					
主管部门意见： 签名盖章： 日 期： 年 月 日					
POCT委员会意见： 盖 章： 日 期： 年 月 日					
人员识别号（由POCT委员会编）：					

表3-9-4 ××医院心脏标志物POCT检验报告单

科室：_____仪器编号：_____标本种类：_____

姓名：_____性别：_____年龄：_____床号：_____住院号：_____

采样时间：_____送检时间：_____检验方法：_____

序号	项目代码	项目名称	结果	标志	单位	参考值

送检医师：_____检验员：_____复核员：_____检验日期：_____报告日期：_____

备注：按照此版本设定后每次检验后打印。

表3-9-5 ××医院血气POCT检验报告单

科室：_____ 仪器编号：_____ 标本种类：_____
姓名：_____ 性别：_____ 年龄：_____ 床号：_____ 住院号：_____
采样时间：_____ 送检时间：_____ 检验方法：_____

序号	项目代码	项目名称	结果	标志	单位	参考值

送检医师：_____ 检验员：_____ 复核员：_____ 检验日期：_____ 报告日期：_____

备注：按照此版本设定后每次检验后打印。

表3-9-6 ××医院血糖POCT检验报告单

设备信息	POCT编号：_____
患者基本信息	科室：_____ 姓名：_____ 性别：_____ 年龄：_____ 床号：_____ 住院号：_____
标本信息	标本种类：_____ 检验方法：_____

检验结论：

序号	项目代码	项目名称	结果	标识	参考值	单位	日期	人员
1					3.9～6.1	mmol/L	采样日期：＿＿＿＿	送检医师：＿＿＿＿
							送检日期：＿＿＿＿	复核人员：＿＿＿＿
							报告日期：＿＿＿＿	检验人员：＿＿＿＿
2					3.9～6.1	mmol/L	采样日期：＿＿＿＿	送检医师：＿＿＿＿
							送检日期：＿＿＿＿	复核人员：＿＿＿＿
							报告日期：＿＿＿＿	检验人员：＿＿＿＿
3					3.9～6.1	mmol/L	采样日期：＿＿＿＿	送检医师：＿＿＿＿
							送检日期：＿＿＿＿	复核人员：＿＿＿＿
							报告日期：＿＿＿＿	检验人员：＿＿＿＿
4					3.9～6.1	mmol/L	采样日期：＿＿＿＿	送检医师：＿＿＿＿
							送检日期：＿＿＿＿	复核人员：＿＿＿＿
							报告日期：＿＿＿＿	检验人员：＿＿＿＿
5					3.9～6.1	mmol/L	采样日期：＿＿＿＿	送检医师：＿＿＿＿
							送检日期：＿＿＿＿	复核人员：＿＿＿＿
							报告日期：＿＿＿＿	检验人员：＿＿＿＿

备注：标识用↑或↓表示。此表打印出来后填写每次的检查报告。

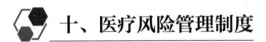

十、医疗风险管理制度

1 目的

规范医疗风险管理，增强医务人员的医疗风险防范意识；降低医疗差错，提高医疗质量；保障患者就医及医务人员自身安全。

2 通用范围

2.1 适用部门

临床、医技、护理、行政后勤。

2.2 适用人员

临床医师、医技医师、护士、行政后勤人员。

3 定义

医疗风险是指在医疗过程中可能发生医疗目的之外的危险因素，而这种因素虽然存在，但不一定会造成不良后果，有人将其称为"遭受损害的可能性"。

4 内容

4.1 工作标准

4.1.1 医疗风险的识别

4.1.1.1 诊疗过程中的医疗风险

A. 违反十八项核心制度规定的；

B. 经3次门诊就诊仍难以明确诊断的患者，未请上级医师复诊；

C. 急诊科未在3分钟内开始抢救进入急诊的危重患者；

D. 患者病情突然恶化且初步处理效果不佳时，未及时请上级医师查看患者或请相关科室人员会诊；

E. 需马上执行的医嘱医师未向护士交代清楚，导致延缓执行；

F. 高风险、高难度的择期手术未在术前上报医务；

G. 麻醉师缺少术前、术后麻醉访视记录，或术后患者返回病房24小时内未诊查患者；

H. 手术医师在术后未及时诊查手术患者；

I. 对术后患者观察不仔细，未能及时发现出血、异常渗血；

J. 错发、漏发药物造成差错；

K. 处方中药物出现用法错误、用药禁忌、配伍禁忌或用量超过剂量而未注明；

L. 违反相关规定使用毒麻药品、精神药品及放射性药品；

M. 医护人员发生标本采集差错或非患者原因导致的重新采集标本；

N. 人为原因造成院内交叉感染的风险；

O. 对传染病、严重工伤、重大交通事故、集体中毒等事件未按要求及时上报或漏报；

P. 因治疗需要且病情允许需要转科，转出科室未及时联系转入科室或转入科室无正当理由拒绝转入；

Q. 患者不配合诊疗、拒绝诊疗或自动强行出院等特殊情况未及时进行记录；

R. 未及时进行风险谈话、知情告知等项目，或缺少患方的签字；

S. 术中记录不准确、不完整，对术中阳性发现描述不细，或对术中出现的意外和失误未能如实反映，甚至在记录中造假、隐瞒。

4.1.1.2 医技后勤保障过程中的医疗风险

A. 抢救药品、材料未及时补充、更换，出现账物不符；

B. 供应过期物品、过期灭菌器械或不合格材料；

C. 急救设备、器材出现故障；

D. 医技科室对于仪器、设备疏于检测维修，导致检验结果失真；

E. 医护人员因素导致的医技检查报告错误；

F. 供电、供氧、供水等系统故障。

4.1.1.3 医德医风缺陷导致的医疗风险

A. 态度冷漠，语言粗暴；

B．抬高自己，贬低同行；

C．搬弄是非，故意挑拨矛盾；

D．玩忽职守，擅离岗位；

E．夸大疗效及对不良预后估计不足；

F．不负责任地解释其他医务人员的工作，造成患者或其家属误解；

G．出现其他医德医风问题。

4.1.1.4　医护人员安全有关的医疗风险

A．治疗、手术过程中发生的医务人员身体伤害事件：包括针刺、锐器刺伤、接触化疗药、传染病等导致损害。

B．诊疗过程中医务人员人身安全受到威胁。

4.1.2　医疗风险评估及管控机制

医疗风险评估及管控机构由三级构成。科室由科室质量与安全管理小组负责，医院医疗风险管理由医务部负责、其他职能部门进行协助，最高管理机构为医院质量管理委员会。发现医疗风险后，要及时向科主任及护士长报告并上报相关职能部门。

4.1.2.1　科室管控机制

A．科室对医疗风险进行记录，指定专人（科室技术专管员）负责，对发生的医疗风险要详细登记，根据其情节及时上报相关责任部门；

B．对于严重医疗风险或差错，科室必须及时上报医务部或护理部，门诊患者上报门诊部。

4.1.2.2　医院管控机制

A．通过对科室的平时检查和专项检查，及时发现医疗风险或安全隐患；

B．通过患者及其家属的投诉，发现并确定医疗风险的性质、程度与后果；

C．凡发生患者投诉或通过检查发现医疗风险，职能部门应通知发生科室进行整改，同时将该医疗风险进行登记并纳入相关人员考核；

D．医务部对较为高发的医疗风险或者对医院影响较大的风险，需组织讨论并制订或责令相关科室制订相应的整改方案，并在医院质量与安全管理委员会季度会议上进行报告。

4.1.3　医疗风险的防范

4.1.3.1　各临床、医技及相关科室完善本科室的医疗质量保障工作，落实各项规章制度，严格执行"十八项核心制度"。

4.1.3.2　各种抢救设备要处于良好状态，保证随时投入使用。根据资源共享、特殊急救设备共享的原则，医务部有权根据临床急救需要进行调配；

4.1.3.3　从维护全局出发，科室之间、医护之间、临床医技之间、门诊与急诊之间、门诊/急诊/病房之间应相互配合；

4.1.3.4　严禁在患者及其家属面前谈论同行之间对诊疗的不同意见，严禁在患者面前诽谤他人和他科，抬高自己等不符合医疗道德的行为；

4.1.3.5　禁止在诊疗过程中、手术中谈论无关或不利于医疗过程的话题；

4.1.3.6 严格执行首诊负责制，严禁推诿患者；

4.1.3.7 加强对下列重点患者的关注与沟通

A. 低收入阶层的患者；

B. 孤寡老人或虽有子女，但家庭不睦者；

C. 在与医务人员接触中已有不满情绪者；

D. 预计手术等治疗效果不佳者；

E. 本人对治疗期望值过高者；

F. 对交代病情表示难以理解者；

G. 有发生征兆或已发生院内感染者；

H. 病情复杂，各种信息表明可能产生纠纷者；

I. 需使用贵重自费药品或材料者；

J. 由于交通事故有可能推诿责任者；

K. 艾滋病患者；

L. 其他特殊身份的患者。

4.1.3.8 对于已经出现的医患纠纷苗头，科室主任必须亲自过问和决定下一步诊治措施。安排专人接待患者及其家属，其他人员不得随意解释病情；

4.1.3.9 各项检查必须具有严格的针对性，其结果要认真分析；

4.1.3.10 合理使用药物，注意药物配伍禁忌和药物不良反应，严格掌握药物的适应证、使用禁忌，严禁滥用抗菌药物；

4.1.3.11 重视院内感染的预防和控制工作，充分发挥院、科感染监控人员的作用，对于已经发生的院内感染及时登记报告，不得隐瞒，服从专业人员的技术指导。

4.1.3.12 有创检查时，必须配备抢救设备，并保证随时可用；在接到急诊检查申请后，必须尽快安排；

4.1.3.13 药剂科保证药品的正常进货渠道及质量，保证抢救药品及时到位；

4.1.3.14 收治患者落实急诊优先、专病专治的原则。禁止科室之间盲目抢收患者、推诿患者造成延误诊治或医疗纠纷；

4.1.3.15 严格执行知情同意签字制度，根据医院要求履行知情告知程序并完成医患双方的签字；

4.1.3.16 严格按照病历书写相关规范及医院规定书写病历。

4.1.4 发生医疗风险的处置

4.1.4.1 一旦发生医疗风险，当事医务人员必须立即通知上级医护人员及科室主管，同时报告分管职能部门；

4.1.4.2 职能部门组织科室查找医疗风险发生的原因；

4.1.4.3 如涉及医疗纠纷或患方有不满的，科室主任、分管职能部门与医务部、医患办共同决定接待患者及其家属的人员，指定专人进行病情解释，其他任何医务人员不得擅自参与处理；

4.1.4.4 如患者死亡，应向家属告知对死因有异议的可申请尸体解剖鉴定；

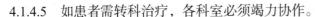

4.1.4.5 如患者需转科治疗，各科室必须竭力协作。

4.1.5 医疗技术风险预警机制

4.1.5.1 医疗技术风险

A．医疗管理方面：a．各项医疗技术操作无统一的规范或规范不标准；b．医疗活动过程或有关核心制度执行中存在缺陷；c．医疗诊疗技术流程的不合格或存在缺陷，都容易造成失误；d．医疗质量管理运行中全程管理、环节管理及终末管理执行力问题，缺乏监督机制及反馈机制。

B．医务人员个人因素：a．缺乏医疗风险意识；b．医疗技术水平有限；c．责任心不强或不遵守规章制度；

C．设备因素：a．缺少抢救设备的完好性；b．检验科各项实验设备的完好及质控水平不足。

4.1.5.2 医疗技术风险预警程序

医疗技术风险预警的实施进程可以归纳为风险识别、风险估测和风险评价三大阶段。

A．风险识别：是对潜在的各种风险进行系统的归纳和全面的分析，以掌握其性质和特征，便于确定哪些风险应予以考虑，同时分析引发这些风险的主要因素和所产生后果的严重性，这个阶段是对风险进行定性分析的基础工作；

B．风险估测：是通过对所收集的大量资料的研究，运用概率论和数理统计等工具估计和预测风险发生的概率和损失幅度，这个阶段工作是对风险分析的定量化，使整个风险管理建立在科学的基础上；

C．风险评价：是根据专家判断的安全指标，来确定风险是否需要处理和处理的程度。

4.1.5.3 医疗技术风险对策

A．成立专家督导组，由院内专家委员会成员担任。制订院内各科室医疗质量管理考核标准及核心制度，参与院内的医疗质量及目标管理检查，工作形式以现场检查，评分计入月度考核。

B．设立医疗技术风险预警管理人员，针对已经出现的医疗事件，进行调查，设计管理程序，监测管理过程、收集信息资料、改进医疗质量，杜绝此类医疗事件的再次发生。对可能发生医疗风险的各项制度，提出针对性的修改意见，并给予完善。

C．医疗管理部门要关注管理体制、医疗流程、操作规范、质量评价等方面内容。查看管理制度等方面有无缺陷，流程是否复杂易致操作失误，统一医护操作标准，使医疗操作科学化、合理化。对环节和全程管理过程中的问题给予及时反馈，加强医疗全过程的监督机制。具体的日常管理工作中要树立风险防范意识，改进系统及制度的缺陷，不强调个人处罚，从根本上降低医疗风险。

D．严格外科手术准入制度。成立科室技术质量管理小组，并制订管理办法。严格执行手术分级管理制度。严格专业准入制度，提高专科救治水平，严禁跨科收治患者，因短期经济利益延误患者治疗时机。严格新技术、新项目的开展安全评估制度。严格执行入院告知制度。

E．加大全员的培训力度，不断提高全员技术操作水平，培养医疗风险意识，培训医患沟通技巧、技术操作常规、各种法律法规、医学新进展等各种知识，提高全员的综合素质。

F. 严格按照执行制度，按照制度办事，认真落实各项规范和制度。加大由于责任心不强或不按制度办事所引起纠纷的处罚力度。

G. 保障各种医疗器械的正常运行，给予维护和保养。减少因机器原因导致的医疗纠纷。

4.1.5.4　医疗技术风险预警目标：通过建立医疗技术风险预警机制，使医疗质量控制能够达到四个目标：

A. 安全：避免在诊疗过程中带来的医源性损害；避免诊疗不及时而贻误最佳诊疗时机；避免在就医过程中发生的非医疗性损伤；

B. 实用：提供的服务必须有明确的科学理论依据，不能为医院或个人利益在治疗、检查、用药、护理过程中随意增减项目，使服务所需费用合理；

C. 及时：尽量减少患者在候诊、取药、缴费、检查等过程的时间，尽量缩短术前等候时间和住院日，提供便捷服务。

D. 平等：以患者为中心，尊重关爱患者，尊重患者的选择、需要、价值，对所有患者一视同仁，提供同样服务。营造一个友善、谅解、和谐的人际关系氛围。

4.1.5.5　医疗技术中止规定：临床技术应用过程中出现下列情形之一的，应当立即停止该项医疗技术的临床应用，并及时向卫生主管部门报告。

A. 该项医疗技术被卫健委废除或者禁止使用；

B. 从事该项医疗技术主要专业技术人员或者关键设备、设施及其他辅助条件发生变化，不能正常临床应用；

C. 发生与该项医疗技术直接相关的严重不良后果；

D. 该项医疗技术存在医疗质量和医疗安全隐患；

E. 该项医疗技术存在伦理缺陷；

F. 该项医疗技术临床应用效果不确切；

G. 省级以上卫生行政部门规定的其他情形。

4.1.6　医疗技术风险处置预案

4.1.6.1　立即消除致害因素：技术损害一旦发生，首先发现者应当立即设法终止致害因素；当致害因素的识别和判定有困难时，应当立即呼叫上级医护人员指导处理，不可迟疑拖延。

4.1.6.2　迅速采取补救措施：密切注意患者生命体征和病情变化，采取有效补救措施，降低技术损害后果，保护患者生命健康。

4.1.6.3　尽快报告有关领导：技术损害一旦发生，都必须立即如实报告。首先报告上级医师和科主任，情节严重者应当同时报告医务处、分管院领导或者总值班，重大技术损害必须同时报告院长，任何人不得隐瞒或瞒报。

4.1.6.4　组织会诊协同抢救：损害较轻、不致造成严重后果者，当事科室要酌情组织科内会诊，妥善处理（由科主任或副主任医师以上资质医师主持）；对于情节严重的技术损害，应当根据需要邀请院内相关专科会诊，共同抢救（科主任主持），必要时由医务部邀请上级医院专家会诊指导（医务部或分管副院长主持）。

4.1.6.5　迅速收集并妥善保管有关原始证据，包括实物、标本、手术切除组织器官、剩余药品、材料、试剂、摄像和录音资料、各种原始记录等。

4.1.6.6　妥善沟通，稳定患方情绪，争取患方配合，防止干扰抢救和发生冲突。

4.1.6.7　如患者已经死亡，必要时应在规定时限内向其亲属正式提出并送达书面尸检建议，并力争得到患方书面答复。

4.1.6.8　全面检查、总结教训，找出技术损害发生的原因，召开医疗安全委员会会议。制订改进措施，修订制度及时完善相关记录。

4.1.6.9　如属医疗过失，应当区分直接责任和间接责任，依照法律法规和相关规章制度对责任者做出合理处理。

4.1.6.10　积极准备，收集整理相关材料，做好医疗事故技术鉴定或应诉准备。

4.1.6.11　因技术损害构成医疗事故者，按照《医疗事故处理条例》（中华人民共和国国务院令第351号，自2002年9月1日起施行）规定程序进行处理。患方以不正当手段过度维权、聚众滋事、扰乱医疗秩序时，在耐心劝导和向当地卫生行政部门、公安部门报警的同时，组织力量维护医疗秩序，保护医院设施。

4.1.6.12　当发现技术损害与技术或药品器材本身缺陷有关，或同类损害重复出现或反复出现时，暂停使用该项技术或有关药品器材，并对其认真地进行研讨和重新评估，必要时报告当地卫生行政部门。

5　参考资料

5.1　《侵权责任法》

5.2　《中华人民共和国医师法》

5.3　《医疗事故处理条例》（中华人民共和国国务院令第351号，自2002年9月1日起施行）

5.4　《医疗纠纷预防和处理条例》（中华人民共和国国务院令第701号，自2018年10月1日起施行）

5.5　《医疗机构管理条例》（1994年2月26日中华人民共和国国务院令第149号发布）

5.6　《病历书写规范》

5.7　《中华人民共和国医师法》

5.8　《医院管理评价指南》

5.9　《处方管理办法》

5.10　《医疗机构管理制度与人员岗位职责》

6　附件

6.1　工作流程图（图3-10-1）

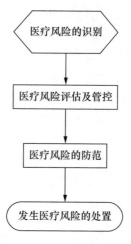

图 3-10-1　工作流程图

十一、医疗质量安全预警及干预制度

1　目的

强化医疗安全的监控机制，及时发现潜在的风险患者，有效地防止重大医疗缺陷的发生。

2　通用范围

医务人员、职能部门人员。

3　定义

临床早期预警系统指系统自动依据改良早期预警评分（Modified Early warning score，MEWS）评估分值，以提供医护人员对患者评估患者早期病情恶化的进展程度，早期介入病情处置，降低患者病情恶化延误处理的风险。

4　内容

4.1　职责分工

4.1.1　管理职责：医务部主任。

4.1.2　实施职责：医务部专门负责预警患者跟踪人员，医护人员。

4.2　工作标准

4.2.1　医护人员职责

4.2.1.1　责任护士/值班护士：根据早期预警评分结果按照分值的管理通知主管医师/值班医师，护理组长/护士长并进行持续评估，并协助患者的后续处理。

4.2.1.2 主管医师/值班医师：评估患者病情并做相应处理，及时汇报上级医师，根据评分及病情评估结果启动临床警示反应小组，并详细记录处置过程。

4.2.1.3 临床警示反应小组-MEWSRRT：10分钟内到达患者身边进行评估与处理，评估后完成病历记录。

A. 临床警示系统成员：患者及其家属，以及患者所在病区经管/值班医师、责任/值班护士、护士长/护理组长、科主任/诊疗组长为成员。

B. 临床警示反应小组-MEWS RRT成员：正常上班时间：病区经管医师、责任护士、护士长/护理组长、科主任/诊疗组长；非正常上班期间：值班护士、值班医师、科主任二值、护士长二值。

4.2.1.4 医务部、护理部：负责质量监管，同时医务部每日对风险预警患者进行评估，筛选出重点预警患者，并抄送至院领导、晨会指导小组、医院总值班及相关职能部门。

4.3 评估标准

4.3.1 医院使用MEWS早期预警评分工具：成人患者应用成人改良早期预警评分-MEWS评估量表。

早期预警评分：

A. 患者入院后，护士做好患者及其家属的宣教，并告知患者及其家属发现病情变化时应立即呼叫护士；

B. 责任护士完成护理记录并确认数据无误，系统将自动进行评估。

4.3.2 病情处理：责任护士将早期预警评分的分值，对照处理措施表，确定是否请主管医师进行进一步的病情评估及处理。主管医师评估患者病情，并给予相应的处理措施，视情况启动临床警示反应小组。主管医师及其上级医师根据患者评估分值，判断是否请其他专科医师会诊，临床警示反应小组成员在接到电话后10分钟内到达现场。

4.3.3 评估记录

4.3.3.1 护士的早期预警评分自动记录在护理记录单；

4.3.3.2 主管医师对患者病情的评估及处理记录在病程录中；

4.3.3.3 临床警示反应小组的讨论由主管医师整理于病程记录中。

4.3.4 评估患者出现呼吸心搏骤停，按照心肺复苏流程执行。

4.3.5 品质管理：各科室每月汇总MEWS系统分值统计、启动MEWS反应小组例数、心肺复苏ACLS系统启动例数，医务部、护理部负责统计收集数据，追踪分析患者所属护理级别的比例，并进行原因分析及改善。

4.3.6 建立高风险预警患者管理机制

4.3.6.1 从现有临床早期预警系统、电子病历数据、全院疑难病例讨论等途径收集高风险预警患者，并抄送至院领导、晨会指导小组、医院总值班及相关职能部门；

4.3.6.2 对于重点预警患者，医务部进行持续跟踪及监管，过程中发现诊疗过程及患者管理过程中存在的不足及时通知科室进行改进；

4.3.6.3 医疗及护理总值班查房时对重点预警患者进行检查，查看该患者在病历书写、病情评估、治疗计划、病情处置等方面是否存在不足需进一步改进；

4.3.6.4　重点预警患者因出院、死亡或危险因素消失后预警结束，不再对该预警患者进行跟踪。

5 附件

5.1　成人改良早期预警评分–MEWS（表3-11-1）

5.2　成人改良早期预警处理措施（表3-11-2）

5.3　警示系统启动工作流程图（图3-11-1）

5.4　工作流程图（图3-11-2）

表3-11-1　成人改良早期预警评分-MEWS

得分指标	0	1	2	3
体温（℃）	36.0～37.9	38.0～38.9 35.0～35.9	39.0～40.0	>40.0或<35.0
收缩压SBP（mmHg）	90～139	140～159或80～89	160～200或70～79	>200或<70
心率（次/分）	60～100	40～59或101～110	<40或111～129	≥130
呼吸（次/分）	16～20	8～15或21～25	<8或26～29	≥30
血氧饱和度SpO₂（%）	≥96	90～95	85～89	<85
意识	神清	嗜睡（对声音有反应）模糊、谵妄、幻觉、定向障碍、思维混乱	昏睡（对疼痛有反应）、浅昏迷	中、重昏迷（无反应）

表3-11-2　成人改良早期预警处理措施

MEWS总分	监测频率	临床措施
0～2	根据常规护理	• 持续监测 • 视病情判断是否通知经管医师（值班医师）
3	每4小时进行MEWS评估	• 持续监测 • 根据临床判断通知经管医师（值班医师） • 若连续3次监测均为"3"分，按"4"分处理
4	每2小时进行MEWS评估	• 护士通知经管医师（值班医师），并汇报护理组长或护士长 • 经管医师（值班医师）做好评估，同时汇报上级医师
5	每1小时进行MEWS评估	• 潜在危重症危险，及时进行分析及处置 • 立即汇报经管医师（值班医师），并汇报护理组长或护士长
5	每1小时进行MEWS评估	• 经管医师（值班医师），并汇报诊疗组长或科主任，并评估病情及进行处置，同时进行病情告知 • 护士同时计算液体出入量，尿量低100mL/4h时再次汇报上级医师 • 由上级医师判断或若连续3次均为或超过"5"分，则启动临床警示反应小组和ICU会诊
6	每半小时进行MEWS评估	• 立即汇报经管医师（值班医师），并汇报护士长 • 经管医师（值班医师），并汇报诊疗组长和科主任，并评估病情及进行处置
7	持续进行MEWS评估	• 护士立即呼叫主管医师（值班医师）并启动临床警示反应小组 • 必要时启动医院RRT团队

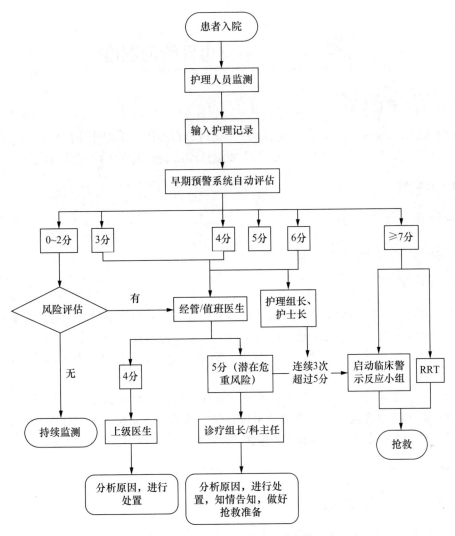

图 3-11-1 警示系统启动流程图

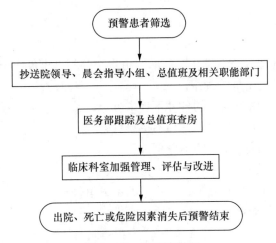

图 3-11-2 工作流程图

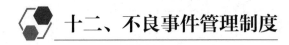

十二、不良事件管理制度

1 目的

鼓励全院职工及时、主动报告不良事件，通过分析原因，采取相应措施，最大限度地避免类似事件的发生，以达到推动全院工作质量持续改进，确保医疗安全的目的。

2 通用范围

全院职工。

3 定义

3.1 不良事件

3.1.1   在医疗诊疗活动中或医院运行过程中，如发生非疾病本身造成的异常事件，会增加患者的痛苦和负担并可能引起医疗纠纷或医疗事故，以及影响医疗工作的正常运行以及医疗人员人身安全的因素及事件。不良事件需要主动上报，积极采取挽救或抢救措施，尽量减少或消除不良后果。

3.1.2   不良事件报告分为外部报告系统和内部报告系统。内部报告系统主要以个人为报告单位，由医院主管部门自行管理的报告系统。外部报告系统主要以医院为报告单位，由卫生行政部门或行业组织管理的报告系统。

4 内容

4.1 医院不良事件管理组织

4.1.1   医院不良事件管理委员会。

主任：×××

副主任：×××

成员：×××

4.1.2   不良事件管理办公室设在医务部，负责全院不良事件协调管理工作。

4.1.3   职能部门不良事件管理组。

4.1.3.1   医疗组：与医疗相关的各种不良事件；

4.1.3.2   护理组：与护理相关的各种不良事件；

4.1.3.3   院感组：与院感相关的不良事件；

4.1.3.4   药剂组：与药物使用相关的不良事件；

4.1.3.5   纪委监督组：与服务及行风相关的不良事件；

4.1.3.6   输血组：与输血相关的不良反应事件；

4.1.3.7 设备组：医疗器械、设备、耗材使用相关的不良事件；

4.1.3.8 总务组：医院设施相关的不良事件。

4.1.4 临床科室不良事件管理组。

各临床科室主任或负责人任组长，副主任及护士长任副组长，高级职称或高年资医师、护士为组员组成不良事件管理小组。

4.2 工作职责

4.2.1 医院不良事件管理委员会职责

4.2.1.1 制订及完善医院不良事件管理制度，指导及监督医院不良事件管理制度的落实及执行。

4.2.1.2 处理不良事件遵循公平、公开、公正的原则，坚持实事求是的科学态度，做到事实清楚，定性准确、责任明确、有据可依、处理恰当。

4.2.1.3 定期召开全院Ⅰ级、Ⅱ级重大的或涉及多部门的不良事件调查、分析，定性及处理的会议；邀请相关专家参加，进行根本原因分析，厘清责任，提出整改及处理意见，评价整改成效，持续质量改进。

4.2.1.4 建立全院统一的不良事件处理原则，协调及指导医院各职能部门处理各种不良事件。

4.2.2 职能部门不良事件管理组职责

4.2.2.1 负责制订及完善职能部门的不良事件管理制度；

4.2.2.2 根据本组不良事件管理制度处理本职能管辖范围内发生的不良事件，并协助其他职能部门处理相关的不良事件；

4.2.2.3 根据情况及时上报Ⅰ级、Ⅱ级重大的或涉及多部门不良事件；必要时通知党委宣传部。

4.2.2.4 每月10日前将上一月的不良事件汇总及分析报告上交不良事件管理办公室。

4.2.3 科室不良事件管理组职责

4.2.3.1 科室主任是不良事件管理组的第一责任人，发生不良事件后及时处理，督促科室人员及时、真实、全面、客观上报及填写《不良事件报告表》。

4.2.3.2 组织科室人员学习诊疗常规、医疗卫生法律法规、核心制度，对院内发生不良事件的经验教训进行学习，对科室存在的安全隐患提出整改意见，提高医务人员防范不良事件发生的意识，防范各种不良事件的发生。

4.2.3.3 科室设立医疗不良事件报告表记录簿，不良事件集中登记，安排专人负责，每年进行科内不良事件总结分析。

4.3 不良事件的报告处理程序

4.3.1 科室发生不良事件后，遵循早发现早报告的原则，科室小组及时评估事件发生后的影响，积极采取挽救或抢救措施，将损害减至最低；Ⅰ级、Ⅱ级及重大不良事件或影响恶劣、可能造成纠纷的不良事件，应第一时间通知职能部门不良事件管理组，职能管理组应及时参与及指导处理。

4.3.2　Ⅰ级、Ⅱ级不良事件必须在24小时内通过不良事件信息管理系统上报到相应职能管理组；Ⅲ级、Ⅳ级不良事件必须在48小时内通过不良事件信息管理系统上报到相应职能管理组；科室不良事件管理小组在7天内讨论分析，提出整改意见及措施，通过不良事件信息管理系统上报到相应职能管理组，接受相应职能管理组的监管。

4.3.3　职能管理组应及时对发生的不良事件进行调查分析，指导整改，持续改进，追踪评价。

4.3.4　不良事件管理办公室应对涉及多部门的不良事件组织相关部门及专家进行调查分析，指导整改，追踪评价。

4.3.5　不良事件管理办公室定期（每季度）汇总全院不良事件，组织不良事件管理委员会召开会议，对部分不良事件进行定性，厘清责任，按照医院的相关管理制度，做出处理决定。

4.3.6　不良事件上报表、汇总表及整改记录详见不良事件上报系统。

4.4　不良事件的上报原则

4.4.1　逢疑必报：只要医务人员不能排除发生不良事件时，就必须上报。

4.4.2　濒临事件需上报：有些事件虽然当时未造成伤害，但根据医务人员的经验，认为再次发生同类事件的时候，可能会造成患者伤害，也需要上报。

4.5　不良事件的分级

不良事件按事件的严重程度分4个等级。

4.5.1　Ⅰ级事件：警讯事件，是指非预期的死亡，或是非疾病自然进展过程中造成永久性功能丧失事件，包括即将发生或已发生的涉及死亡、严重生理或心理伤害的预期外的事件。本院的警讯事件包括：

4.5.1.1　患者非预期的死亡，包括与患者自然病程或潜在病情发展无关的意外死亡如足月婴儿的死亡、自杀；

4.5.1.2　与患者自然病程或潜在病情发展无关的永久性功能丧失；

4.5.1.3　手术部位错误、手术操作错误、手术患者错误；

4.5.1.4　院感暴发；

4.5.1.5　由于输血或血制品导致患者感染慢性或致命性疾病；

4.5.1.6　儿童被诱拐或抱错；

4.5.1.7　工作场所暴力事件；

4.5.1.8　医用气体重大事故；

4.5.1.9　重大火灾；

4.5.1.10　电梯重大事故；

4.5.1.11 压力容器重大事故；

4.5.1.12 辐射源严重泄漏及重大化学物质泄漏事件；

4.5.1.13 其他可能引发重大医疗事故或纠纷的事件。

4.5.2 Ⅱ级事件（不良后果事件）：在疾病医疗过程中是因诊疗活动而非疾病本身造成的患者机体与功能损害。

4.5.3 Ⅲ级事件（幸免事件，未造成后果事件）：是确实发生了不期望发生的事件，因为运气好，没有造成死亡、伤害、损害、职业病、财产损失或其他后果的意外情况，或有轻微后果而不需任何处理可完全康复。

4.5.4 Ⅳ级事件（隐患事件）：由于及时发现错误，但未形成事实。

4.6 不良事件报告奖惩措施

4.6.1 鼓励主动报告不良事件。

4.6.1.1 对主动、及时、规范上报Ⅲ级、Ⅳ级不良事件的，根据情况予以免责，情节及影响恶劣的不良事件除外；

4.6.1.2 对主动、及时、规范上报Ⅰ级、Ⅱ级不良事件的，将根据不良事件的具体情况及医院相关管理制度给予从轻处罚；

4.6.1.3 对主动、及时、规范上报不良事件的，并在患方投诉到相关部门或医院其他渠道获知前上报的不良事件，并按规定在不良事件信息管理系统中上报的人员，给予每例奖励×元。

4.6.2 严惩瞒报不良事件。

4.6.2.1 凡发生不良事件但隐瞒不报的科室和个人，一经查实，医院不良事件管理小组调查分析及讨论定性，依据医院相关管理制度从重、从严处理（超过规定时限上报的，按隐瞒不报处理）。

4.6.2.2 Ⅰ级、Ⅱ级不良事件瞒报的各扣发当事人及科室负责人（或护士长）绩效奖金×元。

4.6.2.3 Ⅲ级不良事件瞒报的扣发当事人及科室负责人（或护士长）绩效奖金×元。

4.6.3 对不良事件涉及的科室，未在规定时间内对事件进行调查、分析、落实改进措施及跟踪整改效果的，根据情节扣除相关科室负责人的职务津贴处理。

5 附件

5.1 不良事件快速反应小组

5.1.1 组长：×××

5.1.2 副组长：×××

5.1.3 组员：×××

5.1.4 下设医院不良事件快速反应办公室，办公室设在医患办。

5.1.5 办公室主任：×××

5.1.6 办公室职责：医疗不良事件快速反应小组负责应急处理的现场领导、指挥和协调，保证报告、处置、评估、防控等环节紧密衔接；一旦出现医疗不良事件，快速反应及时处置，避免事件扩大化，对事件发生的原因、经过、结果进行分析，提出整改意见，规定时间整改，明确责任人；负责收集、核实、汇总和分析医疗不良事件的信息，整理相关资料，提交研究分析报告供医院领导决策参考，同时保障医疗工作的正常运行；实现信息在医院内共享，避免或控制其他部门或科室发生类似不良事件。

5.1.7 医疗不良事件处理要求：在医院内发生的所有医疗不良事件，包括医师、护师、药师、技师所造成的不良事件，有潜在或发生医疗纠纷的事件，当事科室、当事人在最短时间内通报医疗不良事件快速反应小组，对延迟通报的科室或当事人，从严从重处理。

5.2 不良事件管理系统设置图（图3-12-1）

5.3 不良事件的报告处理流程图（图3-12-2）

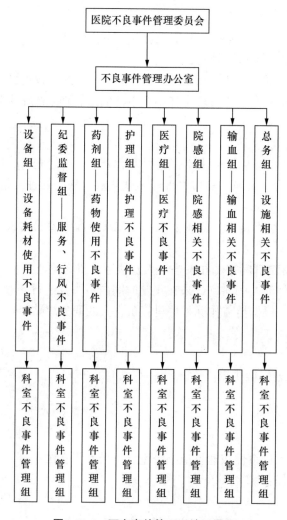

图3-12-1 不良事件管理系统设置图

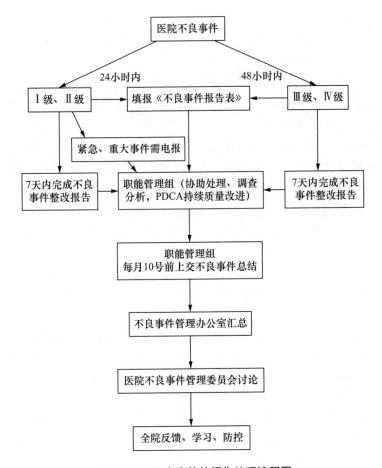

图 3-12-2 不良事件的报告处理流程图

 十三、抢救资源应急调配使用制度

1 目的

确保全院危急重症患者抢救和各类突发事件应急医疗救援工作的顺利进行有效整合全院抢救医疗资源，提升医院应急保障水平的快速反应能力。

2 范围

医师、护士、其他院内医务人员。

3 定义

抢救资源指为抢救危急重症患者过程中所涉及的人员、药品、设备以及设施等医疗资源。

4 内容

4.1 抢救资源应急调配使用原则

4.1.1 抢救资源共享原则：全院的抢救资源实现应急共享，急救时优先满足急诊急救。

4.1.2 抢救资源调配原则：全院的抢救资源按就近借调原则按需进行调配，在处理突发性公共卫生事件由医院统一调配。

4.1.3 抢救资源维护原则：医院建立《全院抢救资源分布简表》，各科室对本科室的抢救资源进行定期核查、维护、检测以及演练，保障抢救资源的有效性及高效性。

4.1.3.1 各科室的抢救资源必须进行每天进行运转、设备配件（抢救车的各类配物）、电源的饱满度，以及时钟统一等四个维度的查验，并在制成专册签名。

4.1.3.2 对查验不及格的抢救设备必须及时维护，在不合格前需吊红色提示牌明显区别。

4.2 医务部、护理部建立《全院抢救资源分布简表》并公布，各科室需在抢救危急重症患者时按照抢救资源调配原则进行借调。

4.2.1 抢救人员

4.2.1.1 以急救科为平台的胸痛、卒中、创伤、危急重孕产妇以及新生儿等患者的抢救人员调配实际运行的胸痛中心、卒中中心、创伤中心、危急重孕产妇以及新生儿急救中心的具体流程进行运作。

4.2.1.2 各病区的抢救人员以本病区一值人员、二值人员以及住院总医师为第一梯队，在本病区第一梯队人员不能满足患者抢救的实际需要时可启动重症快速反应小组。

4.2.1.3 2号楼门诊以及发热门诊就诊患者的抢救，按照首诊负责制由接诊医师进行快速抢救，邻近的诊室人员及时到场参与，同时通知第一门诊部以及急诊科到场协助以及接手抢救工作。

4.2.1.4 3号楼医技科室检查患者的抢救，按照首诊负责制先由该科室人员进行抢救，同时按照就近原则通知无痛中心和急诊科抢救团队到场接手抢救工作。

4.2.1.5 重症快速反应小组：为使本院重症快速反应小组（Critical Care Rapid Response Team，CCRRT）工作达到有序、有效、快速反应的目的是成立重症快速反应管理团队。本院的CCRRT主要由ICU医师、护士构成，全院分4个CCRRT小组。团队成员具备熟练的抢救技能，必须经院内高级心脏生命支持（advanced cardivascular life support，ACLS）培训并通过考核后方可上岗，并每两年接受复训。

A. CCRRT第一小组：由重症医学一区医师及护士组成，负责反应区域为3号楼。

B. CCRRT第二小组：由重症医学二区医师及护士组成，负责反应区域为2号楼及7号楼。

C. CCRRT第三小组：由重症医学三区医师及护士组成，负责反应区域为1号楼。

D. CCRRT第四小组：由CCU医师及护士组成，负责反应区域为心血管内科。

各CCRRT小组每天确定一名医师及护士担负快返职责，确保能迅速（10分钟以内）到达呼叫病房，协助及指导病房医护评估患者情况，给予患者适当的护理及急救处置。

设备配备标配：便携抢救箱，包括呼吸皮囊、气管插管、喉镜、注射器及急救常用药品。

采用国家早期病情警报评分表（National Early Warning Scores，简称NEWS），分值小于6分为低危组，大于或等于6分为高危组。评分总分大于6分建议启动重症快速反应小组，或任何一单项生理参数指标大于3分，建议启动重症快速反应小组。

医院对全院员工进行CCRRT启动标准的培训，并在所有非重症监护单元护士站医师办公室醒目位置张贴CCRRT启动标准，一旦观察及评估患者达到启动标准，打电话到相应重症医学科，负责相应区域重症医学科的CCRRT成员10分钟内到达患者身边对其进行评估与处理，并与主管医护人员沟通，协助相关后续处理。

4.2.2 抢救药品

4.2.2.1 各科室必须按照《抢救车管理制度》配备抢救药品，定时清点、核查、更换以及补充。

4.2.2.2 胸痛中心、卒中中心等相关科室的溶栓药物参照《抢救车管理制度》进行配备，定时清点、核查、更换以及补充。

4.2.2.3 药库根据医院公共卫生事件应急药物清单配备药品，并定时清点、核查、更换以及补充。

4.2.3 抢救设备

4.2.3.1 医院的抢救设备主要包括心电监控仪器、除颤仪、呼吸机、床边滤过机以及ECMO设备等，以上设备根据上述原则进行调配。

4.2.3.2 由于除颤仪在抢救心搏骤停患者的作用，除颤仪的调配使用按照《除颤仪统一调配使用管理制度》管理。

4.3 演练及持续改进：定期进行院级及科级演练，保证紧急调配流程高效、有效。

5 附件

5.1 国家早期病情警报评分表（表3-13-1）

5.2 全院抢救资源分布简表（表3-13-2）

5.3 除颤仪使用流程图（图3-13-1）

表3-13-1 国家早期病情警报评分表

得分指标	0	1	2	3
体温（℃）	36.0～37.9	38.0～38.9 35.0～35.9	39.0～40.0	＞40.0或＜35.0
收缩压SBP（mmHg）	90～139	140～159或80-89	160～200或70～79	＞200或＜70
心率（次/分）	60～100	40～59或101～110	＜40或111～129	≥130
呼吸（次/分）	16～20	8～15或21～25	＜8或26～29	≥30
血氧饱和度SpO$_2$（%）	≥96	90～95	85～89	＜85
意识	神清	嗜睡（对声音有反应） 模糊、谵妄、幻觉、定向障碍、思维混乱	昏睡（对疼痛有反应）、浅昏迷	中、重昏迷（无反应）

表 3-13-2 全院抢救资源分布简表

资源科室	楼层	抢救场所设施		抢救人员配备			抢救仪器设备								
		重症监护床位（张）	手术室（间）麻醉科填报	医师（人）	护士（人）	麻醉师（人）	心电监护仪（个）	床边心电图机（个）	除颤器（个）	呼吸机（个）	床边血液滤过机（个）	脑电监护仪（个）	ECMO机（个）	移动X光机（个）	移动彩超机（个）

操作流程　　　　　　　　　　　　　要点说明

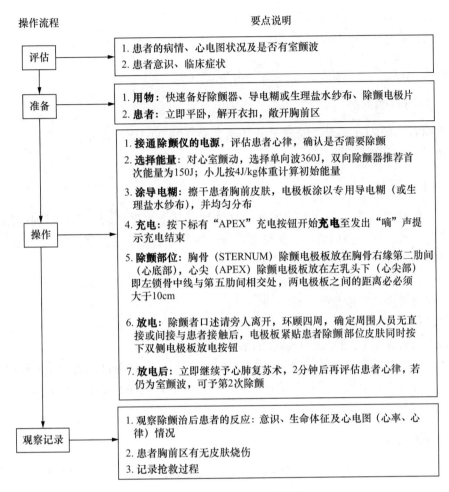

评估 → 1. 患者的病情、心电图状况及是否有室颤波
2. 患者意识、临床症状

准备 → 1. **用物**：快速备好除颤器、导电糊或生理盐水纱布、除颤电极片
2. **患者**：立即平卧，解开衣扣，敞开胸前区

操作 → 1. **接通除颤仪的电源**，评估患者心律，确认是否需要除颤
2. **选择能量**：对心室颤动，选择单向波360J，双向除颤器推荐首次能量为150J；小儿按4J/kg体重计算初始能量
3. **涂导电糊**：擦干患者胸前皮肤，电极板涂以专用导电糊（或生理盐水纱布），并均匀分布
4. **充电**：按下标有"APEX"充电按钮开始**充电**至发出"嘀"声提示充电结束
5. **除颤部位**：胸骨（STERNUM）除颤电极板放在胸骨右缘第二肋间（心底部），心尖（APEX）除颤电极板放在左乳头下（心尖部）即左锁骨中线与第五肋间相交处，两电极板之间的距离必必须大于10cm
6. **放电**：除颤者口述请旁人离开，环顾四周，确定周围人员无直接或间接与患者接触后，电极板紧贴患者除颤部位皮肤同时按下双侧电极板放电按钮
7. **放电后**：立即继续予心肺复苏术，2分钟后再评估患者心律，若仍为室颤波，可予第2次除颤

观察记录 → 1. 观察除颤治疗后患者的反应：意识、生命体征及心电图（心率、心律）情况
2. 患者胸前区有无皮肤烧伤
3. 记录抢救过程

图3-13-1　除颤仪使用流程图

 十四、医疗总值管理制度

1 目的

保障夜间医疗工作的正常运行，及时有效地处理晚间突发医疗事件，确保患者能得到积极有效的治疗，同时对全院各临床科室医疗工作的运行情况进行监督和检查，提高医疗工作的内涵质量，确保医疗安全。

2 通用范围

全院临床科室。

3 定义

医疗总值班由主管医疗副院长直接领导，医务部负责排班，各临床科室正主任参加轮值，实行每天轮班，24小时值班制，负责对医院医疗质量安全工作进行总监控、总调度和报告。协助行政总值做好突发性、群体性公共卫生事件、突发医疗纠纷工作。

4 内容

4.1 值班时间要求

值班期间必须24小时随身佩戴值班手机，并保持随时正常联系，保证必须接到电话后可在30分钟内到现场处理。

4.2 工作职责

4.2.1 医疗总值班人员遇有突发性、群体性公共卫生事件时，应及时到达抢救现场组织、指挥抢救，并汇报应急办、医务部和分管院领导启动应急预案，协调全院的医疗资源，同时通报医院行政总值班协调处理相关问题。

4.2.2 负责协调收治急诊住院患者，负责协调急诊复合伤患者的多学科会诊，负责协调危急重症患者会诊、抢救等工作。

4.2.3 负责协调急诊非计划2次手术，并督查追踪，必要时启动及主持多学科会诊。

4.2.4 负责督查2个病区核心制度的落实情况。

4.2.5 审批是否需要外请急会诊，需外请急会诊时通知医务部或行政总值班联系。

4.2.6 与行政总值班、护理总值班共同处理突发医疗纠纷，必要时通知医患办工作人员到场。

4.3 工作纪律

4.3.1 必须按总值班轮班表进行值班，不得随便不参加值班、不得随意叫人顶班或调班。

4.3.2 总值班人员因特殊情况不能参加值班时，原则上由个人自行调换，并提前报主管部门备案。

4.3.3 值班人员要严格遵守各项保密规定，不得向无关人员透露泄密信息，不得擅自披露重大突发事件信息。不得在值班室会客、闲谈，不得将无关人员带入值班室。

4.3.4 值班人员要坚守岗位，不得擅自离岗，不得转移值班电话，不得利用值班电话聊天；严格坚守工作岗位，保持通信工具畅通。

4.3.5 医疗总值值班室设在×号楼×楼，值班人员不得酒后值班或在值班期间饮酒，要注意防火和电器安全，保持值班室的整洁卫生。

4.3.6 值班人员在值班期间因出现脱岗、漏岗、值班电话无人接听等现象而导致严重后果的，将根据有关规定予以处理。

4.3.7 每天需要填写详细值班记录并做好交接班登记。

5 附件

5.1 医疗总值班交接班记录（表3-14-1）

表3-14-1　医疗总值交班记录

时间		值班人员	
项目	简述及记录		交班嘱咐
突发性、群体性公共卫生事件			
协调急重症患者会诊、抢救等工作情况			
协调急诊非计划2次手术情况			
核心制度督查情况	病区1： 病区2：		
医疗纠纷处理			

值班者签名：　　　　　　　　　　　　　接班者签名：

 十五、医师外出会诊及外院专家会诊管理制度

1 目的

促进医学交流与发展，提高医疗技术水平，保障医疗质量和安全，保障患者权益，规范医师外出会诊及外院专家会诊流程，确保医师依法执业。

2 范围

临床科医师及医技科医师。

3 定义

3.1 医师外出会诊是指医师经医院批准，为其他医疗机构特定的患者开展执业范围内的诊疗活动。

3.2　外院专家会诊是指在诊疗过程中，根据患者的病情需要或者患者要求等原因，需要邀请其他外院医师来本院指导诊治或手术。

4　内容

4.1　医师外出会诊

4.1.1　院医师外出会诊，必须经医务部批准，由医务部备案。

4.1.2　本院医师外出会诊，在会诊过程中应严格执行有关的卫生管理法律法规、规章和诊疗规范或诊疗常规。

4.1.3　在会诊过程中发现难以胜任会诊工作，应及时、如实告知邀请医疗机构，并终止会诊。会诊结束后，医师应当在返回本院2个工作日内将外出会诊的有关情况报告所在科室负责人和医务部。

4.1.3.1　外出会诊产生的收入应由邀请医院支付，而且应符合财务管理要求，必须缴纳个人所得税。

4.1.3.2　外出会诊时不得违反规定接受邀请医疗机构报酬，不得收受或者索要患者及其家属的钱物，不得谋取其他不正当利益。

4.1.3.3　外出会诊的医师必须在会诊后将及时追踪会诊质量，并登记在案备查。

4.1.3.4　科室每季度必须对外出会诊医师的会诊质量自查，填写《医师外出会诊质量持续改进表》进行自查、总结分析及整改，并每季度提交医务部。

4.1.3.5　医务部加强医院间的沟通，对外派医师会诊质量进行追踪，如发现有误诊误治、非计划2次手术、医疗纠纷等情况时予停止该医师外出会诊权限。

4.1.3.6　未经医务部批准擅自外出会诊或者在会诊中违反《中华人民共和国医师法》和本院规章制度等有关规定的，将按照《医师外出会诊管理暂行规定》（中华人民共和国卫生部令第42号）及本院有关规定处理。

4.2　邀请外院专家会诊

4.2.1　邀请外院专家会诊事由

4.2.1.1　需要外院专家技术支持的急危、重症患者抢救治疗；

4.2.1.2　本院目前不能有效诊治的疑难病例；

4.2.1.3　开展新技术、新诊疗项目；

4.2.1.4　需要外院技术进一步支持的诊疗项目；

4.2.1.5　患者及其家属的要求。

4.2.2　邀请外院专家会诊程序

4.2.2.1　需要邀请其他医疗机构的医师会诊时，经治科室应当向患者说明会诊的目的、风险、费用等情况，征得患者及其家属同意后并签署《邀请院外专家会诊知情同意书》，当患者不具备完全民事行为能力时，应征得其近亲属或者监护人同意及签字。

4.2.2.2　经治医师填写《邀请外院专家来院会诊审批表》，并应注明拟邀请何级别医院、何专科及何级别医师会诊；提前2天报医务部（急会诊除外）统一安排，经医务部审核并确定邀请的医师后报主管院长批准，由医务部备案。

4.2.2.3 邀请外院专家来院会诊，必须向会诊单位发出书面会诊邀请函。内容根据医务部的批准确定，应当包括拟会诊患者病历摘要。拟邀请医师或者邀请医师的专业及技术职务任职资格、会诊的目的、理由、时间和费用等情况，并加盖医务部印章。

4.2.2.4 急会诊可电话直接报医务部及分管副院长批准，会诊后补办书面手续。

4.2.2.5 当外院会诊专家持《会诊邀请函》和会诊医院的《应邀会诊出诊单》到达本院相关科室后，科主任、主管医师和相关医护人员必须到达现场，主管医师必须向受邀专家详细介绍患者情况，提供翔实的病历资料，科室提供必要的会诊所需物品。

4.2.2.6 如为手术诊断和治疗，术前应有术者（会诊专家）查看患者的查房记录，由陪同查看患者的医师书写，术后手术记录（由第一助手书写），上述2项记录均需术者（会诊专家）审核同意后签字。

4.2.2.7 会诊结束后，会诊专家应书写会诊意见。

4.2.2.8 本院科室主任及经治医师必须尊重专家意见，认真执行专家医嘱，密切配合专家工作。

4.2.2.9 专家离院后要按专家意见严密观察患者，如遇病情变化等特殊情况，要及时请示专家及组织院内会诊，不得随意更改治疗方案。

4.2.2.10 受邀专家在院从事临床诊疗活动工作中，如发生医疗不良事件，按本院的医疗事件处理，未经双方医院审批的会诊属违规行为，其所发生的医患纠纷和费用问题等由当事科室及当事人负责。

4.2.2.11 科室会诊结束后，应将会诊结果和处理意见向医务部进行反馈。

4.2.2.12 接受会诊的患者病历中必须附有《会诊邀请函》和会诊医院的《应邀会诊出诊单》（原件）。同时科室要将《邀请外院专家来院会诊审批表》《会诊邀请函》及《应邀会诊出诊单》（复印件）交医务部保存备案。

4.2.2.13 未按上述规定完善审批手续及病历书写的，按医疗质量管理相关规定处罚科主任及责任人，经教育不改正的，医院将停止批准该科室的院外会诊申请。对因上述资料不齐全或因医疗文件书写原因导致医院在医疗纠纷中处于不利地位的由科室及当事人负责。

4.2.3 受邀专家的要求

4.2.3.1 受邀来院手术或会诊的专家必须具有专科特长，取得执业资格及相应手术资质准入，并具备副高以上职称的专业技术人员（特殊情况经院领导批准的技术职称级别可为中级）。

4.2.3.2 受邀专家必须亲自查阅病历和各种检查结果，亲自检查患者，明确诊断，确定可行的治疗方案后方可实施，陪同医师认真记录会诊意见，如病情允许向患者直接告知，可以当面向患者及其家属告知，如不能直接告知，应返回医师办公室进行讨论。

4.2.4 邀请外院专家会诊费用

4.2.4.1 邀请外院医师会诊费用包含有医师的劳务费、差旅费、税费，会诊税费按

16%左右的水平从会诊费中扣除，医院从会诊费用中扣除税费后再支付会诊费用。

4.2.4.2 外院医师会诊费用按照实际发生数与专家会诊费，不得重复收费。任何人不得以收取专家费的名义收取患者的现金。

4.2.4.3 邀请外院专家来院会诊，如果属科室因诊疗需要邀请的，外院医师会诊费用由所在科室承担；属患者主动邀请的，外院医师会诊费用由患者承担。

4.2.5 邀请外院专家会诊接待

4.2.5.1 邀请外院专家会诊的接待由院办统一安排，未经院办安排产生的接待费用不予报销。

4.2.5.2 住宿安排。报院办统一安排，原则上安排入住专家招待所；专家招待所无法安排时，安排入住市内酒店标间。

4.2.5.3 用餐标准。报院办统一安排，原则上在医院饭堂用餐。

4.2.5.4 邀请外院专家会诊原则上不予安排任何旅游、娱乐等其他活动。

4.2.5.5 本院医师及受邀请医师严禁参与患者及其家属安排的任何形式宴请及娱乐活动。

4.2.6 邀请外院专家会诊的统计分析工作

4.2.6.1 临床科室应做好邀请外院专家会诊工作的统计，根据本科室技术业务水平的发展情况，综合分析所邀请外院专家的会诊工作是否达到促进医学交流与发展，提高医疗技术水平，保障医疗质量和安全的目的。

4.2.6.2 医务部定期做好全院邀请外院专家会诊工作的统计分析，形成书面材料，指导临床科室邀请外院专家会诊工作。

4.2.6.3 指引临床科室避免长期邀请同一专家到本院进行会诊及技术指导。

4.2.6.4 对邀请外院专家会诊开展的新技术、新诊疗项目，经过适当周期，本院仍无法掌握并熟练开展的，报院领导班子决定是否引进相关技术人员。

4.2.6.5 对长期依赖邀请外院专家会诊开展常规诊疗技术项目的科室，报院领导班子决定是否对科室进行相应调整。

5 参考资料

5.1 《医师外出会诊管理暂行规定》(中华人民共和国卫生部令第42号)

6 附件

6.1 邀请院外专家会诊知情同意书（表3-15-1）

6.2 邀请外院专家来院会诊审批表（表3-15-2）

6.3 会诊邀请函（表3-15-3）

6.4 医师外出会诊流程图（图3-15-1）

6.5 邀请外院专家会诊流程图（图3-15-2）

6.6 ××科室医师外出会诊质量监控表（表3-15-4）

表3-15-1 邀请院外专家会诊知情同意书

患者姓名	性别	年龄	科室	床号	病历号

尊敬的患者、患者亲属或患者的法定监护人、授权委托人：

您好！您或您的亲属现在本院科住院治疗。

目前诊断为

根据患者目前病情，由于以下原因：

□1. 患者病情复杂疑难，为进一步明确诊断及治疗方案

□2. 患者手术难度大，需请外院专家参与手术及治疗

□3. 患方主动要求

拟邀请医院科室专家来院会诊（或参加手术），以便

□明确诊断　　□指导治疗　　□会诊手术

本院已告知患方本次邀请外院专家会诊（或手术）所需要的相关费用情况（包括专家会诊劳务费、差旅费等共：元）。该会诊邀请未超出本院诊疗科目，本院具备相应资质；本院可为来院会诊的专家提供诊治（或手术）相配套的技术力量、设备、设施的支持；会诊项目符合被邀专家医师执业范围，本院会严格核实会诊专家的医师资质、技术资格，并提前通过各种方式将患者病历资料提供给会诊专家参阅；但会诊后所确定的诊断、治疗方案（或参加的手术），不一定能达到预想的效果，也可能发生无法预料或不能防范的并发症等。

拒绝或者放弃邀请外院专家会诊（或手术）的后果：患者得不到外院专家的诊治（或手术）。

替代方案：1. 继续由本院医疗团队为患者诊治或手术；**2.** 患者出院后到上级医院诊治或手术。

患者、患者亲属或患者的法定监护人、授权委托人意见：我（或是患者监护人、授权委托人）已年满18周岁，且具有完全民事行为能力，医师已将邀请外院专家会诊对我（或我的亲人）的疾病的重要性及必要性向我详细说明，并向我详细告知会诊医师的情况及所需的会诊（或手术）相关费用，我表示充分理解，经慎重考虑，愿意承担由于疾病本身或现有医疗技术所限而致医疗意外及并发症，自愿支付外院专家会诊（或手术）相关费用（包括专家会诊劳务费、差旅费等），并全权负责签字同意邀请会诊（或手术），我并未得到会诊后所确定的诊断、治疗方案（或会诊手术）100%成功的许诺。

患者签名　　签名日期　　　年　　月　　日

如果患者无法签署知情同意书，请其授权的亲属在此签名：

患者亲属或法定监护人、授权委托人签名与患者关系：

签名日期：　　　年　　　月　　　日　　联系电话：

医师陈述：我已经将邀请外院专家会诊（或手术）的重要性和必要性，以及拒绝或者放弃邀请外院专家会诊（或手术）的风险和后果向患者、患者亲属（或患者的法定监护人、授权委托人）详细告知。并且解答了关于邀请外院专家会诊（或手术）相关的问题（包括邀请会诊外院专家的情况及所需的相关费用等）。我们会按规范尽心为患者医治。

医师签名　　　签名日期　　　年　　　月　　　日

表3-15-2　邀请外院专家来院会诊审批表

申请科室		患者姓名		性别		年龄		住院号		床号	
拟邀请医院名称					拟邀请专家姓名						
专家资质说明											
手术名称											
手术级别		手术所需的设备、耗材									
会诊时间											
申请会诊理由：（包括病情简介）											
申请科室主任签名：　　　　　　　　　申请日期：											
医务部意见： 　　　　　　　　　　　　　　　医务部主任签名：　　　日期：											
院领导意见： 　　　　　　　　　　　　　　　院领导签名：　　　日期：											

表3-15-3　会诊邀请函

邀请医师	单位		姓名	
	专业		技术职务任职资格	
患者病历摘要	姓名		性别		年龄	
	诊断			
	手术名称			
	手术级别		是否为限制类技术　是□　否□	
	手术所需特殊设备、耗材			
	治疗经过			

续表

会诊	理由		目的	
	时间		费用	
	联系人		电话	

注：本材料一式四份，必须据实准确完整填写，邀请、应邀单位及医师各执一份备查，还有一份附在患者病历中。

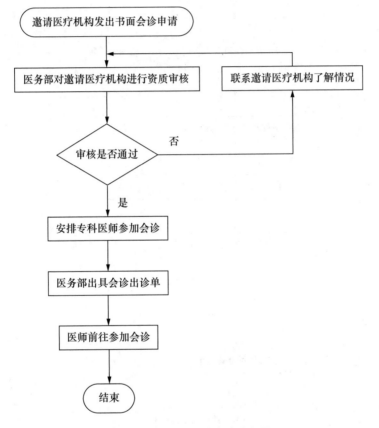

图3-15-1 医师外出会诊流程图

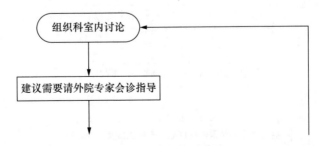

图3-15-2 邀请外院专家会诊流程图

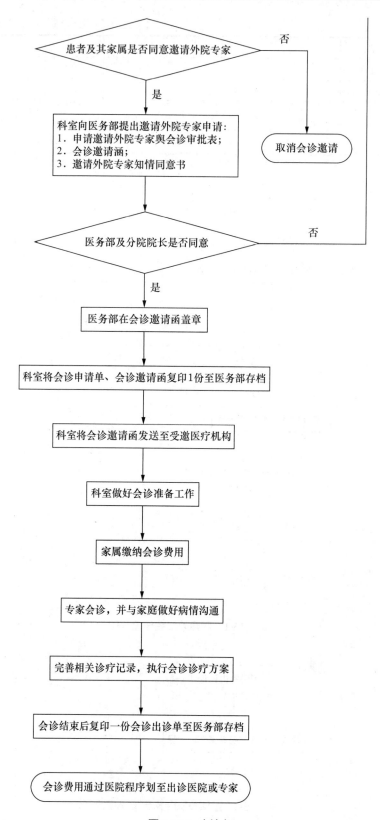

图3-15-2 （续）

表3-15-4　××科室医师外出会诊质量监控表

序号	会诊患者信息						邀请医院信息			外出会诊医师信息		会诊质量负面清单					科室评价	
	姓名	性别	年龄	诊断	病情难点	会诊目的	患者转归	医院名称	科室	联系人	外出会诊时间	外出会诊医师	误诊误治	非预期2次手术	医疗纠纷	手术并发症	评价结论	评价人

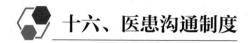

十六、医患沟通制度

1　目的

规范医患沟通，建立良好的医患关系，规避医疗纠纷发生。

2　范围

全院医务人员、患者及其家属。

3　定义

医患沟通，就是医患双方为了治疗患者的疾病，满足患者的健康需求，在诊治疾病过程中进行的一种交流。

4　内容

4.1　根据患者就医、住院的时间顺序，医患沟通可分为以下五个时间段的沟通。

4.1.1　院前沟通

4.1.1.1　门诊医师在接诊患者时，应根据患者的既往病史、现病史、体格检查、辅助检查等对疾病做出初步诊断，对符合安排在门诊治的就安排在门诊治疗，对符合入院指征的必须收入院治疗，就应明确告知患者及其家属，征求患者及其家属的意见，争取得到患者对各种医疗处置的理解。必要时，应将沟通内容记录在门诊病历上，表明医师已尽到了告知的义务。

4.1.2　入院时沟通

4.1.2.1　病房接诊医师在接收患者入院时，应在首次病程记录完成时即与患者或家属进行疾病沟通。平诊患者的首次病程记录，应于患者入院后8小时内完成；急诊患者入院后，责任医师根据疾病严重程度、综合客观检查对疾病做出诊断，在患者入院后随时与患者或患者家属进行正式沟通。

4.1.3　入院3天内沟通

4.1.3.1　医护人员在患者入院3天内必须与患者进行正式沟通。医护人员应向患者或家属介绍患者的疾病诊断情况、主要治疗措施以及下一步治疗方案等，同时回答患者提出的有关问题。

4.1.4　住院期间沟通

4.1.4.1　内容包括患者病情变化时的随时沟通；有创检查及有风险处置前的沟通；变更治疗方案时的沟通；贵重药品使用前的沟通；发生欠费且影响患者治疗时的沟通；急、危、重症患者随疾病转归及时沟通；术前沟通；术中改变术式沟通；麻醉前沟通（应由麻醉师完成）；输血前沟通以及医保目录以外的诊疗项目或药品前的沟通等。

4.1.4.2　对于术前的沟通，应明确术前诊断、诊断的依据、是否为手术适应证、手术时间、术式、手术人员以及手术常见并发症等情况，并明确告知手术风险及术中病情变化的预防措施。对于麻醉前的沟通，应明确拟采用的麻醉方式、麻醉风险、预防措施以及必要时，应视手术临时需要变更麻醉方式等内容，同时应征得患者本人及其家属的同意并签字确认。对于输血前的沟通，应明确交代输血的适应证及必要性以及可能发生的并发症。

4.1.5　出院时沟通

4.1.5.1　患者出院时，医护人员应向患者或家属明确说明患者在院时的诊疗情况、出院医嘱及出院后注意事项以及是否定期随诊等内容，并向患者交代复印病历手续和需携带的证件。

4.2　医患沟通的具体内容

4.2.1　诊疗方案内定容的沟通

4.2.1.1　现病史、既往史；

4.2.1.2　体格检查；

4.2.1.3　辅助检查；

4.2.1.4　初步诊断、确定诊断；

4.2.1.5　诊断依据；

4.2.1.6　鉴别诊断；

4.2.1.7　拟定治疗方案，可提供2种以上治疗方案，并说明利弊以供选择；

4.2.1.8　初期预后判断等。

4.2.2　诊疗过程的内容的沟通

4.2.2.1　医护人员应向患者或家属介绍患者的疾病诊断情况、主要治疗措施、重要检查的目的及结果、患者的病情及预后、某些治疗可能引起的严重后果、药物不良反应、手术方式、手术并发症及防范措施、医疗药费情况等，并听取患者或家属的意见和建议，回答患者或家属提出的问题，增强患者及其家属对疾病治疗的信心。医护人员要加强对目前医学技术局限性、风险性的了解，有的放矢地介绍给患者或家属，使患者及其家属心中有数，从而争取他们的理解、支持和配合，保证临床医疗工作的顺利进行。

4.2.3　对患者机体状态进行综合评估，并反馈给患者，对患者实施保护性医疗措施的应及时反馈给患者的近亲属。根据患者的性别、年龄、病史、遗传因素、所患疾病严重程度以及是否患多种疾病等情况，对患者机体状态进行综合评估，推断疾病转归及预后。

4.3　沟通方式及地点

4.3.1　患者住院期间，责任医师和分管护士必须对患者的诊断情况、主要治疗手段、重要检查目的及结果、某些治疗可能引起的严重后果、药物不良反应、手术方式、手术并发症及防范措施、医疗费用等情况进行经常性地沟通，并将沟通内容记载在病程记录、护理记录上。

4.3.2 床旁沟通

4.3.2.1 首次沟通是在责任医师接诊患者查房结束后，及时将病情、初步诊断、治疗方案、进一步诊查方案等与患者或家属进行沟通交流。护士在患者入院2小时，应向患者介绍医院及科室概况并对患者进行住院安全教育。沟通地点设在患者床旁或医护人员办公室。

4.3.3 分级沟通

4.3.3.1 沟通时要注意沟通内容的层次性。要根据患者病情的轻重、复杂程度以及预后的好坏，由不同级别的医护人员沟通。同时要根据患者或家属的文化程度及要求不同，采取不同方式沟通。如已存在或可能存在发生纠纷的，要重点沟通。

4.3.3.2 对于普通疾病患者，应由责任医师在查房时，将患者病情、预后、治疗方案等详细情况，与患者或家属进行沟通；对于疑难病例由患者所在的科室医务人员对疑难病例进行讨论后再由主管医师与家属进行正式沟通；对危重患者应由主管医师、科主任及时跟患者及其家属沟通。对治疗风险较大、治疗效果不佳及考虑预后不良的患者，应由医务部主任主持召开全院会诊，得出结论后由科主任与患者沟通，并将会诊意见及下一步治疗方案向患者或家属说明，征得患者或家属的同意，在沟通记录中请患者或家属签字确认。

4.3.4 集中沟通

4.3.4.1 对带有共性的常见病、多发病、季节性疾病等，由科主任、护士长、责任医师、护士等共同召集病区患者及其家属会议，集中进行沟通，介绍该病发生、发展、疗程、预后、预防及诊治过程中可能出现的情况等，回答患者及其家属的提问。每个病房每月至少组织1次集中沟通的会议，并记录在科室会议记录本上。沟通地点可设在医护人员办公室或示教室。

4.3.5 出院访视沟通

4.3.5.1 对已出院的患者，医护人员采取电话访视或登门拜访的方式进行沟通，并在出院患者登记本中做好记录。了解患者出院后的恢复情况和对出院后用药、静息等情况的康复指导。延伸的关怀服务，有利于增进患者对医护人员情感的交流，也有利于培养医院的忠诚患者。

4.4 医患沟通的方法

4.4.1 沟通方法

4.4.1.1 预防为主的沟通：在医疗活动过程中，如发现可能出现问题苗头的患者，应立即将其作为重点沟通对象，针对性地进行沟通。还应在早交班时将值班中发现的可能出现问题的患者和事件作为重要内容进行交班，使下一班医护人员做到心中有数、有的放矢地做好沟通与交流工作。

4.4.1.2 变换沟通者：如责任医师与患者或家属沟通有困难或有障碍时，应另换其他医务人员或上级医师、科主任与其进行沟通。

4.4.1.3 书面沟通：对丧失语言能力或需进行某些特殊检查、治疗、重大手术的患者，患者或家属不配合或不理解医疗行为的或一些特殊的患者，应当采用书面形式进行沟通。

4.4.1.4 集体沟通：当下级医师对某种疾病的解释不肯定时，应当先请示上级医师或与上级医师一同集体沟通。

4.4.1.5 协调统一后沟通：诊断不明或疾病病情恶化时，在沟通前，医师与医师之间，医师与护士之间，护士与护士之间要相互讨论，统一认识后由上级医师对家属进行解释，避免使患者及其家属产生不信任和疑虑的心理。

4.4.1.6 实物对照讲解沟通：医护人员可以利用人体解剖图谱或实物标本对照讲解沟通，增加患者或家属的感官认识，便于患者或家属对诊疗过程的理解与支持。

4.4.2 沟通技巧：与患者或家属沟通时应体现尊重对方，耐心倾听对方的倾诉，同情患者的病情，愿为患者奉献爱心的姿态并本着诚信的原则，坚持做到以下几点：

4.4.2.1 "一个技巧"：多听患者或家属说几句，尽量使患者及其家属宣泄和倾诉，对患者的病情尽可能做出准确解释。

4.4.2.2 "二个掌握"：掌握病情、检查结果和治疗情况；掌握患者医疗费用情况及患者、家属的社会心理状况。

4.4.2.3 "三个留意"：留意沟通对象的教育程度、情绪状态及对沟通的感受；留意沟通对象对病情的认知程度和对交流的期望值；留意自身的情绪反应，学会自我控制。

4.4.2.4 "四个避免"：避免使用刺激对方情绪的语气、语调、语句；避免压抑对方情绪、刻意改变对方的观点；避免过多使用对方不易听懂的专业词汇；避免强求对方立即接受医师的意见和事实。

4.5 沟通记录格式及要求

4.5.1 每次沟通都应在病历中有详细的沟通记录，沟通记录在查房记录或病程记录后。记录的内容有沟通的时间、地点，参加的医护人员及患者或家属姓名，以及沟通的实际内容、沟通结果，在记录的结尾处应要求患者或家属签署意见并签名，最后由参加沟通的医护人员签名。在患者的病历中必须有1次以上有实质内容的沟通记录。对于可能发生纠纷或已发生纠纷的患者必须将每次沟通的内容，如实记载在病程记录中，由患者签名并加盖手指指印。

5 参考资料

5.1 《中华人民共和国医师法》

5.2 《中华人民共和国民法典》

5.3 《医疗事故处理条例》（中华人民共和国国务院令第351号，自2002年9月1日起施行）

6 附件

6.1 医患沟通工作流程图（图3-16-1）

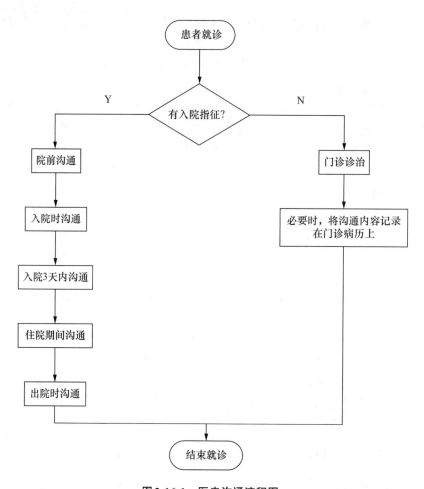

图3-16-1   医患沟通流程图

十七、医疗知情告知谈话制度

1   目的

　　保障诊疗活动的顺利进行，维护医患双方的合法权益，提高医疗服务质量，建立良好的医患关系，规避医疗纠纷发生。

2   范围

　　全院医务人员、患者及其家属。

3   定义

　　医疗知情告知是指在诊疗工作中，患者及其家属享有知情同意权和选择权，医方应尽到充分知情告知的义务。

4 内容

4.1 知情告知谈话制度

4.1.1 在诊疗工作中，患者及其家属享有知情同意权和选择权。

4.1.2 患者入院或在实施各种检查、治疗、手术时，医务人员应本着正确告知的原则，真实告知的原则，将患者的病情、医疗措施、医疗风险、医疗费用等告知患者或其家属，及时解答其咨询，告知情况时应结合实际情况避免对患者产生不利后果。

4.1.3 患者入院时，接待护士要告知患者住院必须知、注意事项、应遵守的诊疗秩序和规章制度；主管医师要告知患者目前病情、初步诊断、目前需做哪些检查，可采取的治疗方案和方法，拟实施方案的评价及影响病情转归的因素和注意事项。

4.1.4 患者自入院后72小时内，经管医师必须与患者或/及其家属进行1次病情、诊疗措施、可能预后的告知谈话，建议以书面形式在知情同意书中进行记录。记录内容包括患者入院后的主要病情，重要的体格检查结果、辅助检查结果，临床诊断，已采取的医疗措施，进一步的诊疗措施，医疗风险，并发症及预后，患者本人或家属应注意的事项，需患者或家属、医师签名确认，注明谈话时间等。

4.1.5 治疗过程中，应常规告知患者入院后各项检查结果，进一步治疗方案、用药情况、不良反应、注意事项、病情变化情况等，并将告知内容记入病历。

4.1.6 治疗过程中需改变原治疗方案、方法，应及时将更改的原因、依据告知患者及其家属。

4.1.7 抢救手术、特殊检查、特殊治疗无法取得患者意见，又无家属或关系人在场时，经治医师应提出处置方案，在医院负责人或医院授权负责人（医务部或医疗总值）批准后实施。

4.1.8 在诊疗工作中，需对患者进行特殊检查、特殊治疗前，经治医师要向患者及其家属告知特殊检查、特殊治疗的相关情况，并由患者及其家属签署同意检查治疗的医学文书。内容包括特殊检查、特殊治疗项目的名称、目的、必要性、风险（并发症、意外损害后果）、风险的防范、时间，要求患者注意配合的事项及替代措施等详细告知患者及其家属，患者、家属及医师签名，并注明时间。要告知具有下列情况的诊断、治疗活动称特殊检查、特殊治疗：

4.1.8.1 有一定危险性或创伤性，可能产生不良后果的检查和治疗。

4.1.8.2 由于患者体质特殊或者病情危重，可能对患者产生不良后果的危险的检查和治疗。

4.1.8.3 临床试验性检查和治疗，诊断性治疗。

4.1.8.4 可能对患者造成较大经济负担的检查和治疗。

4.1.9 特殊用药、大型检查，患者或家属其目的、指征、不良反应、费用等情况，并征得患者或其家属的同意后方可进行。

4.1.10　输血是临床特殊治疗之一，输血前必须按相关法规签署输血治疗同意书。

4.1.11　患者出院时，必须告知患者目前的健康状况，出院后注意事项，用药饮食注意事项，复查时间等。

4.1.12　对无行为能力人、限制行为能力人及特殊状况下的患者，住院时要特别告知，应告知家属或监护人，医院无法作为无行为能力人的临时监护人，要求他们做好院护与监护，并将告知的内容记入病历。

4.1.13　与患者的告知谈话，必须用通俗易懂、清晰、明了的语言，注意说话方式和态度，要耐心、体贴和关怀，态度亲切和蔼，语言温和，避免恶性刺激，讲究告知的艺术和效果。进行谈话的医务人员，仪态要端庄，避免患方对医方产生不信任情绪。

4.1.14　要正确处理知情同意与保护性医疗制度的关系，体现人性化的知情同意。根据患者不同的心理素质，不同的疾病，区别对待。在向患者家属告知的同时还要注意保护患者的隐私权，并充分保护患者隐私权和个人信息、尊重民族习惯和宗教信仰等。

4.1.15　与患者的告知谈话，门诊患者由首诊医师进行；一般患者的诊疗由主管医师、护士进行；特殊诊疗、用药、检查等由主管医师和主治医师两级医师进行；危、重、疑难、大手术由科主任或病区主任进行；有纠纷倾向的告知谈话可请医务部人员参加。

4.1.16　签字同意的第一资格主体是患者本人，只有患者本人才有权处置自己的身体，所以同意书的签字（顺序）应是：

A．患者为完全行为能力人时由患者本人或授权委托的代理人签字。

B．患者为无行为能力人或限制行为能力人时由其监护人即法定代理人或近亲属或关系人签字（注：近亲属首先是配偶，依次为父母、子女、兄弟、姐妹、堂亲、表亲）。

4.2　手术谈话制度

4.2.1　术前谈话制度

4.2.1.1　对每一位需要手术的患者，主管医师及手术主刀医师在术前均应向其本人或家属详细交代术前诊断、手术指征、手术方式和范围及术前准备和预防措施等。同时，应详细介绍术中可能发生的意外和危险性，以及术后可能出现的意外和并发症。主刀医师和患者本人或其直系亲属或授权委托的代理人均应在手术知情同意书上签字。除急诊手术外，术前谈话应在术前12小时完成，要使患者或其家属有充足的时间理解术前谈话、阅读手术知情同意书，决定手术与否并签署意见。

4.2.1.2　重大手术（指疑难、危重、高风险手术或三、四级手术），手术主刀医师及科主任术前应向患方详细预警告知有关的医疗技术损害情况及预防应对措施。

4.2.1.3　麻醉医师在术前要向患方告知拟施麻醉的相关情况，内容包括麻醉名称及方式、麻醉术中或术后可能出现的并发症、麻醉风险、防范措施、患者、家属签名、医师签名、谈话日期等。

4.2.2　术中谈话制度

4.2.2.1　术中如遇到病情变化或病情与术前不符，需改变手术方式，必须通知患者家属或授权委托的代理人，征得其同意并重新签字方可继续手术。

4.2.3　术后谈话制度

4.2.3.1　术后24小时内，主刀医师或第一助手应主动向患者或其家属介绍手术经过、术中所见、术后诊断及治疗措施，并告知术后的注意事项。

5　参考资料

5.1　《中华人民共和国医师法》

5.2　《中华人民共和国民法典》

5.3　《医疗事故处理条例》（中华人民共和国国务院令第351号，自2002年9月1日起施行）

5.4　《医疗机构管理条例》（中华人民共和国国务院令第149号，1994年2月26日发布）

6　附件

6.1　知情同意书（表3-17-1）

6.2　工作流程图（图3-17-1）

表3-17-1　直肠恶性肿瘤手术知情同意书

患者姓名		性别		年龄	
科室		床号		病历号	

疾病介绍和治疗建议：

医师已告知我患有直肠恶性肿瘤，需要在麻醉下进行手术。

直肠恶性肿瘤是常见的消化道恶性肿瘤。手术治疗是根治的主要途径，应"早发现、早诊断、早治疗"。凡能手术切除的如无手术禁忌证，都应尽早施行根治性手术。如不能进行根治性切除时，也可进行姑息性切除，使症状得到缓解。

手术可能获益： □肿瘤完全切除☑缓解病情进展□减轻患者痛苦□延长患者生命□提高生活质量□获得病理学诊断□其他

拒绝手术可能导致的不良后果： □肿瘤进一步进展，错失治疗时机□肿瘤远处转移□肿瘤引起消化道梗阻等并发症□危及患者生命□其他

可供选择的其他替代治疗方法：放疗、化疗、新辅助放化疗、靶向治疗等

替代治疗方法的利弊（参考）：

利：□可避免手术的损伤□缓解病情进展□减轻患者痛苦□延长患者生命□其他

弊：□肿瘤治疗不彻底，肿瘤进一步进展，错失治疗时机□其他

手术潜在风险和对策：

医师告知我直肠恶性肿瘤手术可能发生的一些风险，有些不常见的风险可能没有在此列出，具体的手术术式根据不同患者的情况有所不同，医师告诉我可与我的医师讨论有关我手术的具体内容，如果我有特殊的问题可与我的医师讨论。

1. 我理解任何手术麻醉都存在风险。

2. 我理解任何所用药物都可能产生不良反应，包括轻度的恶心、皮疹等症状到严重的过敏性休克，甚至危及生命。

3. 我理解此手术可能发生的风险：

1）麻醉方式及并发症（另附麻醉知情同意书）；

2）根据术中探查情况最后确定术式，术中可能因探查结果的具体情况变更术式；

3）肿瘤广泛浸润、播散，无法切除或无法根治性切除，改行姑息性切除或短路手术（如肿瘤近端和远端肠道侧吻合术或肿瘤近端结肠造口术）；甚至部分患者无法姑息性切除或短路手术而直接关腹；

4）手术分离肿瘤过程中可能损伤邻近神经、血管及组织器官，包括：周围肠管损伤，肠漏、弥漫性腹膜炎；胰损伤，胰腺炎、弥漫性化脓性腹膜炎；脾脏损伤，大出血，脾脏切除；输尿管损伤，尿漏、弥漫性化脓性腹膜炎；肿瘤周围血管损伤，肠系膜血管、腔静脉、骶前静脉丛及髂血管等，肠坏死、大出血，致死；盆神经、下腹神经损伤，致性功能障碍；膀胱、子宫和阴道（女性）/前列腺（男性）及尿道损伤，致尿漏、泌尿生殖功能及性功能障碍；

5）永久性造口（人工肛门）；预防性造口（人工肛门）；永久性或预防性造口及其术后相关并发症，如出血、坏死、狭窄、脱垂、内疝及造口周围皮炎等；

6）肿瘤侵犯周围组织器官，行联合脏器切除术；

7）术中化疗，骨髓抑制，白细胞、血小板降低，致术中感染，出血等；

8）伤口并发症：伤口出血、血肿、浆液肿、感染、裂开、不愈合、瘘管及窦道形成；

9）消化道应激性穿孔、术后粘连性肠梗阻，机械性肠梗阻等；

10）术后肿瘤恶性、复发、转移可能等；

11）术后吻合口漏，弥漫性腹膜炎、全身炎症反应综合征甚至中毒性休克、脓毒血症；

12）术后吻合口狭窄；

13）术后腹腔或吻合口出血；贫血、失血性休克；

14）循环系统并发症：心律失常、心肌梗死、心力衰竭、心搏骤停、血栓形成等，致死；

15）呼吸系统并发症：肺不张、肺感染、胸腔积液、气胸、肺栓塞等；

16）脑并发症：脑血管意外、癫痫等；

17）以上情况经保守治疗无效后部分需要再次手术，少数患者可能治疗无效，最后死亡；

18）其他无法预知的意外和风险。

4. 我理解如果我患有高血压、心脏病、糖尿病、肝肾功能不全、静脉血栓等疾病或者有吸烟史，以上这些风险可能会加大，或者在术中或术后出现相关的病情加重或心脑血管意外，甚至死亡。我理解术后如果不遵医嘱，可能影响手术效果。

特殊风险或主要高危因素：

我理解根据我个人的病情，除上述风险以外，还可能出现以下特殊并发症或风险：

患者知情选择：

- 我的医师已经告知我将要进行的手术方式、此次手术及术后可能发生的并发症和风险、可能存在的其他治疗方法并且向我解答了关于此次手术的相关问题。
- 我同意在手术中医师可以根据我的病情对预定的手术方式做出调整。
- 我理解我的手术需要多位医师共同进行。
- 我并未得到手术100%成功的许诺。
- 我授权医师对操作涉及的病变器官、组织、标本及影像资料等进行处置，包括病理学检查、细胞学检查、科学研究和医疗废物处理等。
- 我已如实向医师告知我的所有病情，如有隐瞒，一切后果自负。
- 我（同意/不同意）该项手术。

患者签名　　　　　　　　　　　　签名　　　　　日期　　年　　月　　日

患者授权亲属签名　　　　与患者关系签名　　　　日期　　年　　月　　日

联系电话

医师陈述：我已经告知患者将要进行的手术方式、此次手术及术后可能发生的并发症和风险、可能存在的其他治疗方法并且解答了患者关于此次手术的相关问题。我们会按规范全力为患者医治。

医师签名　　　　　　　　　　　　签名　　　　　日期　　年　　月　　日

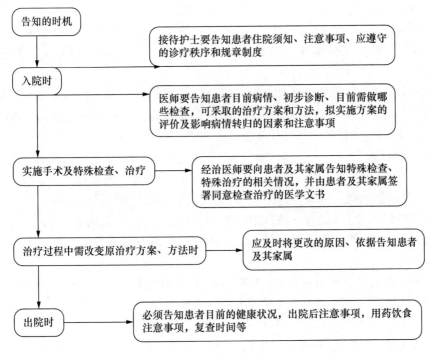

图 3-17-1 工作流程图

十八、患者的权利和义务

1 目的

保障患者依法享有的权利,明确患者应该承担的义务。

2 范围

全体员工、患者及其家属。

3 定义

指患者依法享有的权利以及应该承担的义务。

4 内容

4.1 工作标准

4.1.1 患者的权利

4.1.1.1 患者最基本的权利是有权获得良好的医疗诊治

A. 享受平等医疗权,凡患者不分性别、国籍、民族、信仰、社会地位和病情轻重,都有权享受到礼貌周到、耐心细致、合理连贯的诊治服务。

B. 享受安全有效的诊治，凡病情需要，有助于改善健康状况的诊断方法、治疗措施、护理条件，都有权获得并了解有关病情、诊断、医疗措施、医疗风险和替代医疗方案。

C. 拥有代理权，必要时可以指定一位代理人，作为上述内容的被告知人。从医疗角度不宜相告的或当时尚未明确诊断的，应向其家属解释。有权要求清洁、安静的医疗环境，得到主管医师、责任护士和其他相关医务人员的有关信息。

D. 参与制订和实施治疗计划，参与治疗过程中发生的伦理道德问题的讨论，包括终止抢救和停止生命支持治疗的选择。有权决定自己的手术及各种特殊诊治手段，未经患者及其家属的理解和同意，除紧急抢救生命以外，医务人员不得私自进行。实施手术、麻醉、高危诊疗操作、特殊检查、特殊治疗（如化疗、放疗）、使用血液制品、贵重药品、耗材等，医务人员要使用患者易懂的方式、语言，与患方进行沟通并履行书面知情同意手续。

E. 有抱怨的权利，医患办负责接待抱怨或投诉的内容记录，告知已采取的措施。

F. 得到出院后需要注意的有关事项方面的信息。

G. 按有关法规可以复印相关病历资料。

H. 要求知晓医院的服务内容和有关的规定。

I. 患者可要求核对其账单，并得到合理的解释。

J. 在符合医院探视规定的情况下，指定来访者。

4.1.1.2　有拒绝治疗的权利

患者在法律允许的范围内（精神病、传染病患者的某些情况属不允许范围）可拒绝治疗，也有权拒绝某些实验性治疗。但医师应说明拒绝治疗的危害。在不违反法律规定的范围内，可以选择拒绝治疗或选择自动出院，但必须向医院和医师作出对其出院及后果不负任何责任的声明与签字。但无权要求不恰当的或医学上尚不可能的治疗和服务。

4.1.1.3　有要求保密的权利

A. 患者在医疗过程中，对由于医疗需要而提供的个人的各种秘密或隐私，有要求保密的权利。

B. 患者有权对接受检查和治疗的环境要求具有私密性。由异性医务人员进行某隐私性部位的诊疗时，要求家属在场，或者有患者同性医务人员在场。

C. 在进行涉及床边会诊、讨论时，可要求不让无关人员参加；有权要求其病案只能由直接涉及其治疗或监督病案质量的人阅读。

D. 医护人员不得随意泄露患者的疾病信息，在尚未征得患者或其家属同意的情况下，不得随意拍摄其病变照片，当作个人研究或论文的资料等。凡涉及其隐私的行为（即使这种行为是正当合理的），要预先征得患者的同意。

E. 医院应努力改善诊疗环境，要采取有利于患者的医疗措施，以保护个人隐私，维护患者的人格尊严。患者在进行暴露躯体检查、操作时，医务人员要提供保护隐私的措施，医务人员在进行检查、治疗时要及时拉上围帘，对加床患者进行检查时要使用屏风进行遮挡。多人病室中各病床之间要有间隔措施。

F. 临床及医技等科室要做好科内计算机管理，及时退出计算机界面或及时锁定计算机屏幕，避免泄露患者信息。

G. 在门诊各科室诊疗及B超室、心电图等科室检查时，要注意患者隐私的保护。

H. 在医师需应用患者的病案资料的过程中，对于涉及患者隐私的资料，要经医务部批准。公检法、人力资源社会保障、保险等部门，因办理案件、依法实施专业技术鉴定、医疗保险审核或仲裁、商业保险审核等需要，提出审核、查阅或者复制病历资料要求的，参照《病历复印借阅封存制度》中的规定执行。

I. 医护人员在医疗服务过程中，应加强法律知识学习，恪守职业道德，严格遵守有关法律法规。定期进行尊重和保护患者隐私权的相关知识的培训、学习，真正体现对患者的人性尊重、人文关怀。

J. 如出现泄露患者信息的，将对该当事人进行处罚。造成严重后果，将予以追究相应责任。触犯法律的，将由司法机关进行处理。

K. 医务人员需要保管好自己的工号、密码，以免为他人所盗用，造成隐私泄露。

4.1.1.4 患者有宗教信仰的权利

A. 医院和医务人员应尊重和保护国外患者和少数民族患者的语言文字、宗教信仰和民族习俗，尊重他们的饮食、生活起居、婚丧礼仪、服饰、行为举止等方面的习惯，尊重他们许多不同的宗教禁忌。

B. 在医疗服务中，尊重和保障国外患者和少数民族患者按照自己意愿从事宗教和民俗活动的自由。

C. 医务人员不得因宗教信仰不同而歧视国外患者和少数民族宗教信仰和民族习俗。任何人不得非法剥夺公民的正当的宗教信仰自由，不得侵犯国外患者和少数民族风俗习惯，情节严重，造成严重后果的，将追究法律责任。

D. 正常的宗教活动和宗教信仰依法受到保护，坚决打击利用封建迷信活动扰乱社会秩序、危害公共利益、损害他人身体健康的行为。

E. 电子病历系统已经导入特殊民族宗教习惯及信仰，医务人员根据提示，主动了解不同民族、种族、国籍以及不同宗教患者的习惯。食堂要为患者提供适宜的饮食，涉及饮食禁忌的，科室应该提前通知食堂。

4.1.2 患者的义务

4.1.2.1 医院规章制度，不得侵犯医院员工和其他患者的合法权利。

4.1.2.2 配合主管医师、护士及其他相关医务人员的治疗护理计划和指导，当拒绝治疗或不遵从指导时，要承担相应责任。

4.1.2.3 了解自身疾病、治疗、预后及出院后保健事项；如果不明了，应向经管医师询问。

4.1.2.4 如实提供与疾病及诊疗相关的信息，不得故意隐瞒事实或提供与事实相悖的信息。

4.1.2.5 配合医院实习生和见习生的教学工作。

5 参考资料

5.1 《中华人民共和国医师法》

5.2 《医务人员医德规范及实施办法》

5.3 《中华人民共和国民法典》

5.4 《三级医院评审标准（2022版）广东省实施细则》

6 附件

6.1 工作流程图（图3-18-1）

6.2 保护患者隐私查验表（表3-18-1）

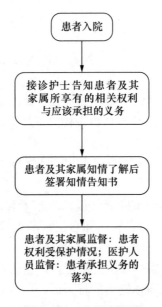

图3-18-1　工作流程图

表3-18-1　保护患者隐私查验表

抽查提问内容	是否知悉	
问题1：医院是否有保护患者隐私权和个人信息、尊重民族习惯和宗教信仰等相关制度，并对医院全体人员定期培训？ 答案：有患者权利与义务等相关制度，并定期在每年新入职医务人员及住院总上岗前培训相关内容。	是	否
问题2：医务人员是否具有保护患者隐私的意识，并在诊疗活动中提供保护隐私的措施（具体有哪些措施）？ 答案：有相关意识及保护措施，如检查及操作时有隔帘或屏风遮挡。	是	否
问题3：是否有私密性的诊疗场所和保护患者隐私的设施？ 答案：有，如门诊一医一患一诊室，B超检查室有独立的间隔空间，谈话室（手术室），母婴室。	是	否
问题4：科室质量工作小组是否对隐私保护执行情况进行自查，对存在问题有整改？ 答案：有，并出示科室相关台账。	是	否

抽查提问内容	是否知悉	
问题5：主管部门是否对执行情况有监管、检查；能否以问题为导向进行多部门分析整改？ 答案：有定期督查，如门诊之前未实行一医一患一诊室，经门诊、护理部、医务部、计算机中心联合分析整改，现已完全实现一医一患一诊室。	是	否
问题6：抽查时间段内是否有因泄露患者隐私或个人信息造成重大不良影响事件发生？ 答案：是/否。	是	否

十九、人体器官捐献管理制度

1 目的

保障本院人体器官捐献工作顺利开展，符合相关法律法规，维护人体器官捐献人（以下简称捐献人）及人体器官接受人（以下简称接受人）合法权益。

2 适用范围

全院各临床科室。

3 内容

3.1 人体器官捐献应当遵循自愿、无偿的原则。公民享有捐献或者不捐献其人体器官的权利；任何科室或个人不得强迫、欺骗或者利诱他人捐献人体器官。

3.2 任何科室或个人不得以任何形式参与买卖人体器官，不得从事与买卖人体器官有关的活动。患者死亡后遗体、器官或组织捐献遵循自愿、无偿原则，按照国家相关法律法规执行。

3.3 各科室或个人如发现患者在住院期间要求捐赠器官的，或诊断明确的昏迷患者并且无自主呼吸的，经其明确亲属提出，由本院器官捐献协调员协助填写《人体器官捐献审批表》《人体器官捐献知情意向书》《人体器官捐献交接表》，且必须由主管医师填写患者病情简介→由2位或以上具有重症医学、神经内科或神经外科专业的副主任医师填写意见并签名确认→科主任初审—医务部审批→《人体器官捐献知情意向书》需由捐献人亲属或明确监护人签名确认→所在科室向医务部书面报告备案。审核文件需复印留档，原件归入病案归档，复印件分别由医务部、临床科室存档。

3.4 《人体器官捐献审批表》需包含患者所在科室、基本信息、原发病、生命体征、器官功能等信息。

3.5 器官捐献人的身份必须明确，其直系亲属或监护人关系明确。其亲属或监护人的关系不明确的，不得进行器官捐献。

3.6 符合潜在器官捐献者适应证，无禁忌证。见附件6.1。

3.7 遵守医学伦理道德，恪守医德，保守医疗秘密，保障患方的隐私权，不得泄露人体器官捐献人及其亲属等资料。

3.8 达成器官捐献意向的，由器官捐献协调员与具备器官捐献与移植资质的上级医院联系，并由该院派出专业人员前来接洽并转运。交接过程需由主管医师填写《人体器官捐献交接表》，核实接洽人员身份并签名确认，同时由科主任签名核实交接人员及捐献人转运去向。《人体器官捐献交接表》原件归入病案归档，复印件分别由医务部、临床科室存档记录。

3.9 所有符合器官捐献条件的、达成器官捐献意向的，必须具备《人体器官捐献知情意向书》《人体器官捐献审批表》《人体器官捐献交接表》，方可由具备器官捐献与移植资质的上级医院派员进行转运。

3.10 在本院还未取得器官移植资质之前，不得在本院进行器官、组织摘取手术。必须要求将患者转到具有器官移植资质的医院进行脑死亡判定、器官功能维护、器官摘取手术。

3.11 不得收受捐献者的任何送礼、红包、宴请等；不得向捐献者亲属收取任何的劳务费、辛苦费等。

3.12 任何科室或个人不得与器官捐献移植单位、器官捐献协调员存在任何钱物交易。

3.13 处罚：如违反上述规定的，对责任医师及科主任采取如下处罚。

3.13.1 情节较轻的，已造成患方非常不满意，但未造成实质性损害的，停止责任医师处方权6个月，并进行思想教育，视接受教育实际情况再恢复处方权。

3.13.2 情节严重的，造成捐献者及其家属权益严重损害的，停止执业处方权，移交司法机关处理。

4 参考资料

4.1 《医疗机构管理条例》
4.2 《人体器官移植条例》
4.3 《中华人民共和国民法典》
4.4 《中国成人脑死亡判定标准与操作规范（第二版）》
4.5 《人体器官移植条例》
4.6 《中国人体器官分配与共享基本原则和肝脏与肾脏移植核心政策》

5 附件

5.1 器官捐献适应证与禁忌证
5.1.1 潜在捐献者适应证
5.1.1.1 捐献者身份明确。有直系亲属或旁系亲属及有效的身份证件；
5.1.1.2 格拉斯哥（GCS）评分＞6分可视为潜在捐献者；
5.1.1.3 年龄一般不超过70岁；
5.1.1.4 无人类免疫缺陷病毒（HIV）感染；

5.1.1.5 无药物滥用、无长期静脉注射毒品、无同性恋或双性恋等高危活动；

5.1.1.6 无恶性肿瘤病史，但部分中枢神经系统肿瘤和一些早期的恶性肿瘤在经过成功的治疗后可以考虑；

5.1.1.7 无活动性、未经治疗的全身性细菌、病毒或者真菌感染；

5.1.1.8 血流动力学和氧合状态相对稳定；

5.1.1.9 捐献器官功能基本正常。

5.1.2 潜在捐献者禁忌证

5.1.2.1 无法明确捐献者身份。无直系亲属或旁系亲属与有效身份证件；

5.1.2.2 年龄超过70岁并且有高血压、糖尿病等基础病；

5.1.2.3 人类免疫缺陷病毒（HIV）感染；

5.1.2.4 药物滥用、长期静脉注射毒品、同性恋或双性恋性行为等高危活动；

5.1.2.5 Ⅲ级、Ⅳ级恶性肿瘤有过脑室腹腔分流手术史；

5.1.2.6 白血病；

5.1.2.7 全身器官功能衰竭；

5.1.2.8 活动性、未经治疗的全身性细菌、病毒或者真菌感染。

5.2 人体器官捐献工作流程图（图3-19-1）

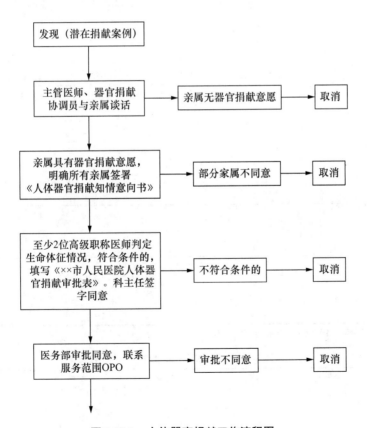

图3-19-1 人体器官捐献工作流程图

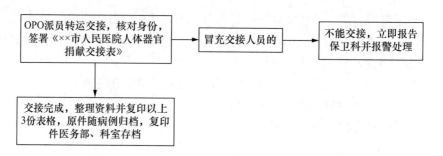

图3-19-1 （续）

5.3 人体器官捐献审批表（表3-19-1）

5.4 人体器官捐献知情意向书（表3-19-2）

5.5 人体器官捐献交接登记表（表3-19-3）

表3-19-1 人体器官捐献审批表

捐献者 基本信息	住院科室		姓名		性别			
	床号		年龄		住院号			
病情简介	主管医师： 　　年　月　日							
病情判断	高级职称医师1：　　　　高级职称医师2： 　　年　月　日							
器官捐献 协调员意见	签名：					年	月	日
科室主任意见	签名：					年	月	日
医务部意见	盖章：					年	月	日

备注：本表一式两份交1份到医务部备案（可复印）。

表3-19-2 人体器官捐献知情意向书

科别：	患者姓名：	性别：	年龄：	床号：	病历号：
临床诊断：					
病情告知：					

病情告知：
医师已告知我们，患者经积极治疗后目前处于深昏迷，自主呼吸停止，脑干反射消失，而且明确昏迷的原因是引起的不可逆性昏迷，仅依靠呼吸机维持呼吸和血管收缩药物维持循环，仍随时有可能出现心跳停止而死亡。

续表

人体器官捐献事项告知：

目前患者已达到疑似脑死亡标准，符合器官移植的潜在供体，患者直系家属商量可考虑进行无偿器官捐献，医院根据中国《人体器官移植条件》及《人体捐献器官获取与分配管理规定》等相关法律法规、政策和规定协助通知国家颁布有资质的人体器官获取组织（OPO）商议捐献事宜。

患者家属知情选择：

我们已知患者病情，医师已告知人体器官捐献相关法律法规，经慎重考虑，所有直系亲属知情并有意在患者死亡后无偿性器官捐献，委托医院通知器官获取组织（OPO）商议下一步器官捐献事宜。行器官捐献是自愿行为，不受任何人威逼利诱，对作出器官捐献的决定承担所有法律责任。

患者家属1签名与患者关系身份证号：

签名 　 日期 　 年 　 月 　 日 　 时

患者家属2签名与患者关系身份证号：

签名 　 日期 　 年 　 月 　 日 　 时

患者家属3签名与患者关系身份证号：

签名 　 日期 　 年 　 月 　 日 　 时

患者家属4签名与患者关系身份证号：

签名 　 日期 　 年 　 月 　 日 　 时

患者家属5签名与患者关系身份证号：

签名 　 日期 　 年 　 月 　 日 　 时

医师陈述：

我已告知家属患者病情及人体器官捐献相关法律法规。

谈话医师签名： 　 谈话协调员签名：

签名 　 日期 　 年 　 月 　 日 　 时

表3-19-3 人体器官捐献交接登记表

捐献者基本信息	住院科室		姓名		性别	
	床号		年龄		住院号	
外院接洽人员信息	到院时间	年 　 月 　 日 　 时 　 分				
	1	工作单位				签名：
		联系电话				
	2	工作单位				签名：
		联系电话				
	3	工作单位				签名：
		联系电话				
	4	工作单位				签名：
		联系电话				
	离院时间	年 　 月 　 日 　 时 　 分				
捐献者去向						
本院接待人员信息	医师	签名：				
	科主任	签名：				

备注：每一例进行人体器官捐献均需要填写，一式两份交1份到医务部备案（可复印）。

二十、医疗纠纷管理制度

1 目的

规范、合理处理医疗纠纷，保障医疗秩序的正常运行，并为本院医疗听证会提供处理依据。

2 范围

全院所有职工。

3 定义

医疗纠纷：医患关系的双方针对医疗活动发生争议，患方要求进行经济索赔的行为。

4 内容

4.1 职责分工

管理职责：医务部主任
实施职责：医患办主任

4.2 工作标准

4.2.1   医疗纠纷发生后启动工作

4.2.1.1   医疗纠纷发生后医患办在第一时间展开纠纷的调查，将调查情况报告医务部，必要时提请医务部召集专家委员会及相关专家召开纠纷讨论会议。

4.2.1.1.1   涉及医疗质量安全、可能危及患者健康的，医务部迅速组织最强医疗技术力量，及时采取有效措施，避免或者减轻对患者身体健康的损害，防止损害扩大。

4.2.1.1.2   医务部将医患办调查科室后的意见或专家委员会的讨论意见汇报分管院领导并拟定医疗纠纷处置方案：如争议赔偿额在1万元以下的，通过双方协商的方式处理；如争议赔偿额在1万～10万元，建议患方通过申请医调委进行调解解决；如争议赔偿额大于10万元的，建议患方通过鉴定或者诉讼等司法途径解决。

4.2.1.1.3   医务部将医疗纠纷处置方案反馈给医患办，医患办根据方案指示做好医疗纠纷处置工作，当事科室协同医患办回复患方或沟通，一般情况的要在5个工作日内，事件较复杂的在10个工作日内。

4.2.2   双方协商及现场调解

4.2.2.1   医患办代表院方负责与患方进行现场的沟通解释及调解工作，必要时由医务部及分管院领导出面参与沟通解释及调解工作。

4.2.2.2   医疗纠纷发生后积极引导患方至医患办进行协商及调解，防止纠纷影响正常的医疗秩序。

4.2.2.3　当事科室的医务人员有义务配合医患办展开现场的沟通解释及调解工作。

4.2.2.4　医患办应当告知解决医疗纠纷的合法途径（双方自愿协商、申请人民调解、申请行政调解、向人民法院提起诉讼、法律法规规定的其他途径）；有关病历资料、现场实物封存和启封的规定；有关病历资料查阅、复制的规定；患者死亡的，还应当告知其近亲属有关尸检的规定。

4.2.2.5　现场调解时如人数大于5人，最终谈判时告知患方派5名代表参与协商。

4.2.2.6　双方协商达成和解，本院作出相应经济赔偿的必须签订协议书。

4.2.3　医调委调解

4.2.3.1　医患办告知患方医调委地址及联系方式

4.2.3.2　医患办与医调委工作人员做好沟通，确定调解的场所及时间

4.2.3.3　医患办根据材料清单，准备相关资料提交至医调委。

4.2.3.4　在医调委调解员的主持下进行协商，达成和解的在医调委签订调解协议书。

4.2.4　鉴定

4.2.4.1　如医患双方争议较大不能达成一致意见的告知患方通过申请鉴定以明确责任。

4.2.4.2　医患办根据鉴定机构通知的时间完成相关材料的准备并参与鉴定。

4.2.4.3　当事科室在医患办的指导下完成陈述书的书写，并提交至医务部审阅修改；鉴定时需派员参加鉴定会进行现场陈述。

4.2.4.4　收到鉴定意见后，医患办根据鉴定意见确定的责任度或伤残等级联系本院法律顾问计算赔偿数额，汇报医务部，医务部报分管院领导通过后，再反馈医患办，医患办根据指示开展后续协商工作。

4.2.5　诉讼

4.2.5.1　医患办代表医院参加医疗损害诉讼案件的应诉工作。

4.2.5.2　医患办接到法律诉讼材料后，汇报医务部，确定是给医调委（医责险）指派律师应诉还是本院法律顾问应诉，在法院规定时期内，根据律师的要求，提交证据材料、委托手续等，并代表出庭，相关科室需予以配合。

4.2.5.3　法院判决后，医患办及时跟进判决的后续处理工作。

4.3　媒体管理

4.3.1　党委办负责相关媒体的接待和处理。

4.3.2　医院新闻发言人应及时了解事态的进展，医务部、护理部统一口径，积极应对媒体，其余人员不准私下接受媒体的采访。

4.4　病房停尸的处理方法

4.4.1　患者在院内死亡的，2小时内应将尸体移至殡仪馆。

4.4.2　患方拒绝移送尸体的，由医务部、医患办、保卫办公室向家属提出口头的告知。

4.4.3 经告知后家属仍不肯移送尸体的，由医务部、医患办报告卫生主管部门，保卫办公室报公安机关出警处理后，根据规定移送尸体。

4.5 病历及现场实物管理

4.5.1 医疗纠纷发生后质控科立即对病历的书写情况进行监督，确保病历的完整性、及时性及真实性，特别是转科病历、护理书写、抢救过程能及时完成。

4.5.2 患方提出封存病历的，由医患办、当事科室、病案室与患方共同对病历进行封存，封存的病历由病案室保管。病历资料封存后医疗纠纷已经解决，或者患者在病历资料封存满3年未再提出解决医疗纠纷要求的，病案室可自行解封归档。

4.5.3 疑似输液、输血、注射、用药等引起不良后果的，应当对现场实物进行封存，由医患办、当事科室、药剂科或输血科与患方共同对现场实物封存，封存的现场实物由当事科室保管。现场实物封存后医疗纠纷已经解决，或者患者在现场实物封存满3年未再提出解决医疗纠纷要求的，当事科室可以自行启封。

4.6 纠纷的整改

4.6.1 纠纷结案后，当事科室安全员及科主任负责组织科内讨论，总结原因并进行整改。

4.6.2 医务部负责纠纷整改的管理工作，每季度定期分析纠纷情况，召开医疗纠纷听证会对已结束的纠纷案例进行听证，以确定纠纷性质及责任科室、责任人，应在医院中层干部会上进行反馈警示教育。

4.6.3 对于发生频率较高，或者对患者造成极大危害的重点纠纷，医务部可组织讨论或开展专门的业务学习，减少类似纠纷的发生。

4.7 纠纷材料的整理

4.7.1 医患办在纠纷结案后整理纠纷相关材料，将医院投诉登记表、纠纷处理台账、其他合法途径的文书资料、协议书、身份证明等相关材料整理成册，存档备查。

5 参考资料

5.1 《医疗纠纷预防和处理条例》（中华人民共和国国务院令第701号，自2018年10月1日起施行）

5.2 《医疗事故处理条例》（中华人民共和国国务院令第351号，自2002年9月1日起施行）

5.3 《中华人民共和国民法典》

5.4 《医疗机构投诉管理办法》

6 附件

6.1 工作流程图（图3-20-1）

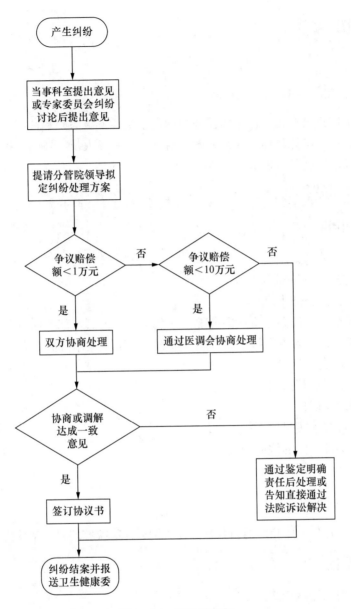

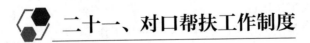

图 3-20-1 工作流程图

二十一、对口帮扶工作制度

1 目的

规范开展对口帮扶工作，建立多层次、全覆盖、科学合理的医疗卫生协作工作格局，充分发挥本院优质医疗资源的辐射作用。

2　通用范围

全院。

3　定义

对口帮扶工作指政府指令性工作任务中指定医院与下级医院和社区卫生服务中心建立对口帮扶关系，双方制订具体协议或方案，通过派驻医务人员、搭建远程医疗平台、开展相关培训等方式，推进对口帮扶工作落实。

4　内容

4.1　领导小组

4.1.1　组长：分管副院长

4.1.2　副组长：医务部主任

4.1.3　成员：医务部干事

4.1.4　领导小组下设办公室在医务部，办公室主任由医务部主任兼任，统筹协调下派医务人员各项工作，深入被帮扶基层医院，按照对口帮扶工作目标推进帮扶工作。

4.1.5　工作职责

4.1.5.1　确定对口帮扶关系；

4.1.5.2　组织调研；

4.1.5.3　制订并落实对口帮扶工作；

4.1.5.4　落实各单位的沟通交流工作；

4.1.5.5　督查对口帮扶工作。

4.2　对口帮扶对象

政府指令性工作任务中指定对口帮扶医疗机构或与医院签署对口帮扶协议的医疗机构。

4.3　工作流程

4.3.1　确定对口帮扶对象。

4.3.2　开展对口帮扶工作调研。

4.3.3　双方确定对口帮扶工作方案。

4.3.4　签署对口帮扶协议。

4.3.5　根据对口帮扶工作及协议开展对口帮扶工作。

4.4　工作内容

4.4.1　进行医疗人才交流。根据受援医疗机构的实际需求和适宜技术推广情况，帮助受援医疗机构选拔医务人员到本院进修培训，本院根据情况安排人员到受援医疗机构开展指导工作。强化理论基础，掌握适宜技术，提高服务能力。

4.4.2　组织专家不定期到受援医疗机构开展会诊、技术指导、业务知识培训讲座、现场带教等形式。

4.4.3 根据受援医疗机构的需求及本院资源情况下派医务人员到受援医疗机构开展驻点帮扶工作，下派人员要自觉接受所在受援医疗机构的管理，遵守受援医疗机构的规章制度。受援医疗机构对每位下派医务人员的工作情况进行登记和考核并及时反馈本院。

4.4.4 通过临床诊疗示范、教学查房、病例讨论、举办培训班和讲座等形式，帮助乡镇卫生院建设一批特色专科，培养一批骨干人才和科室带头人。

4.4.5 对受援医疗机构进行业务指导，落实核心制度，规范诊疗行为，使其到帮扶周期结束后，能正确处理常见病、多发病、地方病，对疑难杂症、危重患者进行识别、处理和转诊。

4.4.6 与受援医疗机构建立远程会诊平台，向受援医疗机构的疑难杂症确诊治疗提供技术支持，提高受援医疗机构医疗服务条件和诊疗能力，方便当地群众看病就医。

4.4.7 针对受援医疗机构的功能和任务，在技术准入许可的范围内，按照实际需求，推广适宜技术，提高适宜技术的应用能力和水平，帮助受援医疗机构开展实施推广1~2项技术，能开展一级手术和部分二级手术。

4.4.8 指导受援医疗机构进行基础设施改造和服务流程再造，优化院内科室布局、就医流程，使其符合医院感染管理要求，改善基层群众就医体验。

4.4.9 每年组织专家在受援医疗机构辖区内开展1~2次义诊医疗工作，扩大对口帮扶工作的受益面。

4.4.10 加强与受援医疗机构双向转诊工作，被帮扶单位危急重症患者转至本院救治，本院患者（属受援医疗机构下辖人口）经治疗进入恢复期或康复期后，转入受援医疗机构进一步康复治疗。积极推进双向转诊工作开展，实现大病、重病在上级医院，小病、疾病康复在基层医疗机构的分级诊疗目标。

4.5 帮扶工作细则

4.5.1 派出驻点帮扶人员要求为中级职称以上的医护人员，医德医风好，敬业精神强，业务水平较高，对常见病、多发病有较强处置能力，具备一定指导带教能力。

4.5.2 严格遵守受援医疗机构的各项规章制度，服从管理，履行岗位职责。不得旷工和随意请假，请假半天以上（含半天）需上报受援医疗机构医疗组组长，并书面报医务部、护理部审批。

4.5.3 派出驻点帮扶人员到受援医疗机构开展坐诊、会诊、临床诊疗示范、教学查房、疑难病例讨论、组织危重患者抢救、理论教学培训，指导受援医疗机构严格执行医疗核心制度、基本规范、诊疗常规，切实加强基础管理，提高医疗质量，确保质量安全。

4.5.4 派出驻点帮扶人员在每月工作结束时，由受援医疗机构组长如实填写好《对口帮扶工作记录表》，一式两份，一份交驻点人员签字后交由受援医疗机构保存，一份交医务部保存。

4.6 落实保障措施

4.6.1 医院下派工作组认真开展调查研究，摸清受援医疗机构的现状和需求，针对受援医疗机构的实际情况，拟定具体的、切实可行的对口帮扶实施方案，上报医院领导小组审核并落实。

4.6.2 强化督查，确保实效。医院不定期对帮扶工作开展情况进行督查、指导，推进帮扶工作。帮扶工作完成情况与年终考核及职称晋升相结合，确保对口帮扶工作取得实效。帮扶工作结束后提交帮扶工作总结、培训课件、获取奖励、工作相片等。

4.6.3 医院将帮扶工作纳入科室帮扶任务考核内容。

4.6.4 医师完成对口帮扶任务的情况作为医师定期考核的重要内容。参加对口帮扶工作情况，纳入其个人档案，作为职称晋升的依据。对主动申请到基层服务、帮扶工作任务完成较好、群众评价高的医师，在职称评审聘用、职务晋升等方面在同等条件下优先考虑安排。

4.6.5 驻点人员下乡期间享受同等在岗待遇，并予适当下乡补助，按每天补助×元/人（含×元交通费，×元伙食补助费）。

5 参考资料

5.1 《关于进一步开展对口支援县人民医院工作的实施方案》

6 附件

6.1 对口帮扶工作流程图（图3-21-1）
6.2 对口帮扶（医联体）工作记录表（表3-21-1）

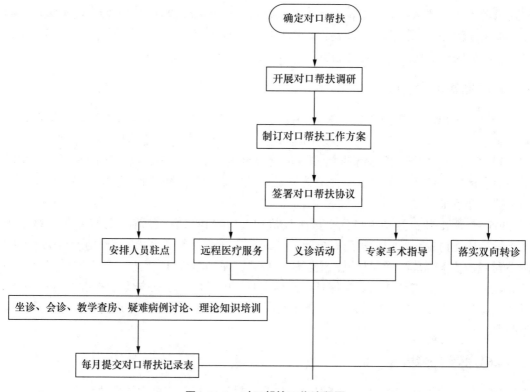

图3-21-1 对口帮扶工作流程图

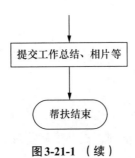

图 3-21-1 （续）

表 3-21-1 对口帮扶（医联体）工作记录表

被帮扶单位（医联体）：　　（盖章）　　　　　　　　　　　　　　时间：　　年　月　日

	工作内容	数量	计数单位
帮扶工作主要内容	门诊		人次
	手术/操作		台次
	查房		人次
	带教		人次
	诊疗患者		人次
	远程会诊		人次
	会诊		人次
	培训基层医务人员		人次
	专业授课（PPT）		次（至少1次/周）
	主持教学查房		次（至少1次/周）
	疑难病例讨论		次（至少1次/周）
	死亡病例讨论		次
	提出建设性提议		件
	科研、课题立项		个
	开展新技术、新项目		个
	新建专科		个
	新建制度		项
	其他工作内容		
效果评价			

驻点人员签名：

二十二、规培结业年轻医师培训制度

1 目的

规培结业年轻医师进入次专科培训，提升疾病管理、医疗技术、应急处置能力。

2 范围

规培结业年轻医师。

3 定义

规培结业年轻医师培训阶段：规培结业后第1～3年为初级阶段；第4～5年中级阶段；第6～7年为高级阶段。

4 内容

4.1 职责分工

管理职责：医务部主任、医疗质量科主任
实施职责：临床科室科主任

4.2 工作标准

4.2.1 疾病管理能力

具备各阶段病种的诊疗能力。在上级医师带教下，按照规范进行诊疗，每个病种5例以上，并在电子病历中进行登记。

4.2.2 医疗技术

4.2.2.1 有创诊疗能力：掌握各阶段的有创诊疗技术及完成规定的数量。按照手术分级管理制度规定，逐步具备独立操作能力。参与自己经管患者的手术比例在80%以上。各阶段的最后一年每项手术量必须达到科室人均手术量（已经掌握该项手术的人员进行统计）的80%。

4.2.2.2 医技阅片能力：放射、心电、超声阅片能力达到各专科相应要求，必须每年通过考核。

4.2.2.3 门急诊能力（ICU专科医师除外）：在初级阶段完成3个月的急诊能力培训；在中、高级阶段完成3个月的门诊能力培训，要求出门诊的总时间达到90天以上。

4.2.2.4 重症疾病管理能力：中级阶段完成1个月重症医学科（ICU）或急诊ICU重症疾病管理能力培训，包括术后管理、气道管理能力、休克早期识别与处理、容量状态与反应性评估、多脏器功能评估与抢救等。

4.2.2.5 专科会诊能力：在高级阶段要具备专科会诊能力。

4.2.3 科室质量管理能力

4.2.3.1 每阶段要担任科室专管员（至少1年）。

4.2.3.2 每阶段参加医院品质改善活动1次以上。

4.2.4 教学能力

4.2.4.1 初级阶段承担本科实习生带教任务，放疗科、介入科、肿瘤内科除外。

4.2.4.2 中级阶段承担实习生带教及三年内规培医师带教任务。

4.2.4.3 高级阶段承担三年内规培医师带教任务。

4.2.4.4 完成科教科规定的带教任务（每位医师每年带教至少3个月）。

4.2.5 学习成长能力

4.2.5.1 每年要组织业务学习3次以上（每4个月1次）。

4.2.5.2 高级阶段考核前要完成次专科定科并外出进修（6个月及以上）。

4.2.5.3 晋升中级职称前至少通过1次抗菌药物培训考试。

4.2.5.4 晋升中级职称前要完成1年住院总医师任职。

4.2.6 硕士毕业的医师如已具备以上各项能力，符合职称晋升条件的，允许缩短培训时间。

4.2.7 博士毕业的医师初级阶段允许在满足其他条件的基础上先行准入，要求在一年内完成培训要求，如仍未完成，则不续聘。

4.2.8 培训职责

4.2.8.1 科主任要根据培训方案执行培训计划并指定带教老师。

4.2.8.2 各培训医师要及时关注培训计划实施情况，如有困难要向主任汇报。

4.2.9 监督评价

4.2.9.1 自查的评价方法、频度、责任人及相关查验表

A. 评价方法：根据电子病历登记情况按培训方案进行自查。

B. 频度：年度。

C. 责任人：规培结业年轻医师。

D. 相关查验表：培训执行情况自查表。

E. 督查的评价方法、频度、责任人及相关查验表。

F. 评价方法：每阶段培训考核。

G. 频度：主治、副高职称晋升前。

H. 责任人：医务部。

I. 相关查验表：职称晋升技术能力考核表。

4.2.10 奖惩

4.2.10.1 规培结业年轻医师完成初级阶段或高级阶段培训任务后才能聘任为主治医师或副主任医师。

A. 研究生毕业可以提早1年即在第5年或第9年提出申请，如已经通过考核则予以聘任为主治医师或副主任医师，若达不到培训目标则不给主治医师或副主任医师的聘任及待遇。

B. 博士毕业的医师由于毕业后培训时间较短，因此初级阶段在满足其他条件的基础上先行准入，要求在一年内完成培训要求，如仍未完成，则不续聘。

5　参考资料

5.1　《中华人民共和国医师法》

5.2　《三级医院评审标准（2022版）广东省实施细则》

6　附件

6.1　工作流程图（图3-22-1）

6.2　年度科阶段培训自查表（表3-22-1）

6.3　规培结业医师阶段培训考核表（表3-22-2）

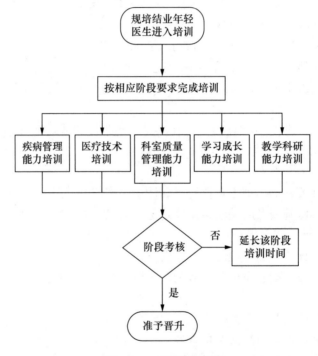

图 3-22-1　工作流程图

表 3-22-1　年度科阶段培训自查表

类别（疾病管理/有创诊疗）	要求技术	开展例数及病案号	本年度考勤情况（门、急诊/进修）
疾病管理			
医技阅片能力			
有创诊疗			

表 3-22-2　规培结业医师阶段培训考核表

姓名	所处阶段	类别（疾病管理/有创诊疗）	要求技术	开展例数及病案号	阶段内考勤情况	考核结果（合格/不合格）

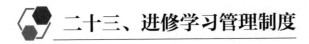

二十三、进修学习管理制度

1 目的

规范进修学习管理工作。

2 范围

医师、药师、技师。

3 定义

进修：本院人员外出进修学习。

4 内容

4.1 职责分工

管理职责：医务部主任、科教部主任
实施职责：科室主任

4.2 工作标准

4.2.1 年度进修计划的制订：在每年11月之前，根据科室技术发展规划、人员实际情况以及个人进修申请，讨论决定下一年度进修计划，报医务部审核，提交院长办公会议讨论，通过后成为医院下一年度进修计划。

4.2.2 外出进修常规审批程序：个人申请并填写《外出进修申请表》→科室同意→医务部审核→分管副院长批准。

4.2.3 申请外出进修人员必备条件

4.2.3.1 必须取得执业医师资质或相应的资格证书；

4.2.3.2 必须在本院注册，新聘专业技术人员在试用期或执照未变更到本院时不得进修；

4.2.3.3 具有相关专业中级或中级以上职称；

4.2.3.4 未晋升中级职称的医务人员，原则上不派出进修学习。但因科室或医院业务发展需要必须进修学习的人员，经科室讨论同意，科主任书面材料推荐，经医务部审核报院长办公会讨论批准后才可提前安排进修学习。

4.2.4 进修人员拟进修医院应为国内有一定知名度的三级甲等医院及专科医院，或者是所进修学科水平在国内处于领先水平。

4.2.5 一般1次进修时间为6个月，计划超过6个月进修的，经科室讨论同意，科主任签字，经医务部审核报院长办公会讨论批准后可延长进修时间。

4.2.6 当年进修计划因故未实施者，第二年不需重新申报，自动列入下一年度进修计划。

4.2.7　外出进修人员分类办理

4.2.7.1　进修计划内人员：根据年度进修计划，拟外出进修学习人员，根据目标进修医院申请要求，填写进修申请表，经医务部审核，分管副院长批准，盖医院公章后，寄往目标进修医院。在收到进修通知单后，再到医务部、科教部办理进修学习相关手续。

4.2.7.2　进修计划外人员：即为年度进修计划以外因科室技术发展需要临时增加的进修人员。此类进修需先经科室讨论同意，保证能安排好科室工作的基础上，再由本人提出书面申请，科主任签字并详细说明理由，经医务部审核报院长办公会讨论批准方可到科教部备案并盖医院公章后寄出进修申请表。在收到进修通知单后，再到医务部、科教部办理进修学习相关手续。

4.2.7.3　专题进修：指通过有计划、有目标的短期学习掌握专业技术，特别是针对开展新技术、新项目的进修以及为承担各级立项科研课题的进修学习，进修时间为1～3个月，进修人员在递交进修申请书时要附件说明拟开展的新技术项目和重点学习内容以及技术项目可行性分析报告。其他手续和流程参考进修计划外人员。

4.2.7.4　赴台进修、赴国外进修，则按照相应制度由医院办公室、人力资源部组织安排，医务部、科教部协助人员排班相关工作。

4.2.7.5　会议或短期培训申请人凭会议通知，科主任签字同意并安排好科室工作，经医务部主任审核签字，分管副院长批准后可外出学习。

4.2.8　外出进修离院前手续：前述4.2.7.1至4.2.7.5类进修人员，在取得进修通知单后，均要到医务部、科教部、财务与资产管理部等相应部门办理相关手续，手续包括：

4.2.8.1　登记进修事宜；

4.2.8.2　暂停相关的医嘱、电子病历权限；

4.2.8.3　暂停餐饮补助费用；

4.2.8.4　外出进修财务须知告知，进修费用划转；

4.2.8.5　进修医院要求的其他手续如单位证明，医师资质证明，健康证明等；

4.2.8.6　签订进修协议书。

4.2.9　进修结束相关手续：回院上班的2个工作日内，请到医务部、科教部、财务与资产管理部等相关部门办理结束进修相关手续：

4.2.9.1　提供进修书面总结，包括进修学习体会心得，准备开展的工作等；

4.2.9.2　开放相关的医嘱、电子病历权限；

4.2.9.3　提供进修结业证书（或进修证明）复印件等相关进修凭证；

4.2.9.4　开放餐饮补助费用；

4.2.9.5　到财务与资产管理部办理财务报销相关手续。

4.2.10　进修住宿费用相关规定：如进修医院有安排进修生住宿，则必须服从进修医院安排，如进修医院确无法安排住宿，则可以自行寻求在外住宿，并按照外出进修须知要求，按照医院外出进修相关规定，在外出进修前办理好住宿费用审批和备案事宜。

4.2.11 其他相关规定

4.2.11.1 不允许跨专业、跨学科进修，确因医院或科室工作需要等原因，必须经院长办公会研究决定。

4.2.11.2 进修人员必须按计划完成学习任务，按时返回单位上班。不得随意更改进修专业、不得随意提前终止或延期进修，如确因医院或科室有特殊情况需要更改专业或提前终止、延期进修者，必须经科室主任、医务部批准。

4.2.11.3 未履行相关审批程序，任何人不得擅自外出进修学习。

4.2.11.4 进修学习期间费用及工资福利待遇，按医院人力资源部、财务与资产管理部相关规定执行。

4.2.11.5 进修学习期间，因违反进修医院的规章制度或医疗行为过失被进修医院退回医院者，进修费用由进修者全额承担，5年内不得提出各种形式的进修申请。

4.2.11.6 担任行政职务的人员外出还必须经院长同意。

4.3 监督评价

4.3.1 自查的评价方法、频度、责任人及相关查验表

4.3.1.1 方法：科室自查今年度进修计划完成情况，没有按计划派出进修的要说明原因，书面形式上交医务部。

4.3.1.2 频度：每半年1次。

4.3.1.3 责任人：科室主任。

4.3.1.4 查验表：《科室年度进修计划完成情况自查表》。

4.3.2 督查的评价方法、频度、责任人及相关查验表

4.3.2.1 方法：检查《科室年度进修计划完成情况自查表》，根据科室分析的原因进行总结。

4.3.2.2 频度：每半年1次。

4.3.2.3 责任人：医务部主任。

4.3.2.4 查验表：《医院年度进修计划完成情况统计表》。

5 参考资料

5.1 《中华人民共和国医师法》

5.2 《三级医院评审标准（2022版）广东省实施细则》

6 附件

6.1 专业技术人员外出进修申请表（表3-23-1）

6.2 科室年度进修计划完成情况自查表（表3-23-2）

6.3 医院年度进修计划完成情况统计表（表3-23-3）

6.4 外出进修申请审批工作流程图（图3-23-1）

表3-23-1　专业技术人员外出进修申请表

科室		姓名		性别		年龄		学历	
职称、职务		现职称、职务取得时间		年　　月					
既往外出进修情况									
现从事何种专业及目前业务能力									
本次拟进修的医院、时间、专业			申请人签名： 年　　月　　日						
科室意见			科主任签名： 年　　月　　日						
职能部门意见			科主任签名： 年　　月　　日						
分管副院长意见			分管副院长签名： 年　　月　　日						

注：此表审批完善后，交科教部备案并办理申请外出进修相关手续。

表3-23-2　进修计划完成情况自查表

进修计划	拟进修人员姓名	拟进修医院、专科名称	拟进修起止时间
计划落实	进修人员姓名	进修医院、专科名称	进修起止时间
科室完成情况	已完成　人	未完成　人	已完成/未完成 （原因：　　）

表3-23-3　医院年度进修计划完成情况统计表

科室名称	计划进修人数	已进修人数	进修计划完成情况
			完成/未完成 （原因：　　　　　）

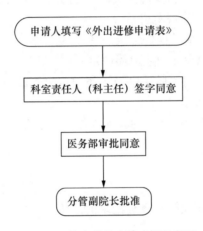

图3-23-1　外出进修申请审批流程图

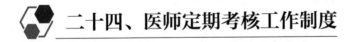

二十四、医师定期考核工作制度

1　目的

加强医师执业管理，提高医师素质，保证医疗质量和医疗安全。

2　通用范围

依法取得医师资格，经注册在本院执业的医师。

3　定义

医师定期考核是指受县级以上地方人民政府卫生行政部门委托的机构或组织按照医师执业标准对医师的业务水平、工作成绩和职业道德进行的考核。

4 内容

4.1　成立考核委员会及考核小组

4.1.1　考核委员会组成人员及工作职责

4.1.1.1　考核委员会组成人员

主任委员：×××

副主任委员：×××

委员：×××

4.1.1.2　医师定期考核委员会下设办公室，设在医务部，负责委员会日常工作。

4.1.1.3　职责

A. 负责制订医师考核工作制度，负责医师定期考核的组织、实施、检查、指导，确定考核评定结果，保证考核工作规范进行。

B. 负责本院医师工作成绩及良好记录的考核。

C. 负责本院医师不良记录与职业道德评定。

D. 负责组织相关专家，对本院医师及上级卫生主管部门指定本院负责的外院医师进行业务知识笔试和操作技能考核。

E. 按医院要求参与医师考核有关的其他工作。

4.1.2　各考核小组成员及工作职责

4.1.2.1　工作成绩及良好记录考核组

成员：×××、×××

职责：负责本院医师工作成绩及良好记录的考核。

4.1.2.2　不良记录与职业道德评定组

成员：×××、×××

职责：负责本院职工不良记录与职业道德评定。

4.1.2.3　业务水平测评组

成员：×××、×××

职责：负责组织相关专家，对本院医师及其他医疗卫生单位的医师业务知识笔试和操作技能考核。

4.2　考核工作办公室负责汇总考核结果，并在考核结束30日内向卫生健康局报告考核工作情况及医师考核结果，同时书面通知被考核医师及其所在机构。工作成绩及良好记录考核组、不良记录与职业道德评定组，以及其他医疗卫生单位，必须按要求对执业注册地点在本机构的医师进行工作成绩、职业道德评定，在《医师定期考核表》上签署评定意见，并于业务水平测评日前30日将评定意见报业务水平测评组。进行工作成绩、职业道德评定应当与医师年度考核情况相衔接。业务水平测评小组应当先对报送的评定意见进行复核，然后对参加定期考核的医师进行业务水平测评，并在《医师定期考核表》上签署意见。

4.3 考核规则

4.3.1 医师定期考核每两年为一个周期；

4.3.2 考核对象：依法取得医师资格，经注册在本院执业的执业医师和执业助理医师（含临床、中医、口腔和公共卫生类别医师、退休返聘医师）；

4.3.3 考核坚持客观、科学、公平、公正、公开原则；

4.3.4 考核工作接受市卫生局的委托和监督，并向卫生健康局报告考核工作情况及医师考核结果。

4.4 考核方式及管理

医师定期考核包括业务水平测评、工作成绩和职业道德评定。

4.4.1 工作成绩和职业道德

4.4.1.1 与考核医师上一年度考核情况及平时考核、考评结果相结合进行；

4.4.1.2 建立健全工作成绩和职业道德考评制度，作为对医师进行职业道德评定的依据；

4.4.1.3 工作成绩、职业道德考核由考核医师所在科室负责提出评定意见，分别报人力资源部、党委办负责进行复核；

4.4.1.4 时间安排：每年7月个人提交"医师定期考核个人述职表"和"医师定期考核表"，科室对"工作成绩、职业道德"提出评定意见，8月考核小组完成评定意见的复核。

4.4.2 业务水平测评：业务水平测评由以下一种或几种形式结合进行：

4.4.2.1 个人述职；

4.4.2.2 有关法律法规、专业知识的考核或考试以及技术操作的考核或考试；

4.4.2.3 对其本人书写的医疗文书的检查；

4.4.2.4 患者评价和同行评议；

4.4.2.5 省级卫生行政部门规定的其他形式。

4.5 业务水平测评的管理

4.5.1 每年9～10月进行业务水平测评；

4.5.2 由医务部负责组织。

4.5.3 以上4.5.1、4.5.2款为考核重点，每年有侧重地安排考核或考试。

4.6 考核结论

4.6.1 考核委员会综合评定意见和业务水平测评结果，对医师作出考核结论；

4.6.2 考核医师名单于每年6月公布。考核结果于每年12月底前报市卫生局备案；

4.6.3 《医师定期考核表》及相关证明材料、《医师定期考核个人述职表》均应一式三份，考核结束后，被考核医师、医师个人档案、医师所在机构各存一份。

4.6.4 对因变更执业地点的或者有执业医师法第三十七条所列情形之一但未被吊销执业证书的医师，提前进行考核。

4.7 执业记录与考核程序

4.7.1 医院实行医师行为记录制度。医师行为记录分为良好行为记录和不良行为记录。

4.7.1.1　良好行为记录：医师在执业过程中受到的医院及各级政府和卫生主管部门奖励、表彰、完成政府指令性任务的个人，取得市厅级以上技术成果的第1~3名作者等；

4.7.1.2　不良行为记录：因违反医疗卫生管理法规和诊疗规范常规受到的行政处罚、处分。

4.7.2　医师行为记录作为医师考核的依据之一。

4.7.3　医师定期考核程序

4.7.3.1　一般程序：按第三大点规定的进行考核；

4.7.3.2　简易程序：本人填写个人述职表、医师定期考核表，所在科室签署意见，报院部审核。

4.7.4　符合下列条件的医师定期考核执行简易程序：

4.7.4.1　具有5年以上执业经历，考核周期内有良好行为记录的；

4.7.4.2　具有12年以上执业经历，在考核周期内无不良行为记录的；

4.7.4.3　省级以上卫生行政部门规定的其他情形；

4.7.4.4　其他医师定期考核按照一般程序进行。

4.8　考核结果

4.8.1　考核结果分为合格和不合格：工作成绩、职业道德和业务水平中有1项不能通过评定或测评的，即为不合格。

4.8.2　医师在考核周期内按规定通过国家组织的住院医师规范化培训或通过晋升上一级专业技术职务考试的，视为业务水平测评合格。

4.8.3　考核医师对考核结果有异议的，可以在收到考核结果之日起30日内，向考核工作办公室提出复核申请。医院在接到复核申请之日起30日内对医师考核结果进行复核，并将复核意见书面通知医师本人。

4.8.4　对考核不合格的医师，医院将参照市卫生局的处理意见执行（处理规定：暂停执业活动3个月至6个月，并接受培训和继续医学教育；暂停执业活动期满，由医院再次进行考核。对考核合格者，允许其继续执业，但该医师在本考核周期内不得评优和晋升；对考核不合格的，由卫生行政部门注销注册，收回医师执业证书）。

4.8.5　根据《医师定期考核管理办法》规定，医师在考核周期内有下列情形之一的，认定为考核不合格。

4.8.5.1　在发生的医疗事故中负有完全或主要责任的；

4.8.5.2　未经所在医疗机构或者卫生行政部门批准，擅自在注册地点以外的医疗、预防、保健机构进行执业活动的；

4.8.5.3　跨执业类别进行执业活动的；

4.8.5.4　代他人参加医师资格考试的；

4.8.5.5　在医疗卫生服务活动中索要患者及其亲友财物或者牟取其他不正当利益的；

4.8.5.6　索要或者收受医疗器械、药品、试剂等生产、销售企业或其工作人员给予的回扣、提成或者谋取其他不正当利益的；

4.8.5.7 通过介绍患者到其他单位检查、治疗或者购买药品、医疗器械等收取回扣或者提成的;

4.8.5.8 出具虚假医学证明文件,参与虚假医疗广告宣传和药品医疗器械促销的;

4.8.5.9 未按照规定执行医院感染控制任务,未有效实施消毒或者无害化处置,造成疾病传播、流行的;

4.8.5.10 故意泄露传染患者、病原携带者、疑似传染病患者、密切接触者涉及个人隐私的有关信息、资料的;

4.8.5.11 疾病预防控制机构的医师未依法履行传染病监测、报告、调查、处理职责,造成严重后果的。

4.8.5.12 考核周期内,有1次以上医德考评结果为医德较差的;

4.8.5.13 无正当理由不参加考核,或者扰乱考核秩序的;

4.8.5.14 违反《中华人民共和国医师法》有关规定,被行政处罚的。

4.9 相关规定

4.9.1 业务水平包括医师掌握医疗卫生管理相关法律法规、部门规章和应用本专业的基本理论、基础知识、基本技能解决实际问题的能力以及学习和掌握新理论、新知识、新技术和新方法的能力;

4.9.2 工作成绩包括医师执业过程中,遵守有关规定和要求,一定阶段完成工作的数量、质量和政府指令性工作的情况;

4.9.3 职业道德包括医师执业中坚持救死扶伤,以患者为中心,以及医德医风、医患关系、团结协作、依法执业状况等。

5 参考资料

5.1 《中华人民共和国医师法》

6 附件

6.1 医师定期考核工作流程图(图3-24-1)

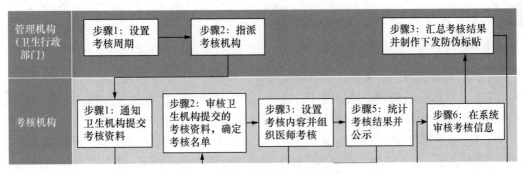

图3-24-1 医师定期考核流程图

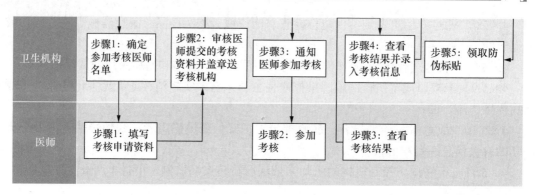

图 3-24-1 （续）

 二十五、医药技术人员三基三严培训考核制度

1　目的

提高本院的医疗服务技术水平，保证和巩固基础医疗质量。

2　范围

全院医、药、技人员。

3　定义

3.1　"三基"

即基本理论、基本知识、基本技能。

3.2　"三严"

即严格要求、严密组织、严谨态度。

4　内容

4.1　培训方案

4.1.1　"三基"培训由医务部负责组织实施。

4.1.2　"三基"培训为全员培训，各级医、药、技人员必须参加，"三基"考核必须人人达标；必须把"三严"作风贯穿到各项医疗业务活动和管理工作的始终。

4.1.3　医务部定期或不定期组织全院医、药、技人员，进行"三基三严"培训。采取院内业务学习、个人自学、观看多媒体、组织开展基本技能操作示范等多种形式进行。

4.1.4　"三基三严"培训结合本院实际，有针对性地进行急诊、急救知识的集中培训，以提高医、药、技人员的"三基"水平。

4.1.5　新参加工作的医、药、技人员，必须在岗前培训时进行"三基三严"的培训，如"心肺复苏"急救技术、穿脱隔离衣、手术衣、戴无菌手套、清创缝合、胸穿、腹穿、骨穿、腰穿、急救止血等技能操作培训。

4.1.6 医务部组织全院医、药、技人员定期/不定期学习医疗核心制度、相关法律知识等。

4.1.7 各科室制订本科室"三基"培训计划，定期组织学习"三基"（基本知识、基本理论、基本技能）及"心肺复苏"等急救技术，要求全员参加，人人掌握。

4.2 考核办法

4.2.1 医院考核小组、监督小组负责对全院医、药、技人员理论、技能操作考核进行考核、督查，并督查各科室"三严"培训、考核工作。

4.2.2 考核对象：全体医、药、技人员。重点考核中级职称以下或40岁以下的医、药、技人员。

4.2.3 考核内容

4.2.3.1 考核"三基"基础理论、基本知识、基本技能以及"心肺复苏"急救技术、医疗核心制度、相关法律知识等。

4.2.4 考核方式

4.2.4.1 各科室成立由主任担任组长的考核小组，对各级人员每年进行1次基本技能及"心肺复苏"急救技术考核；对符合考核条件人员每年进行理论考核1次；将每次学习的时间、内容、培训和受培训者、考试成绩进行详细记录，并把考卷及考试成绩交医院考核小组。

4.2.4.2 医院考核小组根据临床工作特点，围绕"三基三严"训练要求，每年定期或不定期进行理论考核1次。采取分期、分批，闭卷考试、流水作业改卷形式。

4.2.4.3 医院考核小组每年组织人员分期、分批考核基本技能操作1次。

4.2.4.4 医院考核小组将"三基"考核成绩登记入医、药、技人员技术档案。

4.3 奖惩措施

4.3.1 奖励措施：参加培训人员经考核成绩优秀者报院部批准后给予一定的鼓励。

4.3.2 处罚措施：理论考试80分达标，技能操作考试85分达标。第1次不达标扣×元奖金；第2次不达标推迟1个月转正或转聘，如本年度不转正或转聘的扣1个月奖金；第三次不达标的本年度不予晋升或转正，如本年度不晋升或转正的降一级职称使用一年。

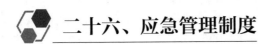

二十六、应急管理制度

1 目的

进一步提高医院对院内外突发事件的应急反应能力和医疗救援的质量和水平，有效预防、及时控制和消除突发事件的危害，避免和减少人员伤亡，努力提供快速、有序、有效、安全的医疗急救服务，切实保障人民群众身体健康和生命、财产安全。

2　通用范围

本制度适用于本院服务范围内突然发生，造成或可能造成社会及医院公众健康、环境安全及正常医疗秩序严重损害的重大传染病疫情、群体性不明原因疾病、重大食物中毒和职业中毒、医院感染暴发流行、重大医疗事故、水、电、医疗设施等的质量事故、水灾、火灾、台风、地震、战争、动乱、恐怖事件及其他严重影响公众健康、环境安全及正常医疗秩序的事件。

3　定义

应急管理制度是指为保障公共安全，有效预防和应对突发事件，避免、减少和减缓突发事件造成的危害，消除其对社会产生的负面影响，而建立起来的制度。

4　内容

4.1　医院应急工作领导小组

组长：院长

副组长：院领导班子成员

成员：医院办公室、医务部、护理部、医保物价部、人力资源部、预防保健科、医院感染管理科、药剂科、第一门诊部、总务办公室、保卫办公室、医学装备科、计算机中心、财务与资产管理部、收费处、信息统计室、党委办公室、纪委办公室、政府采购办、急诊科负责人

联络员：应急管理办公室负责人

4.1.1　医院应急工作领导小组在突发事件发生后，成立现场应急指挥部，负责具体突发事件的应急领导和决策工作。指挥长由值班院领导担任，成员包括安全应急办主任、行政总值班、护理总值班及相关部门、科室（由指挥长根据具体情况决定）。现场应急指挥部实行指挥长负责制，指挥长有权决定现场处置方案，指挥调度现场应急救援队伍和应急资源。

4.1.2　医院应急工作领导小组下设应急管理办公室（以下简称"应急办"），日常办公地点设在应急办，成员为应急办工作人员。

4.1.3　医院各职能部门（科室）根据管理职责范围，在分管院领导的领导下，承担相关预案的管理和组织、实施等工作；各职能部门（科室）成员作为组成各应急保障小组的主要成员。

4.2　职责

4.2.1　医院应急领导小组职责

4.2.1.1　领导并协调做好全院各类应急处理行动；

4.2.1.2　审定灾害脆弱性分析报告；

4.2.1.3　发生或将发生突发事件时，明确突发事件紧急状态级别；

4.2.1.4　审定拟发布或报告的应急相关信息，并根据相关法律法规和规章授权发布或

报告。

4.2.1.5 其他各部门职责详见《突发事件职责表》(表3-62)。

4.3 运行机制

4.3.1 预案启动

4.3.1.1 凡发现符合预案启动的情况者,必须尽快向所在科室负责人和事件主管部门(非正常上班时间为医院总值班)报告。事件主管部门(非正常上班时间为医院总值班)在符合预案启动情况时,启动应急预案,并同时报告应急办;不符合预案启动情况时,直接反馈给科室。

4.3.1.2 应急办接到应急预案启动报告后,向分管院领导(非正常上班时间为值班院领导)报告,并通知涉及部门、科室,召回人员。

4.3.1.3 分管院领导(非正常上班时间为值班院领导)接到应急预案启动报告后,指导预案的实施,协调相关部门开展应急工作。

4.3.1.4 一旦出现涉及面广、有人员伤亡可能或2个以上(含)预案同时启动时,应急办公室应立即向应急领导小组报告,并紧急召集应急领导小组相关人员,现场研究、协调、指挥应急工作。

4.3.2 应急人员紧急召回机制

为应对紧急情况特别是夜间或节假日时人员短缺情况,各类应急预案应遵照医院人员紧急替代方案并在预案中写明应急人员紧急召回机制。应急人员紧急召回机制应遵循专业对口、先近后远、层次梯队、确保时限原则。平时应对应急人员紧急召回机制进行演练。应急人员紧急召回应急通信工具包括对讲机、广播系统、手机、电话、企业微信、通信录等。

4.3.3 上报机制

4.3.3.1 信息报告

A. 医院员工发现突发公共事件发生或可能发生的隐患,均应立即报告相关职能部门或应急预案制订部门,非正常上班时间电话报告医院总值班。各部门和总值班要根据突发事件情况等级,将相关信息报告当天值班院领导。

B. 任何科室和个人不得对医院和个人隐瞒、缓报、谎报突发性公共事件的发生。

C. 医院新闻发言人在领导小组授权下,统一对外发布突发事件预警信息;应急办公室在领导小组授权下,向上级报告突发事件信息。未经领导小组授权,任何部门和任何人均不得擅自公布、越级上报突发事件相关信息。

4.3.3.2 先期处置

突发事件发生后,相关责任部门负责人必须迅速赶赴现场,在报告Ⅰ级、Ⅱ级突发事件信息的同时,启动相关应急预案,组织、协调有关专业力量开展先期应急处置工作,及时、有效地控制事态发展。

4.3.3.3 应急响应

A. 对Ⅰ级、Ⅱ级突发事件,要按照相应预案进行响应及处置,同时成立现场应急指挥部,负责应急领导和决策工作,并在现有预案不能满足实际需要的情况下,确定应急处置指导方案。

B. Ⅲ级、Ⅳ级突发事件的响应由各部门、各科室直接按照应急预案进行处置。

C. 具体分级标准由各专项预案、部门预案根据实际情况确定，如未按照标准化分级的专项、部门预案或有特殊情况，由应急工作领导小组决定事件级别，并由组长启动应急响应。

4.4　应急结束

4.4.1　突发事件应急处置工作结束，或者相关危险因素消除后，应向上级主管部门、现场应急指挥部或者批准应急预案启动的职能部门提出结束现场应急的报告。医院应急工作领导小组、现场应急指挥部或者有关职能部门（按照应急事件不同等级：Ⅰ级、Ⅱ级为医院应急工作领导小组、现场应急指挥部；Ⅲ级、Ⅳ级为各部门）接到报告后，综合各方面情况和建议，作出终止执行相关应急预案的决定、撤销现场应急指挥机构、宣布应急状态结束。Ⅲ级、Ⅳ级需在应急结束后2周内向应急办备案。

4.5　善后处置

要积极稳妥、深入细致地做好善后处置工作。对突发事件中的伤亡人员、应急处置工作人员，要按照规定给予抚恤、补助或补偿；事发区域和范围内的科室和有关职能部门对征用的场所、设备、设施和其他物资予以恢复或适当补偿；事发区域和范围内的科室和有关职能部门应当采取有效措施，确保医护人员及其他工作人员的正常工作。

4.6　调查与评估

事发区域和范围内的科室和有关职能部门要及时对突发事件的起因、性质、影响、责任、经验教训等问题进行调查评估。Ⅰ级、Ⅱ级由应急办组织实施，Ⅲ级、Ⅳ级由事件主管部门组织实施。

4.7　信息发布

突发事件发生后需要向医院和社会发布简要信息的，应根据医院应急领导小组的授权或指定相关人员进行发布，并遵循依法、准确、客观、全面的原则。

4.8　应急保障

4.8.1　各有关职能部门要按照职责分工和相关预案做好突发事件的应对工作，同时根据总体预案切实做好应对突发事件的人力、物力、财力、交通、医疗及通信保障等工作，保证应急救援工作的需要。

4.8.1.1　医疗救治保障：由分管副院长牵头，医务部负责日常管理。成员由急诊专业（包括急性中毒）、危重病专业、传染病（感染）专业、呼吸专业、创伤专业（神经外科、骨科、普外科、烧伤整形科、胸外科等）、麻醉专业、院内感染、药学专业、放射医学专业、实验室专业等专家组成。

4.8.1.2　预防控制和院内感染管理：由院内感染管理、预防保健和实验（或检验）人员组成，分管副院长牵头，院感科和预防保健科组织实施。

4.8.1.3　应急后勤保障：各相关部门或科室主任为第一责任人，负责具体组织和实施。医院应储备必要的应急物资和设备，制订应急物资和设备管理制度并有效执行，确保应急的需要。

4.8.1.4　信息报告组：各相关部门或科室主任为第一责任人，负责具体组织和实施。

做好信息报送和沟通协调工作，及时上报相关信息。

4.8.1.5 职能组：按需要组建新闻宣传、纪委监督、财务采购等组别。

4.8.1.6 培训演练：各应急预案制订的牵头部门（科室）应当制订预案的培训计划并组织实施。

A. 培训对象：根据预案具体内容，对涉及具体预案的各类各级人员展开培训。

B. 培训内容：涵盖应急事件的监测、预警、识别、报告和启动，应急处理技术、群体防护、个体防护、现场救护等内容；开展专项应急技能的培训（如员工的消防灭火培训等）。

C. 各应急预案制订的牵头部门（科室）应当制订预案的演练计划，编写演练剧本，并组织实施贴近实战的演练。

D. 应急培训和演练资料在每次演练结束后由责任科室上传至企业微信应急安全管理模块。

E. 应急管理办公室负责协调制订应急预案演练年度计划安排，定期督导演练实施情况。

4.9 本制度由医院应急工作领导小组制订，由应急管理办公室负责解释。各科室和部门应遵照执行，并参照本制度制订、修改本科室、本部门牵头的专项预案与部门应急预案，报医院应急管理办公室备案。

4.10 本制度自发布之日起实施。

5 参考资料

5.1 《中华人民共和国传染病防治法》

5.2 《突发公共卫生事件应急条例》

5.3 《国家救灾防病与突发公共事件信息报告管理规范（2003版）》

6 附件

6.1 应急指挥系统架构图（图3-26-1）

6.2 总体应急工作流程图（图3-26-2）

6.3 突发事件调度图（图3-26-3）

6.4 突发事件职责表（表3-26-1）

6.5 突发事件分类分级（表3-26-2）

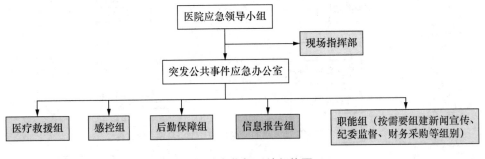

图3-26-1 应急指挥系统架构图

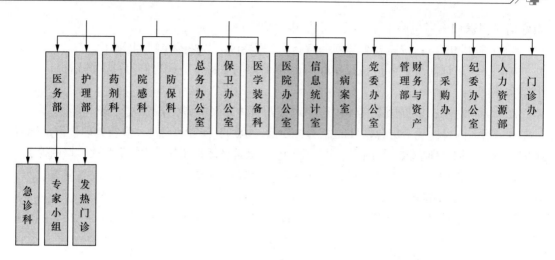

图3-26-1 （续）

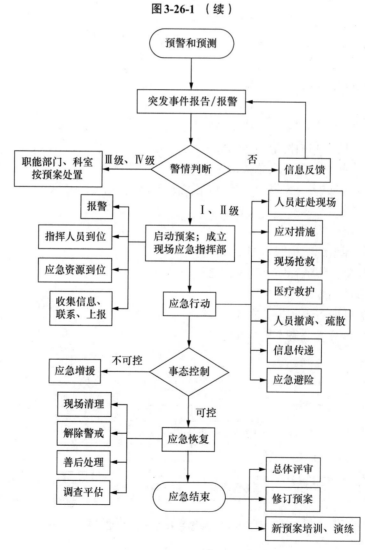

图3-26-2 医院总体应急流程图

分组	科室	负责人	火灾	暴力事件	群体性突发事件 医疗救援	信息系统故障	传染病暴发	台风	停电	停水
主责科室			保卫办公室	保卫办公室	医务部	计算机中心	预防保健科	总务办公室	总务办公室	总务办公室
指挥中心		指挥长								
协调组		值班院领导	√	√	√		√	√	√	
		行政总值班	√	√	√	√	√	√	√	√
		护理总值班				√		√		
		安全应急办	√	√	√	√	√	√	√	√
医疗救援组	医务部（急诊科、专家小组）	医务部负责人	√	√	√		√	√	√	
	护理部	护理部负责人	√		√		√		√	
	药剂科	药剂科负责人			√	√				
感控组	预防保健科	预防保健科负责人（食物中毒）			√		√			
	院感科	院感科负责人					√			
后勤保障组	总务办公室	总务办公室负责人	√	√	√		√	√（水电班）	√（水电班）	√（水电班）
	保卫办公室	保卫办公室负责人	√	√	√		√	√	√	√
	医院办公室	医院办公室负责人	√	√				√	√	
	医学装备科	医学装备科负责人						√	√	
财务、职能组	计算机中心	计算机中心负责人				√	√		√	
	第一门诊部	第一门诊部负责人			√	√	√	√	√	
	财务与资产管理部	财务与资产管理部负责人				√			√	
	收费处	收费处负责人			√	√			√	
临床、医技组		临床科室	√	√	√	√	感染科	√	√	√
		医技科室	√	√	√	√	检验科	√	√	√

图3-26-3 突发事件调度图

表3-26-1　突发事件职责表

部门/职务	职责
指挥长 （值班院领导）	负责具体突发事件的应急领导和决策工作，在现有预案不能满足实际需要的情况下，确定应急处置指导方案；
	指挥调度现场应急救援队伍和资源；
	指派现场应急指挥部人员和技术专家组人员，赶赴现场处置突发事件。
行政总值班	非正常上班时间开展应急工作；
	将突发事件相关信息报告当天值班院领导，建议突发事件分级，如成立现场指挥部，负责召集指挥部成员，如不成立现场指挥部，负责组织、协调各部门、各科室直接按照应急预案进行处置；
	向区卫健局报告事件情况以及紧急处理情况，并保持密切联络；
	根据领导小组授权，向全院发布突发事件相关信息；
	协调院内、外和院内各部门、各科室间的应急事务。
医疗总值班	遇有突发公共事件，立即到达现场，参与组织协调医疗救治；
	遇有突发传染病疫情，立即到达现场，协调救治及组织、安排做好防护、消毒隔离、转诊等措施工作，相关工作上报行政总值班；
	决定是否开放绿色通道，当时或事后报告行政总值班；
	在紧急、重大事件处置过程中，医疗总值班人员要积极主动协助有关科室做好协调工作。
护理总值班	按指挥长指令开展应急工作；
	启动紧急状态下护理人力资源调配方案；
	报护理部主任，协助主任开展医疗救治统筹工作。
应急管理办公室	将突发事件相关信息报告当天值班院领导，对突发事件分级成立现场指挥部（Ⅰ级、Ⅱ级），负责召回指挥部成员；不成立现场指挥部（Ⅲ级、Ⅳ级），负责组织、协调各部门、科室直接按照应急预案进行处置；
	按指挥长指令，协调院内外和院内各部门、各科室间的应急事务。
其他相关部门、科室 （视情况而定）	涉及的职能科室，由指挥长统一安排，开展应急工作； 涉及的临床医技科室，由医务部统一安排，开展应急工作。
医务部	及时掌握医院医疗资源情况，包括医师、空床、救护车、手术床等；按应急事件实际情况需要，召集相关临床、医技科室工作人员到达集结点；统一调配医疗资源，统筹指导应急医疗救治工作。
护理部	统筹应急救援护理工作，统一调配护理人力资源；按实际情况需要，召集相关临床、医技科室护理工作人员到达集结点。
药剂科	及时掌握医院应急药品的储备情况；调配包括应急药品在内的全院药品供应所需；及时评估需要的药品，预计不足时，与应急供应公司联系紧急供应。
急诊科	由医务部统一领导、组织，按医务部要求召集相关医护人员赶到集结点； 负责抢救工作的组织实施、转诊，对危重伤员进行及时有效的抢救及手术。
专家小组	由医务部统一领导、组织，在医疗救治中给予专业指导，为应急处置工作提供技术研判和评估决策的建议。
院感科	对突发事件院感风险进行评估并提出防控措施；对医院感染暴发成立与否做出判断，决定是否向上级主管部门上报，并负责具体上报工作；对卫生应急处置中的医院感染工作进行技术指导和监督。
预防保健科	发生公共卫生事件时，参与控制工作；遵循公共卫生事件报告的相关规定，及时上报并配合相关部门的调查；指导和监督做好相应的隔离、消毒和防护工作。

续表

部门/职务	职责
总务办公室	根据事件情况调配科室人员、水电班、后勤第三方等专业人员参与应急工作；提供应急抢救所需要的各项生活物资、生活设施设备，评估需要，预计不足时，与应急供应公司联系紧急供应；保障院内水、电、气、环境等的供应和安全；负责应急响应后的现场环境的善后处理。
保卫办公室	调配安保人员及时赶至现场，维护现场秩序；
	会同有关职能部门对现场及相关通道实行交通管制，开设应急救援"绿色通道"，保证应急救援工作的顺利开展；
	协助医护人员运送伤员；火灾、危化品事件、治安事件时与院内外专业队伍及时处置，保持与公安、消防部门紧密联系。
医学装备科	及时掌握医院医疗设备（特别是可供调配生命支持设备）、救护器材、耗材情况，根据医政部门的需求调配；
	评估需要的设备和耗材，预计不足时，与应急供应公司联系紧急供应。
医院办公室	做好信息报送和沟通协调工作；
	根据现场应急指挥部的授权，及时发布消息，保持与外界的沟通；
	收集相关信息，做好媒体的应对与协调；
	（车队）会同保卫办公室做好应急交通工具的优先安排，确保物资和人员能够及时、安全到达。
计算机中心	做好网络通信保障；
	保障医院信息系统的安全稳定运行。
信息统计室	做好数据统筹工作

表3-26-2 突发事件分类分级

分级	I级（特别重大）、II级（重大）、III级（较大）和IV级（一般）			
类别	突发安全	公共卫生	自然灾害	信访舆情
范围	主要包括恐怖袭击、火险火灾、大面积或重点区域停水停电、网络故障事件等	突发公共卫生事件、医疗安全、医院院内感染以及其他严重影响公众健康和生命安全的事件	主要包括台风、洪涝灾害、地质灾害等	主要包括群体性上访事件、重大舆情危机等

注：具体分级标准由各专项预案、部门预案根据实际情况确定（如未按照标准化分级的专项、部门预案参照其他预案由应急工作领导小组决定事件级别）。

二十七、突发公共卫生事件报告制度

1 目的

加强突发公共卫生事件与传染病疫情监测信息报告管理工作，提供及时、科学的防治决策信息，有效预防、及时控制和消除突发公共卫生事件和传染病的危害，保障公众身体健康与生命安全，履行医疗机构和医务人员的责任和义务。

2 通用范围

适用于本院或服务区域内突然发生，造成或者可能造成社会公众健康严重损害的重大传染病疫情、群体性不明原因疾病、重大食物和职业中毒以及其他严重影响公众健康的事件的信息报告。

3 定义

突发公共卫生事件，是指突然发生，造成或者可能造成社会公众健康严重损害的重大传染病疫情、群体性不明原因疾病、重大食物和职业中毒以及其他严重影响公众健康的事件。

4 内容

4.1 信息报告流程、时间

4.1.1 一般事件（Ⅳ级）的突发公共事件必须在30分钟内由责任科室或责任人向应急办报告，并通知医务部、总值班；应急办向应急领导小组报告事件主要情况，获得授权后应急办应2小时内向市卫健局书面报告详细情况。

4.1.2 较大事件（Ⅲ级）的突发公共事件必须由责任科室或责任人在事发20分钟内向应急办报告，并通知医务部、总值班；应急办向应急领导小组报告事件主要情况，获得授权后应急办向市卫健局报告事件主要情况，应急办应2小时内向市卫健局书面报告详细情况。

4.1.3 重大和特别重大事件（Ⅱ级和Ⅰ级）的突发公共事件责任科室或责任人立即向应急办报告，并通知医务部、总值班；应急办向应急领导小组报告事件主要情况，应急办取得授权在事发10分钟内向市卫健局报告事件主要情况，并在1小时内向市卫健局书面报告详细情况。

4.1.4 常规静态信息应定期报告。

4.2 突发公共卫生事件有下列情形之一的，医务人员和所在科室应当立即电话报告应急办，并通知医务部、院感科、预防保健科、总值班。

4.2.1 发生或者可能发生传染病或院内感染暴发、流行的；

4.2.2 发生或者发现不明原因的群体性疾病的；

4.2.3 发生传染病菌种、毒种丢失的；

4.2.4 发生或者可能发生重大食物和职业中毒事件的。

4.3 应急办应以最快的通信方式向上级疾控部门报告，同时通知院长和院内相关部门，启动本院应急系统，保证应急工作中上下联络、人员疏散、消毒隔离、防护、现场保护和调查、医疗救治、流行病学调查取样等应急工作的顺利进行。

4.4 院内报告责任人

实行首诊部门、首诊医师负责制。

4.4.1 信息新闻责任报告部门和责任报告人

医院新闻发言人在应急领导小组授权下，统一对外发布突发事件预警信息；应急办公室在应急领导小组授权下，向上级报告突发事件信息。涉及法定传染病按《中华人民共和国传染病防治法》规定上报。未经应急领导小组授权，任何部门和任何人均不得擅自公布、越级上报突发事件相关信息。

4.4.2 报告内容

4.4.2.1 按卫生部《国家救灾防病与突发公共事件信息报告管理规范（2003版）》要求进行报告，重点应报告以下内容：

A. 事件类型、地点、时间、伤亡人数、目前灾情疫情发展趋势；

B. 伤员的伤情，现场急救措施及投入医疗救治资源的情况；

C. 现场急救的困难和需增援的人员、药品、器材和物资；

D. 伤员分流的数量、伤情，要求接收医院准备床位数等。

4.4.2.2 初次报告

A. 必须报告信息：a. 灾害类型、受灾地点、范围、受灾人口数、伤亡人数及灾害的地区分布；b. 卫生服务能力受损情况；c. 灾区卫生需求和资源需求情况。

B. 尽可能报告信息：a. 灾害引起的疾病情况；b. 当地救灾防病服务能力；c. 食品供应、供水情况。

4.4.3 阶段报告

主要报告灾区新发生情况及灾情进展，并对初次报告的内容进行补充、修正。报告内容主要包括：

4.4.3.1 受灾人口情况；

4.4.3.2 相关疫情（疾病）发生情况及趋势；

4.4.3.3 卫生服务能力消耗情况；灾民应急食品、水、燃料供应及居住环境状况；

4.4.3.4 采取的防疫措施及效果；

4.4.3.5 供水与卫生设施遭受破坏与污染情况；

4.4.3.6 灾区人口流动情况；

4.4.3.7 有毒有害物质生产及储存场所情况；

4.4.3.8 病媒生物的变化情况。

4.4.4 总结报告

4.4.4.1 灾害的发生情况；

4.4.4.2 受灾人口情况；

4.4.4.3 相关疾病发生情况；

4.4.4.4 救灾防病工作情况及评估；

4.4.4.5 卫生系统损失及卫生服务能力消耗情况；

4.4.4.6 相关卫生资源剩余、需要补充情况；

4.4.4.7 经验及教训。

4.5 奖惩

4.5.1 对突发公共卫生事件处置中有突出贡献科室及个人核实后上报院长办公会讨论后给予相应奖励；

4.5.2 各科及相关人员未履行报告职责，发现瞒报、缓报、谎报或授意他人不报告突发性公共卫生事件或传染病疫情的，拒绝接诊患者的，拒不服从突发事件应急处理指挥部调度的对其主要领导、主管人员和直接责任人给予行政处分，造成疫情播散或事态恶化等严重后果的，由司法机关追究其刑事责任。

5 参考资料

5.1 《中华人民共和国传染病防治法》

5.2 《突发公共卫生事件应急条例》

5.3 《国家救灾防病与突发公共事件信息报告管理规范（2003版）》

6 附件

6.1 突发公共卫生事件报告工作流程图（图3-27-1）

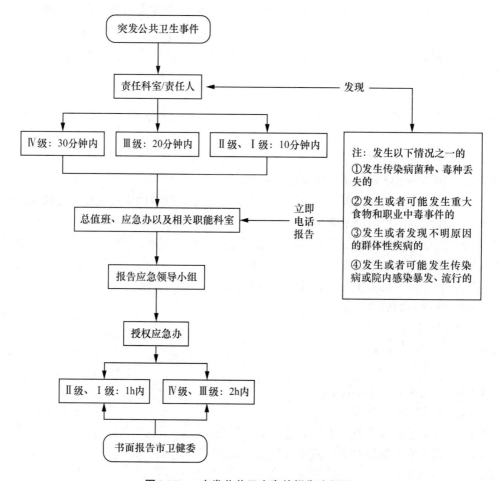

图3-27-1 突发公共卫生事件报告流程图

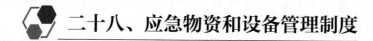

二十八、应急物资和设备管理制度

1 目的

进一步完善应急物资储备，做好本院应急处置工作，加强对应急物资的管理，提高物资统一调配和保障能力，预防和处置各类突发安全事故提供重要保障，在发生突发事故时能及时、有序、高效、妥善地处置事故和排除隐患，最大限度地减少人员伤亡、财产损失以及不良社会影响。

2 通用范围

适用于突发性设备故障应急、自然灾害、事故灾害及非战争突发公共卫生事件的救援工作。

3 定义

应急物资是在事故即将发生前用于控制事故发生，或事故发生后用于疏散、抢救、抢险等应急救援的工具、物品、设备、器材、装备等一切相关物资。

4 内容

4.1 职责分工

应急办负责统筹、协调和监督工作；医学装备科负责应急医疗设备的采购、储备和调配工作；高值医用耗材管理办公室负责应急医疗耗材的采购、储备和调配工作；总务办公室负责应急生活保障物资的采购、储备和调配工作；药剂科负责应急药品的采购、储备和调配工作；各使用科室服从上述科室的统筹安排。

4.2 储备计划

4.2.1 应急管理办公室定期牵头组织相关科室共同制订储备计划。

4.2.2 储备计划报分管院领导审批后发至各相关科室，相关科室必须按照计划完成储备工作。

4.3 管理细则

4.3.1 应急物资统一采购后，经验收后统一入专库保管或在临床科室备用。要建立专账，并由专人管理。科室管理员每月自查，安全应急办每季度监督检查。科室有自查和整改记录。

4.3.2 应急物资储备要有目录并必须实行分区、分类存放和定位管理。对应急物资进行编号定位，结合物资存放保管目录，把库房、货架、层次、货位四者统一编号，并附上标签，做到见单就知货物存放地点，提高工作办事效率。

4.3.3 应急物资应妥善保管，做到防火、防潮、防晒、防鼠、防虫，设备要定期维护。

4.3.4 加强对应急物资的管理，防止应急物资被盗用、挪用、流失和失效，检查人员每月要定期检查1次，发现缺少、失效和不能使用的要及时予以补充和更新；一次性耗材、药品、食品类需根据有效期限及时更换，并要进行详细记录，留存备查。

4.3.5 应急物资调用根据"先近后远、满足急需、先主后次"的原则进行。

4.4 审批程序

4.4.1 采购：应急物资申购原则上按照物资申购流程执行，如出现突发事件时物资短缺，特事特办，启动绿色通道，直接由院领导审批。

4.4.2 使用：应急物资和设备由医务部、应急办、医学装备科、高值医用耗材管理办公室、总务办公室、药剂科统一调度、使用并由管理员登记。如出现突发事件时，由突发事件应急总指挥或医疗总值班调度、使用。

4.5 紧急供应渠道

医学装备科、高值医用耗材管理办公室、总务办公室、药剂科应与应急物资供货商签订协议，保证紧急情况下短缺物资的供应。

5 附件

5.1 应急物资取用工作流程图（图3-28-1）

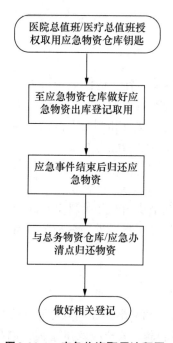

```
┌─────────────────────────┐
│ 医院总值班/医疗总值班授    │
│ 权取用应急物资仓库钥匙     │
└─────────────────────────┘
            │
            ▼
┌─────────────────────────┐
│ 至应急物资仓库做好应      │
│ 急物资出库登记取用        │
└─────────────────────────┘
            │
            ▼
┌─────────────────────────┐
│ 应急事件结束后归还应      │
│ 急物资                   │
└─────────────────────────┘
            │
            ▼
┌─────────────────────────┐
│ 与总务物资仓库/应急办     │
│ 清点归还物资             │
└─────────────────────────┘
            │
            ▼
      ( 做好相关登记 )
```

图3-28-1 应急物资取用流程图

二十九、应急信息报告和信息发布工作制度

1 目的

为规范应急信息报告和信息发布工作，提高对应急事件的应对处置能力，特制订本工作制度。

2 通用范围

全院。

3 定义

应急信息报告：对于本院服务范围内突然发生，造成或可能造成社会及医院公众健康、环境安全及正常医疗秩序严重损害的重大医疗事故、水、电、医疗设施等的质量事故、水灾、火灾、台风、地震、战争、动乱、恐怖事件及其他严重影响公众健康、环境安全及正常医疗秩序的事件，进行信息报告。

4 内容

4.1 应急信息报告制度

4.1.1 医院员工发现突发事件发生或可能发生的隐患，立即报告相关职能部门或应急预案制订部门，非正常上班时间电话报告医院总值班。各部门和总值班要根据突发事件情况等级，将相关信息报告当天值班院领导。报告责任部门应当及时向应急办、相关职能部门及院领导报告应急信息：应急事件的时间、地点、单位名称、信息来源、事件类别；应急事件引发的伤亡或者经济损失的初步评估、事件影响、事件发展态势；预防、控制和处理应急事件的情况。应急办汇总情况后向上级主管部门报告。

4.1.2 发生一般事件，事发科室以口头形式报告为主，值班人员要做好记录；发生重大、特大事件，事发科室应在2小时内以书面形式报告信息。

4.1.3 涉及公共卫生事件的，依据《突发公共卫生事件报告制度》上报。

4.1.4 发生重大火灾、水灾、特大爆炸、车祸及其他重大伤害事件，应急办在应急领导小组授权后在2小时内向市卫健局报告。

4.1.5 报告信息，应当及时、客观、真实，首次报告不完整、情况不清晰时可以先简要报告，及时做好续报，直至应急处置工作结束。

4.1.6 任何部门和个人不得隐瞒、缓报、漏报、谎报；信息涉及国家秘密的，应当遵守国家有关保密规定。

4.1.7 若遇重大、特大应急事件，各科室接到报告后，应在第一时间向医院职能部门报告，同时要组织人员对报告事项进行调查核实、了解事件详细情况。经核实确认应急事件发生后，职能科室要立即（5分钟内）向主管领导报告，如有必要，要立即向上级主管部门报告，逐级上报时间不得超过1小时。

4.1.8 如遇紧急情况，来不及形成文字的，可先用电话口头报告，再呈送文字报告；来不及详细报告的，可先作简要报告，再根据事态的发展和处理情况，随时续报。相关职能科室随时跟踪、了解事件处置和进展的情况，将事件现场情况、各有关部门的处置进展情况及发展趋势等有关信息及时上报。

4.1.9 当发生下列应急事件时，无论应急事件性质是否明确，情况是否完整，应上报应急信息，确保应急信息在最短时间报送：

4.1.9.1 有可能造成3人以上死亡或30人以上受伤或直接经济损失较大的安全生产事故灾难的；

4.1.9.2 造成危险化学物品泄漏，有可能危及生命财产安全的。

4.2 信息发布制度

突发事件特别是Ⅰ级、Ⅱ级事件发生后，根据《国家突发公共卫生事件应急预案》以及其他相关规定，按照上级行政管理部门的指示，医院新闻发言人在应急领导小组授权下通过广播、电视、报刊等有关媒体或以相关方式，及时、准确、客观、全面地向社会公布。发布内容包括突发事件信息及进程、政府应对措施、公众防范措施等。

4.3 监督检查

4.3.1 各部门要认真落实应急信息报送和发布领导负责制、部门负责制，建立健全应急值守和信息处置制度。

4.3.2 对迟报、漏报、谎报、瞒报信息的部门和个人要通报批评；对迟报、漏报、谎报、瞒报信息造成重大影响和严重后果的，追究主要负责人、分管负责人、直接责任人和相关责任人的责任。

5 参考资料

5.1 《国家突发公共卫生事件应急预案》
5.2 《国家救灾防病与突发公共事件信息报告管理规范（2003版）》

6 附件

6.1 应急信息报告表（表3-29-1）
6.2 应急信息报告工作流程图（图3-29-1）

表3-29-1 应急信息报告表

报送单位（盖章）：   日期：   年   月   日

事件分类				
发生地点				
发生时间	时 分	得到信息时间		时 分
上报信息时间	时 分	结束时间		时 分
事件持续时间		小时	分钟	
交通影响情况				
预案启动类别		预案启动级别		
主办部门		辅办部门		
基本情况描述：（写不下时可另附页）				
处置情况： （写不下时可另附页）				
负责人		报送人		联系方式	

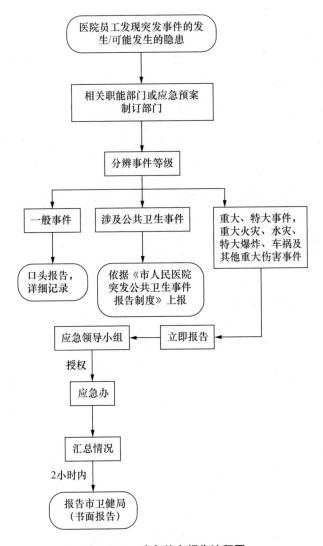

图 3-29-1 应急信息报告流程图

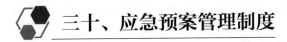 **三十、应急预案管理制度**

1 目的

有效预防、及时控制和最大限度地减少突发事件对公众健康和医院运行造成的危害，进一步规范本院各类应急预案的管理，确保应急预案在突发事件中真正发挥其应急处置的作用，促进医院全面、协调、可持续发展。

2 通用范围

全院。

3 定义

应急预案是指基于在某一处发现的潜在事故及其可能造成的影响所形成的一个正式书面计划，该计划描述了在现场及场外如何处理事故及其影响。

4 内容

4.1 职责分工

4.1.1 管理职责：应急办。

4.1.1.1 熟悉应急管理工作政策法规和上级应急预案中与本院职能相关的内容；

4.1.1.2 根据上级应急预案，组织拟制完善本院应急预案，督促抓好应急演练；

4.1.1.3 负责编制相应的多科室以及院级应急预案；

4.1.1.4 收集院内发生的突发事件，监督实施改进计划。

4.1.2 实施职责：医院各科室。

4.1.2.1 负责编制本科室的应急预案；

4.1.2.2 组织本科室应急预案的宣传、培训、演练、考核与评估；

4.1.2.3 对本科室的应急预案实施维护及管理；

4.1.2.4 与其他科室合作完成多科室应急预案中涉及本科室的部分；

4.1.2.5 与其他科室合作组织多科室应急预案的宣传、培训、演练、考核与评估；

4.1.2.6 与其他科室合作对多科室应急预案实施维护及管理。

4.2 工作流程

4.2.1 应急预案制订流程

4.2.1.1 应急预案的编制，应依据国家的有关法律法规以及上级政府主管部门颁布的相关预案，由医院相关职能部门（科室），结合医院在应对突发公共卫生事件中的义务和责任以及本院的实际工作进行编制，经分管领导审核同意后实施。

4.2.1.2 应急预案的起草责任部门原则上应按照部门职能范围确定。起草责任部门起草应急预案时应一律使用医院《文件管理制度》要求的统一模板。

4.2.1.3 应急预案获得批准后，各部门根据医院规定进行统一编码。

4.3 应急预案编码规则

各科室在完成应急预案编写之后，按照编码规则编写自己科室的应急预案。每一份应急预案只允许有唯一的一个编码。

4.4 应急预案演练

每年定期制订相应的应急处置演练方案并组织演练。

4.4.1 推演：各部门每年应组织科内人员集中或分散完成至少1次相关预案的桌面推演。

4.4.2 演练方案：各部门制订的应急处置演练方案要求如下：

4.4.2.1 明确应急演练的目的和背景；

4.4.2.2 描述演练时间、地点、人员及分工安排等应急演练的频度、内容及要求；

4.4.2.3 落实演练的要求和标准（包括应急技术的条件）；

4.4.2.4 做好应急演练的记录保存（包括演练计划书、人员签到表、演练照片、视频等）。

4.4.3 演练：医院各职能部门应熟悉了解自己相关的应急预案，并认真、及时参加相关预案演练。

4.5 应急预案维护及管理

每年预案演练计划实施后，进行回顾总结。根据演练实际情况对应急预案的效能进行评估，对预案中与实际操作不相符合的内容进行修改完善或对策、制度及流程进行完善，将修改的内容提交批准，并公布以供员工学习相关内容。

4.6 应急预案汇编

医院所有批准后的应急预案，均必须汇总至应急管理办公室备案，由应急管理办公室牵头对所有应急预案进行汇编。

5 参考资料

5.1 《中华人民共和国突发事件应对法》（主席令第69号，2007年）

5.2 《突发公共卫生事件应急条例》

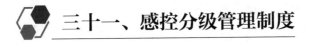

三十一、感控分级管理制度

1 目的

建立规范的感控分级管理组织体系，并有效开展感控工作。

2 通用范围

感控涉及的相关职能部门以及各临床与医技科室：包括全部临床学科、专业，并覆盖各学科、专业所设立的门（急）诊、病区和检查治疗区域。

3 定义

3.1 感染预防与控制（以下简称感控）

使患者在诊疗期间，不发生感染的活动。

3.2 感控分级管理

通过建立层级合理、专兼结合、分工明确、运转高效的感控分级管理组织体系，有效开展感控工作。感控分级管理组织体系的各层级主体包括：医院感染管理委员会、感染管理部门、临床与医技科室感染管理小组，以及感控专（兼）职人员等。

4　内容

4.1　通过医院感染管理委员会、感染管理部门、临床与医技科室感染管理小组组成三级网络架构进行感控管理。

4.2　医院感染管理委员会是医院感染控制的最高决策组织。由医院感染管理科、医务部、护理部、临床科室、消毒供应中心、手术室、临床检验科、药剂科、医学装备科、总务办公室、预防保健科及其他有关部门的主要负责人组成。各部门职责明确，工作内容明晰。

4.3　医院感染管理科是感控管理部门，是医院感染管理工作的具体执行者。

4.3.1　负责医院感染监测、预防和控制计划的制订，协调医院感染控制计划在全院落实，负责各种相关院感培训工作，参与抗菌药物临床合理应用与管理。接受医院感染管理委员会的监督。

4.4　临床与医技科室感控管理小组负责本病区医院感染管理工作。感染管理小组人员包括科室主任、护士长、感控医师、感控护士。小组人员职责明确，并落实。病区负责人为本病区医院感染管理第一责任人。

4.4.1　执行医院制度、本科室制订的感染控制制度、操作规程。

4.4.2　配合医院感染管理科进行本病区的医院感染监测，及时报告医院感染病例，并定期对医院感染监测、防控工作的落实情况进行自查、分析，发现问题及时改进，并做好相应记录。

4.4.3　及时向科内员工反馈感控相关信息。

4.4.4　负责对本病区工作人员医院感染管理知识和技能的培训。

4.4.5　对医院感染管理委员会及医院感染管理科提供的监测信息做出反应。

4.5　全体一线医务人员是感控措施的落实主体

4.5.1　将"人人都是感控实践者"的理念和要求融入诊疗活动全过程、全环节、全要素之中。

4.5.2　规范预检分诊工作，落实院内传染病防控措施。

4.6　部门职责

4.6.1　医务部

4.6.1.1　协助组织医师和医技部门人员预防、控制医院感染知识的培训。

4.6.1.2　要监督指导医师和医技人员落实医院感染预防与控制的制度及措施。

4.6.1.3　当发生医院感染暴发时，负责组织、协调相关科室、部门开展感染调查与控制的工作，根据需要进行医师和医技人力调配，组织对患者的治疗和善后处理。

4.6.2　护理部

4.6.2.1　协助组织全院护理人员预防、控制医院感染知识的培训。

4.6.2.2　要监督指导护理人员落实医院感染预防与控制包括消毒与隔离等的制度及措施。

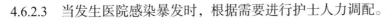

4.6.2.3 当发生医院感染暴发时，根据需要进行护士人力调配。

4.6.3 总务办公室

4.6.3.1 制定医院新建、改建与扩建论证制度，符合医院感染预防和控制的要求。

4.6.3.2 有落实医疗废物管理规章制度和岗位职责，落实并符合以下要求：有专人负责医疗废物处理工作，知晓相关知识；医疗废物的分类收集、运送、暂存、交接等工作符合有关法规的要求，有相应记录；医疗废物处置设施设备运转正常；医疗废物处置人员防护用品配备合格，使用得当；有医疗废物泄漏应急预案。

4.6.3.3 制订医用织物的管理制度，织物的管理符合 WS/T 508 的要求。

4.6.3.4 制订污水的管理制度，符合国家相关排放要求。

4.6.3.5 医院层流洁净设施、中央空调及通风系统、生活用水等设施安全，符合国家相关规范要求。

4.6.3.6 总务办公室有对制度与岗位职责落实情况的监管和持续质量改进记录。

4.6.4 药剂科

4.6.4.1 有全院抗菌药物临床应用的管理、监测和评价制度。

4.6.4.2 有"抗菌药物临床应用和管理实施细则"和"抗菌药物分级管理制度"，有明确的限制使用抗菌药物和特殊使用抗菌药物临床应用程序，实行责任制管理。

4.6.4.3 对医务人员进行抗菌药物合理应用的培训。

4.6.4.4 有定期抗菌药物临床应用的监测与评价分析报告，有改进措施，及时为临床提供抗菌药物信息。

4.6.4.5 督促临床医务人员严格执行抗菌药物应用的管理制度和应用原则。

4.6.5 医学装备科、高值医用耗材管理办公室

4.6.5.1 配合医院感染管理科完成对消毒药械和一次性使用医疗器械、器具和物品的相关证明的审核。

4.6.5.2 有医院感染预防与控制相关设施、设备，包括清洗、消毒、灭菌、一次性使用物品、防护用品等。

4.6.5.3 保障本院消毒灭菌产品的合格、规范引进。

4.7 运行

4.7.1 科内每月自查、至少召开1次科内感控小组工作会议。医院感染管理科每季至少召开1次全院院感质控员会议。

4.7.2 科室感控小组落实感控相关制度、流程及操作规范并自查持续改进。医院感染管理科对科室感控工作进行监督指导。

4.7.3 医院感染管理委员会下设办公室在医院感染管理科，每年至少召开两次医院感染管理委员会会议，遇到临时突发状况需随时召开。

5 参考资料

5.1 《病区医院感染管理规范》WS/T 510—2016

5.2 《医院感染预防与控制评价规范》WS/T 592—2018

6 附件

6.1 感控分级管理组织架构图（图3-31-1）

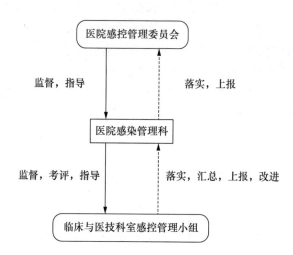

图3-31-1 感控分级管理组织架构图

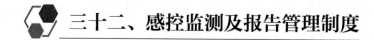

三十二、感控监测及报告管理制度

1 目的

规范感控监测与报告，发现院感高危因素，及时采取防控措施。

2 通用范围

全院临床、医技科室。

3 定义

3.1 医院感染监测

长期、系统、连续地收集、分析医院感染在一定人群中的发生、分布及其影响因素，并将监测结果报送和反馈给有关部门和科室，为医院感染的预防、控制和管理提供科学依据。

3.2 全院综合性监测

连续不断地对所有临床科室的全部住院患者和医务人员进行医院感染及其有关危险因素的监测。

3.3 目标性监测

针对高危人群、高发感染部位等开展的医院感染及其危险因素的监测，如重症监护病房医院感染监测、新生儿病房医院感染监测、手术部位感染监测、抗菌药物临床应用与细菌耐药性监测等。

3.4 医疗保健相关感染

患者或就诊者在诊断、治疗和预防等医疗保健活动中所获得的感染。

4 内容

4.1 监测内容

4.1.1 综合性监测

4.1.1.1 医院感染病例监测

监测全院所有临床科室一定时间段内的医院感染发生例数和医院感染发病率，以及明确诊断医院感染病例的漏报例数和漏报率。住院透析患者的医院感染病例同时纳入医院总的医院感染综合监测和血液透析相关感染监测之中；门诊血液透析患者的医院感染监测只纳入血液透析相关感染监测。

4.1.1.2 医院感染现患率监测

每年应开展医院感染的现患率调查，掌握医院感染的现状。

4.1.1.3 高危险因素监测

通过对医院感染病例所暴露的危险因素进行监测，规范相关操作的操作流程和感染预防与控制措施的落实，化解风险，降低医院感染发生率。医院感染常见的危险因素包括外科手术、中心静脉插管、泌尿道插管、使用呼吸机、气管插管、气管切开等。

4.1.2 目标性监测

4.1.2.1 器械相关感染监测

重症监护病房医院和新生儿病房的导管相关血流感染、呼吸机相关肺炎和导尿管相关尿路感染监测。医院开设的专科ICU纳入医院感染的目标性监测。

4.1.2.2 手术部位感染监测

根据本院的实际情况和需求进行不同切口类别和不同NNIS评分的手术部位感染率统计（尤其是清洁切口手术部位感染），每年进行特定临床科室的手术部位感染率监测或特定手术医师的手术部位感染率监测。

4.1.2.3 抗菌药物使用监测

抗菌药物使用监测的项目与药剂科协作，辅助药剂科进行抗菌药物相关指标的监测。监测项目包括住院（出院）患者抗菌药物使用率，出院患者使用抗菌药物病原学送检率、住院患者抗菌药物治疗前病原学送检率、住院患者治疗性使用抗菌药物病原学送检率等。

4.1.2.4 细菌耐药性和多重耐药菌监测

细菌耐药性监测和多重耐药菌监测由医院检验科微生物室及医院感染管理科人员进行原始数据的收集、汇总和分析，为临床合理使用抗菌药物提供参考依据。

根据本院微生物检验标本的数量和多重耐药菌检出例数或株数确定每季度进行细菌耐

药性监测和多重耐药菌监测的统计分析。

4.1.3 环境卫生学环境监测

4.1.3.1 每月对手术室的空气、麻醉机管道表面、输血科的冰箱、血液透析中心透析用水、透析液的细菌内毒素进行监测。

4.1.3.2 每季度对院感重点科室的空气、物体表面、手、消毒液、内镜等进行监测。

4.2 监测要求

4.2.1 医院感染管理科每年制订医院感染监测计划。

4.2.2 全院开展综合性监测与目标性监测，掌握本院医院感染发病率、多发部位、多发科室、高危因素、病原体特点及耐药性等，为医院感染控制提供科学依据。

4.2.3 通过院感信息系统信息化开展医院感染监测，分析高危因素进行预警、防控。发生院感病例聚集或疑似院感暴发时应分析感染源、感染途径，采取有效的控制措施。

4.2.4 院、科按计划定期做好监测。

4.3 报告要求

4.3.1 责任主体：临床医务人员应履行健康保健相关感染监测与报告义务，及时诊断和报告医院感染。

4.3.2 报告流程：发生医院感染病例时，主管医师应及时向科主任报告，于24小时内填表报告医院感染管理科（见附件6.1）。

4.3.3 病区内短时间内出现3例以上的症候群相似的医疗保健相关感染病例时，感控医师或科主任应立即报告医院感染管理科。及时开展医疗保健相关感染病例的流行病学调查，并采取针对性的控制措施。

4.3.4 医院感染管理科专职人员进行医院感染报告和漏报情况的检查，若短时间内出现3例以上的症候群相似的医疗保健相关感染病例时，启动医院感染暴发应急处置预案。

4.4 管理要求

4.4.1 符合《医院感染监测规范》WS/T 312—2023中要求。

4.4.2 医院感染管理科应审核各科上报的医院感染病例。

4.4.3 医院感染管理科通过院感系统实时监测疑似医院感染的病例：通过院感系统监测本院微生物室分离到的细菌，特别是多重耐药菌株，分析判断是否属于医院感染病例。

4.4.4 科主任应及时组织科内人员定期总结、分析科内监测数据，积极查找感染原因，采取有效控制措施。

4.4.5 医院感染管理科对所有监测资料进行汇总，对存在问题的相关科室提出整改意见和措施并监督实施落实。

5 参考资料

5.1 《医院感染管理办法》（卫生部令第48号，2006年）

5.2 《医院感染监测规范》WS/T 312—2023

6 附件

6.1 医院感染报告流程（图 3-32-1）

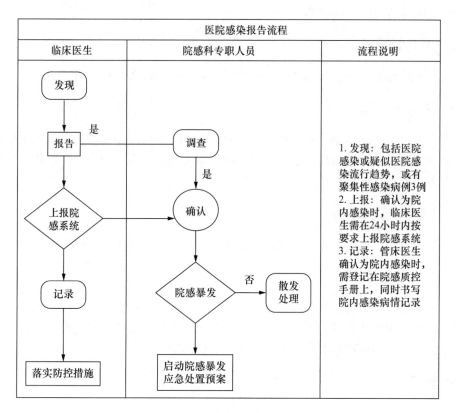

图 3-32-1 医院感染报告流程

三十三、感控标准预防措施执行管理制度

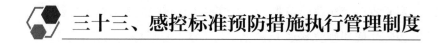

1 目的

规范感控标准预防措施的正确执行。

2 通用范围

全院医务人员。

3 定义

3.1 标准预防

标准预防（standard precaution）是基于患者的体液（血液、组织液等）、分泌物（不

包括汗液）、排泄物、黏膜和非完整皮肤均可能含有病原体的原因，针对医院患者和医务人员采取的一组预防感染措施。注：包括手卫生，根据逾期可能的暴露穿戴手套、隔离衣、口罩、帽子、护目镜或防护面罩等个人防护用品，安全注射，以及穿戴合适的防护用品处理污染的物品与医疗器械等。

3.2 手卫生

为医务人员在从事职业活动过程中的洗手、卫生手消毒和外科手消毒的总称。

3.3 个人防护用品

个人防护用品（personal protective equipment，PPE）是用于保护使用者避免接触病原体的各种屏障用品。注：包括口罩、手套、护目镜、防护面罩、隔离衣、医用一次性防护服、防水围裙等。

3.4 隔离（isolation）

采用各种方法、技术，防止病原体从患者、携带者及场所传播给他人的措施。

3.5 安全注射

安全注射是医疗机构及医务人员在诊疗活动中，为有效防范因注射导致的感染风险所采取的，对接受注射者无害、使实施注射操作的医务人员不暴露于可避免的风险，以及注射后医疗废物不对环境和他人造成危害的临床注射活动。

4 内容

4.1 标准预防保障要求

4.1.1 医院应加强资源配置与经费投入，以保障感控标准预防措施的落实。

4.1.2 各科根据防控实践的需要，为隔离患者和相关医务人员提供数量充足、符合规范要求的个人防护用品和锐器盒。

4.1.3 科室内个人防护用品方便取用、人人知晓。

4.2 标准预防管理要求

4.2.1 标准预防主要措施：包括个人防护、手卫生、隔离、环境清洁消毒、诊疗器械/物品清洗消毒与灭菌、安全注射等措施（详见附件6.1）。

4.2.2 医务人员均应普遍遵循标准预防原则，标准预防措施覆盖诊疗活动的全过程，并且依据不同的暴露风险正确地选择个人防护用品。

4.2.3 在诊疗、护理操作过程中，有可能发生血液、体液飞溅到面部时，应戴医用外科口罩、防护眼镜或防护面罩；有可能发生血液、体液大面积飞溅或污染身体时，应穿戴具有防渗透性能的隔离衣或者围裙，在进行侵入性诊疗、护理操作过程中，如在置入导管、经椎管穿刺等时，应戴医用外科口罩等医用防护用品，并保证光线充足。

4.2.4 诊治疑似或确诊经空气传播疾病患者时，应在标准预防的基础上，根据疾病的传播途径采取空气隔离的防护措施。工作人员防护用品选用应按照分级防护的原则。

4.3 标准预防措施执行要求

4.3.1 手卫生

4.3.1.1 根据《医务人员手卫生规范》的要求，医院感染管理科制订院级《医务人员手卫生管理规范》。

4.3.1.2 医院感染管理科负责手卫生的宣传教育、培训、实施、监测和考核等工作；定期开展覆盖全体医务人员的手卫生宣传、教育和培训，并对培训效果进行考核。临床科室是手卫生执行的主体部门，日常实施自查与监督管理。

4.3.1.3 根据不同部门和专业实施手卫生的需要，为其配备设置规范、数量足够、使用方便的手卫生设备设施。

4.3.1.4 进行有可能接触患者血液、体液的诊疗、护理、清洁等工作时应戴清洁手套，操作完毕，脱去手套后立即洗手或进行卫生手消毒。接触患者黏膜或破损的皮肤时应戴无菌手套。

4.3.2 隔离

4.3.2.1 对需要实施隔离措施的患者，应当采取单间隔离或同类患者集中隔离的方式；对医务人员加强隔离技术培训；为隔离患者和相关医务人员提供必要的个人防护用品；隔离患者所用诊疗物品应当专人专用（听诊器、血压计、体温计等）。

4.3.2.2 在严格标准预防的基础上，按照疾病传播途径和防控级别实施针对性隔离措施。

4.3.2.3 加强对隔离患者的探视、陪护人员的感控知识宣教与管理，指导和监督探视、陪护人员根据患者感染情况选用合适的个人防护用品。

4.3.3 环境清洁消毒

4.3.3.1 医院感染管理科负责培训指导，总务办公室为监管部门。

4.3.3.2 工作人员应参照《环境清洁与消毒管理规范》《空气净化管理规范》要求落实环境物表、空调通风、新风系统、空气净化系统及医疗用水实施清洁消毒与管理。

4.3.3.3 清洁工具分色分区管理，不同风险区域采取不同卫生等级、方法与频次。高频接触物表应强化清洁与消毒的频次，≥2次/天。遵循先清洁再消毒的原则，采取湿式卫生的清洁方式。

4.3.4 诊疗器械/物品清洗消毒和（或）灭菌

4.3.4.1 根据所使用可复用诊疗器械/物品的感染风险分级，选择适宜的消毒灭菌再处理方式。相关操作人员做好职业防护。

4.3.4.2 在实施消毒灭菌处置前应当对污染的器械/物品进行彻底清洗。但针对被病毒、气性坏疽及突发不明原因传染病病原体污染的诊疗器械、器具和物品，在灭菌处置前应当先消毒。

4.3.4.3 建立针对内镜、外来器械、植入物等的清洗消毒灭菌管理规范和相应标准操作规程。

4.3.4.4　诊疗活动中所有重复使用器具做到一人一用一消毒/灭菌，侵入性操作器具做到"一人一用一灭菌"。一次性使用医疗用品不得复用。

4.3.4.5　医疗机构使用的消毒灭菌产品应当符合相应生产与使用管理规定，按照批准使用的范围、方法和注意事项使用。

4.3.5　安全注射

4.3.5.1　护理部负责安全注射管理，医院感染管理科负责监督指导。医务人员应严格按照安全注射技术规范和操作流程执行。

4.3.5.2　参照《安全注射管理规范》要求执行。强调诊疗活动的一次性使用的注射用具应当"一人一针一管一用一废弃"。杜绝注射用具及注射药品的共用、复用等不规范使用。

4.4　标准预防监管要求

4.4.1　每半年对医务人员手卫生依从性和正确率进行督查、反馈，并加以持续质量改进。

4.4.2　规范开展针对诊疗环境物表清洁消毒过程及效果的监测。

4.4.3　清洗消毒灭菌的复用器械/物品应集中管理。做好过程和结果监测，实现可追溯。

4.4.4　对内镜、外来器械、植入物等的清洗消毒灭菌做好清洗消毒灭菌质量监测。

4.4.5　加强对注射全过程风险管理，指导、监督医务人员和相关工作人员正确处置使用后的注射器具。

5　参考资料

5.1　《医院隔离技术规范》WS/T 311—2023

5.2　《医用防护口罩技术要求》GB 19083—2010

5.3　《医用外科口罩》YY 0469—2011

5.4　《一次性使用医用口罩》YY/T 0969—2013

5.5　《经空气传播疾病医院感染预防与控制规范》WS/T 511—2016

6　附件

6.1　标准预防主要措施要求（表3-33-1）

表3-33-1　标准预防主要措施要求

标准预防主要措施	具体操作要求
1. 手卫生	①在接触患者前；②进行无菌操作前；③血液、体液暴露后；④接触患者后；⑤接触患者周围环境后（二前三后）。
2. 个人防护	接触患者血液、体液时要戴手套。如操作可能引起液体喷溅时，要穿防护服。同时采取面部保护措施（防护面罩、外科口罩或护目镜）以防止任何液体喷溅到脸上。当诊治咳嗽或喷嚏的患者的距离在1米以内时，应戴外科口罩和眼保护装置（依据不同的暴露风险正确选择个人防护用品）。

标准预防主要措施	具体操作要求
3. 隔离（患者安置）	1. 具有传播风险的患者应：单人单间（同类患者可集中隔离）：标识醒目，接触隔离（蓝色）、飞沫隔离（粉红色）、空气隔离（黄色）：物品专人专用：做好个人防护：终末消毒。 2. 不要把严重免疫抑制的患者或有侵入性治疗的患者与其他患者安置在一起（感染与非感染患者分开）。
4. 清洁和消毒（环境物表与复用器械）	1. 不同风险区域采取不同卫生等级与方法、频次：遵循先清洁再消毒，采取湿式卫生清洁：发生感染暴发时或环境表面检出多重耐药菌时需强化清洁与消毒的频次（≥2次/日）。清洁工具进行分色分区管理。 2. 与完整皮肤接触低危器材应保持清洁，被污染时应及时清洁与消毒。 3. 与完整黏膜相接触中危器材应采用中高水平消毒。 4. 进入人体无菌组织、器官、腔隙或接触人体破损皮肤、破损黏膜、组织的高危器材应一用一灭菌。 5. 一次性医疗器械应一次性使用。无菌棉球、纱布的灭菌包装一经打开，必须立刻使用；干罐储存无菌物品使用时间不应超过4小时。
5. 安全注射	1. 严格遵循无菌操作原则。 2. "一人一针一管一用一丢弃"，禁止只换针头不换注射器。 3. 药品保存应遵循厂家建议。现用现配。 4. 抽出的药液和配制好的静脉输注用无菌液体，放置时间不应超过2小时：启封抽吸的各种溶媒不应超过24小时。
6. 职业防护与暴露	使用过的针头，严禁回帽：使用规范的锐器盒来处理和盛装针头等锐器。 发生职业暴露后："一挤二冲三消毒四报告五评估六追踪"。
7. 医疗废物、织物管理	依据医院有关规定执行（感染性废物、病理性废物、损伤性废物、药物性废物、化学性废物）。
8. 呼吸卫生咳嗽礼仪	所有具有呼吸道症状和体征的人员，包括医务人员、患者和探视者，应做到：通过多种形式告知患者咳嗽或打喷嚏时用纸巾或手肘部遮盖口鼻，接触分泌物后进行手卫生。与人谈话应保持1米距离。

三十四、感控风险评估制度

1 目的

建立医院感染防控风险管理办法，对感控预警。

2 适用范围

临床、医技科室。

3 定义

3.1 医院感染防控风险评估

是指医疗机构和医务人员针对感控风险开展的综合分析、评价、预判、筛查和干预等活动，从而降低感染发生的风险。

4 内容

4.1 管理要求

4.1.1 根据本院所开展诊疗活动的特点，每年开展感控风险评估。

4.1.2 明确影响本院感控的主要风险因素和优先干预次序。

4.1.3 根据风险评估结果，合理设定或调整干预目标和策略，采取基于循证证据的干预措施。

4.1.4 建立并实施根据风险评估结果开展感染高危人员筛查的工作机制。

4.2 管理内容

风险管理过程包括以下要素：明确环境信息、风险评估（包括风险识别、风险分析与风险评价）、风险应对、监督和检查、沟通和记录。

4.2.1 明确环境信息

4.2.1.1 医院感染管理科收集医院感染的发生率与科学的依据进行比较，以判断本院感染控制水平，提交医院感染管理委员会，明确本年度风险管理的目标，包括综合性监测和目标性监测的内容，设定风险管理的科室、风险评估的目标以及风险评估的程序。

4.2.1.2 科级医院感染管理小组根据院级规定监测的内容确定本科室风险管理的目标，设定本科室的风险管理项目、风险评估的目标以及风险管理的流程（见附件6.1）。

4.2.2 风险评估：风险评估包括风险识别、风险分析与风险评价3个步骤。

4.2.2.1 风险识别

A. 医院感染管理科总结前一年数据制成院级风险评估表，确定本年度具体的风险科室、风险项目、风险目标，报医院感染管理委员会审核。

B. 科室通过自查及院级督查数据总结本年度的科室医院感染风险项目，报告医院感染管理科，确定本年度的风险项目、风险目标。

4.2.2.2 风险分析

A. 医院感染管理科收集医院感染风险相关数据确定本院的重点部门、重点部位、重点环节、重点人群、高危因素。

B. 科室确定重点环节、重点人群、高危因素三个方面存在的风险和危险因素，形成重点人群、重点环节、高危因素评估清单（见附件6.2）。

4.2.2.3 风险评价

A. 医院感染管理科对引起风险项目的危险因素进行评分，按风险发生的可能性、严重性及准备程度三方面按1～3分进行评价，确定风险等级（见附件6.3），制订预防措施并落实。

B. 科室医院感染管理小组组织全科人员对引起风险项目的危险因素进行评分，按风险发生的可能性、严重性及准备程度三方面按1～3分进行评价，确定风险等级，制订预防措施，提交院感科审核并指导科室实施防控措施。

4.2.3 风险应对：院科两级在完成风险评估后，实施风险应对措施的过程中，应定期重新评估风险水平，确定应对措施是否有效，并采取进一步的应对措施。

4.2.4 督导和检查

4.2.4.1 督导检查时间：医院感染管理科根据科室制订的计划进行督导和检查，科室每个月进行自查。

4.2.4.2 督导检查内容：风险项目的风险等级，是否达到预期设定的目标，防控措施是否有效落实。

4.2.4.3 医院感染管理委员会审批防控措施的可行性，医院感染管理科全程监管实施并汇报给医院感染管理委员会。

4.2.5 沟通和记录：在风险管理过程中，医院感染管理委员会确定院级风险计划的制订，医院感染管理科与科室沟通确定科级风险管理计划的制订，给科室提供专业知识以帮助科室识别和分析风险，确保风险得到充分识别，确保风险应对计划能有效实施。医院感染管理科形成每季度医院感染管理总结、督导专项报告通过院内网反馈给科室。科室完成风险评估后对整个风险管理过程形成风险评估报告。

5 参考资料

5.1 《医院感染管理办法》（卫生部令第48号，2006年）

5.2 《风险管理风险评估技术》GB/T 27921—2023

5.3 《风险管理术语》GB/T 23694—2013

6 附件

6.1 风险管理流程（表3-34-1）

6.2 重点人群、重点环节、高危因素评估清单（表3-34-2）

6.3 医院感染控制风险评估表（表3-34-3）

表3-34-1 风险管理流程

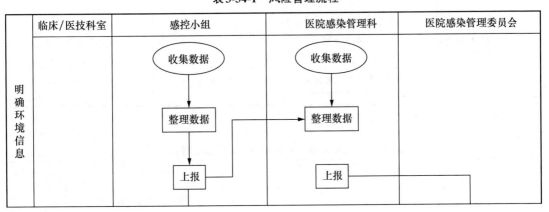

续表

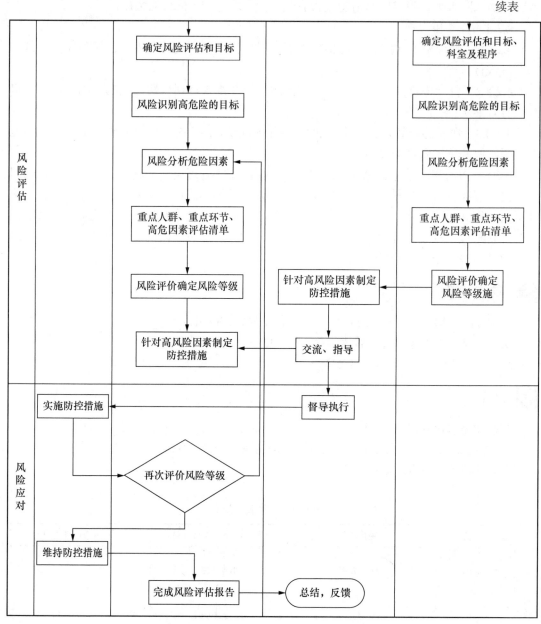

表3-34-2　重点人群、重点环节、高危因素评估清单

评估范围	危险因素（清单）	评估方法	存在风险
重点部门	1. 重症医学科。 2. 手术室。 3. 新生儿室。 4. 血透室。 5. 内镜室。 6. 供应室等。	1. 通过院感监测系统信息化监测。 2. 科室每月自查整改。 3. 院感科专职人员进行目标性监测。 4. 定期总结分析并及时反馈，督促其整改（每季督查）。	

续表

评估范围	危险因素（清单）	评估方法	存在风险
重点部位	1. 呼吸机相关性肺炎。 2. 导管相关性血流感染。 3. 导尿管相关性尿路感染。 4. 外科手术部位感染。 5. 皮肤软组织感染等。	5. 通过监测发现感染较高风险科室进行风险评估（每年1次）。	
重点环节	1. 各种手术。 2. 各种注射。 3. 各种插管。 4. 各种内镜诊疗操作等。		
重点人群	1. 留置各种管道以及合并慢性基础疾病的患者。 2. 年龄≥75岁老年人。 3. 婴幼儿、新生儿。 重点人群 4. 昏迷或长期卧床患者。 5. 肥胖、糖尿病、放化疗、癌症、血液。 病、营养不良等免疫力低下患者。 6. 抗菌药大量应用等患者。	院感科专职医师日常监测病例，督促临床医务人员落实感控措施。	
高危因素	1. 无菌技术操作执行情况。 2. 清洁消毒执行情况。 3. 医疗废物处置执行情况。 4. 抗生素使用情况。 5. 职业暴露处置情况。 6. 有多重耐药菌定值或感染等。	1. 院感科专职人员不定时到手术室等重点部门进行巡查，重点查看侵袭性穿刺或手术过程中无菌技术操作执行情况。 2. 定期抽查物品清洗效果、消毒效果。 3. 定期巡查无菌物品的规范使用。	

表3-34-3 医院感染控制风险评估表

风险项目：			评估日期：			评估科室：				
危险因素	风险发生的 可能性（P）			如果发生， 潜在的严重性（S）			如果要发生风险，医院应 该怎样做好准备（D）			风险优 先系数 （RPN）	风险水 平评定
	1	2	3	1	2	3	1	2	3		

注：RPN≥18风险水平评定为高，9≤RPN<18风险水平评定为中，RPN<9风险水平评定为低。风险优先系数（RPN）=风险发生的可能性（P）*如果发生，潜在的严重性（S）*如果要发生风险，医院应该怎样做好准备（D）。

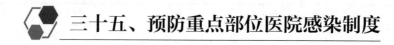

三十五、预防重点部位医院感染制度

1　目的

为了保障医疗质量与安全，降低重点部位医院感染发生率。

2　通用范围

适用于全院重点部位监测的临床科室。

3　内容

3.1　呼吸机相关性肺炎

3.1.1　严格执行人工机械通气的适应证，只有在必要时才能使用并及时脱机，尽量采用无创通气的措施。

3.1.2　科室根据人工机械通气操作指南、护理规范及相关感染的控制方法对相关人员进行培训、考核与授权，使其能够熟练掌握并严格遵循。

3.1.3　医务人员在建立人工气道或吸痰等操作时，严格遵循无菌技术操作规程。

3.1.4　重复使用的呼吸机回路管道、湿化器必须达到灭菌或高水平消毒要求，回路管道如有污染则及时更换。

3.1.5　连接呼吸机管道上使用的冷凝水应及时倾倒，不可使冷凝水流向患者气道。

3.1.6　定期进行重点部位病原学检查，在符合"呼吸机相关性肺炎"诊断标准时，应在4小时内获得抗菌药治疗，72小时后治疗无效应再次进行病原学检查。

3.1.7　有完整的操作与观察处置记录。

3.1.8　有呼吸机相关性肺炎的监测、分析与反馈。

3.2　导管相关血流感染

3.2.1　严格执行留置血管内导管的适应证，只有在必需时才能使用，并每天对保留导管的必要性进行评估，无须时应当尽早拔除导管。

3.2.2　科室根据留置血管内导管（尤其是中心静脉导管和周围动脉导管）的操作指南、护理规范及相关感染的控制方法对相关人员进行培训、考核与授权，使其能够熟练掌握并严格遵循。

3.2.3　应尽量使用无菌透明、透气性好的敷料覆盖穿刺点，对高热、出汗、穿刺点出血、渗出的患者应当使用无菌纱布覆盖。

3.2.4　应定期更换置管穿刺点敷料。更换间隔时间为：无菌纱布为每2天更换1次，无菌透明敷料为每周1~2次，如果纱布出现潮湿、松动、污染时应立即更换。

3.2.5　医务人员接触置管穿刺点或更换敷料时，应当严格执行手卫生规范。

3.2.6　保持导管连接端口的清洁，注射药物前，应当用75%乙醇或含碘消毒剂进行消毒，待干后方可注射药物，如有血迹等污染时，应当立即更换。

3.2.7 告知置管患者在沐浴或擦身时，应当注意保护导管，不要把导管淋湿或浸入水中。

3.2.8 在输血、输入血制品、脂肪乳剂后的24小时内或者停止输液后，应当及时更换输液管路。外周及中心静脉置管后，应当用生理盐水或肝素盐水进行常规冲管，预防导管内血栓形成。

3.2.9 严格保证输注液体的无菌。

3.2.10 紧急状态下置管，若不能保证有效的无菌原则，应当在48小时内尽快拔除导管，更换穿刺部位重新进行置管，并做相应处理。

3.2.11 怀疑患者发生导管相关感染，或者患者出现静脉炎、导管故障时，应及时拔除导管。必要时应当进行导管尖端的微生物培养。

3.2.12 在符合"血管内导管所致血行感染"诊断标准时，应在4小时内获得抗菌药治疗，72小时后治疗无效应再次进行病原学检查。

3.2.13 导管不宜常规更换，特别是不应当为预防感染而定期更换中心静脉导管和动脉导管。有完整的操作与观察处置记录。

3.2.14 有导管相关血流感染的监测、分析与反馈。

3.3 尿管相关尿路感染

3.3.1 严格执行留置导尿管的适应证，只有在必需时才能使用，并尽早拔除。

3.3.2 科室根据留置导尿管的操作常规、护理规范及相关感染的控制方法对相关人员进行培训及考核，使其能够熟练掌握并严格遵循。

3.3.3 插管时应严格遵循无菌操作规程，动作轻柔，避免损伤尿道黏膜，正确固定导尿管，并采用连续密闭的尿液引流系统。

3.3.4 导尿管与集尿袋的接口不要轻易脱开。应保持尿流不受阻断的引流。

3.3.5 不使用抗菌药物做连续膀胱冲洗预防感染。集尿袋低于膀胱水平，不接触地面。

3.3.6 保持会阴部清洁干燥，尤其是尿道口。

3.3.7 定期进行重点部位病原学检查，采集尿标本作培养时，应在导尿管远端接口处用无菌空针抽取尿液，在符合"留置导尿管所致尿路感染"诊断标准时，应及时获得治疗，72小时后治疗无效应再次进行病原学检查。

3.3.8 有完整的操作、观察与处置记录。

3.3.9 有留置导尿管所致尿路感染的监测、分析与反馈。

3.4 手术部位感染

3.4.1 择期手术患者，术前住院日应少于3天，Ⅰ类切口手术术前有感染症状的应暂缓手术，如无指征，应术前沐浴，并使用抗菌皂。

3.4.2 避免不必要的术前备皮。应在手术当天或手术室内备皮。备皮采用不损伤皮肤的脱毛方法。

3.4.3 严格按照《抗菌药物临床应用指导原则》中有关围手术期预防性抗菌药物的使用规范要求使用抗菌药。

3.4.4　遵循手术切口护理和引流的操作规程；换药应严格遵循无菌操作技术原则。

3.4.5　按照手术风险程度（NNIS）分级登记手术术后感染，即手术部位感染的监测、分析与反馈。

3.5　血液净化相关感染

3.5.1　严格执行血液净化（透析）的适应证，只有在必需时才能使用。

3.5.2　科室根据血液净化（透析）的操作指南、护理规范及相关感染的控制方法对相关人员进行培训、考核与授权，使其能够熟练掌握并严格遵循。

3.5.3　血液透析机与水处理设备应符合国家产品质量规定的要求。

3.5.4　严格按照血液透析器及管路产品说明使用，严格执行操作与检测规范，定期进行病原学检查，有完整的检测记录。

3.5.5　有完整的血液净化所致的相关感染应急管理预案与处理程序。

3.5.6　透析液的配制符合国家要求，透析用水化学污染物、透析液细菌及内毒素检测达标。

3.5.7　有血液净化（透析）所致相关感染（发病率、病原菌及其耐药性）的监测、分析与反馈。

4　参考资料

4.1　《医院感染管理办法》（卫生部令第48号，2006年）

4.2　《病区医院感染管理规范》WS/T 510—2016

4.3　《重症监护病房医院感染预防与控制规范》WS/T 509—2016

三十六、治疗室、处置室、换药室医院感染管理制度

1　目的

为标准、规范本院治疗室、处置室、换药室医院感染管理，降低患者院感发生率。

2　通用范围

适用于治疗室、处置室、换药室医院感染管理工作。

3　内容

3.1　室内布局合理，清洁区、污染区分区明确，标识清楚。无菌物品按灭菌日期依次放入专柜，过期重新灭菌；设有流动水洗手设施。

3.2　医护人员进入室内，应衣帽整洁、戴口罩，严格执行无菌技术操作原则。

3.3　无菌物品"一人一用一灭菌"。

3.4　抽出的药液、开启的静脉用的无菌液体必须注明时间，超过2小时后不得使用；启封抽吸的各种溶媒超过24小时不得使用，最好采用小包装。

3.5 治疗车上物品摆放有序，上层为清洁区，下层为污染区；进入病房的治疗车、换药车应配有快速手消毒剂。

3.6 各种治疗、护理及换药操作按清洁伤口、感染伤口、隔离伤口依次进行，特殊感染伤口（如炭疽、气性坏疽、破伤风等）应就地（诊室或病房）严格隔离，处置后进行严格终末消毒，不得进入换药室换药；感染性敷料应放在黄色防渗漏的包装袋内按《医疗废物管理条例》的有关规定处理。

3.7 坚持每日执行清洁、消毒制度，地面湿式清扫。

4 参考资料

4.1 《病区医院感染管理规范》WS/T 510—2016

三十七、多重耐药菌感染预防与控制制度

1 目的

建立多重耐药菌感染预防与控制的管理要求，预防和控制多重耐药菌引发的感染及其传播。

2 通用范围

全院各科室。

3 定义

3.1 多重耐药菌

多重耐药菌（multi-drug resistant organism，MDRO）指对临床使用的3类或3类以上抗菌药物同时呈现耐药的细菌。

3.2 病原体对某种抗菌药物耐药

指病原体对该抗菌药物的药敏试验结果为中介、耐药或者非敏感。

4 内容

4.1 部门职责

4.1.1 微生物室：微生物室发现多重耐药菌应立即电话通知临床科室，在《多重耐药菌登记本》上记录，在检验报告单上备注多重耐药菌。

4.1.2 临床科室：临床科室接到微生物室电话通知后，立即按危急值管理在本科室《临床危急值报告登记本》上登记，记录后通知主管医师或值班医师，经主管医师或值班医师确认为多重耐药菌感染/定植时，开出隔离医嘱，启动隔离措施，并填写《多重耐药菌感染患者个案管理登记表》，若属于医院感染暴发病例，则于24小时内报告医院感染管

理科（院感系统填报）。由感控护士/主班护士落实多重耐药菌感染防控措施，并填写《医院感染管理质控手册》。

4.1.3 医院感染管理科：医院感染管理科开展多重耐药菌的日常监测工作，专职人员每天通过系统筛选重点监测的多重耐药菌病例，核实微生物室判读是否正确，监督科室多重耐药菌感染预防与控制措施落实到位。

4.1.4 药剂科：根据本院微生物室提供的最新抗菌药物敏感性总结报告和趋势分析，正确指导临床科室合理使用抗菌药物。对耐碳青霉烯类的肠杆菌科、耐碳青霉烯类的鲍曼不动杆菌、耐碳青霉烯类铜绿假单胞菌及耐甲氧西林金黄色葡萄球菌等重点监测菌需使用特殊级别抗生素时，临床药师需参与会诊并指导用药。

4.2 监测范围

4.2.1 重点监测多重耐药菌种类：耐甲氧西林金黄色葡萄球菌、耐万古霉素肠球菌、产超广谱 β-内酰胺酶的细菌、耐碳青霉烯类抗菌药物的肠杆菌科细菌、耐碳青霉烯类抗菌药物的鲍曼不动杆菌、多重耐药/泛耐药的铜绿假单胞菌等。

4.3 管理要求

4.3.1 制订并落实多重耐药菌感染预防与控制措施，采取有效措施预防和控制重点部门和易感者的多重耐药菌感染。

4.3.2 严格执行多重耐药菌感染预防与控制措施。

4.3.3 加强针对本机构相关工作人员的多重耐药菌感染预防与控制知识培训。

4.3.4 规范病原微生物标本送检，严格执行《抗菌药物临床应用指导原则》，合理选择并规范使用抗菌药物。

4.3.5 加强多部门协作机制，提升专业能力。

4.4 监管

4.4.1 医院感染管理科通过院感系统监测病例，及时发现 MDRO 感染/定植患者，指导并监督临床落实预防与控制多重耐药菌医院感染的措施；细菌耐药性监测掌握 MDRO 现状及流行趋势；通过临床药学监测多重耐药菌感染的抗菌药物合理使用。

4.4.2 医院感染管理科实时对临床科室 MDRO 防控措施的落实情况进行监督检查，对发现的问题进行反馈、指导，对 MDRO 的患者进行追踪，直至解除隔离。每季度通过院内网公示多重耐药菌目标监测总结报告。

4.4.3 多重耐药菌感染防控措施执行情况考核纳入医院感染管理绩效考核。

4.4.4 当发现多重耐药菌的流行或暴发流行的可能，医院感染管理科积极开展流行病学调查并指导科室采取强化预防与控制措施，在全院公布情况，并报告医院感染管理委员会，确定为暴发时按《医院感染暴发应急处置制度》落实。

5 参考资料

5.1 《多重耐药菌医院感染预防与控制技术指南（试行）》卫办医政发〔2011〕5号

5.2 《多重耐药菌医院感染预防与控制中国专家共识（2015年版）》

5.3 《三级综合医院评审标准实施细则（2020年版）》

 # 三十八、侵入性器械/操作相关感染防控制度

1 目的

规范诊疗活动中使用侵入性诊疗器械、外科手术或其他侵入性操作相关的感染防控。

2 通用范围

使用侵入性器械/操作（手术）相关科室。

3 定义

3.1 侵入性诊疗器械相关感染的防控

主要包括但不限于：血管内导管相关血流感染、导尿管相关尿路感染、呼吸机相关肺炎和透析相关感染的预防与控制。

3.2 手术及其他侵入性操作

是诊疗活动中与外科手术或其他侵入性操作（包括介入诊疗操作、内镜诊疗操作、CT/超声等引导下穿刺诊疗等）相关感染预防与控制活动的规范性要求。

4 内容

4.1 管理要求

4.1.1 建立本院诊疗活动中使用的侵入性诊疗器械及所开展手术及其他侵入性诊疗操作的名录。

4.1.2 制订并实施临床使用各类侵入性诊疗器械相关感染防控的具体措施。

4.1.3 制订并实施所开展各项手术及其他侵入性诊疗操作的感染防控措施，以及防控措施执行依从性监测的规则和流程。

4.1.4 根据患者病情和拟施行手术及其他侵入性诊疗操作的种类进行感染风险评估，并依据评估结果采取针对性的感染防控措施。

4.1.5 规范手术及其他侵入性诊疗操作的抗菌药物预防性使用。

4.2 管理内容

4.2.1 实施临床使用侵入性诊疗器械、手术及其他侵入性诊疗操作相关感染病例的目标性监测。

4.2.2 开展临床使用侵入性诊疗器械、手术及其他侵入性诊疗操作相关感染防控措施

执行的依从性监测。

4.2.3　根据病例及干预措施执行依从性监测数据进行持续质量改进。

5　参考资料

5.1　《医疗机构感染预防与控制基本制度（试行）》国卫办〔2019〕第480号

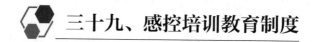

三十九、感控培训教育制度

1　目的

针对不同层级、不同岗位的工作人员开展针对性、系统性、连续性的感控相关基础知识、基本理论和基本技能培训教育活动的规范性要求。

2　通用范围

在院工作人员：全院临床医师（正式上岗医师、进修医师、实习医师）、护理人员（正式上岗护士、进修护士、实习护士）、医技人员、工勤人员（保洁人员、食堂工作人员、医疗废物暂存处管理人员、污水处理人员等）、专职人员及岗前培训。

3　内容

3.1　组织部门

3.1.1　医院感染管理科负责感控相关内容课件制作并组织培训，各科依据培训计划落实培训。

3.1.2　医务部协助组织全院医师、医技部门人员和进修人员；护理部协助组织全院护理人员和进修人员；科教部协助组织实习人员；人力资源部协助组织新上岗人员；总务办公室协助组织工勤人员参加医院感染在职教育培训。

3.1.3　科室负责人应组织并督促科内人员参加医院感染防控知识培训。各科负责向陪护、探视等人员提供感控相关基础知识宣教服务。

3.2　培训目标

3.2.1　医院感染管理专职人员应参加省级以上岗位培训，掌握医院感染基础理论和基本技能。

3.2.2　各科医务人员每年培训时间不少于6学时。

3.3　培训内容

3.3.1　基础培训：医院感染管理相关法律法规、规章、制度、标准等、医院感染预防与控制的目的和意义、职业安全与个人防护、多重耐药菌感染患者预防与控制、标准预防与手卫生、医疗废物管理等。

3.3.2 重点培训

3.3.2.1 医护技人员：医院感染诊断标准与报告流程、医院感染暴发的识别与报告处置、抗菌药物合理应用、侵入性操作相关医院感染的预防与控制、多重耐药菌感染的治疗及其医院感染的预防与控制、医院清洁、消毒、灭菌、隔离与无菌操作技术等。

3.3.2.2 工勤、保洁人员：清洁程序及清洁方法、消毒、隔离基本知识、涉及本岗位的医院感染管理制度及流程。

3.3.2.3 实习、进修及其他人员：参照上述基本培训内容及各专业培训内容。

3.4 实施方式

3.4.1 依据上一年医院感染管理工作中发现的薄弱问题、国家卫生行政部门新发的法律法规、规章制度及行业指南，每年制订院级培训计划。各科依据科内实际情况制订本科医务人员的培训计划。

3.4.2 按人员类别将在院工作人员分为：

3.4.2.1 新上岗人员。

3.4.2.2 医药护技人员。

3.4.2.3 工勤人员。

3.4.2.4 进修生、实习生。

3.5 考核评估

3.5.1 各科依据科内培训计划，每月至少有1次院感相关内容培训、考核、总结。

3.5.2 院感科每年组织全员培训至少1次，培训记录齐全，培训后有考核。

3.5.3 每年进行感控知识考核。

4 参考资料

4.1 《医院感染管理办法》（卫生部令第48号，2006年）

4.2 《医院感染管理专业人员培训指南》WS/T 525—2016

四十、医院内感染暴发报告及处置制度

1 目的

规范诊疗过程中出现的感染疑似暴发、暴发等情况的报告与处置。

2 通用范围

全院各科室。

3 定义

3.1 医院感染暴发

在医疗机构或其科室的患者中，短时间内发生3例以上同种同源感染病例的现象。

3.2 疑似医院感染暴发

在医疗机构或其科室的患者中，短时间内出现3例以上临床综合征相似、怀疑有共同感染源的感染病例的现象；或者3例以上怀疑有共同感染源或共同感染途径的感染病例的现象。

3.3 医院感染聚集

在医疗机构或其科室的患者中，短时间内发生医院感染病例增多，并超过历年散发发病率水平的现象。

3.4 医院感染假暴发

疑似医院感染暴发，但通过调查排除暴发，而是由于标本污染、实验室错误、监测方法改变等因素导致的同类感染或非感染病例短时间内增多的现象。

4 内容

4.1 在诊疗过程中发现短时间内出现3例或以上临床症状相同或相近的感染病例，尤其是病例间可能存在具有流行病学意义的共同暴露因素或者共同感染来源时，无论有无病原体同种同源检测的结果或检测回报结果如何，都应当按规定逐级报告。

4.2 各科室应立即向医院感染管理科报告医院感染病例，科主任为医院感染暴发院内责任报告人及本科内感染暴发事件第一责任人。医院感染管理科会同医务部、护理部相关人员到科室现场确认。具体上报流程见附件6.1。

4.3 任何科室和个人对医院感染暴发事件不得瞒报、缓报和谎报。对医院感染暴发报告不及时并造成不良后果的科室和个人将进行全院通报批评；由于医院感染暴发报告不及时、瞒报和谎报引起医疗纠纷或医疗事故者按照医院医疗事故相关规定进行处理。由于传染病引起的医院感染暴发报告不及时、瞒报和谎报者同时按《传染病防治法》有关规定给予处罚。

4.4 感染暴发的报告、调查与处置等流程遵循本院《医院感染暴发应急处置预案》执行。

4.5 各临床科室应当对医院感染暴发的调查处置工作予以配合，不得拒绝和阻碍，不得提供虚假材料。各职能部门应相互配合，积极合作，不得推诿、阻碍处置工作。

4.6 医院感染管理科组织开展演练，处置预案定期进行补充、调整和优化。感控应急处置专家组指导开展感染疑似暴发、暴发的流行病学调查及处置。

4.7 医院感染管理科通过院内网通报，使医务人员和医院感染相关管理的其他职能部门人员及时获得医院感染的信息。

5 参考资料

5.1 《医院感染管理办法》（卫生部令第48号，2006年）

5.2 《医院感染暴发报告及处置管理规范》（卫生部第73号令，2009年）

5.3 《医院感染监测规范》WS/T 312—2023

5.4 《医院感染暴发控制指南》WS/T 524—2016

6 附件

6.1 医院内感染暴发报告及处置流程图（图3-40-1）

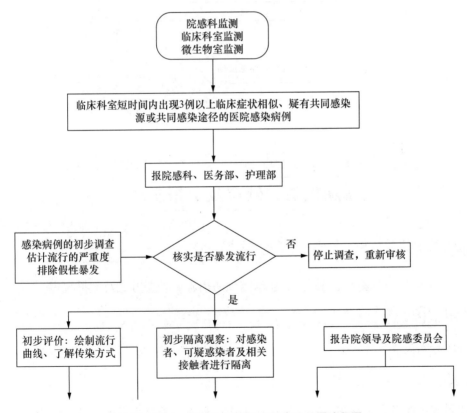

图3-40-1 医院内感染暴发报告及处置流程图

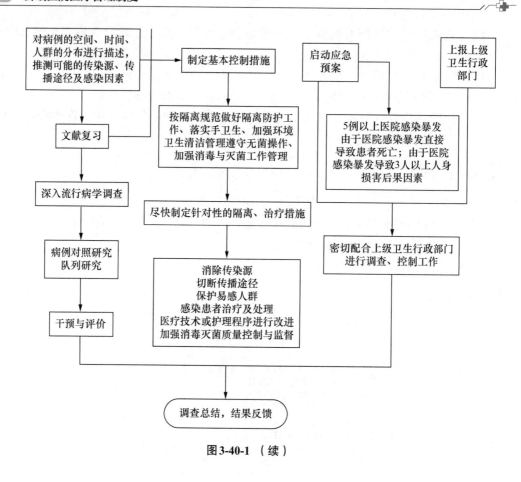

图 3-40-1　（续）

四十一、医务人员感染性病原体职业暴露预防、处置及上报制度

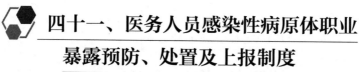

1　目的

规范本院医务人员感染性病原体职业暴露预防措施、处置方式及上报流程。

2　通用范围

全院医务人员。

3　定义

职业暴露：医务人员从事诊疗、护理等工作过程中意外被患者的血液、体液污染了皮肤或者黏膜，或者被患者的血液、体液污染了的针头及其他锐器刺破皮肤，有可能被感染的情况。

4 内容

4.1 预防措施

4.1.1 加强职业暴露防护知识培训，增强安全意识。院感科每年定期对全院员工（含实习生、进修生、保洁人员等）进行职业安全防护知识的培训。科室主任、护士长加强管理，督促员工在工作中严格遵照标准预防原则，谨防职业暴露。

4.1.2 员工在工作中必须遵守以下操作规程

4.1.2.1 医务人员在进行侵袭性诊疗、护理操作过程中，要保证充足光线，严格执行操作规程，特别注意防止被针头、缝合针、刀片等锐器刺伤或者划伤。

4.1.2.2 禁止将使用后的一次性针头重新套上针头套。禁止用手直接接触使用后的针头、刀片等锐器。

4.1.2.3 手术中传递锐器使用传递容器，以免刺伤医务人员。

4.1.2.4 使用后的锐器应直接放入锐器盒中（禁止将手伸入锐器盒内），避免刺伤。

4.1.2.5 医务人员进行有可能接触患者血液、体液的诊疗和护理操作时必须戴手套；当医务人员手部皮肤发生破损或接触怀疑为艾滋病病毒携带者时必须戴双层手套，操作完毕，脱去手套后立即洗手，必要时进行手消毒。

4.1.2.6 在诊疗、护理操作过程中，有可能发生血液、体液飞溅到医务人员的面部时，医务人员应当戴手套、具有防渗透性能的口罩、防护眼镜；有可能发生血液、体液大面积飞溅或者有可能污染医务人员的身体时，还应穿戴具有防渗透性能的隔离衣或防水围裙及防水鞋。

4.1.2.7 处理医疗废物时严禁用手直接抓取，禁止用手或脚直接挤压医疗废物，以免被刺伤。

4.2 接触后的应急处理

4.2.1 发生血源性病原体意外职业接触后应立即进行局部处理，包括：

4.2.1.1 用肥皂液和流动水清洗被污染的皮肤，用生理盐水冲洗被污染的黏膜。

4.2.1.2 如有伤口，应当轻轻由近心端向远心端挤压，避免挤压伤口局部，尽可能挤出损伤处的血液，再用肥皂水和流动水进行冲洗。

4.2.1.3 受伤部位的伤口冲洗后，应当用消毒液，如用75%乙醇或者0.5%碘附进行消毒，并包扎伤口；被接触的黏膜，应当反复用生理盐水冲洗干净。

4.3 上报流程

4.3.1 员工在严格执行操作规程后，经调查证实属不可避免发生的职业暴露，应立刻报告科室主任或护士长，暴露后24小时内（艾滋病病毒暴露后10分钟内电话报告院感科工作人员）在科室电脑工作系统上填写并打印《职业暴露人员个案登记表》，由科室主任或护士长核实签名（进修、实习生还必须有带教老师签名），上报院感科（节假日或下班时间电话上报），院感科根据实际情况提供相应的追踪检查，具体预防用药由相应专家评估决定。

4.3.2　追踪检查

4.3.2.1　HBV暴露：发生HBV暴露后应立即采集血标本检测肝功能与乙肝两对半，并依据免疫状态及抗体水平决定是否注射乙肝免疫球蛋白，并于第3个月、第6个月复查，发现异常及时进行治疗。

4.3.2.2　HCV暴露：发生HCV暴露后应立即采集血标本进行肝功能与抗体检测作为原始资料。以后分别在暴露后第3月、第6月检测抗体和肝功能，发现异常及时进行治疗。

4.3.2.3　HIV暴露：院感科报告市慢性疾病防治站对暴露人员进行风险评估。采集血标本进行抗体检测作为原始资料。根据暴露级别和暴露源病毒载量水平决定是否对发生HIV职业暴露的人员实施预防性用药。暴露者发生职业暴露后在医师工作站填报《职业暴露个案表》，对事故情况进行登记和保存。详细记录事故发生的时间、地点及经过、暴露方式、损伤的具体部位、程度、接触物种类（培养液、血液或其他体液）和含有艾滋病病毒的情况、处理方法及处理经过、是否采用暴露后预防药物，并详细记录用药情况、首次用药时间（暴露后几小时或几天）、药物毒副作用情况（包括肝肾功能化验结果）、用药的依从性状况。对暴露者提供知识咨询，并在暴露后6个月内（即分别在暴露后4周、8周、12周、6个月）定期监测HIV抗体，详细记录监测结果，发现异常及时进行治疗。对涉及的职业暴露者，在整个处理过程中，均应注意做好保密工作。每一个得到信息的机构或个人均应严守秘密。

4.3.2.4　梅毒暴露：发生梅毒暴露后应采集血标本进行THPA检测作为原始资料。根据患者免疫情况与专家评估决定暴露者是否使用青霉素预防性用药。以后分别在暴露后第1个月、第3个月检测抗体，发现异常及时进行治疗。

4.4　职业暴露后检查和预防用药费用制度

4.4.1　职业暴露后的追踪检查及预防用药费用由医院支出，纳入职业暴露者所在科室成本核算。超过24小时未上报者，追踪检查和预防用药费用由职业暴露者本人负责。

4.4.2　若员工在工作中违反操作规程或未按规定实施标准预防而发生的职业暴露，所需的检查和预防用药费用由本人负责。

4.4.3　员工发生职业暴露后必须按时接受追踪随访，按规定时间到院感科领取检验申请单，并将结果及时上报院感科备案。超过规定时间1周未领取检验申请单者，按医院有关规定进行处理，所需检查费用自理。

5　参考资料

5.1　《医务人员艾滋病病毒职业暴露防护工作指导原则（试行）》（卫医〔2004〕108号）

5.2　《血源性病原体职业接触防护导则》GBZ/T 213—2008

四十二、医疗机构内传染病相关感染预防与控制制度

1　目的

规范本院医务人员依法依规开展院内传染病相关感染防控活动。

2 通用范围

全院医务人员。

3 内容

3.1 部门职责

3.1.1 预防保健科：承担本院院内传染病疫情监测、报告管理；定期对工作人员进行传染病防控知识、技能的培训及督导。

3.1.2 医院感染管理科：每年进行职业暴露防护知识、技能的全员培训，并督导落实。

3.1.3 医务部：负责落实院内传染病的诊治及防控；督促医务人员落实首诊负责制与病例排查。做到早发现、早隔离、早治疗。

3.1.4 第一门诊部：负责预检分诊工作。

3.1.5 护理部：负责督促清洁消毒工作执行落实及病区患者、陪护管理。

3.1.6 总务办公室：负责终末消毒及医疗废物处理。

3.2 预检分诊

3.2.1 规范预检分诊工作，落实院内传染病防控措施。将发热伴有呼吸道、消化道感染症状，以及其他季节流行性感染疾病症状、体征的就诊者纳入预检分诊管理。

3.3 发热门诊

3.3.1 强化发热门诊"哨点"作用。优化发热患者接诊、筛查、留观、转诊工作流程，确保所有来院患者经预检分诊后再就诊，发热患者全部由专人按指定路线引导至发热门诊就诊，防止发热患者与其他患者密切接触。

3.4 感染监测

3.4.1 做好早期预警预报，加强对感染防控工作的监督与指导，发现隐患，及时改进。

3.4.2 发热门诊要执行24小时值班制，不得无故自行停诊。

3.4.3 发热门诊要严格落实首诊负责制，安排具有呼吸道传染病或感染性疾病诊疗经验的医务人员出诊，做好发热患者基本身份信息登记，加强流行病学史问诊，强化临床症状早期识别，不得以任何理由推诿患者。

3.5 处置要求

3.5.1 诊疗区域空间布局、设备设施和诊疗流程等符合传染病相关感染预防与控制的要求。

3.5.2 严格执行传染病预检分诊要求，重点询问和关注就诊者发热、呼吸道症状、消化道症状、皮肤损害等临床表现和流行病学史，并了解就诊者症状出现以来的就医、用药情况。预检分诊和发热门诊工作一体化闭环管理，将预检分诊与发热门诊工作紧密衔接。

3.5.3 主管医师或首诊医师怀疑患者为传染病时，应立即采取相应的就地隔离措施，做好患者安置。

3.5.4 不同类型的隔离患者做好身份识别，接触传播用蓝色；飞沫传播用粉红色；空气传播用黄色。

3.5.5 根据传染病传播途径的特点，对收治的传染病患者采用针对性措施阻断传播途径，防止传染病传播；做好疫点管理，及时进行终末消毒，按规范做好医疗废物处置。

3.5.6 定期对工作人员进行传染病防控和职业暴露防护知识、技能的培训；为从事传染病诊疗工作的医务人员提供数量充足且符合规范要求的个人防护用品，并指导、监督其正确选择和使用。

4 参考资料

4.1 《传染病防治法》（国家主席令〔2004〕17号）

4.2 《医院隔离技术规范》WS/T 311—2023

4.3 《医疗机构感染预防与控制基本制度》（国卫办医函〔2019〕480号）

 # 四十三、医院感染管理科专职人员工作制度

1 目的

加强医院感染管理，有效预防和控制医院感染。

2 适用范围

医院感染管理科。

3 内容

3.1 根据国家和本地区卫生行政部门有关医院感染管理的法规、标准，拟定全院感染控制规划、工作计划，组织制订医院及各科室医院感染管理规章制度，经批准后，具体组织实施，监督和评价。

3.2 负责全院各级各类人员预防、控制医院感染知识的培训及考核。

3.3 负责进行医院感染情况的监测、控制管理，定期对医院环境卫生学、消毒、灭菌效果进行监督、监测、及时汇总，分析监测结果，发现问题，制订控制措施，并督导实施。

3.4 对医院发生的医院感染流行、暴发进行调查分析，提出控制措施，并组织实施。

3.5 参与药事管理委员会关于抗感染药物应用的管理，协助拟定合理用药的规章制度，并参与监督实施。

3.6 对购入消毒药械，一次性使用医疗、卫生用品进行审核，对其储存、使用及用后处理进行监督。

3.7 有条件时建立实验室或研究室，开展医院感染管理的专题研究。

3.8 及时向主管院长和医院感染管理委员会上报医院感染控制的动态，并向全院通报。

4 参考资料

4.1 《医院感染管理办法》(卫生部令第48号，2006年)

4.2 《病区医院感染管理规范》WS/T 510—2016

4.3 《医院感染预防与控制评价规范》WS/T 592—2018

 四十四、科室医院感染管理小组工作制度

1 目的

规范医院各科院感管理日常工作，落实医院感染三级架构管理。

2 适用范围

各临床科室。

3 内容

3.1 在科主任的领导下，负责本科室医院感染管理工作，根据医院感染的特点，制订管理制度，并组织实施。

3.2 对医院感染病例及感染环节进行监测，采取有效措施，降低本科室医院感染发病率；发现有院内感染流行时，及时报告医院感染管理科；并协助调查原因，积极处理患者。

3.3 按要求对疑似或确诊医院感染病例留取病原学标本，进行细菌学检查和药敏试验。

3.4 监督检查本科室抗感染药物使用情况，合理使用抗生素。

3.5 组织本科室医务人员进行预防与控制医院感染知识的培训。

3.6 督促本科室人员执行无菌操作技术、消毒隔离制度。

3.7 做好对保洁人员、配餐员、陪住、探视者的卫生学管理。

3.8 落实执行一次性医疗用品的检查、使用及用后的处置。

4 参考资料

4.1 《医院感染管理办》(卫生部令第48号，2006年)

4.2 《病区医院感染管理规范》WS/T 510—2016

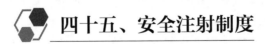 **四十五、安全注射制度**

1 目的

阻断医院感染传播，保障患者安全和医务人员职业安全。

2　通用范围

执行注射的科室。

3　定义

安全注射：指对接受注射者无害；实施注射操作的医护人员不暴露于可避免的危险；注射废弃物不对他人造成危害。

4　内容

4.1　接受注射者安全。

4.2　医务人员应掌握治疗和用药指征。

4.3　配药及注射环境保持清洁，进行注射操作前半小时应停止清扫地面等工作，避免不必要的人员活动。

4.4　严格执行手卫生、无菌操作，避免操作过程中的污染。

4.5　各种用于注射、穿刺、采血等有创操作的医疗器具必须做到"一人一针一管一用一灭菌"，一次性使用的医疗器械、器具不得重复使用。

4.6　对血源性传播疾病的患者实施注射时宜使用安全注射装置。

4.7　尽可能使用单剂量注射用药。多剂量用药无法避免时，应保证"一人一针一管一用"，不应用使用过的针头及注射器再次抽取药液。

4.8　使用同一溶媒配置不同药液时，必须每次更换使用未启封的一次性无菌注射器和针头抽吸溶媒。

4.9　确保注射器具和药品处于有效期内且外包装完整无破损，过期或疑似污染的器具、药品不能使用。

4.10　检查药物的质量，如出现药液变质、变色、浑浊、沉淀、过期或安瓿有裂痕等现象，不可使用。

4.10.1　落实查对制度，核查药品名称及剂量、患者身份等信息。

4.10.2　抽出的药液、开启的静脉输入用无菌液体必须注明开启日期和时间，放置时间超过2小时后不得使用；启封抽吸的各种溶媒超过24小时不得使用。

4.10.3　选择合理有效的皮肤消毒剂且在有效期内使用。

4.10.4　皮肤消毒方法正确。

4.10.5　皮肤消毒自然待干后再行注射。

4.10.6　皮肤消毒后不应再用未消毒的手指触摸穿刺部位。

4.10.7　一次性小包装的瓶装碘伏、乙醇等皮肤消毒剂，启封后使用时间不超过7天。

4.11　医务人员安全

4.11.1　合理使用个人防护用品：帽子、口罩、手套等。

4.11.2　禁止双手回套针帽。

4.11.3　禁止直接用手分离注射器针头。

4.11.4　禁止徒手传递锐器。

4.11.5 禁止手持锐器随意走动。

4.11.6 操作中保证充足光线。

4.11.7 操作者从容不迫、患者需要配合。

4.12 医疗废物处置

4.12.1 锐器使用后应立即放入锐器盒内。

4.12.2 锐器盒放置的位置应醒目且方便使用。

4.12.3 应正确使用锐器盒。

4.12.4 锐器盒在转运过程中应密闭，避免内容物外漏或溢出。

4.12.5 锐器盒需防渗漏、防穿透。

5 参考资料

5.1 《医疗机构门急诊医院感染管理规范》WS/T591—2018

5.2 《阻断院感注射传播，让注射更安全（2015—2018年）》专项工作指导方案

5.3 《基层医疗机构医院感染管理基本要求》（国卫办医发〔2013〕40号）

 # 四十六、医院感染管理考核、考评奖惩制度

1 目的

加强医院感染管理，有效预防和控制医院感染。

2 通用范围

全院各科室。

3 内容

3.1 健全医院与科室医院感染管理的各项规章制度，并要求落实到位。

3.1.1 加强医院感染管理知识的全员教育，实行院科二级教育，将集中培训和日常学习相结合。定期或不定期进行考核，使医务人员预防、控制医院感染的技能和意识不断提高。

3.1.2 临床科室医院感染管理小组每月进行1次医院感染管理工作质量自查和各项质量指标的统计，发现问题及时整改，并有院感持续质量改进记录。

3.1.3 制订医院感染质量控制标准，根据本院《医院感染管理质量检查评比方案》，每季度检查评比1次，具体有科室医院感染管理小组活动情况、消毒隔离制度的落实、手卫生和无菌技术操作规范执行、院感相关理论及操作考核、医院感染病例监测报告、抗菌药物合理使用、环境卫生学监测、医疗废弃物的正确处置等内容。

3.2 对院感重点部门：如消毒供应室、重症医学科、手术室、无痛中心、口腔科、血液净化室、介入室等单独设立标准进行检查。

3.2.1 考评方法以现场检查，查看文字资料、记录，检查病历为主，并进行相关的考核。

3.2.2 每季度将检查结果汇总，对检查存在问题进行分析，提出改进意见，以电子版的形式反馈到科室，科室根据本科情况进行整改。

3.2.3 参加医务部安排的行政查房，参与对临床科室的医院感染管理质量的检查，发现问题及时整改。

3.2.4 医院感染管理科对全院感染监测中发现的问题，及时上报分管院长，分析原因，提出改进意见，反馈给科室，指导改进并通过院感例会向全院医务人员反馈。

3.2.5 医院感染管理科将每季度考核结果，依据医院制订相关规定，实施奖惩，以促进医疗质量的提高。

四十七、医疗废物管理制度

1 目的

规范医疗废物分类、收集、存放与交接。

2 通用范围

总务办公室、医务部、护理部、医院感染管理科、产生医疗废物的科室。

3 定义

3.1 医疗废物

是指医疗机构在医疗、预防、保健以及其他相关活动中产生的具有直接或间接感染性、毒性以及其他危害性的废物。

3.2 感染性废物

携带病原微生物具有引发感染性疾病传播危险的医疗废物。

3.3 病理性废物

诊疗过程中产生的人体废弃物和医学实验动物尸体等。

3.4 损伤性废物

能够刺伤或者割伤人体的废弃的医用锐器。

3.5 药物性废物

少量过期淘汰、变质或被污染的废弃药品。

3.6 化学性废物

具有毒性、腐蚀性、易燃易爆性的废弃的化学物品。

4 内容

4.1 依据《医疗废物管理条例》《医疗卫生机构医疗废物管理办法》《医疗废物分类目录》及《医疗废物专用包装物、容器标准和警示标识规定》等法规、规章、规范及标准制定本制度。

4.1.1 各科室产生的医疗废物应按《医疗废物分类目录》进行分类收集，由总务办公室保洁员按规定的时间、路线对分类包装的医疗废物进行收集、运送至内部指定的医疗废物暂存地点。医疗废物严禁与生活垃圾混放，医疗废物禁止与生活垃圾同车混送。

4.1.2 在盛装医疗废物前，应当对医疗废物包装物或者容器进行认真检查、确保无破损、渗漏和其他缺陷。

4.1.3 感染性废物、病理性废物、损伤性废物、药物性废物及化学性废物不能混合收集。少量的药物性废物可以混入感染性废物，但应当在标签上注明。

4.1.4 化学性废物中批量的废化学试剂、废消毒剂应交由专门机构处置。

4.1.5 批量的含汞的体温计、血压计等医疗器具报废时，应当交由专门机构处置。

4.1.6 医疗废物中病原体的培养基、标本和菌种、毒种保存液等高危废物，应当首先在产生地点进行压力蒸汽灭菌或者化学消毒，然后按感染性废物收集处理。

4.1.7 隔离的传染病患者或者疑似传染病患者产生的医疗废物应当使用双层包装物，并及时密封。该类患者产生的生活垃圾均按医疗废物处置。

4.1.8 隔离的传染病患者或者疑似传染病患者产生的具有传染性的排泄物，应当按照国家规定。

4.1.9 严格消毒，达到国家规定的排放标准后，方可排入污水处理系统。

4.2 放入包装物或者容器的感染性废物、病理性废物、损伤性废物不得取出。

4.2.1 当盛装的医疗废物达到包装物或容器的3/4时，应当使用有效的封口方式，使包装物或者容器的封口紧实、严密。

4.2.2 锐器应直接放入防渗漏、耐穿刺的利器盒中，密封后处置。利器盒严禁重复使用。

4.2.3 包装物或者容器的外表面被感染性废物污染时，应当对被污染处进行消毒处理或者增加一层包装。

4.2.4 盛装医疗废物的每个包装物、容器外表面应当有警示标识，在每个包装物、容器上应当系中文标签，中文标签的内容包括：医疗废物产生单位、生产日期、类别及需要的特别说明等。

4.3 运送人员在运送医疗废物前，应当检查包装物或者容器的标识、标签及封口是否符合要求，不得将不符合要求的医疗废物运送至暂时贮存地点。

4.3.1 运送人员在运送医疗废物时，应当防止造成包装物或容器破损和医疗废物的流失、泄漏和扩散，并防止医疗废物直接接触身体。

4.3.2 运送医疗废物应当使用防渗漏、防遗撒、无锐利边角、易于装卸和清洁的专用运送工具。每天运送工作结束后，应当对运送工具及时进行清洁和消毒。

4.3.3　医疗废物实行交接制度，即病房与保洁员交接，保洁员与医疗废物暂存处交接。交接登记内容包括医疗废物的来源、种类、重量或数量、交接时间、经办人签名等。登记资料至少保存3年。医疗废物暂存处与医疗废物集中处置单位交接，依照危险废物转移联单制度填写和保存转移联单（危险废物转移联单至少保存5年）。

4.3.4　医疗废物暂存地必须符合卫健委《医疗卫生机构医疗废物管理办法》的有关规定。医疗废物暂时贮存的时间不得超过2天。医疗废物移交后必须及时对暂时贮存地点、设施进行清洁、消毒处理。

4.3.5　暂时贮存病理性废物，应当具备低温贮存或者防腐条件。

4.4　医院内各医疗废物产生的部门及负责收集转运的总务办公室应确保医疗废物交接转运过程中不流失、泄漏和扩散。严禁转让、买卖医疗废物。若因上述情况造成相应后果的，将根据《医疗机构医疗废物管理办法》及《医疗废物管理行政处罚办法（试行）》对当事人进行处罚。

4.4.1　污水处理符合国家《污水综合排放标准》，按规定定期送环保部门检测并有记录。

4.4.2　从事医疗废物收集、运送、暂存及污水处理等相关工作人员应接受岗前培训，配备必需的防护用品。

4.4.3　医疗废物管理实行管理责任制，医院法定代表人或者主要负责人为第一责任人。

4.4.4　医务部、护理部、第一门诊部、总务办公室负责监督、指导各有关科室医疗废物分类收集、包装、记录工作，医院感染管理科负责对全院医疗废物处置进行监督管理。各相关部门切实履行职责，制订相关管理制度、工作要求、组织培训、业务指导、督查、考核，确保医疗废物的安全管理。

4.4.5　总务办公室为落实制度的主要责任人，各科主任、护士长为科室主要责任人，负责落实并执行。

4.4.6　执行医疗废物管理的规章制度、工作流程和要求，履行工作职责，预防、控制和杜绝医疗废物流失、泄漏、扩散和意外事故的发生，并对意外发生能做出应急反应。

4.4.7　医、护、药、技、保洁员等均为医疗废物管理的执行者、维护者。自觉依法执行和维护医疗废物管理条例和各项相关管理制度。违规者将按相关规定处理，违法者将受到法律制裁。

4.4.8　保卫办公室负责阻止医疗废物的院外流失等。

5　参考资料

5.1　《中华人民共和国传染病防治法》（国家主席令〔2004〕第17号）

5.2　《医院感染管理办法》（卫生部令第48号，2006年）

5.3　《固体废物污染环境防治法》（国家主席令〔2020〕第43号）

5.4　《医疗废物管理条例》（国务院令〔2003〕第380号）

5.5　《医疗废物管理行政处罚办》（卫环发〔2004〕第21号）

四十八、一次性医用无菌物品管理制度

1 目的

规范一次性医用无菌物品的管理。

2 通用范围

医学装备科、高值医用耗材管理办公室、院内使用一次性医用无菌物品的科室。

3 定义

一次性使用无菌医疗用品：无菌、无热源、经检验合格，在有效期内1次直接使用的医疗器械。

4 内容

4.1 医院所用一次性医疗用品必须由医院统一集中采购，使用科室不得自行购入和使用。

4.2 医院采购一次性使用医疗用品，必须从取得省级以上药品监督管理部门颁发的《医疗器械生产企业许可证》《工业产品生产许可证》《医疗器械产品注册证》和卫生行政部门颁发的卫生许可批件的生产企业或取得《医疗器械经营企业许可证》的经营企业购进合格产品；医院所购其他一次性医疗用品应具有卫生许可批件，进口的一次性导管等无菌医疗用品应具有国务院药品监督管理部门颁发的《医疗器械产品注册证》有关内容。

4.3 每次购置，采购部门必须进行质量验收，订货合同、发货地点及货款账号与生产企业/经营企业一致，并查验每箱（包）产品的检验合格证、生产日期、消毒或灭菌日期及产品标识和失效期等，进口的一次性导管等无菌医疗用品应具有灭菌日期与失效期等中文标识。

4.4 医院采购供应部门应建立出入库登记制度，专人负责登记账册，记录每次订货与到货的时间、生产厂家、产品名称、数量、规格、单价、产品批号、消毒或灭菌日期、失效期、出厂日期、卫生许可证号，供需双方经办人签名等。

4.5 物品存放于阴凉干燥、通风良好的物品架上，距地面≥20cm，距墙壁≥5cm，离顶≥50cm，不得将包装破损、失效、霉变的产品发放使用科室。

4.6 临床科室使用前检查小包装有无破损、失效，产品有无不洁净等情况，发现其中之一情况，不得使用。

4.7 使用时若发生热源反应、感染或其他异常情况时，必须及时留取标本送检，按规定详细记录（发生时间、种类、临床表现、处理结果等），报告相关部门及时处理。

4.8 医院发现不合格产品或质量可疑产品时，应立即停止使用，并及时报告有关监督部门，不得自行做退、换货处理。

4.9　使用后的一次性医疗用品按《医疗废物管理条例》规定进行处理。

4.10　医院感染管理科认真履行对一次性使用医疗用品的采购管理、临床应用和用后处理的监督检查职责。医院采购的一次性无菌医疗用品的三证复印件应在医院感染管理科。

4.11　管理科备案（三证：《医疗器械生产许可证》《医疗器械产品注册证》《医疗器械经营许可证》）。

4.12　对骨科内固定器材、心脏起搏器、血管内导管、支架等植入性或介入性医疗器械，必须建立详细的使用记录，记录必要的产品跟踪信息，使产品有可追溯性，器械的条形码应贴在病历上。

5　参考资料

5.1　《消毒管理办法》（卫健委〔2018〕第18号）

5.2　《医院感染管理办法》（卫生部令第48号，2006年）

5.3　《医疗器械监督管理条例》（国务院〔2020〕第119次常务会议修订通过）

四十九、抗菌药物临床应用管理制度

1　目的

规范临床抗菌药物的使用。

2　通用范围

全院使用抗菌药物的临床科室。

3　内容

3.1　医院药事管理委员会、医疗质量管理委员会、医院感染管理委员会共同负责承担抗菌药物临床应用的管理。

3.1.1　医院药事管理委员会负责临床应用抗菌药物的指导与咨询，监测药品不良反应，及时发布合理用药信息，保证药品购进质量，严格控制不良反应严重、细菌过快耐药、日治疗量昂贵的抗菌药物进入临床。

3.1.2　及时制订和更新《抗菌药物分级分类表》，严格把关药品质量关。

3.1.3　临床医师在抗菌药物的使用中必须对照分级分类表，明确副主任医师以上对所有药品有处方权；主治医师对限制使用和非限制使用药品有处方权；医师对非限制使用药品有处方权。遇特殊情况可越级使用抗菌药物，但仅限于1天用量。

3.1.4　培训临床药剂师，开展抗菌药物咨询。

3.1.5　抗菌药物临床应用纳入对医务人员的考核范围，对违反规定，侵害患者权益并造成严重后果的临床医师要严肃查处，追究处方医师责任。

3.2 坚持合理应用抗菌药物的原则。

3.2.1 严格掌握抗菌药物使用的适应证、禁忌证，密切观察药物效果和不良反应，合理使用抗菌药物。

3.2.2 严格掌握抗菌药物联合应用和预防应用的指征。

3.2.3 制订个体化的给药方案，注射剂量、疗程和合理给药方法、间隔时间、途径。

3.2.4 密切观察患者有无正常菌群失调，根据病原菌药敏检测结果及时调整抗菌药物的应用。

3.2.5 注重药物经济学，降低患者抗菌药物的费用支出。

3.2.6 各临床医师应掌握抗菌药物的有关知识，在坚持上述原则的基础上，结合病情，合理用药，必要时应邀请负责抗菌药物使用与管理的专家会诊。住院患者使用抗菌药物，必须在病历中详细记录。

4 参考资料

4.1 《抗菌药物临床药物指导原则（2015版）》

五十、医用织物感染管理制度

1 目的

医用织物洁净、安全。

2 通用范围

总务办公室、使用医用织物的科室。

3 定义

3.1 医用织物：医院内可重复使用的纺织品，包括患者使用的衣物、床单、被罩、枕套；工作人员使用的工作服、帽；手术衣、手术铺单；病床隔帘、窗帘以及环境清洁使用的布巾、地巾等。

3.2 感染性织物：医院内被隔离的感染性疾病（包括传染病、多重耐药菌感染/定植）患者使用后，或者被患者血液、体液、分泌物（不包括汗液）和排泄物等污染，具有潜在生物污染风险的医用织物。

3.3 脏污织物：医院内除感染性织物以外的其他所有使用后的医用织物。

3.4 水溶性包装袋：以高分子、多聚糖等为原材料，具有防透水和在特定温度水中自行分裂、溶解特性，用于盛装感染性织物，具有双层加强结构，并印有生物危害警告标志的一次性塑料包装袋。

3.5 织物周转库房：选择社会化服务机构的医院所设置的，洁污分开，用于接收使用后医用织物和发放洗涤消毒后医用织物的场所。

4 内容

4.1 更换标准

4.1.1　医务人员的工作服每周更换2次，手术室、ICU、新生儿科、血透室每日更换，遇污染时随时更换。

4.1.2　住院患者被服每周更换1次，遇污染时随时更换；门诊被服一人一换，病员服一人一换。

4.1.3　窗帘、病床隔离帘更换标准：重症医学科、新生儿科、产房、手术室、介入室、无痛中心、口腔科（门诊）、感染性疾病科的窗帘、病床隔离帘每月清洗消毒1次；普通科室每季度清洗1次，行政部门的窗帘12个月清洗1次。遇血液、体液、分泌物污染随时更换清洗消毒。

4.1.4　对多重耐药菌等接触传播性感染疾病患者使用后的病床隔离帘出院后必须更换并清洗消毒。

4.2 分类收集

4.2.1　脏污织物和感染性织物进行分类收集。收集时应减少抖动。

4.2.2　感染性织物应在患者床边收集，置于双层黄色医疗废物袋内，有"感染性织物"标识，并置于带盖容器/带盖污衣车内。

4.2.3　脏污织物直接存放于带盖容器/带盖污衣车内或用桶收集，也可用一次性专用塑料包装袋盛装，其包装袋和包装箱（桶）应有文字或颜色标识。

4.2.4　盛装使用后医用织物的包装袋应扎带封口，污衣车或桶应加盖密闭。

4.2.5　科室指定人员与织物收集人员交接清点核对。

4.3 运送

4.3.1　运送使用后医用织物和清洁织物的专用运输工具应分开使用。

4.3.2　采取封闭方式运送，不应与非医用织物混装混运。

4.4 储存

4.4.1　医用织物周转库房处及各科室使用后医用织物和清洁织物应分别存放于使用后医用织物接收区（间）和清洁织物储存发放区（间）的专用盛装容器、柜架内，并有明显标识；清洁织物存放架或柜应距地面高度20～25cm，离墙5～10cm，距天花板≥50cm。保持室内清洁干燥，湿度＜70%。

4.4.2　医院医用织物周转库房处使用后医用织物接收区域和清洁织物储存发放区域相对独立，不交叉，室内通风、干燥、清洁，室内地面应平整，有防尘、防蝇、防鼠设施。

4.4.3　使用后医用织物的暂存时间不应超过48小时。

4.4.4　清洁织物存放时间过久，如发现有污渍、异味等感官问题应重新洗涤。

4.5 发放

4.5.1 织物发放人员符合个人防护要求，清洁车密闭运送。

4.5.2 科室人员与织物发放人员双人核对清点、交接并签名。

4.6 清洁消毒

4.6.1 科室暂存处的带盖容器/污衣车或桶应每周至少消毒1次，如遇血液等污染时应随时用2000mg/L的含氯消毒液处理。使用后医用织物每次移交后，应对其接收区（间）环境表面、地面进行清洁，并根据工作需要进行物表、空气消毒。

4.6.2 医用织物周转处的专用运输车每天进行清洁，至少1次/周进行清洁消毒，运输工具运送感染性织物后应"一用一清洗消毒"。如遇污染应随时进行消毒处理。

4.7 质量控制

4.7.1 清洁织物外观应整洁、干燥、无异味、异物、破损。

4.7.2 总务办公室指定负责人落实对清洁织物质量监管。

4.7.3 总务办公室负责对社会化洗涤服务机构的资质（工商营业执照、环保局批准文书）、管理制度（含突发事件应急预案）、医用织物运送、洗涤消毒操作流程等进行审核，并签订协议书，明确双方职责，建立医用织物交接与质量验收制度。

4.7.4 总务办公室负责保存使用后织物和清洁织物收集、交接时，应有记录单据，记录内容包括单位名称、医用织物的名称、数量、外观、洗涤消毒方式、交接时间等信息、交接人与联系方式并加盖公章，并有质检员和交接人签字；记录单据一式三联，供医院及社会化洗涤服务机构存查、追溯。以上记录的保存期应≥6个月。

4.7.5 医院感染管理科对医用织物分类、收集、运送、存放等进行督查，并及时反馈。医院感染管理科每季度对清洁织物进行微生物学抽样检测。

5 参考资料

5.1 《医院医用织物洗涤消毒技术规范》WS/T 508—2016

5.2 《病区医院感染管理规范》WS/T 510—2016

五十一、诊疗器械、器具灭菌失败召回制度

1 目的

确保诊疗器械、器具达到灭菌水平，保证患者安全。

2 通用范围

全院使用灭菌物品的科室、消毒供应中心。

3　定义

3.1　湿包：经灭菌和冷却后，肉眼可见包装内或包外存在潮湿、水珠等现象的灭菌包。

3.2　可追溯：对影响灭菌过程和结果的关键要素进行记录，保存备用，实现可追踪。

3.3　灭菌物品的召回：是指当灭菌物品在发放后出现疑似或确定灭菌失败的情况时，将发放的灭菌物品回收至消毒供应中心。灭菌物品召回后应进行灭菌失败原因调查并针对调查结果采取相应的措施。

4　内容

4.1　诊疗器械、器具灭菌质量监测原则

4.1.1　对灭菌质量采用物理监测法、化学监测法和生物监测法进行监测，监测结果符合要求。

4.1.2　物理监测不合格的灭菌物品不得发放，并应分析原因进行改进，直至监测结果符合要求。

4.1.3　包外化学监测不合格的灭菌物品不得发放，包内化学监测不合格的灭菌物品和湿包不得使用。并应分析原因进行改进，直至监测结果符合要求。

4.1.4　植入物的灭菌应每批次进行生物监测。生物监测合格后，方可发放。

4.1.5　使用特定的灭菌程序灭菌时，应使用相应的指示物进行监测。

4.1.6　按照灭菌装载物品的种类、植入物、硬质容器、超大超重包，应遵循厂家提供的灭菌参数，首次灭菌时对灭菌参数和有效性进行测试，并进行湿包检查。

4.1.7　生物监测不合格时，应尽快召回上次生物监测合格以来所有尚未使用的灭菌物品，重新处理；并应分析不合格的原因，改进后，生物监测连续三次合格后方可使用。

4.2　需要召回的灭菌失败诊疗器械、器具

4.2.1　生物监测不合格。

4.2.2　同批次灭菌物品使用中出现多个包内化学指示卡变色不合格。

4.2.3　临床出现医院感染聚集性病例、疑似与同批次灭菌物品有关。

4.3　职责

4.3.1　消毒供应中心需对影响灭菌过程和结果的关键要素进行记录，保存备查，实现可追溯。

4.3.2　消毒供应中心发现诊疗器械、器具灭菌失败后应通知使用科室停止使用并上报护理部、医务部、医院感染管理科、医学装备科。

4.3.3　医院感染管理科、护理部、医学装备科、医务部联合调查灭菌失败的可能原因。

5　参考资料

5.1　《医院消毒供应中心　第1部分：管理规范》WS 310.1—2016

5.2　《医院消毒供应中心　第2部分：清洗消毒及灭菌技术操作规范》WS 310.2—2016

5.3　《医院消毒供应中心　第3部分：清洗消毒及灭菌效果监测标准》WS 310.3—2016

5.4　《广东省医疗机构消毒供应中心感染防控指引》（粤卫医办函〔2019〕35号）

 # 五十二、环境清洁消毒制度

1 目的

建立本院建筑物内部表面与医疗器械设备表面的清洁与消毒规范，预防因环境相关导致医院感染发生和传播。

2 通用范围

全院各科室。

3 定义

3.1　环境表面：医院机构建筑物内部表面和医疗器械设备表面，前者如墙面、地面、玻璃窗、门、卫生间台面等，后者如监护仪、呼吸机、透析机、新生儿暖箱的表面等。

3.2　环境表面清洁：消除环境表面污物的过程。

3.3　清洁工具：用于清洁和消毒的工具，如擦拭布巾、拖把、盛水容器、手套等。

3.4　清洁单元：邻近某一患者的相关高频接触表面为一个清洁单元，如该患者使用的病床、床边桌、监护仪、呼吸机、微泵等视为一个清洁单元。

3.5　高频接触表面：患者和医务人员手频繁接触的环境表面，如床栏、床边桌、呼叫按钮、监护仪、微泵、床帘、门把手、计算机等。

3.6　污点清洁与消毒：对被患者的少量体液、血液、排泄物、分泌物等感染性物质小范围污染的环境表面进行的清洁与消毒处理。

3.7　低度风险区域：基本没有患者或患者只作短暂停留的区域。如行政管理部门、图书馆、会议室、病案室等。

3.8　中度风险区域：有普通患者居住，患者体液、血液、排泄物、分泌物对环境表面存在潜在污染可能性的区域。如普通住院病房、门诊科室、功能检查室等。

3.9　高度风险区域：有感染或定植患者居住的区域以及对高度易感患者采取保护性隔离措施的区域，如感染性疾病科、手术室、产房、重症监护病区、早产儿室等。

4 内容

4.1 职责

4.1.1　总务办公室、护理部负责监管保洁员环境卫生服务的执行。

4.1.2　医院感染管理科参与督查，对保洁人员开展业务指导与培训。

4.2 清洁消毒原则

4.2.1 常规时应遵循先清洁再消毒的原则，采取湿式卫生的清洁方式。

4.2.2 清洁顺序：清洁病房或诊疗区域时，由上而下，由里到外，从轻度污染到重度污染区。

4.2.3 有多名患者共同居住的病房，应遵循清洁单元化操作。

4.2.4 各类风险区域的环境表面一旦发生患者体液、血液、排泄物、分泌物等污染时应立即实施污点清洁与消毒，应先采用可吸附的材料将其吸附，再采用2000mg/L含氯消毒液进行消毒。

4.2.5 凡开展侵入性操作如吸痰等高度危险诊疗活动结束后，应立即实施环境清洁与消毒。

4.2.6 发生感染暴发时或环境表面检出多重耐药菌时需强化清洁与消毒的频次，清洁消毒的频次2次/日以上。

4.2.7 当物体表面受到真菌、亲脂类病毒、细菌繁殖体、结核分枝杆菌等病原微生物污染时，采用500mg/L含氯消毒液，作用时间>30分钟。

4.2.8 当物体表面受到病菌芽孢、真菌孢子、分枝杆菌和经血传播病原体（乙型肝炎病毒丙型肝炎病毒、艾滋病病毒等）物体表面，采用2000mg/L含氯消毒液，作用时间>30分钟。

4.2.9 朊病毒、气性坏疽和突发不明原因传染病的病原体污染物体表面和环境的消毒原则：当物体表面被气性坏疽病原体污染时：诊疗器械的消毒可采用含氯消毒剂2000mg/L擦拭消毒30~45分钟，有明显污染物时应采用含氯5000~10000mg/L擦拭消毒60分钟。当物体表面被朊病毒或疑似朊病毒污染时，采用10000mg/L含氯消毒液，作用时间>15分钟进行擦拭消毒。突发不明原因传染病病原体污染诊疗器械、器具与物品的处理应符合国家届时发布的规定要求。没有要求时，其消毒的原则为：

4.2.9.1 在传播途径不明时，应按照多种传播途径，确定消毒的范围和物品；

4.2.9.2 按病原体所属微生物类别中抵抗力最强的微生物，确定消毒的剂量（可按杀芽孢的剂量确定）；

4.2.9.3 医务人员应做好职业防护。

4.3 操作内容

4.3.1 基于全院各科的诊疗服务特点和按污染风险程度环境污染的风险等级，划分低度风险区、中度风险区、高度风险区。详见附件6.1：《区域按环境污染风险程度划分表》。

4.3.2 不同风险区域应实施不同等级的环境清洁与消毒管理，具体要求见附件6.2：《不同风险区域卫生等级与日常工作清洁方法、频次》。

4.3.3 擦拭物体表面的布巾，不同患者之间和洁污区域之间应更换，擦拭地面的地巾不同病房及区域之间应更换，用后浸泡消毒。

4.3.4 隔离患者、特殊感染患者的抹巾、拖把专人专用，清洁消毒工作最后完成。

4.3.5 患者出院或转院、死亡后应对床单元进行终末消毒。床单元终末消毒流程详见《床单位终末消毒流程图》（图3-33）。

4.4 医疗器械设备清洁消毒要求

4.4.1 医务人员应负责使用诊疗设备与仪器的日常清洁与消毒工作；应指导环境清洁人员对诊疗设备与仪器等进行清洁与消毒。

4.4.2 对精密仪器设备表面（如呼吸机、麻醉机、透析机、监护仪等）进行清洁与消毒时，应参考仪器设备说明书，关注清洁剂与消毒剂的兼容性，选择适合的清洁与消毒产品。

4.4.3 无明显污染时可采用清水擦拭。

4.4.4 使用中的新生儿床和暖箱内表面，日常清洁应采用清水，终末消毒用500mg/L含氯消毒液。

4.5 个人防护

不同区域环境清洁人员个人防护应符合要求。工作结束时应做好手卫生与人员卫生处理。

风险等级	工作服	手套	专用鞋/鞋套	口罩	帽子	隔离衣/防水围裙	目镜/面罩
低度风险区域	＋	±	±	－	－	－	－
中度风险区域	＋	＋	±	＋	±	－	－
高度风险区域	＋	＋	＋/±	＋＋/±	＋	±	±

注1："＋＋"表示应使用N95口罩，"＋"表示应使用，"±"表示可使用或按该区域的个人防护要求使用，"－"表示可以不使用。
注2：处理患者体液、血液、排泄物、分泌物等污染物、医疗废物和消毒液配制时，应佩戴上述所有个人防护物品。

4.6 效果监测

4.6.1 环境表面清洁消毒质量评价。

4.6.2 总务办公室应定期对公共区域的环境及物体表面清洁消毒情况进行自查。

5 参考资料

5.1 《医疗机构环境表面清洁与消毒管理规范》WS/T 512—2016

5.2 《医疗机构消毒技术规范》WS/T 367—2022

6 附件

6.1 区域按环境污染风险程度划分表（表3-52-1）

6.2 不同风险区域卫生等级与日常工作清洁方法、频次表（表3-52-2）

6.3 床单位终末消毒流程图（图3-52-1）

表3-52-1 区域按环境污染风险程度划分表

科室区域	低度风险区	中度风险区	高度风险区
医院区域	行政管理部门、图书馆、会议室、病案室等	普通住院病房、门诊科室、功能检查室等	感染性疾病科、手术室、产房、重症医学科、新生儿科等
临床科室	更衣室、值班室、清洁库房、会议室、治疗室等	医护人员办公室、走廊、公共区域等	病室、抢救室、污物间等
医技科室	医护办公室、更衣室、值班室、清洁库房等	走廊、公共区域等	检查室、操作室、污物间等
门/急诊	医护办公室、更衣室、值班室、清洁库房、药房内部、挂号室内部等	门/急诊大厅、挂号和缴费窗口、候诊区、心电图室、超声科和其他功能检查室等	采血室、换药室、穿刺室、注射室、耳鼻喉科室、妇科诊室、污物间、普通诊室等
发热门诊	更衣室、治疗准备间等	内走廊、缓冲区、分诊室等	发热门诊诊室、发热门诊观察室、CT室、候诊室、检验室、污物间等
手术室	办公区、生活区、护士站、无菌物品间、药品储存间等	手术间外走廊、仪器房、麻醉恢复室、器械房、缓冲区、手术间内走廊等	手术间、器械清洗消毒间、病理标本间、污物间等
新生儿科	库房、医务人员生活区、主任、护长办公室、值班室、更衣室、护士站、医师办公室、治疗准备室、配奶室等	接诊室、内走廊、缓冲区等	重症病室、隔离室、污物间等
产房	无菌物品室、库房、办公室、值班室、更衣室、治疗准备间等	内走廊、缓冲区等	产房、隔离待产室、隔离产房、产后静息室、待产室等
重症医学科	无菌物品间、库房、办公室、值班室、更衣室、治疗室等	医师办公室、护士站、仪器设备间等	隔离病房、病区、污物间等
血透室	医护办公室、更衣室、值班室、干湿库房、治疗准备间、水处理间等	走廊通道等	普通透析治疗室、隔离透析治疗室、接诊区、污物间、处置室等
病理科	会议室、医师诊断办公室、档案室、清洁库房、危化品管理仓库等	走廊通道等	细胞制片室、技术切片室、免疫生化室、取材室等
检验科	办公室、会议室、值班室、更衣室、清洁库房等	走廊通道、缓冲区等	临床检验室、生化免疫室、微生物室、标本储存室、污物间等
口腔科门诊	医护办公室、清洁库房、更衣室等	技工室、候诊大厅	口腔诊室、污物间等
消毒供应中心	办公室、更衣室、值班室、包装检查灭菌区、辅料包装间、辅料库房、耗材库房、器材库房、无菌物品存放间、水处理间等	走廊通道、缓冲区、发放区等	去污区、污车清洗间、洁具间等
输血科	办公室、清洁库房、储血室等	发血室等	配血室等

注：* 具体区域划分可根据科室实际情况调整。

表3-52-2　不同风险区域卫生等级与日常工作清洁方法、频次表

区域	清洁范围	日常清洁消毒方法	推荐日常清洁频次	卫生等级
低度风险区	各类物体表面	清水擦拭/清洗； 必要时用500mg/L含氯消毒液擦拭	1次/日	清洁级
	地面		1次/日	
	电脑、打印机等		1次/日	
	垃圾桶		1次/周	
	墙面/天花板/风口		1次/季度	
中度风险区	医疗设备表面	清水/75%乙醇/500mg/L含氯消毒液擦拭，屏障保护	每名患者使用后立即清洁消毒，对于使用频率较低或不直接接触患者的医疗设备，应日常清洁消毒1次/周	卫生级
	低频接触卫生表面/地面	清水擦拭	1～2次/日	清洁级
	高频接触卫生表面	清水/75%乙醇/500mg/L含氯消毒剂/一次性消毒湿巾擦拭	1～2次/日	消毒级
	治疗台面/治疗车	500mg/L含氯消毒剂/一次性消毒湿巾擦拭	配液前后/使用前后	卫生级
	垃圾桶	清水清洗/清洁剂	1次/周	
高度风险区	医疗设备表面	清水/75%乙醇/500mg/L含氯消毒剂/一次性消毒湿巾擦拭，屏障保护	每名患者使用后立即清洁消毒，对于使用频率较低或不直接接触患者的医疗设备，应日常清洁消毒1～2次/周	消毒级
	低频接触卫生表面/地面	500mg/L含氯消毒剂	1～2次/日	
	高频接触卫生表面	清水/75%乙醇/500mg/L含氯消毒剂/一次性消毒湿巾擦拭	1～2次/日	
	治疗台面/治疗车	500mg/L含氯消毒剂	配液前后/使用前后	

作业流程	标准/说明	表格文件
保洁员个人防护 ↓ 备好物品 ↓ 拆卸床上用品 ↓ 进行手卫生，更换橡胶手套	1．穿工作服、戴手套、戴口罩 2．物品：抹布、含清洁剂的水、500mg/L含氯消毒剂、污衣袋、手套 3．拆卸床单、被套、枕套等物品，放入污衣袋内 4．进行手卫生 5．清洁消毒床单元 5.1　清洁消毒床头设备带、输液架、椅子 5.2　清洁消毒床头柜 5.3　清洁消毒病床床板、床垫 5.4　清洁消毒病床床餐板、床头、床尾、床摇把、床扶手、床边 5.5　清洁消毒病床底部及轮子，床底及两头要摇起来清洁 6．采用“S”擦拭方式湿式清扫地面 7．开窗通风，必要时可进行空气消毒 8．采用紫外线消毒床单位用品	无

图3-52-1　床单位终末消毒流程图

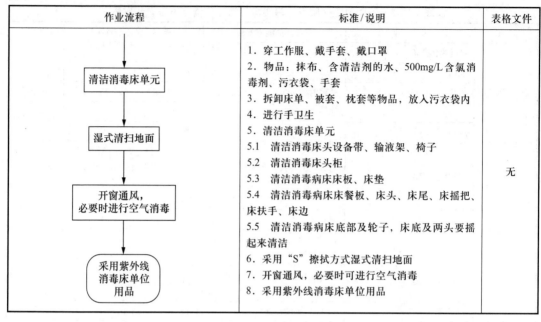

作业流程	标准/说明	表格文件
清洁消毒床单元 → 湿式清扫地面 → 开窗通风，必要时进行空气消毒 → 采用紫外线消毒床单位用品	1. 穿工作服、戴手套、戴口罩 2. 物品：抹布、含清洁剂的水、500mg/L含氯消毒剂、污衣袋、手套 3. 拆卸床单、被套、枕套等物品，放入污衣袋内 4. 进行手卫生 5. 清洁消毒床单元 5.1 清洁消毒床头设备带、输液架、椅子 5.2 清洁消毒床头柜 5.3 清洁消毒病床床板、床垫 5.4 清洁消毒病床床餐板、床头、床尾、床摇把、床扶手、床边 5.5 清洁消毒病床底部及轮子，床底及两头要摇起来清洁 6. 采用"S"擦拭方式湿式清扫地面 7. 开窗通风，必要时可进行空气消毒 8. 采用紫外线消毒床单位用品	无

图 3-52-1 （续）

 # 五十三、细菌耐药性监测及预警方案

1 目的

规范细菌耐药性监测及细菌耐药性预警。

2 通用范围

微生物实验室、临床药学组、临床科室。

3 定义

3.1 细菌耐药性监测

依据《医院感染监测规范》WS/T 312—2009，细菌耐药性监测是监测临床分离细菌耐药性发生情况，包括临床上特殊耐药细菌的分离率，如耐甲氧西林金黄色葡萄球菌（Methicillin-resistant Staphylococcus aureus，MRSA）、抗万古霉素肠球菌（Vancomycin-Resistant Enterococcus，VRE）等。

3.2 细菌耐药预警

在细菌耐药性监测中发现细菌耐药程度达到一定程度之前，或根据以往总结的规律或监测得到的可能引起重大损害之前，向相关部门及医务人员发出信号，报告目前细菌耐药情况，以避免在不知情或准备不足的情况下发生损害，从而最大限度减轻细菌耐药所造成的损失的行为。

4 内容

4.1 监督者

细菌耐药性监督由微生物实验室负责。

细菌耐药性预警由临床药学组负责。

4.2 职责

4.2.1 临床科室：根据患者病情，在住院医师工作站系统上开具微生物送检的医嘱，正确采集标本并及时送检。

4.2.2 微生物实验室：通过住院医师工作站系统发出微生物检验报告单，通过医院感染管理信息系统统计全院医院感染病原微生物名称及耐药率，重点部门排名前5位的医院感染病原微生物名称及耐药率。

4.2.3 临床药学组：通过医院感染管理信息系统统计全院多重耐药菌病例抗菌药物临床应用分析及用药预警。每年进行临床治疗性使用抗菌药物的微生物送检率统计分析。

4.2.4 医院感染管理科：通过医院感染管理信息系统统计全院多重耐药菌检出率、多重耐药菌医院感染发生率及日常督查统计多重耐药菌感染核心防控措施执行率，分析各重点部门前5位的医院感染病原微生物名称及耐药率。每季度将医院感染细菌的耐药情况汇总后在院内文件共享通报，反馈给科室，协助临床药学组采取干预措施。

4.3 监测

4.3.1 重点部门

重点部门包括：重症医学科、新生儿科、呼吸内科、神经外科、泌尿外科、肾内科、内分泌。

4.3.2 目标监测菌

A. 耐甲氧西林金黄色葡萄球菌：对苯唑西林耐药或头孢西丁诱导实验阳性的金黄色葡萄球菌。

B. 耐万古霉素肠球菌：对万古霉素耐药的肠球菌。

C. 产超广谱 β - 内酰胺酶的细菌。

D. 耐碳青霉烯类抗菌药物的肠杆菌科细菌：对碳青霉烯类抗菌药物中任一种（如亚胺培南、美罗培南、厄他培南等）不敏感的大肠埃希菌、肺炎克雷伯菌、阴沟肠杆菌等肠杆菌科细菌。

E. 耐碳青霉烯类抗菌药物的鲍曼不动杆菌：对碳青霉烯类抗菌药物中任一种（如亚胺培南、美罗培南、厄他培南等）不敏感的鲍曼不动杆菌。

F. 耐碳青霉烯类抗菌药物的铜绿假单胞菌：对碳青霉烯类抗菌药物中任一种（如亚胺培南、美罗培南、厄他培南等）不敏感的铜绿假单胞菌。

G. 多重耐药/泛耐药的铜绿假单胞菌。

H. 多重耐药/泛耐药的鲍曼不动杆菌。

4.4   报告时限

每季度第1个月。

4.5   监测反馈内容

4.5.1   标本送检情况。

4.5.2   检出致病菌的排名及其耐药情况。

4.5.3   常见细菌耐药性变化情况。

4.5.4   各科室多重耐药菌的感染率。

4.5.5   反馈形式以电子版形式通过企业微信群反馈给医院感染管理科，医院感染管理科汇总、审核后发放临床科室。

4.6   监测报告内容

4.6.1   报告时限：每季度。

4.6.2   报告内容包括但不限于以下内容：××年××月××月微生物实验室共收到标本例，送检标本构成情况包括科室、病原体、标本等（可以用饼图或列表表示）。检出细菌排名（用图表形式）细菌名、检出菌株数、占所有检出菌的百分比。耐药情况列出：抗菌药物、××菌的耐药率等。同时列出全院多重耐药菌检查数量变化，包括总例数、医院感染发生率、多重耐药菌检出率等，与全年同期、上季度数据比较分析等内容。

4.7   预警报告内容

4.7.1   对主要目标细菌耐药率超过30%的抗菌药物，应及时将预警信息通报本院医务人员。

4.7.2   对主要目标细菌耐药率超过40%的抗菌药物，应慎重经验用药。

4.7.3   对主要目标细菌耐药率超过50%的抗菌药物，应参照药敏试验结果选用。

4.7.4   对主要目标细菌耐药率超过75%的抗菌药物，应暂停该类抗菌药物的临床应用，根据追踪细菌耐药监测结果，再决定是否恢复其临床应用。

5   参考资料

5.1   《医院感染监测规范》WS/T 312—2023

5.2   《关于抗菌药物临床应用管理有关问题的通知》（卫办医政发〔2009〕38号）

5.3   《多重耐药菌医院感染预防与控制技术指南（试行）》（卫办医政发〔2011〕5号）

五十四、多重耐药菌感染管理联席会议方案

1   目的

为持续改进多重耐药菌感染防控管理质量，建立多部门沟通协作机制以解决实际工作

中存在的问题。

2 通用范围

适用于检验科微生物实验室、医院感染管理科、药剂科、医务部、护理部、临床科室。

3 定义

多重耐药菌：指对临床使用的3类或3类以上抗菌药物同时呈现耐药的细菌，多重耐药也包括泛耐药（XDR）和全耐药（PDR）。临床常见的有耐甲氧西林金黄色葡萄球菌、耐万古霉素肠球菌、产超广谱 β-内酰胺酶肠杆菌科细菌（如大肠埃希菌和肺炎克雷伯菌）、耐碳青霉烯类肠杆菌科细菌、多重耐药/泛耐药的铜绿假单胞菌、多重耐药鲍曼不动杆菌等。

4 内容

4.1 联席会议的主要职责

4.1.1 在医院领导班子的统一领导下，贯彻多重耐药菌管理有关法律法规、规章，指导全院的多重耐药菌防控工作；

4.1.2 针对多重耐药菌医院感染的诊断、监测、预防和控制等各个环节，结合实际工作，审议多重耐药菌感染管理的规章制度；

4.1.3 研究、协调解决全院多重耐药菌防控工作中的重大问题，制订和拟定多部门对细菌耐药情况的防控对策和联合干预措施；

4.1.4 对存在问题定期分析、反馈，研究持续改进措施；

4.1.5 加强各部门之间的沟通和协调，保持信息通报渠道畅通，定期通报多重耐药菌形势和防控工作状况。

4.2 联席会议的组成

联席会议由分管副院长任总召集人。组员：医院感染管理科、检验科（微生物实验室）、药剂科、医务部、护理部、部分临床科室负责人。

4.3 联席会议日常工作机构

联席会议办公室设医院感染管理科，具体承担联席会议的日常工作，负责了解、掌握并通报全院多重耐药菌防控工作状况，分析研究多重耐药菌防治工作中存在的突出问题并向联席会议提出对策建议，督促落实联席会议决定的事项。牵头部门为医院感染管理科。

4.4 多重耐药菌管理各部门职责

4.4.1 微生物室负责检测到多重耐药菌以危急值的形式报告至临床科室和医院感染管理科。

4.4.2 医院感染管理科到临床科室指导多重耐药菌患者消毒隔离措施。

4.4.3　临床科室逐条落实消毒隔离措施，科室质控小组和医院感染管理科检查落实情况。

4.4.4　微生物室、医院感染管理科每季度将耐药情况汇总公布，并将相关耐药情况上报药剂科。

4.4.5　药剂科根据抗菌药物耐药情况提交药事管理委员会讨论要暂时停用的抗菌药物。

4.4.6　医院感染管理科牵头，每季度召开1次有检验科、药剂科、医务部、护理部、临床科室等多部门参加的对多重耐药菌管理的联席会议，各部门通报相关信息，对存在问题分析、反馈，提出改进意见，做到持续改进。

5　参考资料

5.1　《三级综合医院评审标准实施细则（2020年版）》

5.2　《医院感染管理办法》（卫生部令第48号，2006年）

五十五、保护性隔离医院感染管理制度

1　目的

保护免疫力低下患者，避免其发生医院感染。

2　适用范围

2.1　早产儿及低体重儿。

2.2　免疫力低下患者：白细胞低于$1×10^9$/L的患者。

2.3　免疫缺陷患者：实质性脏器器官移植患者（心、肾、肝、肺），粒细胞缺乏症、HIV感染、严重烧伤以及先天性免疫缺陷患者。

2.4　造血干细胞移植患者。

3　定义

3.1　保护性隔离：也称反向隔离，适用于抵抗力低或极易感染的患者，如严重烧伤、早产儿、白血病、脏器移植及免疫缺陷患者等。

3.2　免疫缺陷患者：是指由于人体的免疫系统发育缺陷或免疫反应障碍致使人体抗感染能力低下，由临床诊断为免疫缺陷疾病的患者需要进行保护性隔离。

4　内容

4.1　建筑及环境管理

4.1.1　应尽量在病区末端设置隔离病室，且具有良好的密闭性；或建立局部保护区域。

4.1.2　隔离病区应设置缓冲间，且两侧门不能同时开启。

4.1.3　病室内物体表面应光滑、无孔，易于擦洗。日常保洁应采取湿式清洁。

4.1.4 病房内禁止摆放干花和鲜花、盆栽植物。

4.2 患者的保护

4.2.1 尽可能缩短患者在保护性病房外的逗留时间。

4.2.2 患者离开保护性病房时，如果病情允许应给患者提供呼吸防护，如戴口罩。

4.2.3 需保护性隔离的患者，同时又患需空气隔离的疾病（如肺或喉结核、水痘-带状疱疹急性期），应执行空气隔离措施。

4.3 隔离措施

4.3.1 患者置单间内，专人护理，实施标准预防。

4.3.2 进入病房的医护人员或家属必须戴口罩，必要时戴帽子，穿隔离衣、鞋套。

4.3.3 所有进入室内物品均应达到消毒灭菌要求。

4.3.4 一切诊疗及护理操作，遵循无菌操作要求。

4.3.5 患者进入病室前，应沐浴更衣。

4.3.6 严格控制探视人员，禁止患有传播性疾病尤其是上呼吸道感染者前来探视。

4.3.7 患者的餐具、放义齿的杯子等必须专用，并做好清洗、消毒和保洁工作。

4.3.8 注意饮食卫生，未经消毒的食物和水不能饮用。

4.3.9 患者勤换内衣裤，切实做好皮肤护理和定期擦浴等基础护理。

4.3.10 与患者接触前做到用皂液和流动水洗手或使用手快速消毒剂。

4.3.11 患者的治疗操作尽量集中进行，以避免过多的人员流动而把细菌带入病室。

4.3.12 医护人员患有或怀疑患有呼吸道疾病或咽部带菌者、皮肤疖肿的人员，应避免接触患者。

4.3.13 做好空气及物体表面常规清洁与消毒。

5　参考资料

5.1　《医院隔离技术规范》WS/T 311—2023

五十六、传染病患者预检分诊制度

1　目的

为有效控制传染病疫情，防止医院内交叉感染，保障人民群众身体健康和生命安全，落实传染病管理制度，规范传染病预检分诊行为。

2　通用范围

适用于医院参与对门急诊就诊者处置的工作人员。

3　定义

传染病预检、分诊制度是指医疗机构为有效控制传染病疫情，防止医疗机构内交叉感染，根据《中华人民共和国传染病防治法》的有关规定，对来诊的患者预先进行有关传染病方面的甄别、检查与分流制度。

4　内容

4.1　医院在门诊一楼及院区大门入口处设立传染病预检、分诊点，标识明确，备有口罩、体温计、登记本。

4.2　感染内科门诊具备消毒隔离条件和必要的防护用品，应当采取标准防护措施，严格按照规范进行消毒和处理医疗废物。

4.3　各科室的医师在接诊过程中，应当注意询问患者有关的流行病学史、职业史，结合患者的主诉、病史、症状和体征等对来诊的患者进行传染病的预检，特别是在流行期，应当按要求对患者进行传染病的预检。预检为传染病患者或者疑似传染病患者的，应当将患者分诊至发热和肠道门诊及感染内科门诊；或按传染病转诊流程转诊至定点医院，同时对接诊处采取必要的消毒措施。

4.4　根据传染病的流行季节、周期、流行趋势和上级部门的要求，做好特定传染病的预检、分诊工作。初步排除特定传染病后，再到相应的普通科室就诊。

4.5　对呼吸道等特殊传染病患者或者疑似患者，应当依法采取隔离或者控制传播措施，并按照规定对患者的陪同人员和其他密切接触人员采取医学观察及其他必要的预防措施。

4.6　从事传染病预检、分诊及诊疗的医务人员应当严格遵守卫生管理法律法规和有关规定，认真执行临床技术操作规范、常规及有关工作制度。

4.7　转诊传染病患者或疑似传染病患者时，应当按照当地卫生行政部门的规定使用专用车辆（如负压救护车），车内设专门的污染物品放置区域，配备防护用品，消毒液、快速手消毒剂等。

5　参考资料

5.1　《中华人民共和国传染病防治法》（人大常务委员会，2004年12月1日）

5.2　《医疗机构传染病预检分诊管理办法》（中华人民共和国卫生部令第41号，2005年2月28日）

5.3　《广东省新冠肺炎防控指挥办医疗救治组关于进一步优化医疗机构预检分诊工作的通知》（粤卫医函〔2020〕153号，2020年12月20日）

6 附件

6.1 传染病患者预检分诊流程图（图3-56-1）

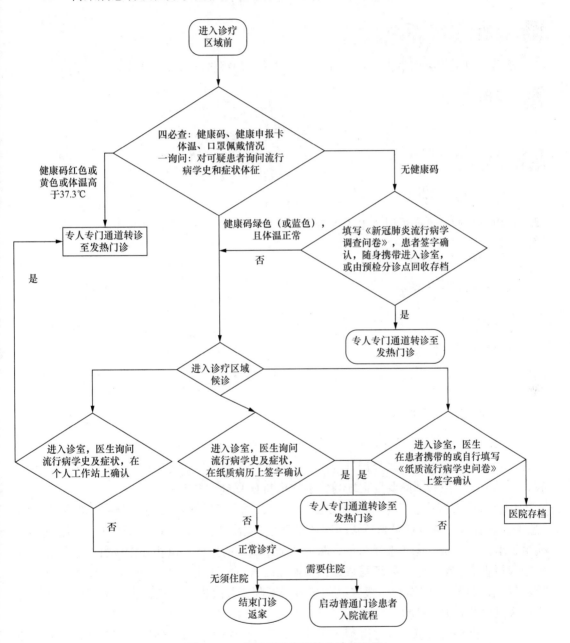

图3-56-1 传染病患者预检分诊流程图

五十七、传染病疫情报告制度

1 目的

规范各科室传染病报告与管理行为，改进传染病报告与管理工作质量。

2 通用范围

适用于全院各科室传染病报告、防控工作。

3 定义

3.1 传染病报告卡

可以是纸质版，亦可以为电子报告卡，本院目前多为电子卡。

3.2 AFP

指急性弛缓性麻痹。

3.3 HIV

获得性免疫缺陷综合征。

4 内容

4.1 登记报告责任人

4.1.1 传染病登记：门诊各科诊室均要设《门诊日志》《门诊传染病登记簿》并登记好各项内容；各病区要认真登记好《出入院登记簿》及《住院传染病登记簿》上的各项内容；影像部门及检验部门要登记好与传染病诊断有关的异常结果。

4.1.2 传染病报告卡填写责任人：本院执行职务的医务人员均为责任报告人。门（急）诊患者由申请检查医师负责填写传染病报告卡，住院患者由主管医师负责填写传染病报告卡。门诊做影像检查而初步诊断为"肺结核"的患者，由相关影像科医师负责填写传染病报告卡。卡片项目要填写清楚，不能涂改，不能缺项。民工、工人、学生、干部要填写好电话和单位（学校）。报告疑似患者时医师要及时进行订正报告，被查出的漏报传染病病例要及时进行补报。

4.1.3 网络直报责任人：由预防保健科负责进行网络直报。暴发疫情现场调查的院外传染病病例报告卡由属地疾病预防控制机构的现场调查人员填写，并由疾控机构进行报告。

4.2 传染病疫情报告病种

4.2.1 甲类传染病（2种）：鼠疫、霍乱；

4.2.2 乙类传染病（28种）：传染性非典型肺炎、艾滋病、病毒性肝炎、脊髓灰质炎、人感染高致病性禽流感、麻疹、流行性出血热、狂犬病、流行性乙型脑炎、登革热、炭疽、细菌性和阿米巴性痢疾、肺结核、伤寒和副伤寒、流行性脑脊髓膜炎、百日咳、白喉、新生儿破伤风、猩红热、布鲁氏菌病、淋病、梅毒、钩端螺旋体病、血吸虫病、疟疾、人感染H7N9禽流感、新型冠状病毒感染、猴痘。

4.2.3 丙类传染病（11种）：流行性感冒、流行性腮腺炎、风疹、急性出血性结膜炎、麻风病、流行性和地方性斑疹伤寒、黑热病、棘球蚴病、丝虫病、手足口病、除霍乱、细菌性和阿米巴性痢疾、伤寒和副伤寒以外的感染性腹泻病。

4.2.4 国务院卫生行政部门决定列入乙类、丙类传染病管理的上述规定以外的其他传染病，包括中东呼吸综合征（MERS）、埃博拉出血热、寨卡病毒病、不明原因肺炎、AFP、非淋菌性尿道炎、尖锐湿疣、生殖器疱疹、水痘、肝吸虫病、生殖道沙眼衣原体感染、恙虫病、森林脑炎、人感染猪链球菌、发热伴血小板减少综合征、不明原因传染病等。

4.2.5 省级人民政府决定按照乙类、丙类管理的其他地方性传染病。

4.2.6 执行职务的医务人员发现其他传染病暴发、流行以及原因不明的传染病后，应及时向当地疾病预防控制机构报告。

4.3 传染病疫情报告内容

包括常规疫情报告（法定传染病报告），特殊疫情报告（暴发疫情、重大疫情、灾区疫情、新发现的传染病、突发原因不明的传染病）。

4.3.1 甲、乙、丙类传染病，按照《中华人民共和国传染病报告卡》的要求填报。使用钢笔或圆珠笔填写，项目完整、准确、字迹清楚，具有执业资格医师签名（电子卡则电子签名）。

4.3.2 传染病报告病例分为实验室确诊病例、临床诊断病例和疑似病例。对霍乱、脊髓灰质炎、艾滋病、生殖道沙眼衣原体感染，以及卫健委规定的其他传染病，按照规定报告病原携带者。炭疽、病毒性肝炎、梅毒、艾滋病、疟疾、肺结核分型报告。炭疽分为肺炭疽、皮肤炭疽和未分型三类；病毒性肝炎分为甲型、乙型、丙型、戊型和未分型五类；梅毒分为一期、二期、三期、胎传、隐性五类；疟疾分为间日疟、恶性疟和未分型三类；肺结核分为病原学阳性、病原学阴性、无病原学结果和利福平耐药四类；艾滋病分艾滋病病毒感染及艾滋病患者二类。

4.4 传染病疫情报告程序

4.4.1 甲类2小时内报出、乙类及丙类24小时内报出。

4.4.2 发现甲类传染病和乙类传染病中的肺炭疽、传染性非典型肺炎、人感染H7N9禽流感的患者、疑似患者以及其他暴发传染病、新发传染病以及原因不明的传染病疫情时，接诊医师诊断后应于2小时内以最快的方式（电话）向预防保健科及医务部报告，预防保健科及时向当地疾病控制中心报告，同时将传染病报告卡通过网络进行报告。

4.4.3 对其他乙、丙类传染病患者、疑似患者、按规定报告传染病的病原携带者在诊断后应于24小时内进行网络报告。

4.4.4 发生报告病例诊断变更、已报告病例死亡或填卡错误时，应由责任报告人及时进行订正报告，并重新填写传染病报告卡，卡片类别选择订正项，并注明原报告病名。对报告的疑似病例，应及时进行排除或确诊。病原携带者或疑似病例诊断为确诊病例（临床诊断病例或实验室确诊病例），订正时必须将原诊断日期更改为确诊日期。死亡病例的报告必须是因传染病死亡的病例，患传染病但因意外或因非传染病死亡时，无须订正传染病报告卡。

4.4.5 本院检测HIV抗体初筛结果阳性时，检验科应即电话通知责任医师，由责任医师要求患者留取标本送检市疾控中心实验室做确证试验以确诊。发现AFP病例，接诊医师应于12小时内报预防保健科，预防保健科应于24小时内报告市疾病预防控制中心相关工作人员到场流调，做到无漏报。

4.4.6 本院任何人员不得缓报、瞒报、谎报传染病疫情。

4.5 反馈机制

检验室及影像科要将与传染病诊断有关的检查异常结果反馈给医师，使其能及时填卡上报传染病。

5 参考资料

5.1 《中华人民共和国传染病防治法》（人大常务委员会，2004年12月1日）

5.2 《传染病信息报告管理规范（2015版）》（国卫办疾控发〔2015〕53号，2015年10月29日）

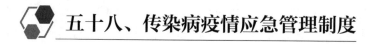

五十八、传染病疫情应急管理制度

1 目的

规范医院传染病疫情应急报告、防控管理和应急处置行为。

2 通用范围

全院。

3 内容

3.1 由预防保健科负责制订各类急性传染病疫情的应急预案，预案包括应急领导小组、小组办公室、专家组成员、治疗抢救小组、医务人员培训、健康宣教、应急物资等。

3.2 各科医务人员发现新发或突发传染病疫情后，要立即向医务部及预防保健科报告，再由医务部、预防保健科向分管领导报告。

3.3 接到新发或突发传染病疫情报告后，立即启动医院传染病疫情应急预案，进行疫情报告、患者隔离治疗，密切接触者和其他相关人群的管控（根据情况给予医学观察、医学隔离等，必要时取送检标本进行病原学筛查）。

3.4 医务部负责组织医院相关传染病专家对新发、突发或危急重症传染病的会诊。

3.5 经专家会诊核实为新发或突发传染病后，预防保健科立即向市疾控中心及市卫健委（应急办）报告，并及时进行网络报告。

3.6 对发现突发传染病疫情不及时上报，造成传染病流行或扩散的，按《传染病防治法》相关规定进行处理。

3.7 做好传染病的消毒隔离工作。

4 参考资料

4.1 《中华人民共和国传染病防治法》（人大常务委员会，2004年12月1日）

4.2 《突发公共卫生事件应急处理条例》（中华人民共和国国务院令第376号，2003年5月9日；中华人民共和国国务院令第588号，2011年1月8日修订）

4.3 《传染病信息报告管理规范（2015版）》（国卫办疾控发〔2015〕53号，2015年10月29日）

 # 五十九、传染病报告和管理工作制度

1 目的

规范本院传染病报告与管理行为，及时改进，不断提高传染病报告与管理质量。

2 通用范围

适用于全院各科室传染病防治工作。

3 定义

3.1 传染病

由各种病原体引起的能在人与人、动物与动物或人与动物之间相互传播的一类疾病。

3.2 传染病报告卡

可以是纸质版，也可以为电子报告卡。各登记本、门诊日志均可以是电子版。

4 内容

4.1 预防保健科在院长领导下，负责制订全院传染病疫情报告管理制度和指导各科传染病疫情报告工作。

4.2 预防保健科定期组织对全院职工进行《传染病防治法》《突发公共卫生事件应急条例》等法律法规和传染病防治知识培训。在传染病流行季节和有疫情通报时，结合有关病种，举行学术讲座，提高诊治水平，防止误诊。

4.3　预防保健科负责各科传染病疫情报告责任医师的培训，接受各科咨询，临床各科室遇有疑似病例，要协助进行诊断时，报请有关单位专家，进行会诊及相关检查。发现传染病暴发流行时，及时报请上级疾控部门协助巡查疫情。

4.4　预防保健科对实习医师、进修医师及新分配来院工作的医务人员进行岗前培训，培训内容主要包括，传染病防治法、突发公共卫生应急条例、传染病监测信息工作指南、传染病诊断标准等。经考试合格后，方可上岗。

4.5　预防保健科专职工作人员负责传染病疫情网络直报，网络密码要注意保密，工作日里每天至少上午和下午各登录医院医疗管理系统检查传染病报告卡填卡质量，对不合格的报告卡，及时要求报卡医师重填，审核报告卡合格后，及时网上直报。上报的传染病报告卡（或电子卡）由预防保健科负责管理并保留三年。

4.6　预防保健科疫情管理人员每月要认真检查1次各科出、入院登记本、门诊日志、化验室法定传染病登记本（可以是纸质版，也可以是电子版），避免漏报和错报现象发生。

4.7　本院执行职务的医务人员均为责任报告人。门（急）诊患者由申请检查医师负责填写传染病报告卡，住院患者由主管医师负责填写传染病报告卡。主管医师对入院病例应认真填写出、入院登记且各项内容应填写完整，便于以后的传染病查漏。报告的传染病要认真填写传染病报告卡，填写内容要真实、详细，同时填写传染病登记本。

4.8　门诊部各科室要设有门诊日志，详细登记接诊患者；门诊日志要按照日志规定的项目填写详细、齐全，内容要保证真实可靠，对门诊日志上登记需上报的传染病要做出明显标识，同时填写传染病登记本。

4.9　有法定甲、乙类传染病的阳性检验结果的，化验室必须登记，登记项目齐全，有被化验人的姓名、性别、年龄、检查项目，检验时间、检验结果、检验医师。

4.10　各科室制订切实可行的传染病管理制度，传染病管理质控员要协助科主任做好传染病管理工作。

4.11　负责传染病疫情报告管理工作的医师，应掌握国家法定传染病的种类，各类传染病的病种、常见传染病的诊断标准、治疗原则。

4.12　负责疫情专报的责任医师（质控员）每月定期检查本科传染病登记、报告情况，与预防保健科原始资料进行核对，检查填卡质量，杜绝漏报情况。

4.13　对传染病报告及时、准确（传染病疫情报告卡项目填写齐全、字迹清楚的），传染病管理工作成绩突出的科室和个人给予表扬和奖励。凡是上级卫生行政主管部门在传染病督查中发现漏报1例，科室不得参加年度先进评选，当事医师当年不得晋升、晋级。对造成传染病流行或扩散等严重后果的，按《传染病防治法》给予吊销执业医师资格等处理。

5　参考资料

5.1　《中华人民共和国传染病防治法》（人大常务委员会，2004年12月1日）

5.2　《传染病信息报告管理规范（2015版）》（国卫办疾控发〔2015〕53号，2015年10月29日）

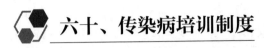

六十、传染病培训制度

1　目的

做好本院的传染病报告管理等防控工作，进一步普及传染病知识。

2　通用范围

全院。

3　内容

3.1　疫情管理人员、网络直报人员及有关院科领导要积极参加各种有关传染病防控知识培训，全面了解有关法律法规及其规章制度。

3.2　全院医务人员每年进行2次以上（含2次）传染病相关知识培训。培训采取网络培训、集中授课、科室组织讲座等多种形式进行。

3.3　新入职的医务人员和实习生必须进行传染病相关知识培训，经考试合格后方可上岗。

3.4　培训内容主要包括：传染病防治法、突发公共卫生事件应急条例、传染病监测信息工作指南、传染病诊断标准等。

3.5　疫情管理人员和网络直报人员必须接受上级疾控部门的培训，经考试合格后方可上岗。

3.6　每年对医务人员全员进行1次传染病防控知识考试。对考试不合格人员，责令其限时通过自学达标。对在规定时间内仍然不能达标人员调离临床工作岗位。

3.7　拒绝参加培训者按医院有关制度处理。

4　参考资料

4.1　《中华人民共和国传染病防治法》（人大常务委员会，2004年12月1日）

4.2　《中华人民共和国传染病防治法实施办法》（卫生部令第17号，1991年12月6日）

六十一、对患有特定传染病的特定人群
实行医疗救助制度及保障措施

1　目的

贯彻执行国家对患有特定传染病的特定人群实行医疗救助及保障政策，进一步落实医院对患有特定传染病的特定人群的医疗救助及保障工作。

2 通用范围

适用于本院在对国家和各级政府规定的各类特定传染病的特定患者群进行诊疗工作人员。

3 定义

3.1 传染病

由各种病原体引起的能在人与人、动物与动物或人与动物之间相互传播的一类疾病。

3.2 特定传染病的特定人群

政府法律规定和文件通知规定的各类传染病中符合特定条件的居民群体。

4 内容

4.1 医院应对特定传染病患者或者疑似传染病患者提供医疗救护、现场救援和接诊治疗，书写病历记录以及其他有关资料，并妥善保管。

4.2 医院实行对特定传染病预检、分诊制度；对传染病患者、疑似传染病患者，应当引导至相对独立、隔离的分诊点进行初诊。

4.3 医院医务人员要主动为前来就诊的患者提供HIV检测咨询，遵循"知情不拒绝"的原则，尽多尽早地发现感染者。

4.4 医务人员必须知晓对HIV抗体检查阳性者的告知和咨询义务，应由进行过VCT培训的医务人员采取面对面的方式告知，未经VCT培训的医务人员不得随意告知患者，任何人员不得随意泄露患者HIV感染隐私。

4.5 对HIV感染者提供咨询、关怀及转介服务，积极向患者宣传国家实行对农民和城市中经济困难的艾滋患者免除部分检查及治疗费用，对孕产妇实行母婴筛查和阻断项目，对经济困难的艾滋病患者给予经济救助的"四免一关怀"政策。

4.6 性病门诊为性病患者及咨询者免费发放避孕用品。

4.7 对在本院就诊的疑似或确诊肺结核病例，若无严重合并症（或并发症）而需在综合医院救治者，应及时开具到市慢性病防治医院就诊的转诊单，并告知部分项目可实行免费的政策。

4.8 出现重大传染病疫情时，要严格执行先救治、后结算费用的规定，简化入院手续、及时开展救治工作；患者住院或者留院观察时，可暂免交住院预交金等一切费用，办理登记手续后直接留院观察或入院治疗，严禁因为费用问题延误救治或者推诿患者。

4.9 经费及物资保障

出现重大传染病疫情时，所需经费和物资耗材由医务部和预防保健科商议后向院领导班子提出申请、审批，财务、总务后勤、设备、药剂等科室共同保障落实。

4.10 通信与交通保障

出现重大传染病疫情时，由于实际工作的需要，医院办公室应统筹安排通信设备和交通工具。

4.11 在发生突发公共卫生事件及特定传染病时，要严格按照上级部门要求执行相关救治及救助措施。

5 参考资料

5.1 《中华人民共和国传染病防治法》（人大常务委员会，2004年12月1日）

5.2 《中华人民共和国传染病防治法实施办法》（卫生部令第17号，1991年12月6日）

5.3 《艾滋病防治条例》（国务院令第457号，2006年1月29日，2019年3月2日修订）

5.4 《结核病防治管理办法》（卫生部令第92号，2013年3月24日）

 # 六十二、突发公共卫生事件信息报告管理制度

1 目的

规范医院突发公共卫生事件与传染病疫情监测报告管理工作，有效预防，及时控制和消除突发公共卫生事件和传染病疫情的危害，保障公众身体健康与生命安全。

2 通用范围

适用于全院正在执行职务的工作人员对突发公共卫生事件信息报告行为。

3 定义

3.1 突发公共卫生事件

是指突然发生，造成或者可能造成社会公众健康严重损害的重大传染病疫情、群体性不明原因疾病、重大食物和职业中毒以及其他严重影响公众健康的事件。

4 内容

4.1 报告范围与标准

本院突发公共卫生事件主要报告范围，但不限于以下：

4.1.1 传染病

4.1.1.1 鼠疫：发现1例及以上鼠疫病例。

4.1.1.2 霍乱：发现1例及以上霍乱病例。

4.1.1.3 传染性非典型肺炎：发现1例及以上传染性非典型肺炎病例患者或疑似患者。

4.1.1.4 人感染高致病性禽流感：发现1例及以上人感染高致病性禽流感病例。

4.1.1.5 炭疽：发生1例及以上肺炭疽病例；或1周内，同一学校、幼儿园、自然村寨、社区、建筑工地等集体单位发生3例及以上皮肤炭疽或肠炭疽病例；或1例及以上职业性炭疽病例。

4.1.1.6 甲肝/戊肝：1周内，同一学校、幼儿园、自然村寨、社区、建筑工地等集体单位发生5例及以上甲肝/戊肝病例。

4.1.1.7 伤寒（副伤寒）：1周内，同一学校、幼儿园、自然村寨、社区、建筑工地等

集体单位发生5例及以上伤寒（副伤寒）病例，或出现2例及以上死亡。

4.1.1.8 细菌性和阿米巴性痢疾：3天内，同一学校、幼儿园、自然村寨、社区、建筑工地等集体单位发生10例及以上细菌性和阿米巴性痢疾病例，或出现2例及以上死亡。

4.1.1.9 麻疹：1周内，同一学校、幼儿园、自然村寨、社区、建筑工地等集体单位发生10例及以上麻疹病例。

4.1.1.10 风疹：1周内，同一学校、幼儿园、自然村寨、社区等集体单位发生10例及以上风疹病例。

4.1.1.11 流行性脑脊髓膜炎：3天内，同一学校、幼儿园、自然村寨、社区、建筑工地等集体单位发生3例及以上流脑病例，或者有2例及以上死亡。

4.1.1.12 登革热：1周内，一个县（市、区）发生5例及以上登革热病例；或首次发现病例。

4.1.1.13 流行性出血热：1周内，同一自然村寨、社区、建筑工地、学校等集体单位发生5例（高发地区10例）及以上流行性出血热病例，或者死亡1例及以上。

4.1.1.14 钩端螺旋体病：1周内，同一自然村寨、建筑工地等集体单位发生5例及以上钩端螺旋体病病例，或者死亡1例及以上。

4.1.1.15 流行性乙型脑炎：1周内，同一乡镇、街道等发生5例及以上乙脑病例，或者死亡1例及以上。

4.1.1.16 疟疾：以行政村为单位，1个月内，发现5例（高发地区10例）及以上当地感染的病例；或在近3年内无当地感染病例报告的乡镇，以行政村为单位，1个月内发现5例及以上当地感染的病例；在恶性疟流行地区，以乡（镇）为单位，1个月内发现2例及以上恶性疟死亡病例；在非恶性疟流行地区，出现输入性恶性疟继发感染病例。

4.1.1.17 血吸虫病：在未控制地区，以行政村为单位，2周内发生急性血吸虫病病例10例及以上，或在同一感染地点1周内连续发生急性血吸虫病病例5例及以上；在传播控制地区，以行政村为单位，2周内发生急性血吸虫病5例及以上，或在同一感染地点1周内连续发生急性血吸虫病病例3例及以上；在传播阻断地区或非流行区，发现当地感染的患者、病牛或感染性钉螺。

4.1.1.18 流感：1周内，在同一学校、幼儿园或其他集体单位发生30例及以上流感样病例，或5例及以上因流感样症状住院病例，或发生1例及以上流感样病例死亡。

4.1.1.19 流行性腮腺炎：1周内，同一学校、幼儿园等集体单位中发生10例及以上流行性腮腺炎病例。

4.1.1.20 感染性腹泻（除霍乱、痢疾、伤寒和副伤寒以外）：1周内，同一学校、幼儿园、自然村寨、社区、建筑工地等集体单位中发生20例及以上感染性腹泻病例，或死亡1例及以上。

4.1.1.21 猩红热：1周内，同一学校、幼儿园等集体单位中，发生10例及以上猩红热病例。

4.1.1.22 水痘：1周内，同一学校、幼儿园等集体单位中，发生10例及以上水痘病例。

4.1.1.23 输血性乙肝、丙肝、HIV：医疗机构、采供血机构发生3例及以上输血性乙肝、丙肝病例或疑似病例或HIV感染。

4.1.1.24　新发或再发传染病：发现本县（区）从未发生过的传染病或发生本县近5年从未报告的或国家宣布已消灭的传染病。

4.1.1.25　不明原因肺炎：发现不明原因肺炎病例。

4.1.2　食物中毒

4.1.2.1　次食物中毒人数30人及以上或死亡1人及以上。

4.1.2.2　学校、幼儿园、建筑工地等集体单位发生食物中毒，1次中毒人数5人及以上或死亡1人及以上。

4.1.2.3　地区性或全国性重要活动期间发生食物中毒，1次中毒人数5人及以上或死亡1人及以上。

4.1.3　职业中毒：发生急性职业中毒10人及以上或者死亡1人及以上的。

4.1.4　其他中毒：出现食物中毒、职业中毒以外的急性中毒病例3例及以上的事件。

4.1.5　环境因素事件：发生环境因素改变所致的急性病例3例及以上。

4.1.6　意外辐射照射事件：出现意外辐射照射人员1例及以上。

4.1.7　传染病菌、毒种丢失：发生鼠疫、炭疽、非典、艾滋病、霍乱、脊灰等菌毒种丢失事件。

4.1.8　预防接种和预防服药群体性不良反应

4.1.8.1　群体性预防接种反应：一个预防接种单位1次预防接种活动中出现群体性疑似异常反应；或发生死亡。

4.1.8.2　群体预防性服药反应：一个预防服药点1次预防服药活动中出现不良反应（或心因性反应）10例及以上；或死亡1例及以上。

4.1.9　医源性感染事件：医源性、实验室和医院感染暴发。

4.1.10　群体性不明原因疾病：2周内，一个医疗机构或同一自然村寨、社区、建筑工地、学校等集体单位发生有相同临床症状的不明原因疾病3例及以上。

4.1.11　各级人民政府卫生行政部门认定的其他突发公共卫生事件。

4.2　报告责任人

医院内凡获得涉及以上的重大传染病疫情或可能为突发公共卫生事件相关信息的医院首诊医师或其他执行职务工作人员均为责任报告人。

4.3　报告方式、时限和程序

获得突发公共卫生事件相关信息的责任报告人，应当在2小时内以电话或传真等方式立即上报医院应急管理办公室、预防保健科同时报院领导，并向属地卫生行政部门指定的专业机构报告。经院领导核准授权后，由预防保健科进行网络直报，直报的信息由指定的专业机构审核后进入国家数据库。突发公共卫生事件相关信息报告管理遵循依法报告、统一规范、属地管理、准确及时、分级分类的原则。突发公共卫生事件的确认、分级由卫生行政部门组织实施。未经医院应急领导小组授权，任何部门和任何人均不得擅自公布、越级上报突发公共卫生事件相关信息。

4.4 报告内容

4.4.1 事件信息：信息报告主要内容包括事件名称、事件类别、发生时间、地点、涉及的地域范围、人数、主要症状与体征、可能的原因、已经采取的措施、事件的发展趋势、下步工作计划等。

4.4.2 事件发生、发展、控制过程信息：事件发生、发展、控制过程信息分为初次报告、进程报告、结案报告。

4.4.2.1 初次报告：报告内容包括事件名称、初步判定的事件类别和性质、发生地点、发生时间、发病人数、死亡人数、主要的临床症状、可能原因、已采取的措施、报告单位、报告人员及通信方式等。

4.4.2.2 进程报告：报告事件的发展与变化、处置进程、事件的诊断和原因或可能因素，事态评估、控制措施等内容。同时，对初次报告的《突发公共卫生事件相关信息报告卡》进行补充和修正。重大及特别重大突发公共卫生事件至少按日进行进程报告。

4.4.2.3 结案报告：事件结束后，由相应级别卫生行政部门组织评估，在确认事件终止后2周内，对事件的发生和处理情况进行总结，分析其原因和影响因素，并提出今后对类似事件的防范和处置建议。进行结案信息报告。

4.5 奖惩

4.5.1 对突发公共卫生事件相关信息报告管理、处置中有突出贡献科室及个人核实后上报院长办公会讨论后给予相应奖励；

4.5.2 各科及相关人员未履行报告职责，发现瞒报、缓报、谎报或授意他人不向上级主管部门报告突发公共卫生事件相关信息的，对其主要领导、主管人员和直接责任人给予行政处分；造成疫情播散或事态恶化等严重后果的，由司法机关追究其刑事责任。

5 参考资料

5.1 《中华人民共和国传染病防治法》（人大常务委员会，2004年12月1日）

5.2 《突发公共卫生事件应急处理条例》（中华人民共和国国务院令第376号，2003年5月9日；中华人民共和国国务院令第588号，2011年1月8日修订）

5.3 《传染病信息报告管理规范（2015版）》（国卫办疾控发〔2015〕53号，2015年10月29日）

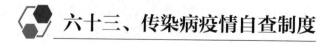

六十三、传染病疫情自查制度

1 目的

规范本院传染病疫情报告和防控自查工作，及时改进，不断提高医院传染病报告与管理工作质量。

2 通用范围

适用于全院进行传染病报告的科室。

3 内容

3.1　传染病疫情报告工作的督查由医院设在预防保健科的"传染病管理委员会办公室"具体负责。

3.2　责任报告人发现传染病时，应在规定时间内及时、规范填写"传染病报告卡"（电子报告卡为首选，特殊情况下纸质亦可）。

3.3　责任报告人发现甲类传染病和按甲类传染病管理的传染病时，要立即电话报告预防保健科。

3.4　预防保健科疫情管理人员每日登录医院HIS系统收集传染病电子报告卡，并每天下午4时前到内科住院楼及外科住院楼指定的传染病疫情报告箱收取传染病报告卡（纸质），并及时审核后网络直报。

3.5　疫情管理人员将传染病报告卡和网络直报中存在的问题进行登记、汇总并定期报医院传染病管理委员会。

3.6　院传染病管理委员会办公室负责组织院内自查传染病漏报和配合疾病预防控制中心专业人员进行漏报抽查，并将检查结果报主管院长，必要时通报全院。

3.7　疫情管理人员应每周、月、季、年定期开展传染病迟报、漏报检查。预防保健科疫情管理人员每月要认真抽查各科出、入院登记本、门诊日志、化验室法定传染病登记本（可以是纸质版，也可以是电子版），避免漏报和错报现象发生。负责疫情管理的科室传染病专员（质控员）每月定期认真检查本科出、入院登记本、门诊日志，与本科传染病登记、报告情况原始资料进行核对，尽量杜绝漏报情况发生。

3.8　医院传染病管理委员会根据各科的迟漏报情况，结合传染病报告卡以及网络直报中存在的问题，按医院传染病疫情报告奖惩制度和国家相关传染病报告管理法律规范追究责任并进行相应处理。对造成传染病流行或扩散等严重后果的，上报上级主管部门，按《传染病防治法》给予吊销执业医师资格等处理。

4 参考资料

4.1　《中华人民共和国传染病防治法》（人大常务委员会，2004年12月1日）

4.2　《中华人民共和国传染病防治法实施办法》（卫生部令第17号，1991年12月6日）

4.3　《传染病信息报告管理规范（2015版）》（国卫办疾控发〔2015〕53号，2015年10月29日）

六十四、传染源管理制度

1 目的

有效防止传染病在医院传播，预防和控制传染病的医院感染。

2　通用范围

全院医务人员。

3　定义

传染源：病原体进入人体或动物体内，在体内生长、繁殖，然后排出体外，再经过一定的途径，传染给其他人或动物，这些能将病原体播散到外界的人或动物就是传染源。患者、病原携带者、被感染的人和动物均可成为传染源。

4　内容

4.1　医院传染患者应根据传播途径分别进行严密隔离，如给予呼吸道、消化道、接触、昆虫和血液等隔离。

4.2　严格执行消毒规范。传染患者出院、转科、死亡离开隔离区时，所有物品必须进行终末消毒。

4.3　检验有传染性的标本时，应当防止污染工作台、地面、衣物等。检验完毕的标本应先消毒后处理，检验单发出前应消毒。菌种应由专人保管，专册登记。

4.4　对已被感染的传染患者应当尽快隔离治疗或转送定点专科、定点医院诊治。医务人员接触传染患者应当严格执行消毒、隔离制度。

4.5　高危区工作人员应当定期进行上级卫健部门要求的相应病原学、血清学检查，根据检查结果采取相应的防控措施。

5　参考资料

5.1　《中华人民共和国传染病防治法》（人大常务委员会，2004年12月1日）

5.2　《中华人民共和国传染病防治法实施办法》（卫生部令第17号，1991年12月6日）

5.3　《医疗机构消毒技术规范》WS/T 367—2012（中华人民共和国卫生部，2012年4月5日发布）

六十五、传染性疾病阳性检查结果反馈制度

1　目的

规范本院对传染病相关化验、检查阳性结果的反馈与报告行为，促进落实传染病"四早"制度。

2　通用范围

适用于全院检验科、放射科、CT科工作人员及临床医师、护士。

3　内容

3.1　检验科、放射科、CT科工作人员：负责反馈传染病相关项目的检验、检查阳性

结果。

3.2　临床医师：负责接收检验科或放射科反馈到本科室的传染病相关化验或放射检查阳性结果的信息，并结合临床表现进行传染病诊断报告并登记。

3.3　预防保健科：对传染病相关化验、检查阳性结果的反馈与报告进行监测。并对临床医师的登记报告情况进行督查。

3.4　检验科对于传染病相关项目的检验阳性结果，应及时反馈到各临床科室，避免因信息反馈不及时造成传染病的迟报、漏报现象的发生。

3.5　放射科、CT科应将传染病相关的放射检查阳性结果（如活动性或疑似活动性肺结核等）及时反馈到各临床科室，避免因信息反馈不及时造成传染病的迟报、漏报现象的发生。

3.6　对于没有专人负责或负责人不在场时，执行首问（接）负责制，当班的任何医务人员都应履行签收信息、转达信息，督促、协助送检医师及时进行传染病诊断报告的职责。

4　参考资料

4.1　《中华人民共和国传染病防治法》（人大常务委员会，2004年12月1日）

4.2　《中华人民共和国传染病防治法实施办法》（卫生部令第17号，1991年12月6日）

4.3　《传染病信息报告管理规范（2015版）》（国卫办疾控发〔2015〕53号，2015年10月29日）

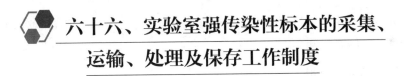

六十六、实验室强传染性标本的采集、运输、处理及保存工作制度

1　目的

规范本院各科室的实验室强传染性标本的采集、运输、处理和保存行为，预防相关采集、运输、处理过程中工作人员发生职业暴露感染，防止实验室污染、交叉污染和周围环境污染发生。

2　通用范围

适用于全院各临床医技科室进行强传染性标本的采集、运输、处理及保存工作的医务人员。

3　定义

强传染性样本是指含有一类、二类高致病菌的微生物标本，如含高致病性禽流感病毒、SARS病毒、霍乱弧菌、艾滋病毒、炭疽芽孢杆菌、结核分枝杆菌等具有强致病性病原微生物的样本。

4　内容

4.1　标本采集

4.1.1　为避免交叉污染，检验人员原则上不直接进入病区采集标本，如必须进入时，根据具体情况做好相应消毒和防护。由指定的专业人员在做好防护、消毒措施下在病区采集。

4.1.2　标本必须含病例唯一性识别信息。

4.1.3　采集的标本放入带盖的容器内，盖紧盖子装入带有生物安全标识的标本运送箱。采集标本时不能污染容器外。

4.2　标本运输

病区将集中送检样本密封包装好，放在标本运送箱里，专人运送。运送过程严防破碎和外溢。

4.3　标本前处理

标本接种在生物安全柜内进行。离心时使用密闭的离心机转头或密闭样本杯、停止离心10分钟后取出。

4.4　标本检测

标本应在专用区由专人进行检测，以便标本、仪器、环境集中消毒和处理。尽量避免标本分散到多个实验室（间）。

4.5　标本检测后处理

废弃标本放入带盖套有黄色塑料口袋的专用污物桶内，集中高压灭菌后送由专人收集，交指定外包单位处理。

4.6　对标本的保存

检测后标本全血和生化保留3天，检测免疫感染指标的保留1周。疑似强致病菌样本应由微生物组专人保存并记录，明确有高致病菌标本，P2实验室不得保存。

4.7　标本确认

疑似HIV阳性标本送到××市CDC实验室做确证实验，先通知预防保健科及责任医师，由责任医师填写"HIV抗体确证复检单"并安排留取标本，标本由预防保健科工作人员按照规定程序送检。

5　参考资料

5.1　《中华人民共和国传染病防治法》（人大常务委员会，2004年12月1日）

5.2　《中华人民共和国传染病防治法实施办法》（卫生部令第17号，1991年12月6日）

5.3　《医疗废物管理条例》（国务院令第380号，2003年6月16日，2010年12月29日修订）

5.4　《医疗卫生机构医疗废物管理办法》（中华人民共和国卫生部令第36号，2003年10月15日）

5.5　《病原微生物实验室生物安全管理条例》（国务院令第424号，2004年11月12日，2018年4月4日修订）

六十七、腹泻患者标本采样、送检工作制度

1　目的

加强本院腹泻患者标本采样的及时性和准确性，提高腹泻患者早诊率。

2　通用范围

全院各科室进行腹泻患者标本采样、送检工作的医务人员。

3　定义

腹泻（diarrhea）：是指排便次数增多，粪质稀薄，或带有黏液，脓血或未消化的食物。

4　内容

4.1　采样工作要求

诊室应设置采样用品专用柜，备足保存液，接诊医护人员负责采样；统一使用腹泻患者登记本，项目填写齐全，高度疑似患者的检材应在送检单左上角标上"急！"字样，检材应存放在送检箱内妥善保管。

4.2　采样方法

粪便标本应在发病早期、服用抗生素之前采集。采便方法可用棉拭子采集自然排出的新鲜大便，也可用棉拭子蘸保存液由患者肛门插入直肠内3～5cm处采取。采用者应注意棉拭子大小适宜，避免采样量过少。一般要求水样便采取1～3mL，成形便采取花生米大小粪便。检材应防泄漏，送检单填写要清晰齐全。

4.3　送检工作要求

4.3.1　采得的粪便应放入保存液，或碱性蛋白胨水等保存培养基中，取材后及时送检实验室。

4.3.2　急诊、腹泻门诊设立送检箱，存放检材，备有送检记录本，送检单项目填写要规范、齐全。

4.3.3　落实专人负责送检，若有标本需要送检时，在每年5～10月每天送检不少于3次，其他月份每天送检不少于2次。

4.4　一般腹泻检材应置于 4 ℃温度下保存，12 小时内（紧急情况必须立即）送达疾控中心专项检测检验室。

5　参考资料

5.1　《中华人民共和国传染病防治法实施办法》（卫生部令第 17 号，1991 年 12 月 6 日）

5.2　《病原微生物实验室生物安全管理条例》（国务院令第 424 号，2004 年 11 月 12 日，2018 年 4 月 4 日修订）

5.3　《临床微生物标本采集和送检指南》（中华预防医学会医院感染分会，2018 年 11 月 5 日）

六十八、传染患者转诊制度

1　目的

为规范传染患者归口治疗工作，进一步做好医院传染病防治工作。

2　通用范围

医院传染病防治工作人员。

3　定义

传染病患者、疑似传染病患者：指根据国务院卫生行政部门发布的《中华人民共和国传染病防治法》规定管理的传染病诊断标准，符合传染病患者和疑似传染病患者诊断标准的人。

4　内容

4.1　医院实行传染病预检、分诊制度。

4.2　对疑似传染病患者，应当引导至相对隔离的分诊点进行初诊。

4.3　按照国务院卫生行政部门规定的传染病诊断标准和治疗要求，采取相应消毒隔离等防护措施；对暂不能确诊的疑似传染病患者应组织医院专家组会诊确认，同时上报市疾控中心，按照规定报告传染病疫情。

4.4　按照规定对传染病患者、疑似传染病患者提供医疗救护、现场救援、接诊，对不具备传染病诊疗条件的科室，在发现传染病患者或疑似病例时，要认真、详细地做好登记，按照传染病管理相关规定进行报告，非危重患者及时转到感染内科归口治疗，危重患者先就地抢救，待病情稳定后再转诊到感染内科进一步治疗。

4.5　对传染病患者或者疑似传染病患者书写病历记录以及其他有关资料，并妥善保管。

4.6　不外泄传染患者、病原携带者、疑似传染病患者、密切接触者涉及个人隐私的有关信息、资料。

4.7　对肺结核患者应按相关规定进行归口治疗，同时填写传染病报告卡和结核患者转诊三联卡。

4.8　对艾滋病例及其他上级卫生健康管理部门规定到定点医院救治的传染病病例，在做好防护措施后，转介（送）定点医院。

5　参考资料

5.1　《中华人民共和国传染病防治法》（人大常务委员会，2004年12月1日）

5.2　《中华人民共和国传染病防治法实施办法》（卫生部令第17号，1991年12月6日）

5.3　《医疗机构传染病预检分诊管理办法》（中华人民共和国卫生部令第41号，2005年2月28日）

5.4　《艾滋病防治条例》（国务院令第457号，2006年1月29日，2019年3月2日修订）

5.5　《结核病防治管理办法》（卫生部令第92号，2013年3月24日）

6　附件

6.1　××医院传染病转诊工作流程图（图3-68-1）

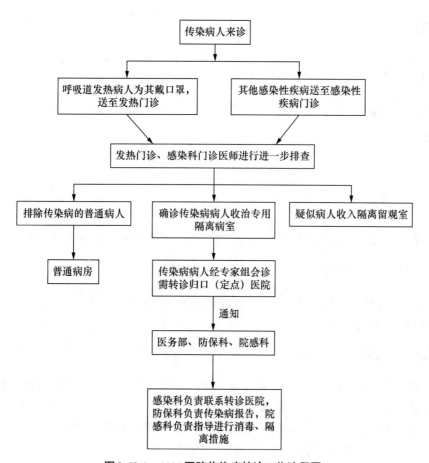

图3-68-1　××医院传染病转诊工作流程图

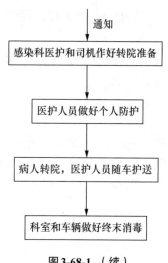

通知

感染科医护和司机作好转院准备

医护人员做好个人防护

病人转院，医护人员随车护送

科室和车辆做好终末消毒

图3-68-1　（续）

六十九、食源性疾病监测、报告工作管理制度

1 目的

规范医院食源性疾病的监测、报告工作管理行为，提高食源性疾病的监测、报告及时性和准确性。

2 通用范围

全院医务人员。

3 定义

3.1 食源性疾病

指食品中致病因素进入人体引起的感染性、中毒性等疾病，包括食物中毒。

3.2 食源性疾病暴发

2例及以上具有类似临床表现，经流行病学调查确认有共同食品暴露史，且发病与食品有关的食源性疾病病例。

4 内容

4.1　由分管副院长任组长的食源性疾病防治领导小组负责领导医院食源性疾病监测工作，领导小组下设办公室（设在预防保健科），具体负责食源性疾病的监测、报告等日常工作。预防保健科、首诊医师具体负责监测工作，预防保健科负责组织全院临床医务人员的监测、报告知识培训工作。

4.2 临床医师必须按规定做好食源性疾病登记工作,填写有关项目和登记卡,要项目齐全、字迹清楚,住址填写要求具体到各村委会(街道办)的村(街道)的门牌号,要记录联系方式及联系人姓名,不得有缺项、漏项。临床医师必须做好有关食源性疾病的报告工作,不得瞒报、迟报、谎报或授权他人瞒报、迟报、谎报。

4.3 发现《食源性疾病报告名录》规定的食源性疾病病例,除积极采取救治措施,应当24小时内向预防保健科报告,预防保健科在诊断后2个工作日内通过食源性疾病监测报告系统报送信息。怀疑为聚集性或可疑构成食品安全事故的食源性疾病,应当在首诊病例后的2小时内报告医务部和预防保健科。接到报告后及时向分管副院长汇报,并在1个工作日内报告市卫生健康局。对可疑构成食品安全事故的,预防保健科应当按照本市食品安全事故应急预案的要求报告。并配合本市及上级疾控机构人员做好流调工作。

4.4 发现食物中毒群体性事件,首诊医师除报告外,还应及时联系医务部、检验科等相关科室,封存相关标本,做好登记、抢救记录等资料保存。

4.5 预防保健科每季度对医院内的食源性疾病上报登记情况进行1次检查核对,配合有关部门做好流行病学调查工作。

4.6 医务人员在诊疗食源性疾病过程中,对疑似或确诊食源性疾病不按要求上报,故意瞒报、谎报者,一经查实将视情节给予通报批评。情节严重者按《食品安全法》等规定追究行政、法律责任。

5 参考资料

5.1 《中华人民共和国食品安全法》(中华人民共和国主席令第九号,2009年2月28日,2021年4月29日修正)

5.2 《食源性疾病监测报告工作规范(试行)》(国卫食品发〔2019〕59号,国家卫生健康委,2019年10月17日)

5.3 《传染病信息报告管理规范(2015版)》(国卫办疾控发〔2015〕53号,2015年10月29日)

6 附件

6.1 国家食源性疾病报告名录(表3-69-1)

表3-69-1 国家食源性疾病报告名录

序号	食源性疾病名称
	细菌性
1	非伤寒沙门氏菌病
2	致泻性大肠埃希氏菌病
3	肉毒毒素中毒
4	葡萄球菌肠毒素中毒
5	副溶血性弧菌病
6	米酵菌酸中毒

续表

序号	食源性疾病名称
细菌性	
7	蜡样芽孢杆菌病
8	弯曲霉病
9	单核细胞增生李斯特菌病
10	克罗诺杆菌病
11	志贺氏菌病
12	产气荚膜梭菌病
病毒性	
13	诺如病毒病
寄生虫性	
14	广州管圆线虫病
15	旋毛虫病
16	华支睾吸虫病（肝吸虫病）
17	养殖吸虫病（肺吸虫病）
18	绦虫病
化学性	
19	农药中毒（有机磷、氨基甲酸酯）
20	亚硝酸盐中毒
21	瘦肉精中毒
22	甲醇中毒
23	杀鼠剂中毒（抗凝血性、致惊厥性）
有毒动植物性	
24	菜豆中毒
25	桐油中毒
26	发芽马铃薯中毒
27	河鲀毒素中毒
28	贝类毒素中毒
29	组胺中毒
30	乌头碱中毒
真菌性	
31	毒蘑菇中毒
32	霉变甘蔗中毒
33	脱氧雪腐镰刀菌烯醇中毒
其他	
34	医疗机构认为需要报告的其他食源性疾病
35	食源性聚集性病例（包括但不限于以上病种）

七十、食源性疾病监测报告技术培训制度

1 目的

做好本院医院食源性疾病的监测、报告工作，进一步普及食源性疾病监测、防控知识。

2 通用范围

全院。

3 内容

3.1 医院每年至少组织1次临床医务人员全员食源性疾病监测报告技术培训。

3.2 消化内科、感染内科、儿科、急诊科、临床营养科等重点科室进行重点培训。每年除参加医院组织的培训外，科内至少组织1次培训。

3.3 培训内容应涵盖食源性疾病、食物中毒及疑似食源性异常病例、疑似病例的概念和相关监测、诊断、报告、填卡知识、监测方案及救治技能。

3.4 培训采取网络培训、集中授课、科室组织讲座、防控处置技能演练等多种形式进行。

3.5 每年对临床科室医务人员全员进行1次食源性疾病监测技术相关知识考试。

3.6 对考试不合格人员，责令其限时通过自学达标。对在规定时间内仍然不能达标人员调离临床工作岗位。

3.7 对新上岗医务人员进行岗前培训，考试合格后方可参加临床科室工作。

3.8 拒绝参加培训者按医院有关制度处理。

4 参考资料

4.1 《中华人民共和国传染病防治法》（人大常务委员会，2004年12月1日）

4.2 《食源性疾病监测报告工作规范（试行）》（国卫食品发〔2019〕59号，国家卫生健康委，2019年10月17日）

4.3 《传染病信息报告管理规范（2015版）》（国卫办疾控发〔2015〕53号，2015年10月29日）

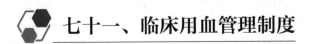

七十一、临床用血管理制度

1 目的

科学合理用血，保障临床用血安全和医疗质量。

2 通用范围

医务部、护理部、各临床科室、输血科。

3 定义

指在临床用血全过程中，规范临床用血相关的各项程序和环节，以保障患者用血安全和医疗质量的制度。

4 内容

4.1 临床用血管理委员会负责本机构临床用血制度、适应证判断标准的制订及临床用血监督管理、技术指导与实施、信息化处置流程设置等。输血科每年至少组织两次临床用血管理委员会会议，落实临床用血反馈整改措施。

4.2 输血科负责临床用血的技术指导和技术实施，确保贮血、配血和科学、合理用血措施的执行。输血科医技人员正确应用成熟的临床输血技术和血液保护技术，包括成分输血和自体输血等。

4.3 输血科根据临床用血需求，做好血液的预约或储血工作，确保按期发血；如储备不能满足临床需要，及时与申请医师联系，协商解决。

4.4 输血前评估

由主治以上医师充分评估患者的输血指征，根据患者的临床表现和实验室检查（血红蛋白、HCT、血小板、凝血功能、血型等）指标，严格按照输血指征决定是否输血、输什么成分；根据手术部位、手术方式评估术中的失血量，预计术前备血量；合理用血，避免浪费，杜绝不必要的输血；选择成熟的临床输血技术和血液保护技术，如成分输血和自体输血等；科室定期对输血病例进行检查，发现问题记录反馈，做好持续改进。

4.5 签署《输血/血液制品治疗知情同意书》

4.5.1 经治医师必须详细告知患者或其监护人/授权人输血的目的和必要性，以及输血带来的风险。征得同意并签署《输血/血液制品治疗知情同意书》，归档病历保存。无监护人/授权人/无自主意识或无民事行为能力的患者紧急输血，应报医务部或医院总值班同意后在《输血/血制品治疗知情同意书》中注明并签字。

4.5.2 非同日申请和输注血液/血制品应再次签署知情同意书，若病情明确需要多次输血/血制品的，可签署1次知情同意书，患方在知情同意书上"住院期间多次输血知情同意签字"处签名。

4.6 输血原则

不可替代原则，只有通过输血才能缓解病情和治疗患者疾病时，才考虑输血治疗；最小剂量原则，临床输血剂量应考虑输注可有效缓解病情的最小剂量；个体化输血原则，临床医师针对不同患者的具体病情制订最优输血策略；安全输注原则，输血治疗以安全为前提，避免对患者造成额外伤害；合理输注原则，临床医师对患者进行输血前评估，严格掌握输血适应证；有效输注原则，临床医师对患者输血后的效果进行分析，评价输注的有效性，为后续的治疗方案提供依据。

4.7 制订输血策略

临床医师应同时参考临床症状、心肺功能、组织供氧与氧耗、血红蛋白水平、血液成分等因素，尽量减少不必要的输血。临床医师严格掌握输血适应证，不应将血红蛋白水平作为输注红细胞成分的唯一指征；临床医师在决定输血治疗前，要对是否具备输血指征进行严格审核，并做好充分的检查；输血量和输血速度需根据输血适应证、年龄、缺血程度、失血速度、患者的一般状况以及心肺情况等决定；患者输血治疗后，临床医师及时检测患者的血常规、凝血功能、肝肾功能，观察病情改善情况等，及时进行分析和评价输血治疗的效果。

4.8 输血指征

4.8.1 红细胞输注指征

4.8.1.1 Hb＞100g/L，不推荐输注，特殊情况（例如心肺功能重度障碍等患者）由临床医师根据患者病情决定是否输注。

4.8.1.2 Hb 80～100g/L，一般无须输注，特殊情况可考虑输注：术后或心血管疾病的患者出现临床症状时（胸痛、直立性低血压或液体复苏无效的心动过速、贫血所致的充血性心力衰竭等）；重型地中海贫血；镰状细胞贫血患者术前；急性冠状动脉综合征等。

4.8.1.3 Hb 70～80g/L，综合评估各项因素后可考虑输注：术后、心血管疾病等。

4.8.1.4 Hb＜70g/L，考虑输注：重症监护患者等。

4.8.1.5 Hb＜60g/L，推荐输注：有症状的慢性贫血患者Hb＜60g/L可考虑通过输血减轻症状，降低贫血相关风险；无症状的慢性贫血患者宜采取其他治疗方法，如药物治疗等。

4.8.1.6 活动性出血患者由临床医师根据出血情况及止血效果决定是否输注红细胞。其红细胞输注剂量取决于失血量、失血速度及组织缺氧情况。

4.8.2 洗涤红细胞输注指征

4.8.2.1 对血浆成分过敏的患者；

4.8.2.2 IgA缺乏的患者；

4.8.2.3 非同型造血干细胞移植的患者；

4.8.2.4 高钾血症及肝肾功能障碍的患者；

4.8.2.5 新生儿输血、宫内输血及换血等。

4.8.3 血小板输注指征

4.8.3.1 血小板≤100×10⁹/L，神经外科或眼科手术；心胸外科手术患者凝血指标异常，并伴随大量毛细血管出血。

4.8.3.2 血小板≤80×10⁹/L，椎管内麻醉。

4.8.3.3 血小板≤50×10⁹/L，失血或有创操作（择期诊断性腰椎穿刺和非神经轴索手术等）。

4.8.3.4 血小板≤20×10⁹/L，中心静脉导管置入；病情不稳定（如伴有发热或感染等）的非出血患者。

4.8.3.5 血小板≤$10×10^9$/L，病情稳定的非出血患者，预防自发性出血。

4.8.3.6 按照ABO同型输注原则，出血危及生命且无同型血小板时，可考虑输注血浆相容（即存在次侧相容）的血小板。血小板输注无效时，可开展血小板配型选择相容性血小板。血小板应1次足量输注。

4.8.4 血浆输注指征

4.8.4.1 血浆输注宜参考凝血功能检测结果及临床出血情况。PT大于正常范围均值的1.5倍和（或）APTT大于正常范围上限的1.5倍，或INR大于1.7时可考虑输注血浆。凝血试验结果不易获取时，由临床医师根据患者出血情况决定是否输注血浆；

4.8.4.2 华法林治疗患者发生颅内出血时建议给予血浆输注。通常输注剂量为7～10mL/kg；

4.8.4.3 血栓弹力图（TEG）显示R值延长，伴有出血，可输注；

4.8.4.4 除血栓性血小板减少性紫癜（TTP）外，其他疾病患者实施血浆置换时，可输注；

4.8.4.5 输注新鲜病毒灭活冰冻血浆时，剂量可适当放宽；

4.8.4.6 新鲜冰冻血浆/新鲜病毒灭活冰冻血浆输注后宜及时观察患者出血改善情况，通过PT和（或）APTT和（或）INR和（或）血栓弹力图（TEG）检测等，实时调整输注剂量。

4.8.5 冷沉淀输注指征：主要适用于纤维蛋白原缺乏引起的出血，也可用于无特异性浓缩制剂使用时的Ⅷ因子缺乏症、ⅩⅢ因子缺乏症、血管性血友病、纤维蛋白异常及纤维蛋白原缺乏症；也可用于大量输血、DIC以及其他治疗方法无效的尿毒症出血。

4.9 非同型血的"配合型输血"

4.9.1 紧急状况的抢救用血可用非同型血的"配合型输血"，一旦同型血调剂到位，则应及时更换为同型输血。

4.9.2 执行紧急情况下的"配合型输血"时，经治医师应先向患者或其授权人说明配合型输血的利弊，在征得患者或其授权人、经治医师、临床科室主任、输血科主任及临床用血管理委员会主任的书面签字同意后（非正常上班时间，先电话请示临床用血管理委员会主任，后补办手续），方可执行。经上述各方签字的《特殊血型输血/血液制品治疗知情同意书》和《输血/血液制品治疗知情同意书》，应及时归档保存于患者病历中，不得遗失。

4.9.3 Rh（D）血型阴性患者用血

4.9.3.1 Rh（D）血型阴性者，如果体内有抗-D，必须输Rh（D）阴性红细胞。

4.9.3.2 Rh（D）血型阴性者，体内虽未检测到抗-D，但如果患者是有生育能力的妇女（包括女童），最好输注Rh（D）阴性红细胞。

4.9.3.3 若Rh（D）阴性，又是有生育能力的妇女，但一时找不到Rh（D）阴性红细胞，不立即输血会危及患者生命，此时应本着抢救生命第一的原则，先输配合型的Rh（D）阳性红细胞抢救。

4.9.3.4　Rh（D）血型阴性患者可输注Rh（D）阳性血浆、血小板及冷沉淀。

4.9.3.5　Rh（D）阴性红细胞可输给Rh（D）阳性患者。

4.10　临床用血申请需按照《临床用血安全管理审批制度》执行。

4.11　护士抽取血样

护理人员持输血申请单和贴好标签的EDTA-2K抗凝管，核对患者姓名、性别、年龄、住院号、病区、床号、临床诊断及用血时间正确无误后，抽取血标本2~4mL，用于输血科检测的标本不应与检验科初次血型鉴定的标本同一人同一批次抽取。

4.12　输血科工作人员接到输血申请单、血标本后逐项进行核对，对输血申请单内容的完整性、规范性、输血合理性进行审核，属不合理用血的审核不通过。核对无误后将标本收下备血。

4.13　输血科配血

4.13.1　输血科严格按照临床输血技术规范和操作规程，完成相关配血实验和程序。配血合格后由输血科两名工作人员共同查对患者姓名、性别、病案号、床号、血型、血液有效期及配血试验结果、保存血的外观等，准确无误时，双方签字后方可发出。如患者临时出现病情变化不宜输血，应告知输血科，待患者情况稳定后再取血。

4.13.2　对疑难配血的，输血科及时与临床医师沟通，延后用血时间，向科室负责人报告，并复查，必要时派人送血标本至中心血站配血，直至结果明确无误，方可发血以确保安全。

4.14　发血与取血

血液由医院专门人员负责运送至临床使用。取血护士和送血员检查血袋有无破损渗漏，血液颜色是否正常，是否有溶血以及肉眼可见的其他异常现象。共同核对配血报告单及血袋标签各项内容，受血者的姓名、血型、Rh血型，已备好的血液制品的种类、剂量、血型、血袋号码和失效期，以及交叉配血和相容性检测的记录（有无凝集反应）。核对无误后方可接收。核对后血液勿剧烈振荡、加温，勿放入冰箱速冻，在室温放置时间不宜过长。血液一经领出，原则上不得退回。如有特殊原因，且出库时间不超过半小时，血液保存完好，经输血科检查合格后酌情退血。

4.15　临床输血

全血和红细胞制品应该在离开冰箱30分钟内开始输注，血小板应该在领取后尽快输注，冰冻血浆和冷沉淀则在融化后尽快输注。临床科室不得自行保存血液。

4.15.1　输血前核对，责任护士按静脉输血要求准备用物，与查对者核对患者床号、姓名、住院号、登记号、血袋号、血型、交叉配血结果、血制品种类、剂量及血液有效期等，检查血液质量、血袋完整性和输血装置是否完好，并双人签名确认。必要时邀请患者或家属参与查对血型。

4.15.2　输用前应将血袋内的成分轻轻混匀，避免剧烈震荡。用符合标准的输血器进行输血，检查所用的输血器及针头是否在有效期内。血液内不得加入其他药物，如需稀释只能用生理盐水注射剂。输血前、后用静脉注射生理盐水冲洗输血管道。连续输用不同供血者的血液时，前一袋血输尽后，用静脉注射生理盐水冲洗输血器，再接下一袋血继续输注。

4.15.3   输血的速度及时间是根据患者的年龄、病情及所输注的血液成分来决定的，任何血液成分从出库到输注完毕时间不应超过4小时。输注时，先调慢速度，每分钟15～20滴，观察患者反应，20分钟后患者无不适，可适当调整输血速度，记录于输血治疗单上。

4.15.4   全血和红细胞制品输注时间通常要求超过1～2小时。在某些特定情况下（如大出血），红细胞应尽可能快地输注，可加压输血。

4.15.5   血小板、冰冻血浆和冷沉淀在最开始15分钟的缓慢输注，之后以患者能耐受的最大速度进行输注，每单位一般在20分钟内输注完毕。

4.15.6   白细胞的输注最好要慢一点，一般输注时间以2～4小时为宜。输血全过程应及时巡视，严密观察患者有无输血反应，如有异常，应立即减慢输血速度或停止输血，用静脉注射生理盐水维持静脉通路并报告医师，若可疑输血不良反应按《输血不良反应预防、处理与报告制度》处理。

4.16   输血后

4.16.1   完成输血后，再次核对医嘱以及患者床号、姓名、住院号、登记号、血型、剂量，交叉配血结果、血制品种类及血液有效期，确认与配血报告相符。

4.16.2   在护理记录上详细记录患者输血开始和结束时间、患者的反应等，将血袋条形码贴在发血报告单上。输血安全护理单归入病历保存。

4.16.3   发血报告单应粘贴归入病历保存。若发血报告单中部分整袋血制品需随患者转外院输注，应将该发血报告单复印一份，原件随血制品交接给外院，复印件粘贴归入本院病历中。如部分血袋已申请但未出库（或取血时间小于半小时），医师判断患者病情可退回者联系输血科酌情退血。若发血报告单中全部血制品需转外院输注，该报告单随血制品交接给外院，本院不需留存。

4.16.4   输血完毕后把血袋送回输血科2～6℃保存至少一天。

4.17   输血后疗效评价

4.17.1   输血后值班医师应在病程记录中书写输血记录，包括：输血指征、输血起止时间，输注血型、输血成分及输血量、输注过程患者情况、有无输血不良反应。

4.17.2   有输血不良反应者应及时在医院不良事件系统填报。

4.17.3   输血后经治医师在48小时内根据输血治疗目的对患者进行血常规或凝血相关的实验室检查，结合患者状态，对输血效果进行治疗疗效评价，并记录在病历中。

5 参考资料

5.1   《中华人民共和国献血法》（中华人民共和国主席令第93号）

5.2   《关于印发〈临床输血技术规范〉的通知》（卫医发〔2000〕184号）（卫生部，2000年10月1日）

5.3   《医疗机构临床用血管理办法》（2012年6月7日卫生部令第85号公布，自2012年8月1日起施行）

七十二、血液库存预警管理制度

1 目的

控制输血科各种血液成分库存量，既能保证临床血液供应，又能最大限度地控制血液过期报废，合理安排血液订购计划和控制临床用血。

2 通用范围

全院。

3 定义

库存预警：血液库存量有各级预警提醒，库存血液保存期有临近点警示。

4 内容

4.1 输血科设置适合本医院的四级库存量预警。

4.2 一级预警库存血液是库存最低限度，只保证急诊用血，严格控制常规治疗用血，停止所有择期手术用血。及时向科主任汇报，由科主任向医院主管部门汇报、备案，与医院主管部门协调，共同向临床科室发出血源告急通知。督促临床医务人员积极动员患者亲友无偿献血，并做好应急措施。

4.3 二级预警库存只保证急诊用血，严格控制常规治疗用血，停止临床择期手术用血。及时向科主任汇报，由科主任向医院主管部门汇报、备案，与医院主管部门协调，共同向临床科室发出血源告急通知。特殊情况值班人员必须向科主任请示批准后方可发放，督促临床医务人员积极动员患者亲属朋友无偿献血，及时与临床沟通并积极与血站联系补充血源。

4.4 三级库存预警维持约1天用血量，保证急诊用血，严格控制常规治疗输血，停止临床申请量悬液红细胞大于2U的择期手术。及时向科主任汇报，由科主任向医院主管部门汇报、备案，与医院主管部门协调，共同向临床科室发出血源告急通知。督促临床医务人员积极动员患者亲属朋友无偿献血，及时与临床沟通并积极与血站联系血源。

4.5 四级库存预警是警戒线，严格控制常规治疗输血，停止临床申请量悬液红细胞大于4U的择期手术。督促临床医务人员积极动员患者亲属朋友无偿献血，及时与临床沟通并积极与血站联系血源。

4.6 血小板原则上无库存，原因在于中心血站库存量少，血小板保存期短，输血科根据临床申请向中心血站预约，血站有库存提供后输血科向申请医师确认再订购血液，防止过期浪费。

4.7 各种血液成分有效期提前预警要求：血液成分受各种因素影响保存时间不同，

为避免造成血液过期，在库存管理系统中对其进行提前预警。红细胞类提前15天预警，库存明细红色标记，时间越接近有效期颜色越深。血浆和冷沉淀提前6个月预警，库存明晰红色标记，时间越接近有效期颜色越深。

4.8　值班人员每天交接班时间查看各种血液成分的库存量及有无预警的血液成分，核实无误后方可接班。当有低于预警或血液接近有效期时应及时向科主任汇报。

4.9　负责血液订购的值班人员应参考库存量做计划，避免血液或某一种血型血液过多或不足，以保持血液的最佳库存量。

5　参考资料

5.1　《中华人民共和国献血法》（中华人民共和国主席令第93号）

5.2　《医疗机构临床用血管理办法》（2012年6月7日卫生部令第85号公布，自2012年8月1日起施行）

七十三、输血不良反应预防、处理与报告制度

1　目的

减少输血不良反应的发生，规范输血不良反应处理程序，保障患者用血安全。

2　通用范围

输血科、临床科室医务人员。

3　定义

输血不良反应是指在输血过程中或结束后，因输入血液或其制品或所用输注用具而产生的不良反应，可分为急性输血反应和迟发性输血反应两种类型。

4　内容

4.1　输血不良反应的预防

4.1.1　取回的血应尽快输用，不得自行贮血。输用前将血袋内的成分轻轻混匀，避免剧烈震荡。血液内不得加入其他药物，如需稀释只能用静脉注射生理盐水。

4.1.2　输血前后用静脉注射生理盐水冲洗输血管道。连续输用不同供血者血液的患者，前一袋血输尽后，用静脉注射生理盐水冲洗输血器，再接下一袋血继续输注。

4.1.3　预防发热反应：输血器在输血前用静脉注射生理盐水冲洗。对白细胞及血小板凝集素阳性的患者应输入中幼红细胞悬液。

4.1.4　预防过敏反应：有过敏体质者，在输血前可给予抗过敏药物减轻或避免过敏反应。

4.1.5　预防溶血反应：强调输同型血，输血前做好血型鉴定及交叉配血试验。严格遵守操作规程。取血、输血前要严格双人核查血型、姓名、登记号等。不使用过期血。

4.1.6　输血量过多、过快可引起循环负荷过重，输血时应控制输血量及速度，尤其对老年人、贫血及心肺功能不良的患者更应注意。

4.1.7　预防细菌污染血液反应，要求采血、配血、输血各过程严格遵守操作规程。

4.1.8　对大量输血者应输新鲜血；为避免出血，已有出血倾向者，应输新鲜血，补充血小板及凝血因子，或用激素改善血管功能。

4.1.9　输血完毕应做好护理记录，并将血袋标签下方的带条形码的小标签撕下贴于《发血报告单》的空白处，《发血报告单》贴在病历中，将血袋送回输血科至少保存一天。

4.2　输血不良反应的临床处理

处置原则为立即停止输血，维护输液通道，积极救治，保留血袋。

4.2.1　急性输血反应：发生于输血过程中或输血结束后的24小时内出现的不良反应为急性输血反应。发生频率较高的如非溶血性发热反应和过敏反应，在输注红细胞、血小板或血浆的过程中常有发生。输血后患者体温升高 >1℃，用原有疾病不能解释者，考虑发热反应，应终止输血，予对症处理。若出现皮肤瘙痒、荨麻疹等，考虑轻度过敏反应，应暂停输血，予苯海拉明或其他抗组胺药，严重者如支气管痉挛、喉头水肿等，需用类固醇或肾上腺素，或两者并用。除发热反应和过敏反应外，大部分急性输血反应都具有潜在的危及生命的特性，需采取紧急对症处理措施。处理原则为：

4.2.1.1　立即停止输血，需用生理盐水维持静脉通道，对症治疗，并对输血反应的原因进行调查。

4.2.1.2　立即报告值班医师及上级医师，采取治疗措施。

4.2.1.3　复查标签和记录：复查血袋标签和全部有关记录，以验证受血者和所输血液有无核对错误。

4.2.1.4　在患者病历上详细记录输血反应出现时间；输血反应症状和体征；输注的血液制品的种类、容量和血袋编号。

4.2.1.5　若疑为急性溶血性贫血反应（输入5～20mL ABO不相容血液即可出现明显症状，如发热、寒战、恶心、呕吐、面色潮红、全身疼痛、呼吸困难、心动过速、低血压、出血与血红蛋白尿）时，如果受血者已有溶血症状，应立刻着手治疗，包括碳酸氢钠碱化尿液，处理低血压（补液扩容、多巴胺）和DIC（肝素），并维持充足的肾血流量（利尿），调整液体，保持呼吸道通畅，必要时使用糖皮质激素、换血、血液透析。不必等待临床和实验室检查结果。同时，收集受血者输血反应前血标本、输血反应后的抗凝和不抗凝血标本，连同血袋和输血器、输血反应后留取的第1次尿液标本，送实验室检查。输血科实验室检查应检查输血相关记录，核对保存的受血者和供血者的血标本，以确定所输血液或血液成分的正确性。对上述送检的血标本重复作ABO、Rh血型鉴定、抗体检测和交叉配血试验，对输血反应后的血标本作直接抗球蛋白试验，观察血清（血浆）中有无溶血现象，同时检查尿血红蛋白和尿常规，并对血袋中剩余血及输血反应后受血者血液作细菌学检查。

4.2.1.6　若疑有细菌污染时，立即终止输血，血袋细菌涂片，血袋和患者血液同时止血培养。给患者应用强有力的广谱抗生素、补液及心脏、呼吸支持。

4.2.1.7　将分析调查的结果记录于患者病历上，以便今后需要时做进一步的分析。

4.2.2　迟发性输血反应：发生于输血24小时以后，一般可对症治疗，无须特殊处理。免疫性的迟发性输血反应属于血液成分的抗原、抗体反应，在检测和确认后，记录于受血者的病历中，其处理步骤同急性输血不良反应。

4.2.3　大量输血并发症：大量输血指24小时内输血量与患者全部血容量相当或更多的输血。要注意制订计划，做好成分输血，监测血液电解质的变化，同时要防止枸橼酸盐中毒和低钙血症，可口服钙剂，重者静脉注射葡萄糖酸钙。

4.2.4　输血相关传染性疾病：输血后如果受血者出现可经血液传播的传染病，应按照《输血感染疾病登记、报告及调查处理随访制度》执行。

4.3　输血不良反应的报告

4.3.1　有输血不良反应时医护人员通知输血科，并在医院不良事件系统填写患者输血不良反应，输血科跟进处理，输血科每月统计上报医务部。

4.3.2　输血科每季度对输血不良反应事件进行汇总、分析、总结，并提出改进措施，同时发送给医务部。如果怀疑输血不良反应与采血机构有关，必须书面和网络报告市中心血站。严重的输血不良反应必须报告区卫健委和市中心血站协助解决。

5　参考资料

5.1　《关于印发〈临床输血技术规范〉的通知》（卫医发〔2000〕184号）（卫生部，2000年10月1日）

5.2　《医疗机构临床用血管理办法》（2012年6月7日卫生部令第85号公布，自2012年8月1日起施行）

6　附件

6.1　输血不良反应识别标准

常见的输血反应和并发症包括非溶血性发热反应、变态反应和过敏反应、溶血反应、细菌污染、循环超负荷、出血倾向、酸碱平衡失调、输血相关性急性肺损伤和传播感染性疾病等。

6.1.1　非溶血性发热反应：发热反应多发生在输血后1~2小时内，往往先有发冷或寒战，继以高热，体温可高达39~40℃，伴有皮肤潮红、头痛，多数血压无变化。症状持续少则十几分钟，1~2小时后缓解。

6.1.2　变态反应和过敏反应：变态反应主要表现为皮肤红斑、荨麻疹和瘙痒。过敏反应并不常见，其特点是输入几毫升全血或血液制品后立刻发生，主要表现为咳嗽、呼吸困难、喘鸣、面色潮红、神志不清、休克等症状。

6.2 输血不良反应处理流程图（图3-73-1）

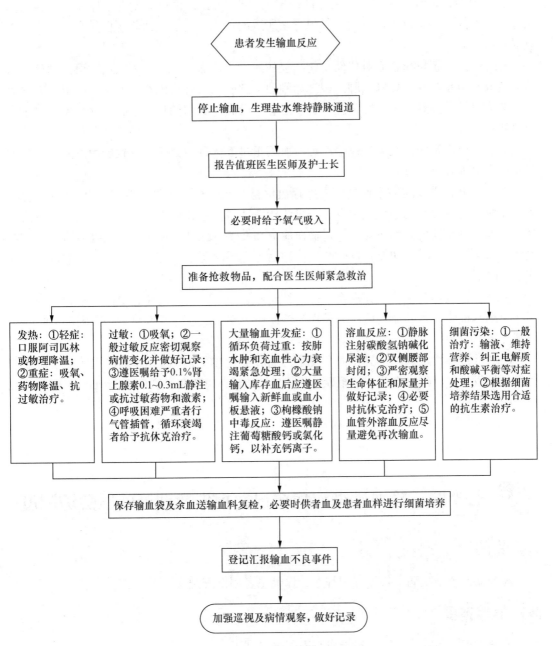

图3-73-1 输血不良反应处理流程图

6.1.3 溶血反应：绝大多数是输入异型血所致。典型症状是输入几十毫升血后，出现休克、寒战、高热、呼吸困难、腰背酸痛、心前区压迫感、头痛、血红蛋白尿、异常出血等，可致死亡。麻醉中的手术患者唯一的早期征象是伤口渗血和低血压。

6.1.4 细菌污染反应：如果污染血液的是非致病菌，可能只引起一些类似发热反应的症状。但因多数是毒性大的致病菌，即使输入10～20mL，也可立刻发生休克。库存低温条件下生长的革兰染色阴性杆菌，其内毒素所致的休克，可出现血红蛋白尿和急性肾功能衰竭。

6.1.5 循环超负荷：心脏代偿功能减退的患者，输血过量或速度太快，可因循环超负荷而造成心力衰竭和急性肺水肿。表现为剧烈头部胀痛、呼吸困难、发绀、咳嗽、大量血性泡沫痰以及颈静脉怒张、肺部湿啰音、静脉压升高，胸部拍片显示肺水肿征象，严重者可致死。

6.1.6 出血倾向：大量快速输血可凝血因子过度稀释或缺乏，导致创面渗血不止或术后持续出血等凝血异常。

6.1.7 电解质及酸碱平衡失调：库存血保存时间越长，血浆酸性和钾离子浓度越高。大量输血常有一过性代谢性酸中毒，若机体代偿功能良好，酸中毒可迅速纠正。对血清钾高的患者，容易发生高钾血症，大量输血应提高警惕。此外，输注大量枸橼酸后，可降低血清钙水平，影响凝血功能；枸橼酸盐代谢后产生碳酸氢钠，可引起代谢性碱中毒，会使血清钾降低。

6.1.8 输血相关性急性肺损伤：是一种输血后数小时出现的非心源性肺水肿，病因是某些白细胞抗体导致的免疫反应。表现为输血后出现低氧血症、发热、呼吸困难、呼吸道出现液体。

6.1.9 传染性疾病：输异体血主要是传播肝炎和HIV，核酸技术的应用减少了血液传播疾病的发生率，但迄今为止，疟疾、SARS、Chagas病和变异型Creutzfeldt-Jakob病仍无法监测。

6.1.10 其他：如峰压升高、尿量减少、血红蛋白尿和伤口渗血等。

 七十四、输血感染疾病登记、报告及调查处理随访制度

1 目的

规范输血感染疾病上报及处理程序，保障患者用血安全。

2 通用范围

适用于本院各临床科室上报输血感染疾病管理工作。

3 定义

输血感染疾病是指通过输血传播的疾病，如乙肝、丙肝、梅毒、艾滋病等。

4　内容

4.1　当出现或怀疑输血感染病例时，临床医师要第一时间查阅病历资料，进一步核实感染性诊断的真实性和可靠性，如果高度怀疑该诊断的正确性，经治医师应立即填报不良事件登记系统，同时向本科室主任与输血科报告。经治医师同时电话通知医疗质量科（上报分管副院长）、网络上报医院感染管理科和医务部（不良事件）。如疑为感染法定传染病病种必须同时网络上报预防保健科。

4.2　分管院长接到报告，应及时组织医疗质量科、医务部、医院感染管理科、输血科开展流行病学调查与控制及进一步处置工作。

4.3　输血科接到报告后应立即查阅该患者的资料，进一步核实该感染性诊断的正确性，必要时将受血者、供血者血样重新进行实验室检查。如诊断成立，或高度怀疑，应立即电话上报市中心血站并在市中心血站血液系统中登记，必要时可请市中心血站专家会诊评估。同时，追踪引起输血传播性疾病的相关血制品及追踪相关批次血制品在本院的临床应用。追踪到相关批次血制品的临床去向后，立即电话通知输入了有可能有传染性疾病血液的受血者，请受血者接受相关化验，以排除被感染的可能。调查献血员相关信息与再次检测结果的调查由血站负责，输血科负责与血站保持信息沟通，填写《输血感染调查记录表》，调查结果必须及时向医疗质量科、医务部、医院感染管理科及临床科室进行反馈，对存在的问题采取改进措施。

4.4　医务部和（或）医疗质量科应协同输血科进行调查处理工作，查找感染源及追踪感染原因，做好记录，写调查报告，总结经验教训，制订相应防范措施。医院感染管理科告知受血者定期复查随访，随访形式以电话随访和家庭随访为主，随访主要内容包括患者近期健康状况、随访的目的、并对随访过程要记录，告知患者复诊时间；如为法定传染性疾病，由防保科协同随访。医务部对有可能因输血感染性疾病产生医疗纠纷或法律诉讼，应保存好相关资料，与相应科室协调积极应对。

4.5　经治医师、护士应配合业务主管部门查找、追踪感染原因，采取有效控制措施。

4.6　按照有关法律做好保密工作。

5　参考资料

5.1　《医疗机构临床用血管理办法》（2012年6月7日卫生部令第85号公布、自2012年8月1日起施行）

5.2　《关于印发〈临床输血技术规范〉的通知》（卫医发〔2000〕184号）（卫生部，2000年10月1日）

6　附件

6.1　输血感染调查记录表（表3-74-1）

6.2　输血传染疾病处理流程图（图3-74-1）

表 3-74-1　输血感染调查记录表

患者姓名			性别	男/女	年龄		血型	
病案号			科室		输血史	有/无	妊娠史	孕__产__
输血情况								
献血码		品种码		血型	规格	输血时间	采集时间	发血报告单号
受血者检查结果	输血前	检查单位、时间，结果，质控情况：						
	输血后	检查单位、时间，结果，质控情况：						
献血者检查情况	献血前	检查单位、时间，结果，质控情况：						
	献血后	检查单位、时间，结果，质控情况：						
相同供血者其他受血者检查情况	输血前	检查单位、时间，结果，质控情况：						
	输血后	检查单位、时间，结果，质控情况：						
其他情况								
调查结果								
调查时间			调查者				输血科	

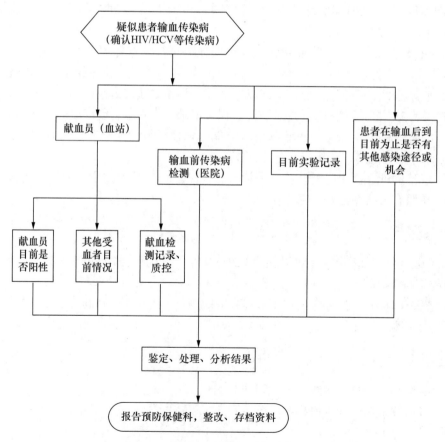

图 3-74-1　输血传染疾病处理流程图

七十五、输血全过程监控管理制度

1 目的

保障临床用血安全和医疗质量安全。

2 通用范围

全院。

3 定义

临床用血各个环节的监控。

4 内容

4.1 输血前检查

输血前应做丙氨酸氨基转移酶（ALT）、梅毒特异性抗体（TPPA）试验、艾滋病抗体（抗HIV）检测、乙型肝炎病毒检测、丙型肝炎抗体（抗-HCV）检测等传染病检查，以监测血源性传染病的发生。输血前还应做ABO血型正反鉴定、Rh（D）血型鉴定、交叉配血试验。

4.2 输血申请

4.2.1 申请输血应由主治医师逐项填写输血申请单，由上级医师核准签发，申请单上要注明用血时间，非急救患者手术用血申请提前一天备血；24小时内备血（红细胞）量超过1600mL时要履行报批手续，经科主任签名后报医务部核准签字后送输血科（急诊除外）。备用血以3天为限，逾期无效，需延期使用者必须预先通知，以便及时补充备血。凡资料不全，缺乏输血史，已婚女患者缺乏妊娠史或无上级医师签字等情况的输血申请单应退回临床科室补齐。

4.2.2 决定输血治疗前，经治医师应向患者或其家属说明输同种异体血的不良反应和经血传播疾病的可能性，征得患者或家属的同意，并在《输血/血液制品治疗知情同意书》上签名，《输血/血液制品治疗知情同意书》入病历。无家属签名的无自主意识患者的紧急输血，应报医院职能部门或主管领导同意、备案，并存入病历。与此同时，经治医师应在病历中记录输血的原因以及与患者或家属谈话的有关情况。

4.2.3 术前自身贮血按照自体输血流程执行，输血科与临床科室联合采集，在输血科贮存保管，经治医师负责输血过程的医疗监护。手术室内的自身输血包括急性等容性血液稀释、术前自身血回输及术中控制性低血压等医疗技术由麻醉科医师负责实施。

4.2.4 配合市中心血站工作，积极动员患者亲友无偿献血，补充血站库存。

4.2.5 对于Rh（D）阴性和其他稀有血型患者，应与血液中心及时联系，采用自身输血、同型输血或配合型输血等方式。

4.2.6   新生儿溶血病如需换血疗法的，由经治医师申请，经上级医师核准，并经患儿家属或监护人签字同意，由血站和医院输血科提供合适的血液，换血由经治医师实施。

4.3   受血者血样采集与送检

4.3.1   确定输血后，临床护士持输血申请单和贴好条码的试管（EDTA-K$_2$抗凝管），当面核对患者姓名、性别、年龄、病案号、病室/门急诊、床号、血型和诊断。抽取静脉血2～4mL于EDTA-K$_2$抗凝管内送输血科，标本试管条码包含患者姓名、住院号、病区、床号、采血时间等信息。

4.3.2   医务人员将受血者血样与输血申请单送交输血科。输血科人员签收核对，核查申请单各项内容是否填写完整明确，联号是否一致，在系统上确认签收。对不符合要求的标本应退回重新留取，保证标本准确可靠。输血科工作人员应对输血申请单进行审核，符合输血指征者方可备血和发血，不符合输血指征者应及时与临床沟通。

4.3.3   标本拒收准则：血标本无标签或填写不清；血标本与申请单所填项目不符；血标本量少于2mL；血标本被稀释（如从输液管获取血标本，应以生理盐水冲注，并将首先抽取的5mL血液弃去，以防血标本被稀释）；血标本溶血（溶血性疾病例外，为了防止对溶血结果误判为阴性，建议反定型及交叉配血的红细胞中加入适量EDTA盐水溶液。由于EDTA能够螯合补体激活所需的Mg^{2+}和Ca^{2+}，故可阻断补体活化引起的红细胞破坏，即溶血；或者在试验前后作溶血程度的比较）。用肝素治疗者的血标本未用鱼精蛋白对抗使其凝结；非医护人员送血标本；用葡萄糖酐、聚乙酰吡咯酮（PVP）等大分子物质治疗后采集的血标本未作标记说明（如已标记说明应将红细胞洗涤）。脂肪乳可干扰配血实验结果，在输用脂肪乳之前应抽取血标本备用。

4.4   血样执行

输血科工作人员凭输血申请单和受血者血样执行输血相容性检测和发血工作，凭申请单溶解血浆和预约血小板。

4.5   交叉配血

4.5.1   受血者交叉配血试验的血标本必须是采血后3天之内的；

4.5.2   输血科要逐项核对输血申请单、受血者和供血者血样，受血者和供血者ABO血型和Rh（D）血型，才可进行交叉配血；

4.5.3   采用抗人球蛋白法（柱凝集法）和盐水法同时进行交叉配血；

4.5.4   在进行交叉配血的同时，还要对受血者ABO血型进行正反定型和Rh（D）血型鉴定；

4.5.5   凡输注全血、浓缩红细胞、红细胞悬液、洗涤红细胞、冰冻红细胞、浓缩粒细胞、手工分离浓缩血小板等患者，应进行ABO血型交叉配血试验。冰冻血浆、机器单采浓缩血小板、冷沉淀等应ABO血型同型输注；

4.5.6   凡遇有下列情况必须作抗体筛选试验：交叉配血不合时；对有输血史、妊娠史或短期内需要接受多次输血者；

4.5.7　交叉配血试验操作完毕后应复核，填写配血试验结果。

4.6　血液调配与运输

4.6.1　输血科发放的血液及血液制品来自市血液中心；

4.6.2　除浓缩血小板和浓缩白细胞室温（22±2）℃外，其他血液及其制品应采用冷链箱，夏季气温太高时，应在血袋上面隔离放置 $-20\sim0℃$ 的冰袋降温，冰袋不能与血袋直接接触；

4.6.3　全血和各种成分血液运抵目的地后应立即检查血袋有无破损，标签有无破损。

4.7　血液制品的入库、核对、贮存

4.7.1　全血、成分血入库前要核对验收。核对验收内容包括：运输条件、物理外观、血袋封闭及包装是否合格，标签填写是否清楚齐全（供血机构名称及其许可证号、供血者条形码编号、血型、血液品种、容量、采血日期或血液成分的制备日期及时间，有效期及时间、血袋编号/条形码、储存条件）等。各种成分血液保存温度和保存期见附页；

4.7.2　输血科要做好血液出入库的核对、领发的登记；

4.7.3　按A、B、O、AB血型将全血、成分血分别贮存于输血科专用冰箱不同层内或不同专用冰箱内，并有明显的标识；

4.7.4　各种成分血按所需的保存温度保存。当贮血冰箱的温度自动控制记录和报警装置发出报警信号时，要立即检查原因，及时解决并记录。

4.8　发血核对制度

4.8.1　发血

4.8.1.1　配血合格后，由专门人员将血液送至临床科室；

4.8.1.2　取血与发血的双方必须共同查对患者姓名、性别、病案号、门急诊/病室、床号、血型、血液有效期及配血试验结果，以及保存血的外观等，确认无误，双方共同签字后方可签收。

4.8.2　凡血袋有下列情形之一的，一律不得发出：

4.8.2.1　标签有破损、字迹不清；

4.8.2.2　血袋有破损、漏血；

4.8.2.3　血液中有明显凝块；

4.8.2.4　血浆呈乳糜状或暗灰色；

4.8.2.5　血浆中有明显气泡、絮状或粗大颗粒；

4.8.2.6　未摇动时血浆层与红细胞界面不清或交界面上出现溶血；

4.8.2.7　红细胞层呈紫红色；

4.8.2.8　过期或其他必须查证的情况。

4.8.3　血液发出后，受血者和供血者的血样保存于2～6℃冰箱，至少保存7天，以便对输血不良反应追查原因。

4.8.4　血液一经发出后不得退回。

4.9 临床输血

4.9.1 输血前由两名护士核对发血报告单及血袋标签各项内容，检查血袋有无破损渗漏，血液颜色是否正常。准确无误方可输血。

4.9.2 输血时，由两名护士带病历共同到患者床旁核对患者姓名、性别、年龄、病案号、门急诊/病室、床号、血型等，确认与发血报告相符，再次核对血液后，用符合标准的输血器进行输血。

4.9.3 取回的血应尽快输用，不得自行贮血。输用前将血袋内的成分轻轻混匀，避免剧烈震荡。血液内不得加入其他任何药物和制剂，如需稀释只能用静脉注射生理盐水。在输血过程中，也应尽可能避免使用药物，以免导致和干扰输血反应。

4.9.4 输血前后用静脉注射生理盐水冲洗输血管道。连续输用不同供血者的血液时，前一袋血输尽后，可用静脉注射生理盐水冲洗输血器，再接下一袋血继续输注。输血过程中应先慢后快，严密观察受血者有无输血不良反应，再根据病情和年龄调整输注速度，如出现异常情况作出时做出如下处理：停止输血，用静脉注射生理盐水维持静脉通路；立即通知值班医师和输血科值班人员，及时检查、治疗和抢救，并查找原因，做好记录。疑为溶血性或细菌污染性输血反应，在积极治疗抢救的同时，将未输完血液退回输血科核查。处理完毕，医护人员对有输血反应的应填报医院不良事件管理系统，输血科跟进处理，每月统计上报医务部。

4.9.5 输血完毕后，护士将输血记录单（发血报告单）贴在病历中，由医务人员将血袋送回输血科至少保存一天再处理，并做好登记。

4.9.6 输血后，医师应在48小时内对患者输血治疗进行实验室指标检测，结合患者体征变化评价输血疗效。

4.10 输血反应诊断检查

一旦发生输血不良反应，特别是溶血反应和细菌污染反应，应立即对症治疗和调查分析原因，二者同时进行，一般按下列步骤进行：

4.10.1 立即停止输血，并用静脉注射生理盐水维持静脉通路，积极治疗抢救；

4.10.2 核对用血申请单、血袋标签、交叉配血试验记录；

4.10.3 核对受血者及供血者ABO血型、Rh（D）血型。用保存于冰箱中的受血者与供血者血样、新采集的受血者血样、血袋中血样，重测ABO血型、Rh（D）血型及交叉配血试验。必要时将标本送市血液中心或外院输血科进行抗体检测；

4.10.4 立即抽取受血者血液加肝素抗凝剂，分离血浆，观察血浆颜色，必要时测定血浆游离血红蛋白含量、结合珠蛋白、直接抗人球蛋白试验并检测相关抗体效价，如发现特殊抗体，应作进一步鉴定；

4.10.5 如怀疑细菌污染性输血反应，应抽取血袋中血液直接作涂片或离心后涂片镜检找细菌，取血袋血和患者血液，分别在37℃作需氧菌和厌氧菌细菌培养；

4.10.6 及早检测血常规、尿常规及尿血红蛋白；

4.10.7 必要时，溶血反应发生后5~7小时测血清胆红素含量。

4.11 血液报废

各种原因废弃的血液均需由专人登记并按医疗垃圾处理。血液报废时必须由输血科工作人员填写申请表，由输血科负责人签名后，报市血站核准。血液废弃标准：

4.11.1 肉眼观察有溶血、凝块、血袋破裂、管口热合不严密或开过封、血液颜色呈紫玫瑰色或高锰酸钾溶液色、红细胞呈稀泥状者；

4.11.2 血液过期变质或培养有细菌生长；

4.11.3 经复检后不合格的血液；

4.11.4 确认是输血反应而退回的血液；

4.11.5 患者因故未能用完而退回输血科的血液。

4.12 血袋回收

按照血液制品发出和回收的时间，逐个核对，后由运输工作人员送至医院指定地点集中回收处理。

5 参考资料

5.1 《中华人民共和国献血法》（中华人民共和国主席令第93号）

5.2 《关于印发〈临床输血技术规范〉的通知》（卫医发〔2000〕184号）（卫生部，2000年10月1日）

5.3 《医疗机构临床用血管理办法》（2012年6月7日卫生部令第85号公布 自2012年8月1日起施行 根据2019年2月28日《国家卫生健康委关于修改〈职业健康检查管理办法〉等4件部门规章的决定》（国家卫生健康委员会令第2号修订）（卫生部，2012年8月1日）

 ## 七十六、临床用血前评估和用血后疗效评价制度

1 目的

规范治疗流程用血前、用血后评估的执行，保证临床科学、合理、有效用血。

2 通用范围

全院。

3 定义

提出用血申请前结合患者体征和实验室检查评估患者是否符合输血指征，输血后通过实验室检查指标、患者体征变化，对输血治疗效果进行评价。

4 内容

4.1 严格掌握输血适应证（表3-76-1、表3-76-2），选择合理的血液制品。

4.2 完善输血前相关检查，如血型、血常规、凝血功能、肝功能、乙肝五项、HCV、HIV、梅毒抗体等。

4.3 输血后48小时内，根据输注血液制品的不同种类，复查相应实验室指标，如血常规、凝血功能等，并结合患者病情变化，对输血治疗效果进行评价。

4.4 输血治疗记录完整详细，至少包括输血原因、输注成分、血型和数量，输注起止时间，输注过程观察情况，有无输血不良反应，输血方式选择和输注疗效评价。

4.5 手术输血患者手术记录、麻醉记录、护理记录、术后记录中应包括术中出血量、输血量、自体输血量及血液回收及回输情况。输血量与发血量一致。

5 参考资料

5.1 《关于印发〈临床输血技术规范〉的通知》（卫医发〔2000〕184号）（卫生部，2000年10月1日）

5.2 《医疗机构临床用血管理办法》（2012年6月7日卫生部令第85号公布 自2012年8月1日起施行 根据2019年2月28日《国家卫生健康委关于修改〈职业健康检查管理办法〉等4件部门规章的决定》（国家卫生健康委员会令第2号修订）（卫生部，2012年8月1日）

6 附件

6.1 手术用血输血指征掌握情况（表3-76-1）

6.2 非手术用血输血指征掌握情况（表3-76-2）

表3-76-1 手术用血输血指征掌握情况

红细胞	血小板
合理输血理由： 1. 血红蛋白浓度<70g/L； 2. 血红蛋白浓度在70~100g/L之间，根据病情决定； 3. 严重创伤合并感染，HCT可达0.35。 不合理输血理由： 1. 失血患者补液扩容前输红细胞； 2. 血红蛋白浓度>100g/L； 3. 失血量小于自身血容量20%。	合理输血理由： 1. 血小板计数<50×10⁹/L； 2. 术中出现不可控制渗血。 不合理输血理由： 1. 血小板计数>100×10⁹/L； 2. 血小板计数（50~100）×10⁹/L，无出血。
新鲜冰冻血浆 合理输血理由： 1. PT或APTT>正常值1.5倍，创面弥漫性渗血； 2. 输血量≥自身血容量； 3. 凝血功能障碍； 4. 紧急对抗华法林抗凝血作用； 不合理输血理由： 1. 无上述血浆输注指征； 2. 用于扩容； 3. 治疗低蛋白血症； 4. 与红细胞搭配输注； 5. 用于补充营养； 6. 用于提高免疫力； 7. 促进伤口愈合。	**冷沉淀** 合理输血理由： 1. 纤维蛋白原<0.8g/L。 不合理输血理由： 1. 纤维蛋白原>1g/L； 2. 纤维蛋白原>0.8g/L，无出血表现。 **全血** 合理输血理由： 1. 低血容量性休克； 2. 持续活动性出血，失血量超过自身血容量的30%。

表3-76-2　非手术用血输血指征掌握情况

红细胞	血小板
合理输血理由： 1. 血红蛋白浓度＜60g/L或HCT＜0.2； 2. 若有严重感染，HCT可达0.35。 不合理输血理由： 血红蛋白浓度＞60g/L或HCT＞0.2，无缺氧症状。	合理输血理由： 1. 血小板计数（10～50）×10⁹/L，伴有出血，可输血小板； 2. 血小板计数＜5×10⁹/L，应立即输血小板。 不合理输血理由： 血小板计数＞50×10⁹/L，无出血情况。
新鲜冰冻血浆 合理输血理由： 各种原因引起的多种凝血因子或抗凝血酶Ⅲ缺乏并伴有出血表现。 不合理输血理由： 1. 无上述血浆输注指征； 2. 用于扩容； 3. 治疗低蛋白血症； 4. 与红细胞搭配输注； 5. 用于补充营养； 6. 用于提高免疫力。	**冷沉淀** 合理输血理由： 1. 治疗甲型血友病； 2. 纤维蛋白原＜0.8g/L。 不合理输血理由： 1. 纤维蛋白原＞1g/L； 2. 纤维蛋白原＞0.8g/L，无出血表现。
	全血 合理输血理由： 1. 低血容量性休克； 2. 持续活动性出血，失血量超过自身血容量的30%。

七十七、临床用血评价及公示制度

1　目的

进一步加强医院临床用血的管理，促进科学、安全、合理用血。

2　通用范围

全院。

3　定义

输血科及其上级主管部门对各临床科室用血情况进行督查，并在院内公开督查情况。

4　内容

4.1　医疗质量小组每月查验临床科室用血病例，查验内容包括：

4.1.1　输血申请单填写是否完整规范；

4.1.2　是否有输血前感染性筛查；

4.1.3　申请用血成分是否符合成分血相关检验结果，有临床输血指征；

4.1.4　大量输血申请是否有审批；

4.1.5　输血前患者是否签署《输血/血液制品治疗知情同意书》；

4.1.6　是否有输血后疗效评估；

4.1.7　输血结束后完善输血记录；

4.1.8   输血不良事件是否上报。

4.2   每季度对抽查结果进行汇总分析，对发现问题进行持续质量改进。

4.3   输血后疗效评价是主管医师在输血治疗后48小时内根据输血治疗目的对患者进行相应的实验室检查，并观察患者病情有无好转、临床表现是否改善等，做出输血治疗疗效评价，并在病历中记录。

4.4   输血不良反应及时在医院不良事件系统中填报。

4.5   医师合理用血评价不适用于临床急诊抢救患者用血、择期手术术中大出血抢救用血、自体输血、稀有血型输血和新生儿输血，除了上述情况外，其他住院患者临床用血和择期手术患者术中用血必须执行。

4.6   由医院医疗质量科对科室用血合理性评价检查结果实行公示，通报有关各科室或个人输血质量内容，提出整改措施，考核结果纳入临床科室和医师个人工作考核指标体系。

5   参考资料

5.1   《医疗机构临床用血管理办法》（2012年6月7日卫生部令第85号公布、自2012年8月1日起施行）

6   附件

6.1   临床用血评价查验表（表3-77-1）

表3-77-1   临床用血评价查验表

患者姓名		性别		年龄	科别		床号	
住院号		临床诊断						
评价指标		评价标准				评价结果		
输血申请单填写是否完整规范		项目填写完整，签名规范				是□ 否□		
输血治疗知情同意书是否签订		在输血治疗前，医师应当向患者或者其近亲属说明输血目的、方式和风险，并签署临床输血治疗知情同意书				是□ 否□		
临床输血申请是否审核、批准		同一患者一天申请备血量<800mL的，由主治医师申请，上级医师核准签字；800～1600mL的科主任核准签字；≥1600mL的报医务部批准				是□ 否□		
输血前传染病9项是否检测		输血前必须对患者进行HbsAg、抗-HCV、抗-HIV和梅毒抗体、ALT检测，阳性结果必须记录并告知患者（家属）				检测□ 未检测□		
输血前Hb是否测定		输血前实验室检查应包括Hb				≤60g/L%□≤70g/L%□ 70～100g/L□>100g/L□		
输血前Hct是否测定		输血前实验室检测应包括Hct				≤20% □≤30%>30%□		
输血前是否评估		医务人员应当严格掌握临床输血适应证，根据患者病情和实验室检测指标，对输血指征进行综合评估，制订输血治疗方案				是□ 否□		
输血后是否效果评价		临床医师在输血治疗后要对患者做出输血疗效的评价				是□ 否□		
评价指标		评价标准				评价结果		

续表

红细胞是否适应证输注	外科： 1. 血红蛋白>100g/L，可以不输； 2. 血红蛋白<70g/L，应考虑输； 3. 血红蛋白在70～100g/L之间，根据患者的贫血程度、心肺代偿功能、有无代谢率增高以及年龄等因素决定；低血容量患者可配晶体液或胶体液 内科：用于红细胞破坏过多、丢失或生成障碍引起的慢性贫血并伴缺氧症状。血红蛋白<60g/L或红细胞比容<0.2时可考虑输注	是□　　否□
FP、FFP是否适应证输注	临床医师应严格把握FP、FFP输血适应证	是□　　否□
血小板是否适应证输注	临床医师应严格把握血小板输血适应证	是□　　否□
输血不良反应是否上报	输血完毕，医护人员对有输血反应的及时上报医院不良事件系统	是□　　否□ 无输血不良反应□
输血记录	病历中是否有临床输血相关记录——输血指征、输血品种、用量，输血开始与结束时间（精确到分），输血过程是否顺利，输血后评价（血常规、患者体征），有无不良反应	是□　　否□
血袋回收	血袋是否送回输血科保存一天，输血科是否按输血一次性耗材进行处理	是□　　否□

总体评价	合理（　　　）　　不合理（　　　　）		
用血医师		技术职称	
评价人			

 # 七十八、术中用血管理制度

1 目的

进一步规范术中用血管理，科学合理使用血液，保障临床用血安全。

2 通用范围

全院。

3 定义

3.1 术中用血

包括异体输血和自体输血，术中自体输血主要有回收式自体输血。

3.2 回收式自体输血

指用血液回收装置，将患者体腔积血、手术中失血及术后引流血液进行回收、抗凝、滤过、洗涤等处理，然后回输给患者。

4 内容

4.1 异体输血

4.1.1 凡术中可能输血者，应在术前做好相应备血工作。

4.1.2 手术中出现的急诊输血，应参考手术用血指征，结合患者实际情况，按照输血流程严格执行输血管理制度。

4.1.3 术前已备血的患者，术中用血可电话通知输血科送血，需确定患者输血时间、血液成分、剂量等信息，由专门人员送达手术室；未提前申请备血的，完善相关输血准备工作，填写输血申请单，抽取患者血样本，由医务人员一起送至输血科，输血科配血完毕后，由专门人员送达手术室。

4.1.4 医护人员按照要求进行输血双人核对。输血过程按照《临床用血管理制度》执行。

4.1.5 输血起始、完毕时间及血制品种类、血型、剂量，由麻醉医师记录于麻醉记录单上，主管医师术后完成输血记录。

4.2 自体输血

4.2.1 自体输血包括贮血式自体输血、急性等容血液稀释（ANH）、回收式自体输血，目前术中主要开展回收式自体输血。管床医师判断患者可能需要进行术中回收式自体输血时，术前需与麻醉科进行沟通。执行该操作前麻醉医师负责与患者进行谈话并签署知情同意书。管床医师应在术前完善肝功能、乙肝、丙肝、梅毒、HIV检查。

4.2.2 回收式自体输血适应证

4.2.2.1 择期手术：术前幼红细胞≥2U以上，无自体血回输禁忌证，如创伤较大的骨科手术；

4.2.2.2 急症手术：如肝、脾破裂、异位妊娠、颅脑外伤、心脏及大血管损伤等；

4.2.2.3 术中：意外大出血；

4.2.2.4 稀有血型或曾经配血发生困难者。

4.2.3 回收式自体输血禁忌证

4.2.3.1 污染的血液

A. 腹部空腔脏器破裂；

B. 感染伤口、菌血症、败血症等；

C. 开放性创伤超过4小时的积血；

D. 血液受胃肠道内容物、消化液或尿液等污染者；

E. 术中其他污染：创面洗涤液如安尔碘、乙醇、高渗糖、过氧化氢等；创面外用止血药物，如胶原、纤维素、凝血酶等。

4.2.3.2 恶性肿瘤：手术部位失血可能含有肿瘤细胞未经灭活者，经白细胞滤器可以减少肿瘤细胞，但不能完全消除；辐照可抑制增殖活性，但不能将其杀死（濒临生命危急状态除外）。

4.2.3.3 大量溶血、红细胞大量破坏，无回收价值。

4.2.4 麻醉师负责每月统计术中自体血液回输情况，输血科与麻醉科、手术室保持沟通，积极开展自体输血。

4.2.5 回收式自体输血注意事项

4.2.5.1 术中处理的血液不得转让给其他患者；

4.2.5.2 自体血经洗涤后，血小板、凝血因子、血浆蛋白等基本丢失，故应根据回收血量或出血量予以补充；

4.2.5.3 术中快速回收处理的血液若未洗涤处理，其中含有抗凝剂，故应根据抗凝剂使用的剂量给予相应的鱼精蛋白拮抗；

4.2.5.4 术中回收处理的血中若残留血红蛋白（特别是快速回收处理的血液），应视血红蛋白残留量给予相应的治疗，如减少快速回收回输；

4.2.5.5 术中回收操作应严格执行无菌操作规范，特别是人工回收操作；

4.2.5.6 回输术中处理的血液时，必须使用输血器。

5 参考资料

5.1 《医疗机构临床用血管理办法》（2012年6月7日卫生部令第85号公布、自2012年8月1日起施行）

5.2 《关于印发〈临床输血技术规范〉的通知》（卫医发〔2000〕184号）（卫生部，2000年10月1日）

6 附件

6.1 术中异体输血工作流程图（图3-78-1）

6.2 术中回收式自体输血工作流程图（图3-78-2）

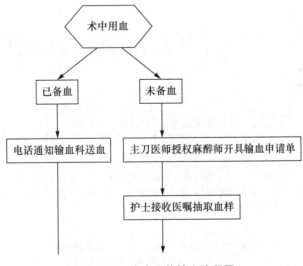

图3-78-1 术中异体输血流程图

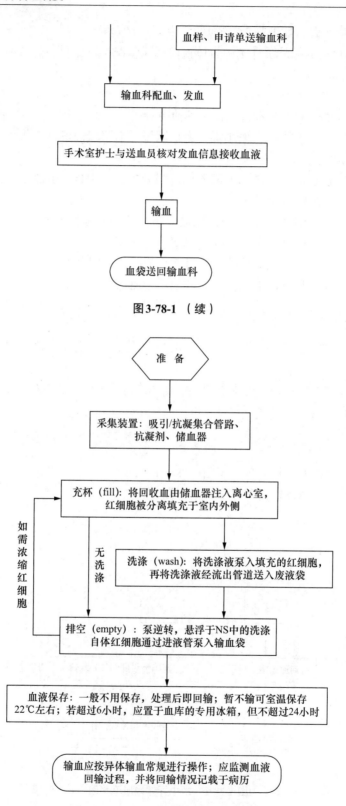

图 3-78-1 （续）

图 3-78-2 术中回收式自体输血流程图

七十九、自体输血管理制度

1 目的

规范自体输血的实施，促进临床科学合理用血。

2 通用范围

全院。

3 定义

自体输血是指在一定条件下，采集患者自身的血液或血液成分，经保存和处理后，当患者手术或紧急情况需要时，回输给患者的一种输血方法，包括三种形式：贮存式自体输血、急性等容血液稀释及回收式自体输血。

4 内容

4.1 自身输血可以缓解血源紧张的矛盾，减少输血不良反应，避免经血液传播的疾病，如肝炎、艾滋病、梅毒、疟疾等，自体输血对一时无法获得同型血的患者也是唯一血源，促进临床科学合理用血。

4.2 贮存式自体输血

4.2.1 术前1～2周时间内采集患者自体的血液进行保存，在手术期间输用。

4.2.2 患者身体情况好，血红蛋白＞110g/L或红细胞比容＞0.33。孕产妇经主管医师评估正常后可放宽血红蛋白＞100g/L。

4.2.3 适应证：行择期手术，预期术中出血多，需要输血者；孕妇和计划受孕者（避免生孩子或剖宫产时输异体血）；有过严重输血反应病史者；稀有血型或曾经配血发生困难者等。

4.2.4 禁忌：可能患有脓毒血症或菌血症或正在使用抗生素的患者；肝肾功能不良者；有严重心脏疾患者；贫血、出血及血压偏低者；有献血史并发生过迟发性昏厥者；采血可能诱发疾病发作或加重的患者；血液受胃肠道内容物、消化液或尿液等污染者；血液可能受恶性肿瘤细胞玷污者；胸、腹腔开放性损伤，超过4小时者；凝血因子缺乏者等。

4.2.5 主治医师向患者作自体输血讲解，患者签订《自体输血知情同意书》，同意贮存式自体输血。主治医师通知输血科做自身采血准备工作。

4.2.6 根据医师对患者的评估决定采血时间、采血量，每次采血不超过500mL（或自体血容量的10%），两次采血间隔不少于3天。

4.2.7 由输血科工作人员与临床科室医务人员共同采集，采集后对血袋进行热合，做好科室、姓名、性别、病案号、采血时间、有效期等相关标记，并要求患者亲属在血袋标签空白处签名确认。

4.2.8　血液采集后回到输血科做好ABO、Rh（D）血型检测并标记在血袋，血液按照《血液贮存质量监测制度》保存于输血科。

4.2.9　患者使用自体贮存式血液无需支付血液费用，输血科可收取血液保存费。

4.2.10　在采血前后可给患者铁剂、维生素C及叶酸（有条件的可应用重组人红细胞生成素）等治疗。

4.3　急性等容血液稀释

4.3.1　急性等容血液稀释一般在麻醉后、手术主要出血步骤开始前，抽取患者一定量自体血在室温下保存备用，同时输入胶体液或等渗晶体液补充血容量，使血液适度稀释，降低红细胞比容，使手术出血时血液的有形成分丢失减少。然后根据术中失血及患者情况将自体血回输给患者。

4.3.2　适应证：患者身体一般情况好，血红蛋白≥110g/L（红细胞比容≥0.33），估计术中有大量失血，可以考虑进行ANH；手术需要降低血液黏稠度，改善微循环灌流时，可采用。

4.3.3　血液稀释程度，一般使红细胞比容不低于0.25。

4.3.4　术中必须密切监测血压、脉搏、血氧饱和度、红细胞比容和尿量的变化，必要时应监测中心静脉压。

4.3.5　急性等容血液稀释禁忌：血红蛋白＜100g/L，低蛋白血症，凝血功能障碍，静脉输液通路不畅及不具备监护条件的。

4.4　回收式自体输血

4.4.1　回收式自体输血是指用血液回收装置，将患者体腔积血、手术中失血及术后引流血液进行回收、抗凝、滤过、洗涤等处理，然后回输给患者。血液回收必须采用合格的设备，回收处理的血必须达到一定的质量标准。体外循环后的机器余血应尽可能回输给患者。回收式自体输血适应证与禁忌详见《术中输血管理制度》。

5　参考资料

5.1　《医疗机构临床用血管理办法》（2012年6月7日卫生部令第85号公布，自2012年8月1日起施行）

5.2　《关于印发〈临床输血技术规范〉的通知》（卫医发〔2000〕184号）（卫生部，2000年10月1日）

6　附件

6.1　自体储血申请单（表3-79-1）

6.2　自体储血治疗知情同意书（表3-79-2）

6.3　贮存式自体输血流程（图3-79-1）

表3-79-1 自体储血申请单

科别：_____病案号：_____房号：_____床号：_____
采血者姓名：_____性别：_____年龄：_____岁
临床诊断：
采血目的：
预定采血日期：___年___月___日___时
既往输血史：___孕__产__
患者实验室结果：
受血者血型__Rh（D）__ALT__HBsAg__Anti-HCV__Anti-HIV 1/2__
梅毒__
RBC__10^{12}/L Hb__g/L HCT__%
患者经体检无以下状况，符合开展自体储血
（1）可能患有脓毒血症或菌血症或正在使用抗生素的患者；
（2）肝肾功能不良者；
（3）有严重心脏疾病患者；
（4）贫血、出血及血压偏低者；
（5）有献血史并发生过迟发性晕厥者；
（6）采血可能诱发疾病发作或加重的患者；
（7）凝血因子缺乏者等
申请医师签名：
申请日期： 年 月 日 时

表3-79-2 自体储血治疗知情同意书

姓名：_____科室：_____住院号：_____
一、病情诊断及拟实施医疗方案
1. 患者基本情况：
（1）诊断：_____（2）血型：_____（3）输血史：_____
2. 拟实施的自体输血方案：
□贮存式自体输血 □稀释式自体输血 □回收式自体输血
3. 自体输血（放血）的原因和目的：自体输血是一种有效的治疗手段。可以避免经血液传播疾病，对一时无法获得同型血的患者也是唯一血源；可避免同种免疫反应的产生。
4. 拟实施输血方案的风险和注意事项：
在采集过程中也存在一定的风险，可能出现的医疗意外、并发症包括但不限于：①献血反应，如晕针、晕血、晕厥；②急性肺水肿；③血压下降；④心律失常等。
二、医师声明
1. 根据患者的病情，需要进行自体输血。一般来说是安全的，但也不能完全排除发生上述医疗风险的概率。因此，一旦发生上述风险或其他意外情况，医师将从维护患者利益出发积极采取应对措施。
2. 我已用患者所能了解的方式，解释了输血治疗的相关信息，特别是下列事项：
①拟实施输血方案的原因、目的、风险；②并发症及处理方式；③不实施输血方案可能发生的后果及其他可替代诊疗方式。
3. 自体输血采血前注意事项：①采血者5天内没有□服阿司匹林类药物；②妇女不是月经前或后3天；③非空腹采血，采血后多饮糖水，静息十分钟，24小时不做剧烈运动；④其他。
医师签名； 年 月 日
三、患方声明
1. 医师已向我解释输血相关利弊事项，我已经了解实施该医疗措施的必要性、步骤、风险、成功率之相关信息和不实施

续表

该医疗措施的风险。

2. 医师已向我解释，并且我已经了解选择其他医疗措施的风险。

3. 针对我的情况，我向医师提出问题和疑虑，并已获得说明。

4. 我了解该医疗措施可能是目前最适当的选择，但是仍然存在风险且无法保证一定能够达到预期目的。

5. 我已经向医师如实介绍了病史，尤其是与本医疗措施有关的病史。

6. 紧急情况处置授权。本人明白除了医师告知的危险以外，医疗方案实施中有可能出现其他危险或者预想不到的情况，在此我也授权医师，在遇到预料之外的紧急、危险情况时，从考虑本人利益角度出发，按照医学常规予以处置。

基于上述声明，我___（填同意或不同意）对我实施该项医疗措施。

患者本人签字：

患者家属签字：

家属与患者关系：

年　月　日

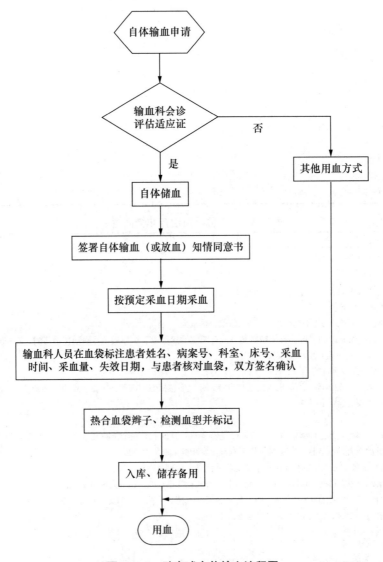

图3-79-1　贮存式自体输血流程图

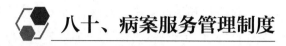

八十、病案服务管理制度

1 目的

规范病案管理服务的制度。

2 通用范围

全院。

3 定义

为本医疗机构工作人员、患者及代理人、保险机构、公检法等政府部门提供病案的查阅复印等相关服务。

4 内容

4.1 除为患者提供诊疗服务的医务人员，以及经卫生计生行政部门、中医药管理部门或者医疗机构授权的负责病案管理、医疗管理的部门或者人员外，其他任何机构和个人不得擅自查阅患者病历。

4.2 其他医疗机构及医务人员因科研、教学需要查阅、借阅病历的，应当向患者就诊医疗机构提出申请，经同意并办理相应手续后方可查阅、借阅。查阅后应当立即归还，借阅病历应当在3个工作日内归还，如确需延长借阅时间，可至病案室办理续借手续，续借时间不得超过3个工作日。查阅的病历资料不得带离患者就诊医疗机构。

4.3 医疗机构应当受理下列人员和机构复制或者查阅病历资料的申请，并依规定提供病历复制或者查阅服务：

4.3.1 患者本人或其委托代理人；

4.3.2 死亡患者法定继承人或者其代理人。

4.4 医疗机构应当指定部门或者专（兼）职人员负责受理复制病历资料的申请。受理申请时，应当要求申请人提供有关证明材料，并对申请材料的形式进行审核。

4.4.1 申请人为患者本人的，应当提供其有效身份证明；

4.4.2 申请人为患者代理人的，应当提供患者及其代理人的有效身份证明，以及代理人与患者代理关系的法定证明材料和授权委托书；

4.4.3 申请人为死亡患者法定继承人的，应当提供患者死亡证明、死亡患者法定继承人的有效身份证明，死亡患者与法定继承人关系的法定证明材料；

4.4.4 申请人为死亡患者法定继承人代理人的，应当提供患者死亡证明、死亡患者法定继承人及其代理人的有效身份证明，死亡患者与法定继承人关系的法定证明材料，代理人与法定继承人代理关系的法定证明材料及授权委托书。

4.5 医疗机构可以为申请人复制门（急）诊病历和住院病历中的体温单、医嘱单、住院志（入院记录）、手术同意书、麻醉同意书、麻醉记录、手术记录、病重（病危）患者护理记录、出院记录、输血治疗知情同意书、特殊检查（特殊治疗）同意书、病理报告、检验报告等辅助检查报告单、医学影像检查资料等病历资料。

4.6 公安、司法、人力资源社会保障、保险以及负责医疗事故技术鉴定的部门，应办理案件、依法实施专业技术鉴定、医疗保险审核或仲裁、商业保险审核等需要，提出审核、查阅或者复制病历资料要求的，经办人员提供以下证明材料后，医疗机构可以根据需要提供患者部分或全部病历：

4.6.1 该行政机关、司法机关、保险或者负责医疗事故技术鉴定部门出具的调取病历的法定证明；

4.6.2 经办人本人有效身份证明；

4.6.3 经办人本人有效工作证明（需与该行政机关、司法机关、保险或者负责医疗事故技术鉴定部门一致）。保险机构因商业保险审核等需要，提出审核、查阅或者复制病历资料要求的，还应当提供保险合同复印件、患者本人或者其代理人同意的法定证明材料；患者死亡的，应当提供保险合同复印件、死亡患者法定继承人或者其代理人同意的法定证明材料。合同或者法律另有规定的除外。

4.7 按照《病历书写基本规范》（卫医发〔2002〕190号）和《中医病历书写基本规范》要求，病历尚未完成，申请人要求复制病历时，可以对已完成病历先行复制，在医务人员按照规定完成病历后，再对新完成部分进行复制。

4.8 医疗机构受理复制病历资料申请后，由指定部门或者专（兼）职人员通知病案管理部门或专（兼）职人员，在规定时间内将需要复制的病历资料送至指定地点，并加盖医疗机构证明印记。

4.9 依法需要封存病历时，应当在医疗机构或者其委托代理人、患者或者其代理人在场的情况下，对病历共同进行确认，签封病历复制件。医疗机构申请封存病历时，医疗机构应当告知患者或者其代理人共同实施病历封存；但患者或者其代理人拒绝或者放弃实施病历封存的，医疗机构可以在公证机构公证的情况下，对病历进行确认，由公证机构签封病历复制件。

4.10 医疗机构负责封存病历复制件的保管。

4.11 封存后病历的原件可以继续记录和使用。按照《病历书写基本规范》（卫医发〔2002〕190号）和《中医病历书写基本规范》要求，病历尚未完成，需要封存病历时，可以对已完成病历先行封存，当医师按照规定完成病历后，再对新完成部分进行封存。

4.12 开启封存病历应当在签封各方在场的情况下实施。

4.13 医疗机构可以采用符合档案管理要求的缩微技术等对纸质病历进行处理后保存。

4.14 门（急）诊病历由医疗机构保管的，保存时间自患者最后一次就诊之日起不少于15年；住院病历保存时间自患者最后一次住院出院之日起不少于30年。

4.15 医疗机构变更名称时，所保管的病历应当由变更后医疗机构继续保管。医疗机构撤销后，所保管的病历可以由省级卫生计生行政部门、中医药管理部门或者省级卫生计生行政部门、中医药管理部门指定的机构按照规定妥善保管。

4.16 为了解再入院患者整个诊疗经过，查阅患者在本院前几次住院病历者，由经治医师直接至病案室申请查阅，并做好登记。如确因病情复杂需要借阅病历，在办理完借阅登记手续后方可将病历借出病案室。

4.17 因处理医疗纠纷争议，医务部需要借阅病历时，由医务部负责人或指定专人至病案室办理相关借阅登记手续，原则上只能借阅复印件（法院诉讼或医疗事故技术鉴定除外）。

4.18 因科研、教学、总结医疗经验、撰写论文或临床工作需要借阅本科室大量（大于10份）病历者，需由本人书面申请，科主任审批同意后病案室备案；原则上不得跨科借阅病历，如确因需要借阅他科病历，由本人申请，本科及他科主任审批同意，方能借阅病历；原则上1次借阅病历不超过30份，特殊情况下必须报医务部审批同意后方可借阅。

4.19 医院职能部门质控需要查阅病历，应提前3个工作日通知病案室，并做好查阅登记，务必注明查阅理由。

4.20 本院医师离院前必须办妥病历归还手续，人力资源部在办理手续前应先通知病案室备查。

4.21 查阅病历应在病案室指定的区域内进行，应保持安静整洁有序，严禁擅自携带病历外出。一经发现，上报上级主管部门，按医院规定进行经济处罚及行政处分，造成严重后果者追究相关民事责任。

4.22 查阅、借阅病历者应妥善保管并爱惜病历，不得随意损毁、涂改。如发现病历损毁严重，上报上级主管部门按医院规定进行处罚。

4.23 非患者本人或者其委托代理人、死亡患者法定继承人或者其代理人、公安、司法、人力资源社会保障、保险以及负责医疗事故技术鉴定的部门，任何单位及个人原则上不允许复印（扫描）、拷贝、拍摄病历资料，如确实需要复印（扫描）、拷贝、拍摄病历资料，必须经院办或医务部同意才能复印（扫描）、拷贝、拍摄病历资料。

4.24 查阅、借阅、复印（扫描）、拷贝、拍摄患者病历资料的单位或个人，都必须严格保护患者隐私，切勿泄露（网络公开、公示、宣讲等）。如有泄漏，造成影响，将追究相应法律责任。

5 参考资料

5.1 《医疗事故处理条例》（中华人民共和国国务院令第351号，自2002年9月1日起施行）

5.2 《病案管理制度》

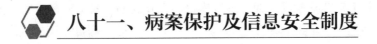

八十一、病案保护及信息安全制度

1 目的

1.1 加强本院病案保护及信息安全管理。

1.2 提高医院病案信息工作安全性。

1.3 保障病案的准确性及完整性。

2 通用范围

全院。

3 定义

病案是具有法律效用的重要患者就诊记录，病案室是负责保管病案资料及信息的专门部门，保管的病案资料数量大、存放集中，是需安全保障的重点部门。

4 内容

4.1 病案资料除涉及对患者实施医疗活动的医务人员及医疗服务质量监控人员外，其他任何机构和个人不得擅自查阅患者的病历（包括患者及家属）。

4.2 涉及医疗纠纷或案件，在未作出鉴定处理之前，应由医务部妥善保管，任何个人未经医务部批准，不得转借、转抄或复印。

4.3 住院病历因医疗活动或复印等需带离病区，应当由病区指定专门人员负责携带和保管。

4.4 医务人员借阅病案必须办理借阅手续，对借阅的病案应妥善保管，不得涂改、转借、拆散和丢失。对丢失或损毁病案者按情节轻重进行扣罚。

4.5 住院病案一般不准外借。如公安、司法机关因办理案件，需要查阅、复印病历资料时，必须由医务部、院办或病案室批准，并出具采集证据的法定证明及执行公务人员的有效证件后予以协助。

4.6 病案室应当受理下列人员和机构复印病历资料的申请，复印时参照病案管理规定，出具相应证明。

4.7 复印病历资料经申请人核对无误后，复印件必须经病案室盖章生效。

4.8 加强病案资料的保管，做好数据的备份工作，涉密的软盘、U盘专人管理，秘密资料存放在有保密设施的文件柜内，应有防火、防潮防水、防尘、防盗、防虫、防光防有害气体、防不适宜温湿度等安全设施。

4.9 不准私自复制、摘抄、拷贝、拍照、扫描病案资料，不得在公共场所、媒体及文章谈论病案所涉及的患者隐私。

4.10 具有统计功能的程序开发，必须由使用部门提出书面申请，报请分管副院长签字同意，经科室安排方能实施。

4.11 涉密计算机设专人管理，不得连接国际互联网，对涉密的计算机数据资料进行加密处理，不得遗失、泄漏，定期进行病毒的查杀，做好防病毒系统的升级工作，发现病毒及时处理，并做好记录。

4.12 凡接触本院病案电子信息的人员，包括关键岗位操作员、信息系统管理维护人员、外部公司开发及技术支持人员以及涉及医院认定的保密信息的其他人员，必须与医院签订信息保密协议。

4.13 病案室工作人员日常安全职责分工

4.13.1 病案库房由库房管理员专人管理，负责核查库房的安全情况，并检查防盗、

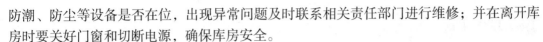

防潮、防尘等设备是否在位，出现异常问题及时联系相关责任部门进行维修；并在离开库房时要关好门窗和切断电源，确保库房安全。

4.13.2 病案室公共办公室区域设置值班人员，负责日常的安全核查，每日下班前做好清查工作，做到"三清三关"：垃圾清、烟蒂清、工作场所清；关电源、关门窗、关水（煤气）。

4.14 病案室防盗管理

4.14.1 病案室安装坚固的门窗及门锁，仅为科室工作人员配备钥匙；

4.14.2 病案室安装摄像头，由监控中心负责日常情况监控；

4.14.3 工作人员负责对进出病案室的人员进行把关，原则上只有库房管理员可进入库房，严禁非工作人员进入库房。

4.15 病案室防火管理

4.15.1 病案室固定位置配备消防器材，科室内设置消防员负责科内日常火灾隐患排查，及时报告存在问题，并每月检查2次消防器材是否在位。

4.15.2 人员将易燃、易爆物品带入病案室库房，严禁在库房内吸烟及使用明火，使用电气设备必须远离纸张、病案等易燃物品。

4.16 病案室防水、防潮管理

4.16.1 病案室库房配置温湿度仪、除湿机等温湿度测量控制设备；

4.16.2 病案及计算机等均需垫高摆放，不得直接放置在地面上；

4.16.3 工作人员每日根据温湿度仪测出数据调整除湿机及空调等的工作状态，使温湿度适合病案保管的范围；

4.16.4 自然气候变化时，库房管理员需加强对房顶、墙体渗雨情况的检查，发现问题立刻报告后勤保障部。

4.17 病案室防虫、防尘管理

4.17.1 病案室配置吸尘器等除尘设备，由库房管理员每日清洁库房及病案架，保持室内环境整洁；

4.17.2 工作人员负责在病案架内分散放置防虫、防霉药物，且每季度进行更新。

4.18 如有遗失、失密、泄密现象，及时报告，认真处理。

5 参考资料

5.1 《广东省技术秘密保护条例》（广东省第九届人民代表大会常务委员会第七次会议通过，1998年12月31日）

5.2 《医疗机构病历管理规定（2013年版）》

 # 八十二、医疗质量管理与持续改进方案

1 目的

确保医疗质量与医疗安全，严格规范诊疗服务行为，建立全员参与、覆盖临床诊疗服务全过程的全面医疗质量管理与控制工作制度，落实医疗质量持续改进工作。

2 通用范围

全院各部门。

3 定义

3.1 医疗质量

指在现有医疗技术水平及能力、条件下，医疗机构及其医务人员在临床诊断及治疗过程中，按照职业道德及诊疗规范要求，给予患者医疗照顾的程度。

3.2 医疗质量管理

指按照医疗质量形成的规律和有关法律法规要求，运用现代科学管理方法，对医疗服务要素、过程和结果进行管理与控制，以实现医疗质量系统改进、持续改进的过程。

4 内容

4.1 医疗质量管理目标

4.1.1 贯彻医院"一切为了人民健康"的宗旨及"办有序有情怀的公立医院"的愿景，落实医院"行医以德为先，服务以诚为本"的核心价值观，建立"以患者为中心"的质量管理文化，建立全员、全面质量管理与全程质量控制的长效管理与考核机制。建立质量与安全管理多部门协作机制，明确质量项目内容，实施动态监控并与科室绩效等挂钩，最终实现办大病不出县的办院理念，达成"廉洁医院、和谐医院、平价医院、仁爱医院、品牌医院"的建设目标。

4.1.2 落实医院"四靠两管"的管理理念，以医疗相关法律、规章制度、诊疗规范与操作规程为依据，不断修订完善质量管理体系、考核标准与考核办法，督促各部门认真履行岗位职责，全面落实医院质量与安全管理目标。

4.1.3 合理应用质量管理工具，落实质量持续改进。完善院科两级质量管理体系，规范临床诊疗行为，保障医疗质量和医疗安全。

4.1.4 强化重点部门、关键环节及薄弱环节管理，严格落实核心制度与诊疗规范，加强医疗技术授权管理，强化获得性指标的管控。

4.1.5 落实医院感染防控，科学应对疫情。

4.1.6 深化年度国家医疗质量安全改进目标的管理。

4.2 健全院科两级医疗质量管理体系

4.2.1 院级医疗质量管理组织

4.2.1.1 完善医疗质量管理委员会和其他各专业质量管理委员会。医疗质量管理委员会分别由医院领导及医务部、医疗质量科、护理部、医院感染科、信息统计室、医学装备科、药剂科、人力资源部、总务办公室、主要临床医技等科室负责人组成。院长为医疗质量第一责任人，担任医疗质量管理委员会主任委员，各专业质量管理委员会由院领导班子成员具体负责。

4.2.1.2　医疗质量管理委员会职责：院长为第一责任人，在院长的领导下，负责全院的医疗质量监督及管理工作；按照国家医疗质量管理的有关要求，制订本机构医疗质量管理制度并组织实施；组织开展本机构医疗质量监测、预警、分析、考核、评估以及反馈工作，定期发布本机构质量管理信息；每季度至少召开1次全体委员会议，对全院的医疗质量进行总结分析，提出指导性意见；制订本机构医疗质量持续改进计划、实施方案并组织实施；制订本机构临床新技术引进和医疗技术临床应用管理相关工作制度并组织实施；建立本机构医务人员医疗质量管理相关法律法规、规章制度、技术规范的培训制度，制订培训计划并监督实施；落实上级卫生健康部门规定的其他内容。

4.2.1.3　职能部门职责：履行本部门质量与安全管理职责，指导、培训、检查、考核、评价、监督；根据医院总体目标，制订相应的全面、全员、全程质量与安全管理工作计划与考核方案，并组织实施；对重点部门、关键环节和薄弱环节加强定期检查与评估；定期分析医疗质量评价工作的结果；运用质量管理工具进行持续质量改进工作。

4.2.2　科级医疗质量管理组织

4.2.2.1　科室质量与安全管理小组：科主任是科室质量与安全第一责任人，担任组长。小组由科主任、副主任、护士长以及质控员、专管员等组成。

4.2.2.2　科室质量与安全管理小组职责：贯彻执行医疗管理法律法规、规章、规范性文件和本科室医疗质量管理制度；制订本科室年度质量控制实施方案，组织开展科室医疗质量管理与控制工作；制订本科室医疗质量持续改进计划和具体落实措施；定期对科室医疗质量进行分析和评估，对医疗质量薄弱环节提出整改措施并组织实施；对本科室医务人员进行医疗管理相关法规、技术规范、标准、诊疗常规及指南的培训和宣传教育；按要求报送本科室医疗质量管理相关信息。

4.2.2.3　科室医疗组：在科室质量与安全管理小组指导下工作。医疗组组长工作要求：对该组的医疗质量与安全管理工作负责，督促各项质量与安全制度及诊疗规范的落实，及时发现上报医疗安全（不良）事件并分析管理。治疗组各级医师严格履行职责，分级负责，执行管理制度及持续质量改进措施，落实医疗法规、核心制度、诊疗技术规范及指南，保障医疗服务质量、安全与效率。

4.3　医疗质量管理主要项目内容

4.3.1　结构质量：由符合质量要求，满足医院实际服务患者的各要素构成，是医院服务的基础质量，是保证医院质量正常运行的物质基础和必备条件。其包括医院编制规模；人员结构、人员资质、能力、梯队及素质；卫生管理法规、规章制度、技术标准培训情况；医疗设备配备程度及功能、完好率等；耗材、器械、药品等的供应能力；医院建筑环境；信息管理和信息安全；医院管理体系建设；医院文化及医德医风教育等。

4.3.2　过程质量：指医院患者服务实现的环节质量，是保证医院质量正常运行的关键。其中重点部门、关键环节及薄弱环节是管理的重点。包括诊疗质量管理：卫生管理法规及诊疗规范、操作规程执行，核心制度落实、围手术期管理落实、病历书写质量，单病种及临床路径管理，抗菌药物合理使用及安全用药，安全用血，医疗技术管理，医患沟通，门急诊管理，应急管理，不良事件管理等；护理质量：指对患者的基础护理和专科护理，各种护理技术操作，医疗用品灭菌质量等；医技科室工作质量：诊断及操作质量，科室质控管理，室内质控与室间质评等；药剂管理质量：药品的采购、保管、领取和发放、供应工作质量，处方审核，处方点评，专项管理等；医院感染管理：医院感染防控相关法规落实，目标监测，多重耐药菌管理等；后勤保障质量；安全成本核算、费用管控等；基于电子病历的医院信息平台对医疗质量管控实施；医共体、互联网医院及慢病管理等。

4.3.3 结果质量：是医疗的终末质量，同时也是医院质量管理体系的综合质量。含医院质量监测系统（Hospital Quality Monitoring System，HQMS）、国家医疗质量管理与控制信息网（http://www.ncis.cn,NCIS）、省卫生健康统计信息网络直报系统、绩效管理平台及各专业质控平台上报监测的指标，包括医院运营监测指标、服务能力指标、医疗质量与安全监测指标、单病种质量监测指标、重点专业质量控制指标、重点医疗技术临床应用质量控制指标等。

4.4 医疗质量管理工作流程

4.4.1 基础管理：各临床、医技科室质量与安全管理小组根据医院质量管理方案制订科室质量控制实施方案及工作计划，对人员进行质量管理相关培训，各医疗组根据管理方案加强层级管理，严格落实医疗管理法规及诊疗规范，努力提高服务质量。科室管理小组每月进行各类专项医疗质量监督评估，对科室医疗质量进行总结分析，对薄弱环节提出整改措施并组织落实，运用质量管理工具进行持续质量改进工作。

4.4.2 部门管理：医务部、医疗质量科、护理部、医院感染管理科、病案管理科、药剂科、医学装备科、高值医用耗材管理办公室、总务办公室等专职部门定期或不定期进行专项的培训、督导与检查，指导临床、医技科室开展工作，对检查结果有分析总结反馈，提出整改措施并组织实施。医疗质量科每季度对各部门公示及各部门汇总的质量管理信息数据资料，编制质量管理季报，组织全院性的医疗质量检查，针对重点环节、薄弱环节加强管理，对负性趋势指标进行干预，组织利用质量管理工具落实质量改进工作。医务部、医疗质量科根据不良事件及质量指标情况，进行必要的预警及干预。各部门按照上级卫生行政部门或质控组织要求，按流程及时、准确地报送医院质量安全相关数据信息。

4.4.3 医院决策管理：医院各有关质量管理委员会至少每年召开2次会议，讨论医疗质量与患者安全管理制度，讨论分析全程质量管理中的重点和难点问题，分析原因与性质，提出持续改进措施，讨论和解决牵涉多部门的重大的问题，根据质量运行及指标情况，制订或修订相应的管理制度、方案及目标，并督促实施。

4.4.4 制订医疗质量指标总体目标值（详见附件6.2），根据国家相关管理文件可以适当调整。各部门各专业的具体质量指标见工作方案中的质量指标体系。考核项目、考核标准及考核办法详见本院《医疗质量重点部门、关键环节管理制度》及各部门相关文件。各部门根据目标值及考核方案进行诊疗活动及质量管理工作，及时分析质量指标完成情况，应用质量管理工具开展持续质量改进工作。

4.5 医疗质量持续改进

4.5.1 进一步完善院科两级质量管理架构与职责。做到分工合理，管理全面。对新调整的管理人员加强培训及资质管理。

4.5.2 建立健全院科两级质量管理标准，完善医疗质量指标体系，根据国家相关管理文件及实际执行情况必要时适当调整。指标体系应注重具体明确、可及性、可测量、相关性及时间原则。科室健全各项风险预案、操作流程，定期组织演练，完善科室诊疗规范及指南。

4.5.3 落实医院医疗质量管理人员培训考核制度，按计划完成质量管理培训工作。

4.5.4 规范开展院科两级质量监控管理工作

4.5.4.1 医院对于质量管理要求的执行情况进行评估，设定合理查验表进行督导检查。对收集的医疗质量信息进行及时分析和反馈，对医疗质量问题和医疗安全风险进行预警，对存在的问题与薄弱环节及时采取有效干预措施，并评估干预效果，促进医疗质量的持续改进。全院各部门围绕质量管理主要内容做出医疗质量安全管理工作计划和目标，确定质量持续改进主题，职能部门进行监督考核，及时发现和解决实施持续医疗质量改进过程中存在的问题。

4.5.4.2 科室根据质量管理制度与目标要求，各小组成员每月根据职责范围开展监控管理，设定合理的查验表进行检查，每月在科内医疗质量分析会议上进行总结分析点评反馈，对质量问题及负性趋势质量指标进行科内分析讨论，制订质量持续改进措施并组织落实，对职能部门检查督导反馈的问题及医院公示的质量问题及指标数据进行总结分析，制订质量改进措施并跟踪落实。

4.5.5 质量管理工具使用的要求

4.5.5.1 落实医疗质量管理人员培训考核制度，完成质量管理工具培训工作。

4.5.5.2 各部门要坚持做好"6S"基础管理，落实精益管理措施，维持高标准常态化运行。各级质量管理人员必须接受质量管理工具应用的培训。要求均掌握PDCA等方法，对存在问题能运用PDCA进行改进。

4.5.5.3 职能部门对存在的问题及医院评审条款的要求运用PDCA、持续质量改进（Continuous Quality Improvement，CQI）等质量管理工具进行专项改进，对指标数据进行跟踪，偏离指标值的及时做整改，医务部、护理部、医疗质量科等根据运行情况对重大缺陷进行根本原因分析（Root Cause Analysis，RCA）管理，针对流程的缺陷考虑运用跨部门的FMEA进行系统评估，辨别风险点，采取有效干预控制措施，进行预见性风险管理。每个相关职能科室完成质量管理工具运用每年达4项以上的目标。

4.5.5.4 临床医技科室针对内部质量问题，确定主题，运用品管圈（Quality Control Circles，QCC）、PDCA等工具进行案例改进，并报医务部、医疗质量科、护理部验收。对非预期死亡等重大事件，进行RCA管理改进。每个临床医技科室完成质量管理工具案例每年达2项以上的目标。

4.5.5.5 主管职能部门对临床质量管理工作常态化指导与监管，对质量改进项目进行全程指导、监督。

4.5.5.6 医院将医疗质量持续改进工作纳入预算管理，对单病种及临床路径管理、PDCA、QCC等各项质量管理工具的运用提供资金及政策支持。科室改进项目报医务部、护理部审核备案，并将中期及结题报告向主管部门报备，医院给予相应的开题、中期与结题资助。

4.6 奖惩措施

4.6.1 医院按医疗系统、护理系统、其他系统分别举行每年1次以上的案例评比及成果发布，优胜者给予绩效奖励。

4.6.2 医院将科室医疗质量管理控制情况作为科室及负责人综合目标考核的重要指标，各项质量管理考核项目与绩效直接挂钩，与医院星级服务考核、医师定期考核与职称晋升挂钩。

5 参考资料

5.1 《医疗质量管理办法》（中华人民共和国国家卫生和计划生育委员会令第10号，2016年11月1日起施行）

5.2 《三级医院评审标准（2022年版）广东省综合医院实施细则》

5.3 《国家三级公立医院绩效考核操作手册（2023版）》

6 附件

6.1 医疗质量管理组织架构图（图3-82-1）

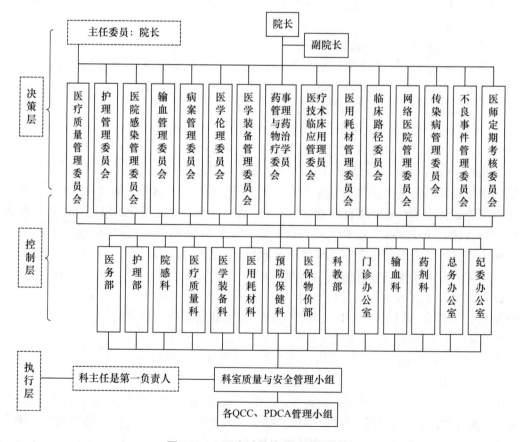

图3-82-1 医疗质量管理组织架构图

八十三、医疗质量重点部门、关键环节管理制度

1 目的

保障医疗质量与安全，完善全程、全员、全面的医疗质量管理，加强医疗质量关键环节、重点部门的有效管控，降低薄弱环节的风险，切实保护人民群众生命健康，持续改进医疗质量。

2 适用范围

全院各科室。

3 内容

3.1 医疗质量关键环节管理制度与措施

3.1.1 危急重症者安全管理

3.1.1.1 制度

A. 危急重症者诊断措施和救治方案符合诊断治疗原则，快速、高效，体现以人为本，质量为本。严格落实危急重症患者抢救制度。

B. 病历书写按照《广东省病历书写与管理规范（2010年版）》《病历书写基本规范（2010年版）》执行，应当客观、真实、准确、及时、完整、规范。

C. 会诊按照医疗核心制度执行，危重患者紧急会诊应在10分钟内到达现场。

D. 急诊留观不应超过72小时，门诊患者3次未确诊，住院患者难以确诊或在应有明确疗效的周期内未达预期疗效、涉及多脏器严重病理生理异常者、涉及重大手术治疗者、病情恶化等疑难危重病例，必须组织相关专家会诊讨论，尽快明确诊断，制订相应诊治计划和方案。死亡病例要及时组织讨论分析。

E. 紧急手术在日常时间由科主任、副主任或主任医师决定，值班时间的急诊手术由参加手术最高职称医师决定，并向科主任报告。主管医师或接诊医师应在病程记录中体现该审批权限，涉及跨科情况必要时应立即请专科医师会诊，重大急诊手术或涉及公共事件的必须立即向医务部报告。接诊到可能需急诊手术的患者时，应先通知手术室准备，决定术后，主刀或第一助手应详细向患者和（或）其代理人说明病情、手术必要性、手术风险、替代治疗等情况，征得患者或代理人签字同意。如患者因特殊原因（如昏迷、无主患者或未成年人等）且无家属在身边，由医院负责人授权人（医务部主任）批准签字后实施。立即电话通知麻醉科并送患者，同时应在30分钟内完成必要的术前检查、配血、术前准备等。对于急诊抢救手术，手术室应以最短的时间安排手术，由手术室护士长全权负责调配安排；首次病程记录等文书可按规定术后补记。

F. 危急重症病员抢救成功率≥80%。

G. 急救药品物品齐全，设备处于正常状态。

H．消毒隔离按照相关法律法规和医院感染相关规定执行。

3.1.1.2 措施

A．认真执行首诊负责制、危急重症患者抢救制度、会诊制度、疑难病例讨论制度、手术安全核查制度等、交接班制度等。

B．为危急重症者的检查、入院、手术等开辟"绿色通道"，简化手续和流程，保证各种措施和方案的有效落实。

C．危急重症者的检查、转科、转院，各部门要通力配合，提前做好准备，必须有医护人员陪同和护送，并准备必要的抢救药品和设备。

D．加强医务人员的培训，要求熟练掌握危急重症病员的抢救治疗流程和技术操作标准。

E．在抢救的同时，逐级报告，必要时组织科间和全院会诊及抢救。

F．严密观察病情，记录要及时详细，用药处置要准确，对危急患者应就地抢救，待病情稳定后方可移动。

G．严格执行交接班制度和查对制度，口头医嘱执行时，应加以复核。

H．及时与患者家属联系，随时将病情进行通报，重要诊治措施、监护计划、有创检查、手术应征得本人或其代理人同意，并签署医疗同意书。

I．及时规范完成各种医疗文书的书写，尤其有时限要求的各项记录。

J．加强质量控制、检查和考核，检查结果纳入科室绩效考核，并与星级服务考核及综合目标考核挂钩。涉及纠纷、责任事件的，按医院"三会制度"处理。

3.1.2 围手术期安全管理

3.1.2.1 制度

A．严格执行《围手术期管理制度》。择期手术术前检查齐全，术前必备的医疗文书准备完善。

B．严格执行术前讨论制度，重点加强4级手术、微创手术、危重病员手术、新开展手术的讨论评估，制订有较详细的手术方案及风险预案。

C．择期手术应于术前一天14：30前通知麻醉科，急诊手术应立即通知麻醉科，参加手术的医护人员必须按时做好准备和参加手术，急诊手术随叫随到。

D．麻醉师术前必须查看病员，制订麻醉计划。

E．病历书写按照《广东省病历书写与管理规范（2010年版）》《病历书写基本规范（2010年版）》标准执行。

F．术前履行告知义务，并签署手术同意书及相关医疗文书。

G．手术人员安排严格按照手术分级管理、手术准入管理执行。

H．消毒灭菌、消毒隔离按照相关法律法规和医院感染相关规定执行。

I．手术室布局合理、流程规范，手术室器械、药品和设备必须满足手术、麻醉需要。

J．医疗废物按《医疗废物管理条例》实施。

K．加强术后患者评估管理，控制手术并发症。

3.1.2.2 措施

A．严格执行医院手术和围手术期管理制度。

B．择期手术前，必须完成必要的辅助检查，尽可能明确诊断，按规定进行术前讨论。

C．做好各项术前准备工作，纠正手术禁忌证、相对禁忌证。

D．术前履行告知义务，并签署好规定的手术同意书及相关医疗文书。

E．严格执行手术分级管理、手术准入制度等。

F．提前通知手术相关部门做好手术准备。

G．严格执行手术操作规范，仔细解剖，准确操作，爱护组织。

H．麻醉师必须进行麻醉前探视、参加麻醉风险分级Ⅲ级以上病例的术前讨论。做好麻醉准备、术中管理、术后管理和随访。严格掌握拔管指征。

I．严格遵守手术室工作制度，遵守无菌原则。

J．严格手术器械管理，术前术后清点无误。

K．严格查对制度。

L．严格请示汇报制度，手术安排的变动、术中发现异常、"意外"等均应及时请示上级医师、科主任，必要时应立即向医务部报告。

M．参加手术者必须认真填写风险评估表、安全核查表、手术清点记录等记录单，粘贴各种标签存放病历中。

N．离体标本必须病理检查，必要时展示给病员及家属。

O．麻醉医师护送患者到病房（患者术后转ICU时术者一起护送），并做好交接班工作。麻醉医师在72小时内做好随访记录。

P．主管（刀）医师及时下达术后医嘱，及时完成手术相关记录和术后谈话，向值班医师做好交接班。

Q．病区护士根据医嘱和病情认真做好护理、治疗和健康教育、康复指导工作。

R．急诊科、门诊换药室、病房治疗室除开展简单的清创缝合、紧急止血和外科换药手术外，不允许开展其他手术。

S．加强质量控制、检查和考核，检查结果纳入科室绩效考核，并与星级服务考核及综合目标考核挂钩。涉及纠纷、责任事件的，按医院"三会制度"处理。

3.1.3 输血与药物安全管理

3.1.3.1 制度

A．医务人员必须具有相应资质。

B．输血与用药必须严格掌握适应证，按指南规范合理使用。

C．严格履行医患沟通及知情同意制度。

D．药品（抗菌药物、麻醉精神类药品、抗肿瘤药物等）要严格掌握等级权限。

E．在病程记录中详细记录输血及特殊用药过程及分析，必要时进行病例讨论。

F．完善输血前各项检查，做好病情评估。

G．严密观察输血或药品不良反应，及时规范处理，按规定报告。

H．消毒灭菌、消毒隔离按照相关法律法规和医院感染相关规定执行。

I．医疗废物按《医疗废物管理条例》实施。

3.1.3.2 措施

A．严禁不符合资质人员操作。

B. 充分尊重患者知情同意权，履行告知义务，签署同意书和其他相关医疗文书。

C. 严格执行相关法律法规、规章制度，严格执行诊疗规范和常规。

D. 严密观察病情，记录要及时详细，用药处置要准确。

E. 严格执行交接班制度和查对制度，口头医嘱执行时，应加以复核。

F. 及时完成病历书写和记录。

G. 加强输血全流程闭环管理，做好处方点评工作。

H. 加强质量控制、检查和考核，检查结果纳入科室绩效考核，并与星级服务考核及综合目标考核挂钩。涉及纠纷、责任事件的，按医院"三会制度"处理。

3.1.4　有创诊疗操作安全管理

3.1.4.1　制度

A. 操作人员必须具有相应资质。

B. 有创诊疗操作项目必须是必要的、可行的，符合诊疗指南与操作规范。

C. 术前做好谈话告知，取得患者或其代理人的理解、同意。

D. 配备必要的抢救药品和设备。

E. 按手术管理的有创诊疗操作，参照手术管理要求执行。

F. 消毒灭菌、消毒隔离按照相关法律法规和医院感染相关规定执行。

G. 医疗废物按《医疗废物管理条例》实施。

3.1.4.2　措施

A. 严格医疗技术分级授权管理，严禁无资质人员操作。

B. 充分尊重患者知情同意权，履行告知义务，签署同意书和其他相关医疗文书。

C. 严格执行相关法律法规、规章制度，严格执行诊疗操作规范和常规。

D. 认真做好操作前的各项准备工作，如充分病情评估、病员心理准备、物质器械、药品、人员等。

E. 及时完成相关操作记录。

F. 操作完成后及时告知操作结果、交代注意事项并认真做好护理、观察和随访工作。

3.2　医疗质量重点部门管理制度与措施

3.2.1　急诊科安全管理

3.2.1.1　制度

A. 急诊急救人员相对固定（75%以上），具有较高的政治素质，资质符合《急诊科建设与管理指南》要求。

B. 院前急救人员24小时待命，接到指令后4分钟内出车，迅速到达现场开展急救，待病情允许及时转送到指定或患方要求的医院治疗，做好与接诊医院交接工作。

C. 急诊抢救药品、器材准备齐全，设备（包括车辆）保证正常状态，符合《急诊科建设与管理指南》要求，能满足院前院内急救需要。

D. 急诊分区设置及病情分级符合《急诊科建设与管理指南》与《医院急诊科规范化流程》要求。

E. 病历书写按照《广东省病历书写与管理规范（2010年版）》《病历书写基本规范

（2010年版）》标准执行。

F. 有突发事件应急处理预案及演练，各种突发事件发生后立即启动。

G. 落实预检分诊。遵循《医院感染管理办法》及相关法律法规的要求，加强医院感染管理，严格执行标准预防及手卫生规范，并对特殊感染患者进行隔离。

3.2.1.2　措施

A. 加强爱岗教育和医德医风教育，培养爱岗敬业、勇于奉献、"救死扶伤"的职业情操。加强首诊负责制、岗位责任制、交接班制度、会诊制度等医疗核心制度的学习和落实。

B. 医护人员包括救护车驾驶员定期举行急救演练和培训。

C. 严密观察急诊患者的病情变化，做好各项记录。认真执行急诊技术操作规程。制订主要常见危急重症的抢救流程和处置预案，做到急诊科抢救关键措施及相关医技等科室支持配合有章可循。

D. 遇重大抢救或特殊病例的，应立即上报医务部，医院根据情况启动相应的处置程序，分管领导应亲临现场指挥抢救。

E. 医务部负责急诊科管理，帮助协调紧急情况下各科室、部门的协作，指挥与协调重大抢救和急诊患者分流问题。建立急诊患者优先住院的制度与机制，保证急诊处置后需住院治疗的患者能够及时收入相应的病房。

F. 加强与患者及家属（代理人）的沟通，知晓急救的各种风险，及时签署病情知情告知及其他有关医疗文书。

G. 符合急救绿色通道的患者按照《急诊绿色通道管理制度》规定组织急救。

H. 加强质量控制、检查和考核，检查结果纳入科室绩效考核，并与星级服务考核及综合目标考核挂钩。涉及纠纷、责任事件的，按医院"三会制度"处理。

3.2.2　手术室安全管理

3.2.2.1　制度

A. 布局、分区、标识等符合《医院手术部（室）管理规范（试行）》要求。

B. 每月进行空气、麻醉机回路监测，每季度进行物表、医护人员手、使用中的消毒液等监测，并有登记。手术室各项消毒灭菌合格率100%。

C. 严格执行手术安全核查等医疗核心制度，完善麻醉前后访视评估。

D. 手术室清洁卫生、安静。工作人员的衣、帽、鞋按要求穿戴。对参观人员、实习人员等有管理制度。

E. 抢救药品配备齐全，器械和设备随时保持完好状态。

F. 各项登记制度健全，交接班记录书写完整。

G. 各种应急预案及流程健全，有演练。

H. 消毒灭菌、消毒隔离按照相关法律法规和医院感染相关规定执行。

I. 医疗废物按《医疗废物管理条例》实施。

3.2.2.2　措施

A. 按照《医院手术部（室）管理规范》建立并完善手术室规章制度、岗位职责和操作规程、应急预案及流程，并严格执行，防范各种医疗安全不良事件发生。

B. 手术室布局合理、标识清晰、工作流程合理，落实标准预防措施，符合预防和控制医院感染要求。

C. 规范医护资质管理，明确岗位职责及工作标准。

D. 执行术前术后访视制度，做好患者交接、安全核查工作，术中全程护理，规范患者交接流程。

E. 规范手术室固定设施、仪器设备、手术器械的使用与管理，有专人负责定期维护。

F. 规范使用一次性耗材，正确处置医疗废弃物。

G. 健全各类文书书写规范及各类档案管理，记录齐全。

H. 加强质量控制、检查和考核，检查结果纳入科室绩效考核，并与星级服务考核及综合目标考核挂钩。涉及纠纷、责任事件的，按医院"三会制度"处理。

3.2.3　介入（导管）室安全管理

3.2.3.1　制度

A. 凡在导管室工作人员，必须严格遵守无菌原则，保持室内肃静和整洁。进手术间必须穿戴鞋、帽、防护衣、口罩。

B. 具备满足临床需要的设备与器械，药品、器材、敷料等有专人负责保管，放在固定位置，耗材管理符合规范。麻醉药品、剧毒药品按规定双人双锁保管。

C. 严格介入技术人员资质管理。介入手术前应有充分术前评估，充分医患沟通及知情同意。按介入诊疗技术管理规范，严格掌握适应证与禁忌证。

D. 消毒灭菌隔离符合医院感染管理规定。

E. 手术患者严格身份核对、识别，防止差错。

F. 由操作者亲自、及时完成介入手术记录、术后谈话记录、术后查房记录等。

G. X线机透视及摄片的最高照射标准条件应在安全范围之内，环境及人员防护符合规定。

3.2.3.2　措施

A. 按照医疗技术分级授权权限执行，严禁无资质人员操作，落实技术及人员备案，实施介入前必须经2名以上具有介入资质的医师决定，其中至少1名为副主任医师职称。

B. 严格执行知情告知制度，履行告知义务，签署医疗文书。

C. 严格执行相关法律法规、规章制度，严格执行诊疗操作规范和常规。

D. 严格执行查对制度和患者身份识别制度。

E. 操作医师及时书写各项病程记录。

F. 操作完成后及时告知操作结果、交代注意事项并认真做好护理、观察和随访工作。

G. 落实不良事件管理，加强介入手术并发症管理。有应急预案。

H. 落实环境及人员防护。

I. 加强质量控制、检查和考核，检查结果纳入科室绩效考核，并与星级服务考核及综合目标考核挂钩。涉及纠纷、责任事件的，按医院"三会制度"处理。

3.2.4　血液透析室安全管理

3.2.4.1　制度

A. 按《血液净化标准操作规程》开展血液透析工作，建立规范合理的流程，对重点环节及高危因素进行定期监测。

B. 人员、设备及分区符合《医疗机构血液透析室基本标准（2020年修订版）》要求。

C. 严格执行医院感染相关规章制度，建立应急预案。

D. 规范人员及器材登记，及时规范在CNRDS系统上报信息。

E. 严格执行医疗管理核心制度。规范书写病历。

3.2.4.2 措施

A. 血液透析室建立并严格执行消毒隔离制度、透析液及透析用水质量检测制度、相关诊疗技术规范和操作规程、设备运行记录与检修制度等制度。

B. 血液透析室保持空气清新、光线充足、环境安静，符合医院感染控制的要求。清洁区达到《医院消毒卫生标准》中规定Ⅲ类环境的要求，每日进行有效的空气消毒，每次透析结束更换床单、被单，对透析间内所有的物品表面及地面进行消毒擦拭。

C. 血液透析室建立医院感染控制监测制度，包括环境卫生学监测和感染病例监测，分析原因并进行整改，如存在严重隐患，应当立即停止收治患者，并将在院患者转出。

D. 血液透析室设立隔离透析区域，配备专门的透析操作用品车，对乙型肝炎等患者进行隔离透析，工作人员相对固定。

E. 对患者进行治疗或者护理操作时应当遵循医疗护理常规和诊疗规范。

F. 根据设备的要求定期对水处理系统进行冲洗、消毒，定期进行水质检测，确保符合质量要求。每次消毒和冲洗后测定管路中消毒液余氯残留量，确定在安全范围。

G. 血液透析室建立透析液和透析用水质量监测制度。透析用水每月进行1次细菌培养，采样部位为反渗水输水管路的末端，细菌数不能超出100cfu/mL；透析液每月进行1次细菌培养，在透析液进入透析器的位置收集标本，细菌数不能超过100cfu/mL；透析液、透析用水每三个月进行1次内毒素检测，留取标本方法同细菌培养，透析用水内毒素正常值<0.25EU/mL，透析液内毒素<0.5EU/mL；定期进行自行配置透析液溶质浓度的检测，留取标本方法同细菌培养，结果应当符合规定；透析用水的化学污染物情况每年测定1次，软水硬度及游离氯检测每周进行1次，结果应当符合规定。

H. 透析管路预冲后必须4小时内使用，否则要重新预冲。肝素盐水、促红细胞生成素等药物现用现配。

I. 血液透析室建立规范合理的透析诊疗流程，制订严格的接诊制度，实行患者实名制管理。

J. 血液透析室为透析设备建立档案，对透析设备进行日常维护，保证透析机及其相关设备正常运行。

K. 血液透析室使用的医疗设备、医疗耗材、医疗用品等应当符合国家标准，并按照国家相关规定进行使用和管理。

L. 血液透析室建立良好的医患沟通渠道，按照规定对患者履行告知手续，维护患者权益。

M. 血液透析室建立血液透析患者登记及病历管理制度。透析病历包括首次病历、透析记录、化验记录、用药记录等。

N. 血液透析室的医疗废弃物管理应当按照《医疗废物管理条例》及有关规定进行分类和处理。

3.2.5 内窥镜室安全管理

3.2.5.1 制度

A．诊疗操作按照相关内窥镜技术操作规范和流程执行。

B．检查室必须配备必要的抢救药品和设备。

C．消毒灭菌按照《内镜清洗消毒技术操作规范》和《传染病防治法》等执行。

D．检查报告及时、描述准确、结论科学，有活体组织病理检查者以病理报告为准。

E．医疗废物按《医疗废物管理条例》实施。

3.2.5.2 措施

A．操作医师必须了解相关病史，把握检查的适应证、（相对）禁忌证，检查前必须进行必要的准备（如心理、胃肠道等）。

B．特殊感染患者用过内窥镜应先消毒—再清洗—灭菌。每天工作结束后，必须对吸引瓶、吸引管、清洗、酶洗、冲洗槽、台面及地面等应进行擦洗消毒。每天监测使用消毒剂的有效浓度，每季度进行卫生学监测，并记录。

C．对发现异常组织必须进行活体组织病理学检查。

D．对个别高危病员必须进行此项检查的，应在临床科室做好充分的现场抢救准备，征得患者或家属（代理人）同意后进行。

E．检查前必须履行告知义务，签署检查知情同意书和相关医疗文书。

F．加强质量控制、检查和考核，检查结果纳入科室绩效考核，并与星级服务考核及综合目标考核挂钩。涉及纠纷、责任事件的，按医院"三会制度"处理。

3.2.6 重症监护病房安全管理

3.2.6.1 制度

A．重症医学科人员及设备、布局符合《重症医学科建设与管理指南（试行）》要求。应配备满足临床需要的救治药品、器械和设备，保持完好状态。

B．完善工作制度，严格执行重症医学科转入转出流程与规范，执行重症医学科患者外出检查工作流程与规范。充分评估管理。

C．严格执行交接班制度等医疗管理核心制度，24小时专人值班监护。完善多学科协作机制。执行《临床诊疗指南（重症医学分册）》等指南规范，合理、及时、规范诊疗行为。

D．实行技术能力准入授权管理，落实不良事件管理。

E．病历书写按照《广东省病历书写与管理规范（2010年版）》《病历书写基本规范（2010年版）》标准执行。

F．消毒灭菌、消毒隔离按照相关法律法规和医院感染相关规定执行，严格医院感染防控与监测。

G．医疗废物按《医疗废物管理条例》实施。

3.2.6.2 措施

A．严格执行重症医学科患者转入转出及外出检查流程规范。

B．重症医学科医师全权负责医疗工作，专科医师积极参与，各级医师认真履行职责，随时掌握病情及变化，及时会诊和讨论，及时规范处理病情变化。

C．落实医患沟通及病情告知制度，及时与患者及家属（代理人）沟通，通报病情及治疗计划等。

D．严格交接班，班班交接、床头交接。

E．非本科及相关人员，未经许可不得入内，进入工作人员要穿工作服，戴工作帽，换拖鞋，必要时戴口罩。

F．严格患者家属探视管理。

G．保持仪器、设备完好，熟练掌握仪器、设备的操作、使用、维护、保养，用后整理完毕放回原处，关掉电源。设备仪器院内调用时做好登记与应急管理。

H．完善重症医学科质量指标的监测管理，落实持续质量改进措施。

I．加强质量控制、检查和考核，检查结果纳入科室绩效考核，并与星级服务考核及综合目标考核挂钩。涉及纠纷、责任事件的，按医院"三会制度"处理。

3.2.7　产房安全管理

3.2.7.1　制度

A．产房布局合理，应保持清洁整齐和适宜的温度、湿度，通风良好。

B．产房应备有必要的抢救药品和器械，随时保持在效期内和物品完好。

C．产房严格执行24小时值班制。

D．工作人员无传染病者。非产房、新生儿科及会诊工作人员不得入内。

E．产妇在产后一般留观1～2小时，无特殊情况才可送回病房。

F．建立产房安全核查制度。出生后的新生儿必须作全身检查，测体重，验留脚印、系手圈等，然后送母婴室。

G．病历书写按照《广东省病历书写与管理规范（2010年版）》《病历书写基本规范（2010年版）》标准执行。

H．工作人员进入产房时，必须穿专用衣、裤、鞋，戴好工作帽、口罩，接生和手术时，应严格执行无菌技术操作规程。

I．消毒隔离、医疗废物按医院感染管理相关法规及《医疗废物管理条例》实施。

3.2.7.2　措施

A．值班人员不得擅自离开工作岗位，严格执行交接班制度。

B．产房应备齐产程中所需物品、药品和急救设备，固定位置，定期检查、维修，及时补充和更换。

C．应热情接待产妇，严密测血压、听胎心、观察产程。在产妇待产和分娩过程中应及时发现和处理异常情况。

D．产房应保持清洁，定期做好清洁、消毒工作和细菌培养。分娩结束后，及时整理用物、产床、被服，进行常规清洁消毒，各种物品归还原位。每季度进行空气、物表、消毒液等细菌监测1次，各种消毒液有效期内使用。

E．工作人员应做好标准预防。可疑患有传染病的产妇，分娩时应采取隔离措施，医务人员做好隔离防护措施，产后及时消毒处理。

F．接生后，接生人员应及时、准确地填写各项分娩相关记录。

G．新生儿出生后要及时让产妇和亲人知晓分娩相关情况，系新生儿标识卡。完整填写安全核查表。

H. 加强质量控制、检查和考核，检查结果纳入科室绩效考核，并与星级服务考核及综合目标考核挂钩。涉及纠纷、责任事件的，按医院"三会制度"处理。

3.2.8 新生儿病房安全管理

3.2.8.1 制度

A. 新生儿病房设置及人员资质符合新生儿病房建设与管理指南要求。新生儿室应保持清洁整齐和适宜的温度、湿度，通风良好。有必要的抢救药品和器械，随时保持完好。

B. 建立健全并严格执行各项规章制度、岗位职责和相关诊疗技术规范、操作流程，保证医疗质量及医疗安全。

C. 新生儿病室应当严格限制非工作人员进入，患感染性疾病者严禁入室。

D. 病历书写按照《广东省病历书写与管理规范（2010年版）》《病历书写基本规范（2010年版）》标准执行。

E. 按照《新生儿疾病筛查技术规范（2010年版）》开展筛查工作。

F. 制订并完善各类突发事件应急预案和处置流程，提高防范风险的能力，快速有效应对意外事件。

G. 加强医院感染防控管理，建立并落实医院感染预防与控制相关规章制度和工作规范。医疗废物按《医疗废物管理条例》实施。

3.2.8.2 措施

A. 室内每日通风换气不少于2次，进行空气消毒。

B. 新生儿室有医护人员24小时守护。严格交接班制度，必须床旁交接。严密观察，及时发现处理异常情况。

C. 工作人员进入新生儿室应戴帽子、口罩，更换专用鞋。接触新生儿前后，严格执行手卫生。

D. 新生儿室内的器械、物品均应固定专用。

E. 新生儿的面巾、奶瓶、奶头，新生儿的衣服、包被必须经过消毒才可使用。新生儿出院后床位要进行终末消毒。落实院感防控措施，做好目标性监测。新生儿患传染病或有感染可疑时，应当予以隔离。

F. 新生儿的手圈、床，均必须标明母亲姓名、新生儿性别以便识别。

G. 新生儿应逐日称量体重，按要求接种预防疫苗。

H. 及时与家属交流沟通，通报新生儿现状和观察治疗方案，并签署知情同意书和相关医疗文书。

I. 加强质量控制、检查和考核，检查结果纳入科室绩效考核，并与星级服务考核及综合目标考核挂钩。涉及纠纷、责任事件的，按医院"三会制度"处理。

3.2.9 供应室质量安全管理

3.2.9.1 医院消毒供应中心布局、分区、清洗、消毒、灭菌及监测等质量及人员符合WS 310.1—2016、WS 310.2—2016、WS 310.3—2016的要求。

3.2.9.2 应采取集中管理的方式，所有需要消毒或灭菌后重复使用的诊疗器械、器具与物品由消毒供应中心负责回收、清洗、灭菌和供应。

3.2.9.3 健全岗位职责、操作规程、消毒隔离、质量管理、监测、设备管理、器械管

理（包括外来医疗器械）及职业安全防护等管理制度和突发事件的应急预案。

3.2.9.4 供应室周围环境应保持清洁、无污染源。工作区域遵循基本原则：物品由污到洁，不交叉、不逆流，空气流由洁到污。

3.2.9.5 建立健全岗位职责、操作过程的相关记录，保证供应的物品安全。

3.2.9.6 建立与相关科室的联系，针对相关科室的特点对灭菌物品的意见、调查、反馈进行处理，了解各专业常规医院感染及原因，掌握专用器械结构特点与处理要求，持续改进，提高供应质量。发现问题及时处理，对发放到临床科室灭菌物品进行召回。分析原因提出整改措施，并上报院感科。

3.2.9.7 建立质量管理追溯机制，完善质量控制过程的相关记录。对各个环节的质量必须进行质控与分析，加强日常监测与定期监测并有记录，落实持续改进。

3.2.9.8 护理部、院感科、设备后勤等部门在人力资源、院感防控、设备管理等方面加强管理。

4 参考资料

4.1 《急诊科建设与管理指南（试行）》

4.2 《医院急诊科规范化流程》WS/T 390—2012

4.3 《医院手术部（室）管理规范（试行）》

4.4 《医疗机构血液透析室基本标准（2020年修订版）》

4.5 《重症医学科建设与管理指南（试行）》

4.6 《新生儿病室建设与管理指南（试行）》

4.7 《医院消毒供应中心管理规范》WS 301.1—2016

4.8 《医院消毒供应中心清洗消毒及灭菌技术操作规范》WS 301.2—2016

4.9 《医院消毒供应中心清洗消毒及灭菌效果监测标准》WS 301.3—2016

4.10 《医院机构消毒技术规范》WT 367

5 附件

5.1 ××医院临床用血检查评价表（手术患者使用）（表3-83-1）

5.2 ××医院临床用血检查评价表（非手术患者使用）（表3-83-2）

5.3 输血科质量考核评分标准（表3-83-3）

5.4 血液透析室质量管理考核标准（表3-83-4）

5.5 有创操作质量管理考核标准（表3-83-5）

5.6 麻醉科质量考核标准（表3-83-6）

5.7 介入（导管室）质量考核标准（表3-83-7）

5.8 重症医学科质量考核标准（表3-83-8）

5.9 供应室质量考核标准（表3-83-9）

5.10 抗菌药物合理使用检查表（表3-83-10）

5.11 麻醉、精神类药品及科室备药管理考核标准（表3-83-11）

5.12 产房质量考核标准（表3-83-12）

5.13 新生儿病房质量考核标准（表3-83-13）

5.14 内镜室质量考核标准（表3-83-14）

5.15 急诊科质量考核标准（表3-83-15）

表 3-83-1 ××医院临床用血检查评价表（手术患者使用）

科室		病案号		性别	男/女	年龄		血型		住院时间		
诊断									转归	出院/死亡		
手术日期			输血史	有/无	失血量			输血时间		术前/中/后	不良反应	有/无
手术名称										类别	择期/急诊	

血液检验	时间	Hb（g/L）	Hct(%)	PLT（10^9/L）	PT（s）	FIB（g/L）	APTT（s）	总蛋白（g/L）	白蛋白（g/L）

治疗过程	晶体液品种及用量							
	胶体液品种及用量							
	时间	血液品种	量	申请医师	时间	血液品种	量	申请医师

输血病历完善情况：

1. 输血前八项检查（感染性疾病筛查）、转氨酶检查：□有　　□无

2. 凝血四项检查：□有　　□无

3. 输血知情同意书：□有　　□无

4. 输血记录：□有　　□无　　□不完善

续表

临床输血指征掌握情况			
红细胞		**血小板**	
合理输血理由：		合理输血理由：	
1. 血红蛋白<70g/L	☐	1. 血小板<50×10⁹/L	☐
2. 血红蛋白在70~100g/L，根据病情决定	☐	2. 术中出现不可控制渗血	☐
3. 严重创伤合并感染，Hct可达0.35	☐		
不合理输血理由：		不合理输血理由：	
1. 失血患者补液扩容前输红细胞	☐	1. 血小板>100×10⁹/L	☐
2. 血红蛋白>100g/L	☐	2. 血小板（50~100）×10⁹/L，无出血	☐
3. 失血量<20%自身血容量	☐	3. 量不足（成人一次性输注<2.0×10¹¹）	☐
新鲜冰冻血浆		**冷沉淀**	
合理输血理由：		合理输血理由：纤维蛋白原<0.8g/L	☐
1. PT或APTT>正常1.5倍，创面弥漫性渗血	☐	不合理输血理由：	
2. 输血量≥自身血容量	☐	1. 纤维蛋白原>1g/L	☐
3. 凝血功能障碍	☐	2. 纤维蛋白原>0.8g/L，无出血表现	☐
4. 紧急对抗华法林抗凝血作用	☐	3. 量不足（<1.5U/10kg）	☐
不合理输血理由：		**全血**	
1. 无上述血浆输注指征	☐	合理输血理由：	
2. 用于扩容	☐	1. 低血容量性休克	☐
3. 治疗低蛋白血症	☐	2. 持续活动性出血，失血量超过自身血容量的30%	☐
4. 与红细胞搭配输注	☐	不合理输血	☐
5. 用于补充营养	☐		
6. 用于提高免疫力	☐		
7. 促进伤口愈合	☐		
8. FFP量不足（<10~15mL/kg）	☐		
初步评价		输血前用药	
检查者		检查日期	

表3-83-2 ××医院临床用血检查评价表（非手术患者使用）

科室		病案号		性别	男/女	年龄		住院时间	
诊断								血型	
输血史	有/无		不良反应		有/无			转归	出院/死亡

血液检查	时间	Hb（g/L）	PLT（10⁹/L）	HCT（%）	PT（s）	FIB（g/L）	APTT（s）	总蛋白（g/L）	白蛋白（g/L）

治疗过程	替代液品种及用量							
	时间	血液品种	量	申请医师	时间	血液品种	量	申请医师

输血病历完善情况：

1. 输血前八项检查（感染性疾病筛查）、转氨酶检查：□有　　　□无

2. 凝血四项检查：□有　　　□无

3. 输血知情同意书：□有　　　□无

4. 输血记录：□有　　　□无　　　□不完善

临床输血指征掌握情况

红细胞		血小板	
合理输血理由：		合理输血理由：	
1. 血红蛋白<60g/L或Hct<0.2	□	1. 血小板计数10~50×10^9/L，伴出血，可输血小板	□
2. 若有严重感染，Hct可达0.35	□	2. 血小板计数<5×10^9/L，应立即输血小板	□
不合理输血理由：		不合理输血理由：	
血红蛋白>60g/L或Hct>0.2，无缺氧症状	□	1. 血小板>50×10^9/L时输血小板	□
		2. 血小板计数<5×10^9/L，未立即输注血小板	□
		3. 量不足（成人一次性输注<$2.0×10^{11}$）	□
新鲜冰冻血浆		**冷沉淀**	
合理输血理由：		合理输血理由：	
各种原因引起的多种凝血因子或抗凝血酶Ⅲ缺乏并伴有出血表现	□	1. 治疗甲型血友病	□
		2. 纤维蛋白原<0.8g/L	□
不合理输血理由：		不合理输血理由：	
1. 无上述血浆输注指征	□	1. 纤维蛋白原>1g/L	□
2. 用于扩容	□	2. 纤维蛋白原>0.8g/L，无出血表现	□
3. 治疗低蛋白血症	□	3. 乙型血友病	□
4. 与红细胞搭配输注	□	4. 量不足（<1.5单位/10kg）	□
5. 用于补充营养	□	**全血**	
6. 用于提高免疫力	□	合理输血理由：	
7. FFP量不足（<10~15mL/kg）	□	1. 急性出血引起血红蛋白<70g/L或Hct<0.22	□
		2. 出现失血性休克	□
		不合理输血	□

病历摘要			
初步评价		输血前用药	
检查者		检查日期	

表 3-83-3 输血科科室质量考核评分标准表

考核评分项目		分值	考核标准	考核方法	扣分原因	得分
医疗质量组织与管理		10	有科室质量与安全管理小组，有质量管理措施及持续改进方案。自查结果有记录，每月有质量总结，对存在问题有分析及改进措施，有落实	查质控记录：无组织扣3分，未开展工作扣3分，无记录扣2分，记录不齐全扣1分/项		
技术操作规范		5	有完善的各项技术操作规程、常规，并严格执行	无书面检查操作规程、常规，每项扣2分，抽查4项操作，每违规操作1项扣1分		
仪器使用、保养工作		5	按要求做好仪器使用、维护和保养，并有记录。有备用电源线路	查记录，无记录不得分，记录不全每次扣1分，有一台仪器不处于临用状态扣2分		
医疗规章制度	会诊制度	3	急会诊10分钟内到位，普通会诊24小时内到位，并做好相关记录	现场模拟呼叫，或根据投诉意见，不及时到位一人1次扣2分		
	值班制度	5	值班人员坚守岗位，不得擅离职守，完成班内所有工作，并做好相关记录	现场抽查，脱岗一人1次扣2分，未履行职责一人1次扣2分		
	医疗安全制度	5	严格执行查对制度及请示报告制度，发现医疗不良事件及时登记上报，发现医疗纠纷必须配合医务部，医患办处理，杜绝医疗事故的发生	查不良事件记录，未上报一例扣2分，不配合医务部处理医疗纠纷一起扣4分。发生差错事故一票否决		
医疗沟通工作		6	有与临床科室沟通的机制，收集反馈意见，积极解决问题，并提出改进措施	查记录资料并看到临床科室核实，无资料不得分，工作不到位扣1分/次		
档案保管		5	有资料柜、各类血液管理资料保存按年度装订成册；血液管理资料保存10年	查资料看现场：无资料柜扣3分，无资料扣5分，资料保存时间不够扣5分。资料不全扣3分		
输血安全		5	有输血不良反应及应急供血处理预案	查资料，无预案扣2分，无演练或未按要求启动扣3分		

续表

考核评分项目		分值	考核标准	考核方法	扣分原因	得分
输血管理	血液申领	3	血液来来源符合县级以上卫生行政部门规定；无自采自供现象；有开展自体输血的计划或方案	查记录听举报：血液来来源不符合规定一票否决。无自体输血管理资料扣2分		
	血液保存	10	血液产品入库记录完整；温度湿度装置工作正常，储血冰袋报废记录完整；储血冰袋数监测合格；交接班记录完整	查记录看现场：入库记录不完整扣4分，温度湿度装置不工作扣3分，无温度记录扣3分，冰箱无消毒记录扣3分，无细菌指数监测扣3分，无交接班记录扣4分		
	血液发放	5	出库记录完整；送血回执齐全	查资料：出库记录不完整扣3分，送血回执不齐全扣3分		
	交叉配血	13	临床科室输血申请单有接收记录，交接有签名；交叉配血实行双检双签名制度；交叉配血结果有完整登记；血袋辫子，患者血样保存1周	查资料看现场：无申请单接收登记扣3分，无交接签名扣2分，无试验记录扣4分；无配血结果登记扣5分，无辫子和血样保存扣3分		
输血管理	血液交接	6	送血者把血液及交叉配血单一起送到临床科室，与当班护士进行血液产品的交接，并进行核对；送血者与当班护士共同在交叉配血单的发血人与取血人处签名	查病历：无交接双签名扣5分/次		
	血液报废	4	有血液报废申请审批表；有血液报废记录	查资料：无血液报废申请审批表扣4分，无血液报废记录扣4分		
	不良反应	5	输血不良反应回报单由血库回收并保存	查资料：无回报单扣5分，回报单不全扣4分		
	血袋回收	5	输血科回收血袋，保存1天后作医疗废物处理，销毁由两人完成并签名；有血袋回收、销毁记录	查资料听投诉：无血袋回收扣5分，血袋不回收扣2分，无保存、消毒、销毁记录扣3分		

表3-83-4 血液透析室质量管理考核标准表

考核项目	考核标准	考核方法	分值	扣分标准
一、科室基本设置	按照《医疗机构血液透析室基本标准》的各项要求设置血液透析室建设符合标准要求，管理规范： 1. 分区布局 （1）布局和流程应满足工作需要，符合医院感染控制要求，区分清洁区和污染区。 （2）具备相应的工作区，包括普通透析治疗区、隔离透析治疗区、水处理间、治疗室、候诊区、接诊区、储存室、污物处理室和医务人员办公区域。开展透析器复用的，还应设置复用间。 2. 房屋、设施 （1）每个血液透析单元由一台血液透析机和一张透析床（椅）组成，使用面积不少于3.2平方米；血液透析单元间距应能满足医疗救治及医院感染控制的需要。 （2）每一个透析单元配有电源插座组，反渗水供给接口和废排水接口，透析中心配备供氧装置，中心负压接口或者可移动的负压抽吸装置。 （3）透析治疗区内设置护士工作站，便于护士对患者实施观察及护理技术操作； （4）水处理间的使用面积不少于水处理机房面积的1.5倍； （5）治疗室等其他地区域面积和设施能够满足正常工作的需要。 3. 设备 （1）基本设备：至少配备10台血液透析机；配备满足工作需要的水处理设备、供氧装置、负压吸引装置，必要的职业防护物品；开展透析器复用的，应当配备相应的设备。 （2）急救设备：心脏除颤器、简易呼吸器、抢救车。 （3）信息化设备：至少具备1台能够上网的计算机。 有保障上述设施落实的措施，对问题和缺陷及时反馈，有效改进，持续改进有成效，布局与分区、设施设备配备完全符合相关规定	1. 现场查看透析室布局、房屋、设施、设备。 2. 现场查看设施配置、抢救设备、信息化设备。 3. 查看问题反馈改进情况。	10	考核要点：每项不达标扣1分，扣完为止。
二、人员配备	1. 至少有2名执业医师，其中至少有1名具有肾脏病学中级专业技术职务任职资格。20台血液透析机以上，每增加10台血液透析机至少增加1名执业医师；血液透析室负责人应当由具备肾脏病学副高以上专业技术职务任职资格的执业医师担任。 2. 每台血液透析机至少配备0.4名护士；血液透析护理组长或护理组长应由具备一定透析护理工作经验的中级以上专业技术职务任职资格的注册护士担任。 3. 至少有1名技师，该技师应当具备机械和电子学知识以及一定的医疗知识，熟悉血液透析机和水处理设备的性能结构、工作原理和维修技术。 4. 医师、护士和技师应具有3个月以上三级医院血液透析工作经历或培训经历。	1. 查看排班表及人员配备。 2. 查看相关人员资质证书、培训证书。	5	考核要点不达标准每项扣1分。

续表

考核项目	考核标准	考核方法	分值	扣分标准
三、质量管理制度与岗位职责	1. 有质量管理制度，按照《血液净化标准操作规程》开展血液透析质量及相关工作，建立合理、规范的血液透析诊疗流程。 2. 岗位有明确职责，相关人员知晓其履职要求。 3. 对血液透析室的重点环节和影响医疗安全的高危因素进行监测、分析和反馈，并有控制措施。 4. 通过信息系统加强血液透析质量监测，追踪和分析相关数据，促进质量持续改进。 5. 有保障岗位配置和人员培训的管理措施。 6. 对医、护、技人员的履职能力进行定期评价，各岗位配置符合规范。	现场提问相关应知应会内容资料。控制措施及高危因素监测资料。查阅重点环节及高危因素监测资料；查阅信息系统监测资料。查阅定期评价资料。查阅管理措施资料。	10	提问不合格每人次扣0.5分 考核要点不合格每项扣1分
四、患者登记及病历管理	1. 有血液透析患者接诊、登记相关制度，实施患者实名制管理。 2. 透析病历包括患者首次病历、透析记录、化验记录、用药记录等。 3. 病历书写规范、有培训与教育。 4. 登记资料完善，病历书写规范，改进措施落实。	查阅相关制度；抽查相关病历3份。病例书写规范培训资料。改进措施及落实情况资料。	10	考核要点不合格每项扣1分
五、设备的操作规范与设备维护	1. 有设备的操作规范，使用者经过培训。 2. 建立透析设备档案，对透析设备进行日常维护，保证透析机及其他相关设备正常运行。设备使用与维护有记录。 3. 设备操作规范、使用、维修记录完整，改进措施落实。	查看设备运行情况；设备维护。校验。运行记录。使用说明完整。现场提问设备操作情况。改进措施落实资料。	5	考核要点不合格每项扣1分
六、紧急意外情况与并发症的紧急处理	1. 有紧急意外情况（停电、停水、火灾、地震等）的处理预案。 2. 有常见并发症（透析中低血压、肌肉痉挛、恶心和呕吐、头痛、胸痛和背痛、皮肤瘙痒、失衡综合征、透析器反应、心律失常、溶血、空气栓塞、发热、透析器破膜、体外循环凝血）的紧急处理流程。 3. 对上述内容有培训，相关人员均能熟练掌握。 4. 对应急预案与处理流程有演练（至少每年1次），有记录、有讨论与评价。 5. 对完整预案的意外情况及并发症有登记，有效改进措施。 6. 按规定实施落实及不良事件无责报告。 7. 对措施落实追踪情况进行分析，显示持续改进。	1. 查看相关预案并提问。 2. 查看紧急处理流程并提问。 3. 演练相关资料。 4. 不良事件上报资料并提交上报流程。 5. 相关分析总结资料，措施落实情况评价资料。 6. 数据显示持续改进。	20	提问不合格每人次扣0.5分 考核要点不合格每项扣1分

续表

考核项目	考核标准	考核方法	分值	扣分标准
七、透析液配制	1. 透析液和透析粉符合国家标准。 2. 透析液配制有操作常规。 3. 科室按照制度和流程落实各项监督检查并有记录。	查阅标准及操作常规。 监督记录。 现场提问相关内容。	5	提问不合格每人次扣1分。 考核要点不合格每项扣1分。
八、质量与安全管理	1. 由科室主任、护士长等相关人员组成质量管理小组，负责医疗质量和安全管理，有工作计划与工作记录。 2. 有保证医疗服务质量的相关文件（各项规章制度、岗位职责和相关技术规范、操作规程）。 3. 科室质量管理小组定期活动，每季至少1次。 4. 质量管理资料完整，体现持续改进。	查阅管理小组资料：工作计划、记录、相关文件、活动记录等管理资料。 提问相关技术规范、制度至少5人次。	10	提问不合格每人次扣1分。 考核要点不合格每项扣1分。
九、质量与安全管理指标	1. 血液透析室有运行数据的流程。 2. 有运行中的数据库，做到实时记录。 （1）质量管理方面基础数据：血液透析机台数/专职医师/专职护理人员。 • 年度血液透析（简称"血透"）总例数。 • 年度血透治疗总例次（普通血透、高通量血液透析、血液透析滤过、血液滤过、单纯超滤）例次。 • 年度维持性血液透析患者的死亡例数、年度维持血透患者透析1年内死亡率。 • 年度血透中严重（可能严重危及患者生命）并发症发生例次。 • 年度血透患者乙肝病毒表面抗原阳转或E抗原阳转病例数。 （2）年度血透患者质量监测指标：年度溶质清除（尿素下降率URR＞65%）例数。 • 年度肾性贫血纠正（血红蛋白≥110g/L）例数。 • 年度钙磷代谢（钙磷乘积＜55mg²/dL）[血红蛋白＜55mg²/dL]例数。 • 年度继发性甲状旁腺功能亢进（血清甲状旁腺素（iPTH）100～300mg/dL）例数。 • 年度血压控制（透析间期血压 90/60～150/90mmHg）例数。 • 年度血管通路类别（动静脉内瘘、中心静脉导管、动静脉直接穿刺、其他血管通路例次。 3. 定期对质量管理指标进行分析评价，对存在问题有改进措施。 4. 科室运用质量管理工具开展质量与安全管理，用质量指标与同行比较，追踪评价，持续改进。	查阅相关流程文件。 查阅相关记录资料。 查阅相关指标数据采集资料。 定期对质量管理指标进行分析评价，制定改进措施并落实。 运用质量管理工具开展质量与安全管理，用质量指标与同行比较，追踪评价、持续改进。	25	相关资料不全每项扣2分。 无管理工具运用扣5分。 无定期分析评价扣5分。

表 3-83-5 有创操作质量管理考核标准表

考核项目	考核标准	考核方法	分值	扣分标准	得分
一、人员资质	人员符合执业资质，并经相应的医疗技术授权。	查执业及技术授权	一票否决	一票否决	
二、有创操作前病情评估	有创操作前在病程记录有操作者对病情的评估小结，包括病史、体征、主要辅检、诊断、诊疗方案、操作指证、禁忌证、风险防范及注意事项等的概述，有上级医师查房意见、介入诊疗手术、内镜下操作的高危操作，应按手术管理，书写完整的术前小结、术前讨论。	查看病程记录	20	每项内容扣3分，应有而无的术前讨论扣20分	
三、医患沟通	充分知情同意，签字主体正确，知情同意包括操作方案、适应证、风险及处理、替代方案等。	查看知情同意书	15	签字主体不正确扣15分，其他每项扣5分	
四、操作前应急管理	有不良反应应急预案、必要的抢救设施完备。	查看术前记录及科室设施	10	每项不符合扣5分	
五、操作规范	操作符合诊疗技术规范，严格遵守无菌原则。	查看实操、记录	20	每项不符合扣10分	
六、操作记录	操作记录及时规范，包括操作名称、目的、时间、体位、操作部位及消毒方式、麻醉方式、操作具体步骤、操作结果、患者情况、医患告知等，如出现意外要详细记录救治情况。应由操作者记录及签名。	查看操作记录	20	每项不符合扣2分	
七、操作后评估	操作后48小时内应有对操作后患者的评估，对操作后出现的不良反应应有及时观察分析处理。如操作后有病理、细胞学、细菌学等检查结果报告的，应及时分析处理。	查看病程记录	15	每项不符合扣5分	

表3-83-6　麻醉科质量考核标准

考核项目	考核标准	考核办法	分值	扣分标准
1. 麻醉科室质量与安全管理	1. 科室质量与安全管理小组职责、计划、记录。 2. 工作制度、岗位职责、诊疗规范及培训等。 3. 麻醉质量管理数据库建设及麻醉质量评价。	1. 检查科室质量与安全管理小组质控记录。 2. 随机提问工作规范的落实情况。 3. 查看诊疗规范的落实情况，查看各种制度的培训记录。 4. 查看麻醉数据库。 5. 对麻醉质量有分析、总结、评价的记录。	15分	每项不符合要求扣3分
2. 麻醉医师资格分级授权管理	1. 有无越级麻醉。 2. 独立实施麻醉医师具备中级以上任职资格。 3. 知晓率100%。	1. 检查科室人员技术准入情况。 2. 随机提问麻醉医师资格分级授权制度及流程。 3. 有无越权麻醉记录。 4. 查看科室对麻醉医师能力评价与再授权的档案资料。	10分	每项不符合要求扣2.5分
3. 患者麻醉前病情评估和麻醉前讨论	1. 高风险择期手术、新开展手术和麻醉方法，进行麻醉前讨论。 2. 明确患者麻醉前病情评估的重点范围-术前麻醉准备-综合评估。	1. 查看麻醉讨论记录及总结分析资料。 2. 抽查病历检查手术风险评估、术前麻醉准备及综合评估执行的情况。 3. 有无麻醉前讨论制度及麻醉前病情评估制度。	10分	1. 每缺1项制度扣2分 2. 无麻醉讨论记录扣1分 3. 无讨论分析扣2分 4. 病例中的病情评估1项不符合要求扣1分
4. 麻醉计划及麻醉知情同意管理	1. 麻醉计划记录于病历中，包括拟施行的麻醉名称、可能出现的问题与对策等。 2. 根据麻醉计划进行麻醉前的各项准备。 3. 变更麻醉方法要有明确的理由，并获得上级医师的指导和同意，记录于病历/麻醉单中。 4. 科室对变更麻醉方案的病例进行定期回顾、总结、分析。	1. 抽查病历检查麻醉计划的执行情况。 2. 查看变更麻醉的记录、总结和分析资料。 3. 根据麻醉计划，查看麻醉前的准备情况。 4. 抽查变更麻醉的病历，看有无再次知情同意的签署。	10分	每处达不到要求扣2分
5. 手术安全核查执行及麻醉记录单书写管理	1. 严格执行手术安全核查。 2. 按规定内容书写麻醉单。 3. 麻醉的全过程在病历/麻醉单上得到充分体现。	1. 抽查病历，考核手术安全核查的执行情况。 2. 检查麻醉单书写是否符合书写规范。 3. 检查科室质控检查资料与反馈记录。	15分	1. 检查病历中每项缺陷扣2分。 2. 麻醉单记录不规范每处扣1分。 3. 麻醉单内容简单扣1分。 4. 科室无资料扣2分。

续表

考核项目	考核标准	考核办法	分值	扣分标准
6. 麻醉过程中的意外与并发症处理	1. 意外及并发症及时报告。 2. 处理过程应该得到上级医师的指导。 3. 处理过程记录于病历/麻醉单中。 4. 对麻醉意外和并发症专题讨论、定期自查、分析、整改。	1. 有麻醉意外及并发症的处理规范。 2. 提问意外及并发症的处理流程。 3. 查看处理过程的记录。 4. 查看分析、整改资料。	10分	1. 提问一人不知晓扣2分。 2. 材料检查每处不合要求扣2分。
7. 麻醉复苏室管理	1. 监护结果和处理均有记录。 2. 转出的患者有评价标准（全身麻醉者Steward评分）。 3. 有患者转入、转出麻醉复苏室交接流程、时间等记录完整。 4. 科室定期自查、分析、整改。	1. 检查麻醉复苏室的人员与设备配备情况。 2. 查看麻醉复苏室对麻醉患者转入、转出的标准与流程。 3. 查看交接记录。 4. 查看患者在复苏室的各种记录。 5. 查看科室自查总结分析整改资料。	10分	每项不合要求扣2分。
8. 术后患者镇痛治疗管理	1. 术后镇痛治疗规范与流程。 2. 镇痛治疗效果正确评价，有记录。 3. 器材与药品使用合理。 4. 科室定期自查、分析、整改。	1. 查看术后镇痛治疗规范的培训记录。 2. 提问麻醉医师掌握规范操作规程的情况。 3. 检查镇痛效果评价记录。 4. 检查科室自查资料、分析整改资料。 5. 检查镇痛的器械与药品使用情况。	10分	每项不符合要求扣2分。
9. 自体输血及术中输血管理	1. 麻醉科与手术科室和输血科有效沟通记录。 2. 术中输血制度及流程，自体输血管理。 3. 手术用血前评估和血疗效评估，麻醉科对术中用血的总结、分析、整改记录。	1. 查看有效沟通记录。 2. 抽查病历，按临床用血管理检查。 3. 检查用血效果评价记录。 4. 抽查术中输血的制度与流程的知晓情况、执行情况。 5. 查看术中用血的总结分析资料。	10分	每项不符合要求扣2分。

表3-83-7 介入（导管室）质量考核标准

考核项目	考评标准	考核方法	分值	扣分标准
基本要求	1. 所开展的介入诊疗技术项目与卫生行政部门核准的临床诊疗科目一致，有关介入诊疗项目（如心血管介入）获批准临床准入资格。 2. 有与介入诊疗项目相关临床科室，能为介入诊疗的并发症与意外症及其他意外紧急情况处理提供技术支持。 3. 由介入诊疗科室与相关科室共同制订介入诊疗应急预案与工作流程。 4. 相关科室和人员知晓协作职能和工作流程。	1. 准入资格证明材料 2. 相关科室共同制订的各类应急预案及工作流程 3. 提问相关人员预案及流程内容	5	考核要点不合格每项扣一分
导管室硬件管理	1. 导管室设置符合诊疗技术管理规范。 （1）操作室使用面积符合放射防护及无菌操作等相关要求。 （2）有多功能监护系统和心、肺、脑抢救复苏设施，急救药品。 （3）配备符合临床需要的DSA机及高压注射器等。 2. 有设备使用及维护技术人员，有保证影像诊断质量的相关措施，并落实。 3. 设备维修响应及时，保障安全运行，保障临床需要。 4. 有设备使用相关管理制度，有专人负责，维护保养、维修记录。	1. 现场查看布局、设备及有效抢救物资 2. 设备维护、维修、使用记录、设备使用说明书、设备维护人员工作记录 3. 相关制度文件、保证影响质量的措施 4. 现场演示设备故障时设备响应应是否及时或查看报修维修记录体现响应及时	5	考核要点不合格每项扣一分
介入诊疗技术管理规范	1. 根据卫生行政部门制订的介入诊疗技术管理规范、导管室管理制度，制订实施细则文件与管理流程，有介入诊疗工作流程、技术操作常规和介入诊疗各级各类人员岗位职责，并执行。 2. 有相关人员培训计划、培训方案并考核。 3. 相关人员熟练掌握本岗位技术操作规范，考核合格率≥100%，各级各类人员知晓相关制度并岗位职责并遵循。 4. 对制度与岗位职责落实情况检查，总结，对存在问题有整改措施。 5. 持续改进有成效，相关人员无违规操作事件发生，规范实施介入诊疗。	1. 查阅相关文件资料 2. 查阅培训考核计划方案或制度及相关培训考核资料、体现培训系统化 3. 现场提问相关人员操作规范、介入操作规范 4. 无违规操作事件 5. 有制度岗位职责落实总结分析整改措施施并落实	10	考核要点不合格每项扣一分；提问不合格每人次扣一分（至少提问3人次）
准入资格及授权管理	1. 有各级各类人员岗位职责、相关人员知晓，并能遵循。 2. 医师、医技和护理人员经介入专业技术培训合格。 3. 人员资质符合介入诊疗项目执业要求。 4. 具有开展的介入诊疗项目相适应的其他专业技术人员。 5. 有对相关人员上岗能力的评价，并有相关资料。 6. 持续改进有成效，所有介入诊疗人员质与能力符合上岗要求。	1. 查阅相关岗位职责 2. 提问相关人员上述岗位职责 3. 医护技术培训证书及执业证书 4. 上岗人员评价资料（包括评价标准、评价组织、运行、评价相关资料）、总结改进资料	10	考核要点不合格每项扣一分，提问不合格每人次扣一分（至少提问3人次）

续表

考核项目	考评标准	考核方法	分值	扣分标准
准入资格及授权管理	1. 有对实施介入诊疗医师资质授权管理制度与流程，相关人员知晓，并执行。 2. 在实施介入诊疗前，必须经2名以上具有介入诊疗资格的医师决定（其中至少1名为副主任医师），并有记录。 3. 授权管理落实到每一位医师，能力评价有记录。介入诊疗方案确定与实施按照授权规定执行。 4. 持续改进有成效，授权管理落实到位，根据评价结果动态管理，相关资料完整。	1. 有相关制度流程并现场提问 2. 查阅病历有体现并由同决定，其中一人为副高以上医师 3. 查阅授权资料、能力评价资料、动态管理资料，无越级操作	10	考核要点不合格每项扣一分，提问不合格每人次扣一分（至少提问3人次）
保障患者安全	1. 各级医师掌握介入诊疗技术的适应证与禁忌证，并严格执行。 2. 介入诊疗前，手术医师术前到病房查看病历，检查患者，确认手术适应证。 3. 在实施介入诊疗前，由手术者或第一助手向患者或者家属进行知情告知，包括手术目的、手术风险、可能发生的并发症以及预防措施以及高值耗材的选择等，并签署知情同意书，保存在病案中。 4. 相关医师对上述要求知情率100%。 5. 由手术者或第一助手用易懂的方式向患者或者近亲属、授权委托人进行知情意告知，保障介入诊疗质量。 6. 科室定期对介入诊疗病例的适应证进行回顾总结，有评价，符合率100%。 7. 对介入诊疗技术适应证有监管与评价，有改进措施，诊治符合率100%。 8. 对术后患者进行随访。诊治效果随访率≥90%。	1. 适应证与禁忌证总结资料并现场提问，查阅病历现适应证明确，并体现术前查看患者情况，知情同意资料完整 2. 主要并发症及预防措施资料 3. 询问患者或患者家属知晓知情同意内容 4. 定期适应证回顾总结，有评价，符合率100% 5. 查阅随访登记本并电话询问患者核实随访情况	20	考核要点不合格每项扣一分，提问不合格每人次扣一分（至少提问3人次）
健康防护管理	1. 有职业病危害控制效果放射防护评价报告。 2. 有放射诊疗和放射防护管理制度，并落实。 3. 放射诊疗工作人员按照有关规定佩戴个人剂量计。 4. 患者的敏感器官和组织有防护。 5. 定期对相关人员防护进行培训，组织应急演练，设备和人员进行放射防护检测、监测和检查。 6. 定期组织对放射诊疗工作场所、设备和人员进行放射防护检测、监测和检查。 7. 定期对相关人员进行健康检查，有健康档案。 8. 持续改进有成效，环境保护及工作人员职业健康防护符合规定，无职业危害事件发生。	1. 有防护制度、防护评价并落实 2. 医务人员、患者防护措施到位 3. 定期培训、演练、考核资料 4. 职工个人健康档案（预科保健科资料） 5. 资料显示持续改进，无职业危害事件发生	15	考核要点不合格每项扣一分

续表

考核项目	考评标准	考核方法	分值	扣分标准
质量与安全管理	1. 由科主任与具备资质的质量控制人员组成的质量控制小组负责科室医疗质量和安全管理, 并有工作记录。 2. 有保证医疗服务质量与安全的相关制度。 3. 对相关人员有培训与教育计划, 并落实。 4. 有质量与安全管理计划并组织实施。 5. 科室相关人员熟悉相关制度和计划。 6. 科室定期召开质量与安全专题会议, 对存在的质量与安全隐患进行分析、总结、反馈, 提出改进意见。 7. 对介入诊疗质量有定期评价和分析, 并有记录。 8. 根据管理要求, 对相应制度及时更新和完善。 9. 科室有完整的质量管理资料, 体现质量与安全持续改进。	1. 质控小组组成、工作记录、工作计划 2. 相关制度文件 3. 培训与教育计划及落实情况 4. 现场提问相关人员以上内容 5. 专题会议资料 6. 制度及时更新不断完善 7. 资料显示管理持续改进	15	考核要点不合格每项扣一分; 提问不合格每人次扣一分(至少提问3人次)
指标管理	1. 有质量与安全指标。 2. 科室定期开展评价活动, 有记录。 3. 相关人员知晓本科室/组的质量与安全指标要求。 4. 本科/室组能够开展全面质量管理活动, 定期统计与分析质量与安全管理, 开展质量与安全管理, 持续改进有成效。 5. 科室能运用质量管理工具, 开展质量与安全管理, 持续改进有成效。 6. 主要技术安全指标达到: (1) 无手术事故, 无导管相关性感染暴发。 (2) 血管造影严重并发症低于0.5%。 (3) 介入诊疗技术相关死亡率低于0.5%。	1. 质控指标、定期评价资料(数据体现指标) 2. 现场提问医护人员数据变化评价并整改措施) 3. 运用质控工具显示持续改进, 主要指标合格	10	考核要点不合格每项扣一分; 提问不合格每人次扣一分(至少提问3人次)

表 3-83-8 重症医学科质量考核标准

考核项目	考核标准	考核方法	分值	扣分标准
一、科室设置基本要求	1. 重症医学科有布局合理，病房配置设备设施符合《重症医学科建设与管理指南（试行）》的基本设备要求。 2. 重症医学科每床使用面积不少于15平方米，床间距大于1米，最少配备一个单间。 3. 有专人负责设备维护、设备、校验、影像等医技检查信息的及时传递。信息系统有检验、设备、设施处于备用完好状态。 4. 信息系统有支持医疗质量管理和医院感染监控的功能。 5. 医师人数与床位数之比>0.8:1，护士人数与床位数之比达到（2.5～3）:1。 6. 保持适宜的床位使用率，至少应保留1张空床以备应急使用。 7. 重症医学床位占全院总床位的2%～5%。	1. 现场查看基本设置、有效床位、预留床位、设施配备用完好。 2. 设备保养、维护、校验；使用记录本设备有使用说明，及时设置设备报警数值（如心电图报警值设置），设备用完好。 3. 查看科室人员配备、提示人员配备合理。 4. 查看信息数据传递情况及医院感染监控情况。	20	考核要点不达标每项扣2分
二、科室技术资格管理	1. 有医护人员资格、技术能力准入及授权管理的相关制度与程序。达到重症医学科医护人员基本技能要求。 2. 对医护人员进行重症医学专业理论和技能培训，考核合格后方可独立上岗。 3. 医护人员经过本技能培训，掌握重症医学的基本技能要求，具备独立工作能力。 4. 护理员、保洁员经过相关知识培训考核后上岗。 5. 对高风险操作技术实行授权，定期评估培训和再授权管理。 6. 有定期考核与再培训、再授权管理，保证医护人员技术能力，呈持续提高状态。	1. 查看相关制度与程序、医护人员准入资格证书或资证明。 2. 医护人员培训考核材料、考核合格证书证或证明。 3. 医护人员上岗考核为不合格。 4. 保洁员培训考核材料。 5. 高风险授权资料、定期评估培训考核资料。 6. 定期考核再培训、再授权资料。 7. 现场提问或演示重症医学科基本技能要求。	20	考核要点不达标每项扣2分
三、危重患者管理	1. 有重症医学科各项规章制度、岗位职责。 2. 有重症医学科收住患者的范围，转入和转出患者与标准。和相关技术规范、操作规程。转入转出标准的符合率≥90%。有符合转出标准患者及时转到相应科室的相关规定和执行流程，无病情转化现象。 3. 对入住重症医学科的患者实行疾病严重程度评估。疾病严重程度评估使用率达持续改进。 4. 有抗菌药物使用与管理的相关规定。抗菌药物合理使用率达标准。 5. 有储备药品、一次性医用耗材管理和使用的规范及标准。 6. 有对上制度、职责、规范及标准、流程的培训。工作人员知晓相关岗位职责和履职要求。	1. 现场提问相关人员规章制度、岗位职责、各项技术规范流程。转入转出标准及相关流程、收治范围、抗生素使用相关规定、分级查房制度及执行流程、多学科协作支持机制、落客核心制度的相关规定与措施。 2. 数据统计显示符合率达合格。 3. 转入转出无违反现象。 4. 培训考核资料。 5. 科室定期开展针对性质量评价	20	提问不熟练每人次扣1分 其他考核要点不达标每项扣2分

续表

考核项目	考核标准	考核方法	分值	扣分标准
三、危重患者管理	7. 科室内有定期质量评价。 8. 有分级查房制度与执行程序，患者诊疗活动由主治医师及以上人员主持与负责。 9. 有多学科协作与支持机制，通过重症医学科与相关科室联合查房、病例讨论等形式，提供专科诊疗支持，并定期分析总结，制订整改措施，显示持续改进。 10. 有落实核心制度的相关规定与措施。	6. 查阅病历及排班本，体现分级查房制度，主治医师以上负责诊疗活动 7. 查阅病历要求体现专科支持，并能定期分析总结制订整改措施持续改进	20	提问不熟练每人次扣1分 其他考核要点不达标每项扣2分
四、科室质控管理	1. 由科主任、护士长与具备资质的人员组成质量与安全管理小组负责本科室医疗质量和安全管理。 2. 有质量与安全管理小组工作职责、工作计划和工作记录。 3. 有适用的各项规章制度、岗位职责和岗位职责履行职责、定期自查、评估、分析、整改。 4. 质量与安全管理小组运用质量管理工具进行质量与安全管理，有完整的质量管理资料，体现持续改进成效。 5. 科室能运用质量管理工具进行质量与安全管理，有完整的质量管理资料，体现持续改进成效。 6. 有防范意外伤害事件的措施与处置突发事件应急预案。 7. 落实医疗安全（不良）事件上报制度。	1. 查阅管理小组成员、工作计划、工作记录相关制度规范 2. 管理小组活动记录、分析总结记录，要求有数据体现 3. 质量管理工具运用情况 4. 提问相关应急预案 5. 不良事件无专责上报制度落实统计情况，并提交相关流程	20	考核要求每项不合格扣2分 提问回答不合格每项扣1分
五、指标管理	有明确的质量与安全指标，包括：APACHE II评分≥15分比例，感染性休克3小时/6小时集束化治疗完成率，抗菌药物临床应用前病原学送检率，DVT预防率，标化病死指数，出ICU后48小时内重返率，非计划气管拔管率，气管插管后48小时内再插管率，非计划转入ICU率，呼吸机相关性肺炎（VAP）的发生率，中心静脉导管相关的血行性感染率，导尿管相关的泌尿系感染率，重症患者压疮发生率等。有落实相关指标的具体措施，并根据相关指标的分析改进持续改进有成效。有待续改进的具体措施，数据资料显示相关指标内容。	1. 要求落实各项相关指标的具体措施，并根据相关指标的分析改进质量与安全管理 2. 有持续改进的分析改进成效，数据资料显示改进成效 3. 查阅相关资料 4. 现场提问医护人员具体措施及指标内容	20	提问回答不合格每人次扣1分 每项指标不符合要求情况扣2分

表3-83-9 供应室质量考核标准

考核项目	考核标准	考核方法	分值	扣分标准	得分
规章制度 8分	1. 规章制度、职责、流程、应急预案健全、有记录。	查看材料,就提问一名护士科室相关应急预案内容。	4	1项不符合要求扣1分	
	2. 有职业暴露防护措施。	实地查看。	4	无措施扣2分,有措施未落实扣2分	
环境管理 8分	1. 环境整洁,室内布局合理,严格区分工作区域和辅助区域;各区域标志明显,设实际屏障,空气由洁到污,不交叉、不逆流。	实地查看。	4	1项不符合要求扣1分	
	2. 各工作区物品分类放置,保持整洁、安全、有序。	实地查看。	2	1项不符合规范要求扣1分	
	3. 拖把标识明显,分开清洗。悬挂、有消毒措施。	实地查看。	2	1项不符合规范要求扣1分	
人员管理 13分	1. 各级各类人员严格掌握供应室规章制度、岗位职责,护理人员实行资格、技术能力准入及授权管理规范。	抽查一名护士规章制度、岗位职责的掌握,以及落实情况。	4	1项未掌握扣1分;未履行职责扣2分;无专科护士资格,技术能力准入及授权管理的相关制度与程序,扣4分;未进行专业理论和技能培训,考核就独立上岗,扣4分	
	2. 工作人员入室更衣、换鞋;定期进行健康体检,患有传染病期间不得从事供应室工作。	实地察看,检查资料。	2	1项不符合要求扣1分	
	3. 各区域人员相对固定,根据岗位穿戴防护用品,不得跨越工作区。	实地察看。	3	1项不符合要求扣1分	
	4. 定期对各类人员进行培训,考核,并符合要求。	查看资料,提问1名护士对内容的知晓。	4	1项不符合要求扣1分	
物资管理 27分	1. 无菌物品放置于离地面≥20cm,离天花板≥50cm,离墙≥5cm的无菌物品储存架上,标记明显,无过期、无破损、霉变。	实地察看。	3	1项不符合要求扣1分	
	2. 无菌物品与非无菌物品分开放置,标识醒目;灭菌物品按灭菌日期依次排列过期,无破损、过期,包外有物品名称、灭菌日期、有效期及失效期,消毒锅号、批次、包装者及核对者姓名、化学指示胶带封口。	实地察看。	4	1项不符合要求扣1分	
	3. 一次性无菌物品集中定点放置;拆除外包装后方进入无菌物品存放区,定点、分类,按效期存放,发放时监测外观及灭菌有效期。	实地察看。	4	1项不符合要求扣1分	
	4. 污染物品封闭回收,不落地,特殊污染物品回收时,采用双层封闭包装,注明感染性疾病名称;回收的污染物品在CSSD去污区进行清点、核对。	实地察看。	4	1项不符合要求扣1分	

续表

考核项目	考核标准	考核方法	分值	扣分标准	得分
物资管理 27分	5. 贵重仪器（高压蒸气灭菌器、超声清洗机）有操作程序、人员使用有记录；各类仪器及时维修，保持完好状态，有维修记录。	实地察看及检查资料记录。	3	1项不符合要求扣1分	
	6. 物品（包括手术物品）、器械定期查对（公物每月总清点1次），账物相符，有记录和签名。	实地察看及检查资料记录。	3	1项不符合要求扣1分	
	7. 各种消毒液、润滑剂定点放置，标识清晰，配置浓度符合要求，标明效期，无过期现象，各类物品浸泡时间符合要求，有监测记录。	实地察看及检查资料记录。	3	1项不符合要求扣1分	
	8. 诊疗包供应及时，满足临床需要。	实地察看及临床科室反馈。	3	1项不符合要求扣1分	
护理工作质量 42分	1. 护士长有年计划、月安排、周重点、年终总结；护士长手册记录及时、准确、目标明确、内容真实、落实到位、及时总结。	查看资料。	3	1项不符合要求扣1分	
	2. 岗位技术操作规程规范，污染物品洗涤符合消毒技术规范要求，有器械清洗流程并严格执行，执行查对制度。	实地查看及提问1名护士查对制度内容。	4	1项不符合要求扣1分	
	3. 穿刺针配套，针尖锐利无钩，无弯曲；金属制品无锈、无漏、关节灵活；玻璃制品清晰、透明、无裂痕；橡胶制品无粘连、变形，管腔通畅。	实地查看。	4	1项不符合要求扣1分	
	4. 器械包内物品齐全、配置合理、摆放有序、标识清楚。	实地查看。	4	1项不符合要求扣1分	
	5. 物品包装松紧适宜，大小及重量符合规范要求，棉质包皮应"一用一清洗"。	实地查看。	4	1项不符合要求扣1分	
	6. 按消毒技术规范要求放置指示卡及指示胶带。	实地查看。	4	1项不符合要求扣1分	
	7. 物品灭菌时装载量，摆放方法符合标准。	实地查看。	4	1项不符合要求扣1分	
	8. 灭菌物品取出时操作方法符合规范，标志清楚，灭菌合格率100%。	实地查看。	4	1项不符合要求扣1分	
	9. 专人、专车封闭收送物品，洁污分开，供、接及时，与科室交接有记录。	实地查看及检查记录资料。	4	1项不符合要求扣1分	
	10. 每月下临床征求意见，对提出的意见应有改进措施，有记录。	检查记录资料并询问临床科室。	3	1项不符合要求扣1分	
	11. 发生护理不良事件及时上报，做好分析、讨论、改进，有追踪分析，持续改进措施。	提问1名护士及护理不良事件报告制度的内容，以及查看护理不良事件讨论登记表、检查科室质控资料记录	4	有讨论、原因分析、整改措施及上报处理情况。1项不符合要求扣1分	
监测 2分	各项检测符合标准，资料保存完整。	检查记录资料	2	1项不符合要求扣1分	

表3-83-10　抗菌药物合理使用检查表

住院号	年龄	责任医师	使用目的 1. 治疗性 0. 预防性	1. 非限制类 2. 限制类 3. 特殊类	联合用药	缺陷类型							主要存在问题
						用药指征	药物选择	用药时机	用药疗程	记录分析	病原检查	特殊级专家会诊	

被检科室：　　　　　　　　　　　　　　检查者：　　　　　　　　　检查日期：

填写说明：为便于统计，检查项目结果均以数字填写。联合用药及缺陷类型中1为：是或合理，0为：否或不合理。

表3-83-11　麻醉、精神类药品及科室备药管理考核标准

项目 麻醉药品	检查内容	是否达标
第一类精神药品	1. 是否有特殊药品的相关管理制度	
	2. 是否有专人负责	
	3. 是否有经药剂科审核批准的基数清单，基数是否吻合，基数是否标示在相关位置上	
	4. 是否专人专锁保管，专柜是否贴有统一标签	
	5. 交接班登记本是否规范，登记是否完整	
	6. 注射剂剩余量处理方式是否有记录并双人签字确认	
	7. 处方专册登记本记录是否完整	
	8. 是否做到日清日结	
	9. 空安瓿是否对批号、破损等情况进行登记	
	10. 是否有过期失效现象	
第二类精神药品	1. 是否设有基数清单、基数是否吻合	
	2. 是否专人、专柜保管	
	3. 专柜是否贴有全院统一标识	
	4. 是否每月定期自查	
	5. 是否有过期失效现象	
急救药品	1. 是否有统一基数目录及数量清单，数量是否吻合	
	2. 是否按统一规范要求定位存放	
	3. 是否有过期、失效现象，如有是否及时报损或更换	
	4. 药品安瓿上的字迹是否有不清楚的现象	
	5. 是否有专人负责管理，每月检查	
	6. 使用后是否及时补充	

续表

项目	检查内容	是否达标
麻醉药品		
高警示药品	1. 是否设有科室高警示药品清单目录	
	2. 是否设有专柜存放	
	3. 专柜是否贴有全院统一警示标识	
	4. 是否每月定期自查	
	5. 是否有过期失效现象	
易混淆药品	1. 是否设有科室易混淆药品清单目录	
	2. 是否分开放置	
	3. 专柜是否贴有全院统一警示标识	
	4. 是否每月定期自查	
	5. 是否有过期失效现象	
普通基数药品	1. 是否有基数清单	
	2. 是否有存放药柜	
	3. 是否贴有药品标签，摆放的药品是否相对应	
	4. 药品摆放是否整齐	
	5. 是否有药品裸放、混放在一个盒子的现象	
	6. 是否有过期、失效的现象	
	7. 是否损坏或近效期药品及时报损或更换	
	8. 是否有专人负责管理，定期盘点	
药品贮存管理	1. 药品储存设施是否完备	
	2. 治疗室是否有温湿度记录	
	3. 冰箱是否有温度记录	

被检科室：　　　　　　　检查者：　　　　　　　检查日期：

表3-83-12　产房质量考核标准

考评项目	质量标准	分值	考核方法	扣分标准
护理管理	护士长工作合理计划，实施弹性排班，满足工作需要。有护理质量检查小组，每月检查1次有记录。每月组织护理质量持续改进专题会议1次有记录；助产士仪表规范，服务态度好，熟悉科室制度、职责、常规、工作流程	10	看相关资料，抽查1人	1项不符合要求扣分，助产士不熟悉扣2分
	科室开展优质护理服务，落实人性化护理服务措施，各类沟通用语规范，定期发放满意度调查表，对存在问题有原因分析及改进措施	10	现场查看	1项不符合要求扣2分
	按规定业务学习并考核，有组织专科操作培训及考核	5	现场查看	1项不符合要求扣2分
	有适宜的空气调节系统，产床器械台、无影灯、婴儿秤、胎心监护仪、新生儿复苏台、气管插管等用物专人保管、定位放置、定期维护保养，处于备用状态；急救药品、器械定位定数定人管理，每班交接；各类耗材定期清点，无失效过期	10	现场查看	1项不符合要求扣2分

考评项目	质量标准	分值	考核方法	扣分标准
安全管理	科室有安全管理制度及防范措施，严格执行各项规章制度，技术操作规程及操作常规。严格做好安全核查制度，产前、产后交接制度。根据产妇需要放置安全防护工具（床栏、约束带等）。婴儿娩出后标志明显，各记录完善，准确。发生不良事件处理上报及时，并进行原因分析，拟定整改措施。有安全管理培训	15	现场查看	1项不符合要求扣5分
物品药品管理	物品分类放置有序，保持整洁 药品分类定点放置，药柜整洁，高危药品有醒目标识，药物无变质，无过期，标签清晰；剧毒麻药及一类精神药品专人、专柜加锁管理，有使用记录，每班清点，账物相符 各类仪器妥善保管，及时维修保持完好备用状态	10	现场查看	1项不符合要求扣2分
专科护理	严密观察产程、血压、胎心音有记录 服务态度热情，做好产前健康教育 产程观察处理及时，认真书写分娩记录及产程图 产后2小时密切观察子宫复旧，阴道恶露，做好母乳喂养指导	10	现场查看	1项不符合要求扣3分
消毒隔离	产房布局合理，限制区、半限制区、非限制区严格划分，感染产房与非感染产房分清；各类整洁，物品放置定点，定位，标识清晰，放置有序；物表、台面、地面定期清洁有记录；治疗车及接送产妇平车清洁，并有清洁措施	10	现场查看	1项不符合要求扣2分
	供氧装置处于完好状态，湿化瓶每天更换，用毕后，终末消毒并有登记；吸痰器表面无灰尘随时处于备用状态，吸引瓶每班及时倾倒瓶内液体，吸引管用后消毒、清洗、晾干备用	10	现场查看	1项不符合要求扣2分
	助产士熟练掌握洗手方法，指甲短，洗手用物一用一灭菌；严格执行无菌技术操作；清洁物品和污染物品专柜放置，柜内清洁，无积灰，标识明显；无菌物品在有效期内使用，无过期物品；产床整洁，消毒符合要求，污物入袋放置；医疗废物按《医疗废物管理方法》等相关要求分类收集管理	10	现场查看	1项不符合要求扣1分
存在问题				
改进措施				

表3-83-13　新生儿病房质量考核标准

项目	质量标准	分值	考核方法	扣分标准
护理管理25分	1. 护士长管理符合规定要求，能按持续质量改进方法科学管理并指导护士按护理程序方法实施护理，护士长工作手册记录真实、完整，资料齐全	8	查看资料及护士长工作手册	1. 计划、目标欠具体扣1分 2. 记录不完整扣1分 3. 资料不齐全扣1分 4. 管理工作1项未完成扣1分
	2. 新生儿病房各项制度、护理常规、专科护理技术操作常规健全，并贯彻落实	6	查看资料，现场提问两名护士	1. 1项资料不健全扣1分 2. 一名护士回答不全面扣1分
	3. 有不良事件管理记录，有分析、评价及整改措施并贯彻落实	6	查看资料	1. 有1项严重差错者不得分 2. 记录不完整者扣1分
	4. 护士仪表端庄，衣帽整洁	5	现场检查	一名护士不合格扣1分

续表

项目	质量标准	分值	考核方法	扣分标准
安全管理 15分	1. 新生儿室安全管理符合要求，有防范措施	3	现场检查	1项不合格扣1分
	2. 根据新生儿科特点，建立应急预案程序并熟练掌握	3	现场检查	1. 未建立应急预案不得分 2. 一名护士不能熟练掌握扣1分
	3. 各种抢救物品齐全，定位放置，性能良好，处于备用状态	3	现场检查	1项不合格扣1分
	4. 对入室新生儿严格核对，外出检查时，安全、舒适地护送	4	现场检查，提问两名	一名护士不合格扣1分
	5. 各种护理标记齐全，标记醒目（例如隔离、禁食等）	2	现场检查	1项无标记扣0.5分
医护质量 30分	1. 责任护士熟练掌握患儿病情	3	现场提问及检查	不符合要求扣1分
	2. 新生儿水浴水温适宜，皮肤清洁，脐部处理等符合质量要求	4	现场提问及检查	不符合要求扣1分
	3. 掌握常用仪器、输液泵、暖箱、光疗箱等操作规程并能正确使用、保养	4	现场检查，提问两名	一名护士不合格扣1分
	4. 新生儿喂养方法正确，做到按需喂养，保证乳量	3	现场检查	不符合喂养要求扣1分
	5. 输液管道药液点滴通畅，滴速与医嘱要求相符	3	查看资料，提问两名	1. 记录不完整扣1分 2. 一名护士回答欠准确扣1分
	6. 新生儿被服、衣物、尿布柔软清洁，及时更换尿布，新生儿无臀红	3	现场检查	发现1例臀红扣1分
	7. 严格执行各项规章制度及技术操作规程	3	现场检查	发现1例扣1分
	8. 新生儿入、出保暖箱或蓝光箱有记录，清洁消毒监测有记录	3	查看资料	不符合要求扣1分
	9. 核心制度落实情况	4	查看病历、现场检查	发现1次扣2分
消毒隔离 30分	1. 新生儿室环境整洁，布局合理，各种物品放置规范	4	现场检查	1项不合格扣1分
	2. 严格执行无菌技术操作	4	现场检查	1项不合格扣1分
	3. 乳具"一婴一瓶"，"一用一消毒"	4	现场检查	未做到不得分
	4. 洗浴物品"一人一用一更换"	4	现场检查	未做到不得分
	5. 每日进行空气消毒，并有记录	4	查看资料	1. 不符合要求扣0.5分 2. 记录不完整扣0.5分
	6. 每月进行空气、物体表面、工作人员手部的卫生学监测，并有检验报告单及完整记录	4	查看资料	1. 未做到不得分 2. 1项不合格扣0.5分
	7. 有隔离室，该室新生儿用过的物品、敷料、排泄物等处理符合消毒隔离规范	3	现场检查、提问	处理不规范扣1分
	8. 医疗废弃物的处置符合医疗废弃物分类及处理规范	3	现场检查	处理不规范扣1分
存在问题				
改进措施				

表3-83-14 内镜室质量考核标准

考核项目	考核标准	考核方法	分值	扣分标准	得分
1. 科室质量管理	1. 科室有质量与安全管理小组 2. 质量与安全管理小组有质控方案及质控计划 3. 按质控计划开展质控检查工作	查资料	10	1. 无医疗质量管理小组扣2分 2. 无质控方案扣4分 3. 无质控工作计划扣3分 4. 质控计划未落实扣1分	
2. 依法执业管理	严格执行人员准入制度, 技术人员持有执业许可证, 上岗合格证	检查科室排班表	5	无执业资格从事内镜工作不得分	
3. 技术操作规范管理	有完善的各项技术操作规程, 常规并执行	查资料	5	无相关设备检查操作规程、常规, 每项扣2分	
4. 紧急意外管理	1. 有《紧急意外抢救预案》(含药物过敏、麻醉、突发病情等意外), 有与临床科室紧急支援的机制与流程 2. 科室有必要的紧急意外抢救药品器材, 抢救设备齐备并处于应急状态, 抢救药品齐备处于有效期, 基数固定, 有交接, 有记录	现场检查	5	1. 科室无抢救预案扣3分, 无与临床科室紧急呼救与支援的机制与流程, 分别扣1分 2. 缺少抢救设备扣1分 3. 缺少抢救药品扣1分 4. 账物不符扣1分 5. 无交接查记录扣2分	
5. 危急值管理	1. 科室有危急值报告制度及工作流程 2. 有相关危急值项目与标准 3. 按操作程序确认, 及时通报临床并登记 4. 及时、准确记录危急值, 作统计总结分析	查资料	10	1. 科室无危急值报告制度及工作流程扣3分 2. 未建立相关危急值项目与标准扣2分 3. 未及时通报每例扣5分 4. 无《危急值报告本》或电子记录扣2分	
6. 重点病例随访管理	1. 有重点病例随访与反馈制度 2. 开展重点病例随访, 凡内镜下治疗、怀疑肿瘤、内镜下取活检等病例需进行随访, 并有记录 3. 建立质量控制标准, 定期进行检查质量评价, 每月对随访情况进行自查、总结评价, 分析整改	查资料	8	1. 无重点病例随访与反馈制度及记录扣3分 2. 记录不详每份扣0.5分 3. 科室无质量评价自查分析和总结资料扣3分	
7. 报告管理	1. 内镜报告发放及时, 诊断准确。对疑难病变、诊断错误的诊断报告由上级医师会诊讨论, 对错误报告的更正重新报告及签名	查平台	10	1. 诊断报告不准确每份扣5分 2. 影像报告书写不规范每份扣1分	

续表

考核项目	考核标准	考核方法	分值	扣分标准	得分
7. 报告管理	2. 影像报告书写规范 （1）主要项目填写齐全 （2）字迹清楚，无错别字，无涂改 （3）签名规范	查平台	10		
8. 医疗安全制度	1. 严格执行查对制度，安全核查制度 2. 有跌倒、坠床报告制度和处理预案 3. 严格不良事件管理制度	查资料	5	1. 未执行查对制度1次扣5分 2. 无跌倒、坠床报告制度及处理预案扣2分 3. 不良事件管理不足每例扣3分	
9. 仪器设备维护保养管理	1. 室内仪器、设备指定专人管理 2. 对需要校准的仪器和对临床检查结果有影响的辅助设备定期进行校准。每月对仪器设备进行1次检查调试，及时淘汰不合格的设备。做好完整的保养及维护并登记于《校正维护记录》中	查资料	5	1. 无《保养维护记录》扣3分，无记录每次扣1分 2. 设备运行完好率<95%，扣1分	
10. 沟通告知管理	1. 科室应制订各项"内镜检查项目患者准备必须知"，并在预约时间告知患者及相应临床科室 2. 检查前完善相应评估 3. 履行告知，签署书面"知情同意"	查资料及现场查看	10	1. 无"内镜检查项目患者准备必须知"扣2分，未在预约时间告知患者及相应临床科室扣1分 2. 无检查前评估一例扣2分 3. 内镜检查、治疗前未签署知情同意书扣10分	
11. 资料管理	各种检查均有登记，资料（申请单、报告单、图片等）保管完好，便于查询	查资料	3	查登记本，无登记不得分，登记不全扣1分，资料丢失每份扣1分	
12. 消毒灭菌	执行内镜清洗消毒技术操作规范	查资料及现场	14	不符合不得分	
13. 质控会议记录	每月召开质控会议进行质控分析，评价及整改并记录。质控分析以本月开展的各项质控检查记录发现的问题为依据	查资料	10	1. 未按规定每月召开质控分析会议扣10分 2. 会议记录项目不全（上月问题整改成效、本月问题通报、讨论及原因分析、整改意见），每项扣2分	

表3-83-15　急诊科质量考核标准

考核项目	考核标准	考核方法	扣分标准	得分
1. 科室医疗质量与安全管理小组（10分）	1. 按照科室质量与安全管理小组管理办法，方案及人员的岗位职责 2. 有工作计划并实施 3. 科室有人员的紧急替代程序、方案及人员的有效联系方式 4. 有各级人员岗位职责 5. 有质量与安全管理指标的统计、定期地分析、评价及整改记录	1. 查看工作计划和质控小组活动记录 2. 查看工作计划及落实记录 3. 科室紧急替代制度、人员联系方式是否有效及时更新 4. 提问各级人员岗位职责 5. 各项管理指标有数据统计、分析评价整改记录	每项不符合扣2分	
2. 培训管理（10分）	1. 有急诊专业培训与考核的记录 2. 有科室的培训计划 3. 无毕业三年以下的医师进行单独值班情况 4. 重点病种的服务流程、规章制度培训，急诊急救技术的培训 5. 急诊医师技能培训与考核，技能评价与再培训的相关记录	1. 查看科室培训计划 2. 查看科室培训考核记录及是否按照规范进行 3. 查看排班、执业注册，执业是否合乎规范要求 4. 查看重点病种培训资料并提问有关人员 5. 技能培训考核及再培训记录	每项不符合扣3分	
3. 急诊急救工作管理（10分）	1. 有统一规范的急诊（含抢救）服务流程（重点为重点病种） 2. 急诊抢救工作需由主治医师及以上人员主持负责 3. 抢救记录符合要求 4. 定期分析、总结	1. 查看抢救流程 2. 查看抢救记录是否主治以上主持，书写是否规范 3. 是否定期有分析总结	每项不符合扣4分	
4. 急诊留观患者的管理（10分）	1. 有急诊观察患者的管理制度与流程 2. 有急诊留观患者超过72小时的处置措施并落实 3. 有无床时的告知（建议先请专业科室会诊24小时内未能收住专业科室的报医务部，登记协调） 4. 患者安全（两种以上身份识别、口头医嘱的规定，危值的管理）	1. 查看制度提问掌握情况 2. 留观患者是否看专科会诊，48小时是否上报，登记有无分析情况 3. 医师查房时是否核对患者信息，危值登记，处置有记录	每项不符合扣5分	
5. 急诊患者优先住院的管理，急诊绿色通道通畅（10分）	1. 有急诊抢救患者优先住院的制度及机制并严格执行 2. 有危重症患者分流的分析记录 3. 有保障需要治疗的患者能够及时收入相应病房的措施 4. 有收住院无床位时的告知（包括急诊院内） 5. 潜在急诊观察比例下降（微数据对比） 6. 有绿色生命通道、绿色生命通道标识清楚	1. 查看制度、提问 2. 查看登记本及定期分析记录 3. 查看病历是否告知 4. 查看留观登记对比（上报、处置登记本） 5. 绿色生命通道未按要求执行扣2分	每项不符合扣3分	
6. 落实医疗核心制度（10分）	包括首诊负责制度、会诊制度、交接班制度，危重患者抢救制度等	1. 提问核心制度，检查核心制度的落实情况 2. 查看病历	每项不符合扣2分	

续表

考核项目	考核标准	考核方法	扣分标准	得分
7. 预检分诊（10分）	有专门的检诊分诊人员，有培训，熟悉业务，有分诊登记，定期分析总结，提高分诊正确率	1. 查看排班本 2. 查看登记本 3. 查看培训记录 4. 查看定期分析总结	每项不符合扣2分	
8. 科室级应急制度（5分）	1. 急诊内外科、院前急救科要有相应的应急预案，并实施演练、门诊群体性患者突然增多的应急预案 2. 有突发公共卫生事件的演练和应急预案	查看资料	每项不符合扣2分	
9. 院前与院内交接（5分）	急诊护士与病房间有交接记录	查看交接单	每项不符合扣2分	
10. 急诊仪器设备完好，急诊药品满足需要（10分）	1. 急救药品及器材的管理，抢救设备设施齐备完好，急救仪器处于备用状态 2. 抢救药品、器材齐备，抢救车中药品器材、吸痰器、呼吸器、氧气是否处于备用状态 3. 抢救车实行专人管理，急救药品保存规范，过期、基数固定 4. 保证护理人员对急救仪器能正确操作	1. 未达到规定要求的每1项扣1分 2. 急救药品过期、变质不得分；未按要求固定基数、未做到班班交接及交接无记录每1项扣0.5分 3. 抽查1名护士，未达到要求的扣0.5～1分	每项不符合扣0.5～2分	
11. 急诊室质量指标管理（10分）	对急诊专业医疗质量控制指标进行每月监测，每季度总结分析，包括 1. 抢救室滞留时间中位数 2. 急诊抢救患者急死亡率 3. ROSC成功率 4. 非计划重返抢救室率	查看相关资料，无监测无总结分析不得分，资料不完善扣0.5～2分	每项不符合扣2分	

八十四、医疗质量控制计划与工作制度

1 目的

建立健全全员参与、覆盖全程的全面医疗质量管理与控制工作制度，规范诊疗服务行为，落实医疗质量持续改进，确保医疗质量与医疗安全。

2 通用范围

全院各部门。

3 定义

医疗质量管理：指按照医疗质量形成的规律和有关法律法规要求，运用现代科学管理方法，对医疗服务要素、过程和结果进行管理与控制，以实现医疗质量系统改进、持续改进的过程。

4 内容

4.1 工作计划与工作制度的制定

根据医院《医疗质量管理与持续改进方案》（以下简称《方案》）制订医院质量控制工作计划与工作制度。各职能部门根据《方案》制订自己管理范围内的工作计划与实施方案并组织落实。各科室质量与安全小组根据《方案》制订本科室的质量控制方案、持续质量改进计划与措施，并组织实施。

4.2 健全院科两级质量管理组织

4.2.1 院级医疗质量管理组织

4.2.1.1 医院质量与安全管理委员会架构下的医疗质量管理委员会及其他：由医院领导和医务部、医疗质量科、护理部、医院感染管理科、信息统计室、医学装备科、药剂科、人力资源部、总务办公室、主要临床医技等科室负责人组成。院长是医疗质量管理的第一负责人。

4.2.1.2 医疗质量管理委员会负责制定管理制度并组织实施，组织开展医疗质量监测、预警、分析、考核、评估以及反馈工作，定期发布管理信息；制订医疗质量持续改进计划、实施方案并组织实施；制订临床新技术引进和医疗技术临床应用管理相关工作制度并组织实施；建立医务人员医疗质量管理相关法律法规、规章制度、技术规范的培训制度，制订培训计划并监督实施；落实卫生行政部门指定的其他内容。

4.2.1.3 职能部门职责：履行本部门质量与安全管理职责，指导、培训、检查、考核、评价、监督；根据医院总体目标，制订相应的全面、全员、全程质量与安全管理工作计划与考核方案，并组织实施；对重点部门、关键环节和薄弱环节加强定期检查与评估；

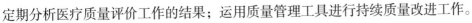

定期分析医疗质量评价工作的结果；运用质量管理工具进行持续质量改进工作。

4.2.2 科级医疗质量管理组织

4.2.2.1 科室质量与安全管理小组：科主任是科室质量与安全第一责任人，任组长。小组由科主任、副主任、护士长以及质控员、专管员等组成。

4.2.2.2 科室质量与安全管理小组职责：贯彻执行医疗管理法律法规、规章、规范性文件和本科室医疗质量管理制度；制订本科室年度质量控制实施方案，组织开展科室医疗质量管理与控制工作；制订本科室医疗质量持续改进计划和具体落实措施；定期对科室医疗质量进行分析和评估，对医疗质量薄弱环节提出整改措施并组织实施；对本科室医务人员进行医疗管理相关法规、技术规范、标准、诊疗常规及指南的培训和宣传教育；按要求报送本科室医疗质量管理相关信息。

4.2.2.3 科室医疗组：在科室质量与安全管理小组指导下工作。治疗组各级医师严格履行职责，分级负责，执行管理制度及持续质量改进措施，落实医疗法规、核心制度、诊疗技术规范及指南，保障医疗服务质量、安全与效率。

4.3 加强院科两级医疗质量管理与控制

4.3.1 院科两级加强卫生行政管理法律法规及操作规范、诊疗指南的培训学习与执行落实。由医务部牵头，其他部门配合，重点加强民法典涉及医疗部分、医疗核心制度的学习与执行。对国家近期发布更新的指南规范，结合临床运行情况进行重新整理维护，对新发布的质量监测指标进行系统收集、监测、分析、管理。对医疗法规、操作规范、诊疗指南、核心制度的执行情况，院科两级要通过检查病历等档案资料、现场查验等方式，进行监督分析与持续改进。

4.3.2 严格医疗文件书写质量管理：加强医疗文书管理，医疗质量科、病案室牵头每月进行院科两级监督检查，贯彻落实病历书写基本规范、电子病历管理规范、医嘱管理制度、病案首页数据填写质量规范等重要的医疗文书管理制度，重点加强运行病历、归档病历、手术病历、疑难危重病历等环节的监督、检查与持续改进，注意病历检查中核心制度落实、诊疗规范落实的具体体现。加强监管，有效提高首页主要诊断正确率及编码正确率。根据《病案管理质量控制指标（2021年版）》，提高信息化，有效监管各项指标落实情况并实施持续质量改进。

4.3.3 加强围手术期管理制度落实：医务部牵头修订完善围手术期管理制度，提高围手术期管理基础质量，对术前评估、高风险患者识别、手术资质及麻醉资质管理、手术中风险管控、术后管理、多学科诊疗、围手术期用血及抗菌药物使用、医患沟通等关键环节、薄弱环节加强管理，提高信息化管理能力，对非计划再次手术、手术并发症、手术死亡、麻醉质量指标等进行有效监测与持续改进。

4.3.4 加强重点部门、关键环节、薄弱环节的管理：医疗质量科、医务部、护理部、医院感染管理科等牵头，完善重点部门、关键环节管理工作机制，院科两级各部门按照工作机制，严格执行考核标准，全流程形成全员参与的以患者为中心的质量管理文化。

4.3.5 进一步完善医疗技术管理：医务部牵头修订医疗技术临床应用管理制度及医师手术资质授权管理制度，完善医疗技术档案及负面清单管理，有效实施动态授权，规范医疗技术的培训，全程有效监管控制医疗技术，确保医疗质量及医疗安全。

4.3.6 安全用药及抗菌药物合理使用管理：医务部、医疗质量科、药剂科牵头完善安全用药管理工作机制，依靠信息化，提高处方审核效率，加快完善静脉用药集中调配中心（Pharmacy Intravenous Admixture Services，PIVAS）的建设，严格依规开展毒麻药管理、抗菌药物分级管理、抗肿瘤药物分级管理、皮质激素类药物规范管理，加强质子泵抑制剂（proton pump inhibitors，PPIs）类药物的品规控制及规范应用管理，规范照说明书用药管理，严格控制基药指标、抗菌药物强度（Defined Daily Doses，DDDs）指标及次均药费用，规范抗菌药物使用评估及病原学送检，规范药物不良事件管理，加大处方点评的力度。

4.3.7 安全用血管理：医务部、医疗质量科、输血科加强安全用血管理。严格监测输血专业质量控制指标，完善输血的信息化闭环管理，严格输血的全流程规范管理，严格把关输血适应证，完善输血前检查及输血评估记录，落实输血不良反应报告与管理机制，努力提高自体血回输率，有序开展自体存储血输注管理，建立完善应急用血管理机制。

4.3.8 单病种及临床路径管理：医疗质量科牵头，进一步完善单病种质量管理及临床路径管理工作机制，改进信息化建设，提高网报效率及质量，完善单病种质量数据库，对单病种及临床路径的平均住院日、次均费用、病死率、30天内非计划再次住院率、非计划再次手术率、手术并发症等进行有效监管，总结评价并落实持续质量改进措施，不断提高网报率、临床路径管理率，严格执行奖惩制度。

4.3.9 医患沟通管理：医务部牵头抓好医患沟通培训，规范落实患者知情同意制度，严格保护患方的权利与隐私，提高服务满意度，有效降低医患纠纷。

4.3.10 不良事件管理：加强不良事件管理系统的建设，有效监管不良事件漏报，按"三会制度"有效分析不良事件，按规范发布警示，利用RCA、失效模式与影响分析（Failure Mode and Effects Analysis，FMEA）等质量管理工具进行持续改进工作。

4.3.11 医院感染管理：医院感染管理科负责落实院科两级医院感染管理体系及院感知识全员教育培训。科室每月进行院感工作质量自查和各项质量指标的统计，发现问题及时整改。完善医院感染质量控制标准，每季度组织全院医院感染管理质量检查评比，规范科室医院感染管理小组活动、消毒隔离制度的落实、手卫生和无菌技术操作规范执行、院感相关理论及操作考核、医院感染病例监测报告、抗菌药物合理使用、环境卫生学监测、医疗废弃物的正确处置等。对院感重点部门，如：消毒供应室、重症医学科、手术室、无痛中心、口腔科、血液净化室、介入室等单独设立标准进行检查。加强目标监测及多重耐药菌管理，严格传染病的医院感染防控，及时公布、汇报院感管理信息，落实医院感染持续质量改进措施。

4.3.12 护理质量管理：护理部牵头完善护理质量管理组织体系，护理部组织全院护士长及护理骨干参加院级质控，分基础安全组和专科护理组。建立《护理质量管理专用手册》专用账册，每季或每月按质量检查标准有计划、有目的地对全院护理质量进行检查。科护士长每季或每月有计划地或根据上月护士长会议内容进行检查和跟踪，检查结果上报护理部，对于检查中发现的问题及时分析，制订措施并落实。科室设立护理质量与安全管理小组，建立"责任护士→组长→病区护士长"三级质控网。根据护理部质量管理目标、安全（基础）指标、专科质量指标建立本科室的质量管理目标、专科专病质量指标。每月/季度根据护理质量与安全管理委员会制订的质量评价标准，每月召开科务会，对存在问题进行分析、整改，每季度形成质量分析报告。院科两级加强护理质量指标管理及上报，做好总结、分析、整改。每季度形成质量分析报告。完善非惩罚性护理不良事件报告管理。护理质量考核结果与病区护士长管理绩效、科室年度综合目标考核挂钩。

4.3.13　门急诊管理：医务部牵头完善门急管理体系，采取有效措施提高服务满意度，提高门诊预约率，减少门诊中位候诊时间，有效控制门诊次均费用及次均费用增幅，严格控制基药比例。落实门急诊预检分诊，对传染病及时监测及报告。加快急诊规范建设，落实《急诊科建设与管理指南（试行）》《医院急诊科规范化流程》，规范急诊绿色通道管理，建立完善医疗应急管理机制。对门急诊质量指标进行监测，分析总结及持续质量改进。

4.3.14　医技科室管理：医技科室质量与安全管理小组每月按要求完善质量控制工作，主管部门加强监管。落实各医技专业操作规程及质量控制标准，加强室内质评，不断提高室间质评数量及质量，按要求做好职业防护及生物安全管理工作，建立完善医技科室与临床沟通的机制，积极参与临床路径及单病种管理工作，完善医技科室随访工作制度。通过信息化管理有效提高工作效率，努力减少患者等待时间，提高服务满意度。各专业有效监测管理质量指标，加强分析总结与持续改进工作。同时按规范做好及时检验（Point-of-Care Testing，POCT）管理。

4.3.15　设备、耗材管理：在医学装备管理委员会、医用耗材管理委员会领导下，医学装备科、耗材办牵头，努力保障设备、耗材满足临床工作需要，严格大型设备检查阳性率，完善设备检修流程，保持设备完好率，保证设备的安全防护。加强耗材合理使用管理，严格控制耗占比，控制全院百元费用耗占比30%以下（不含药），完善耗材合理使用点评工作，执行耗材合理使用管理奖惩方案。

4.3.16　加强合理用药、合理检查控制：医务部、医疗质量科、医保物价部牵头，根据国家管理文件及医疗质量与安全的需要，院科两级加强合理检查、合理用药的监管，加强临床路径及单病种管理的有效实施，制订各科的次均药费，控制各科的次均费用指标，指导督促医务人员充分评估记录检查及治疗的合理依据，严格落实诊疗规范与操作常规。

4.3.17　网络医院、医共体质量管理：在互联网医院管理委员会领导下开展工作，网络基层能力支持中心负责科级质量控制与管理，医务部、医疗质量科等管理部门负责院级质量管理，对互联网医院的电子病历质量、处方质量、医患沟通告知、患者权利保护、医疗核心制度落实、人员准入等方面进行管理；计算机中心、信息统计室加强网络系统支持建设，建立网络医院应急管理机制。对远程会诊、医共体建设、分级诊疗、双向转诊等加强质量监管。

4.3.18　医疗质量信息化管理：计算机中心和信息统计室牵头，医疗质量科全程配合，进一步完善电子病历功能设置，完善各辅助系统的建设及接口管理，加强各环节闭环管理，对质量与安全实施前置性管理，有效提高工作效率及保障医疗质量与安全，加强质量指标数据的信息化有效提取。

4.3.19　强化年度国家医疗质量安全改进目标、2021年质控工作改进目标的管理：医务部、医疗质量科牵头，制订完善工作方案，对各项指标建立管理机制，努力通过信息化管理监测，根据指标落实情况利用质量管理工具进行持续改进。

4.3.20　后勤保障管理：总务办公室牵头，对临床及医技诊疗活动所需的其他物资、场所等基础质量提供有效支持。

4.4 建立完善医疗质量指标体系

医疗质量指标体系详见附件。指标体系用以指导医院各科室的管理目标，根据国家文件及实际执行情况必要时进行修订。

4.5 运用医疗质量管理工具落实质量持续改进

4.5.1 各部门要坚持做好"6S"基础管理，落实精益管理措施，维持高标准常态化运行。各级质量管理人员必须接受质量管理工具应用的培训。要求均掌握PDCA等工作方法。

4.5.2 职能部门对存在的问题及医院评审条款的要求运用PDCA、CQI等质量管理工具进行专项改进，对指标数据进行跟踪，负向指标值的及时做出整改。医务部、护理部、医疗质量科等根据运行情况对重大缺陷进行RCA管理，针对流程的缺陷考虑运用跨部门的FMEA进行系统评估，识别风险点，采取有效干预控制措施，进行预见性风险管理。每个相关职能科室完成质量管理工具运用每年达4例以上的目标。

4.5.3 临床医技科室针对内部质量问题，确定主题，运用QCC、PDCA等工具进行案例改进，并报医务部、医疗质量科、护理部验收。对非预期死亡等重大事件，进行RCA管理改进。每个临床医技科室完成质量管理工具案例每年达2例以上的目标。

4.6 奖惩措施

4.6.1 医院按医疗系统、护理系统、其他系统分别举行每年1次以上的案例评比及成果发布，优胜者给予绩效奖励。

4.6.2 医院将科室医疗质量管理控制情况作为科室及负责人综合目标考核的重要指标。各项质量管理考核项目按对应的管理制度，与责任人及责任科室的绩效直接挂钩，并与医院星级服务考核、医师定期考核及职称晋升挂钩。

5 参考资料

5.1 《医疗质量管理办法》（中华人民共和国国家卫生和计划生育委员会令第10号，2016年11月1日起施行）

5.2 《三级医院评审标准（2022年版）广东省综合医院实施细则》

5.3 《国家三级公立医院绩效考核操作手册（2023版）》

5.4 《国家卫生健康委办公厅关于印发2021年国家医疗质量安全改进目标的通知》

5.5 《国家卫生健康委医政医管局关于印发2021年质控工作改进目标的函》

八十五、医疗质量管理人员培训和考核制度

1 目的

促进医疗质量管理人员熟练运用质量管理工具，增强质量管理意识，落实全面质量管

理，推动医院管理向现代化精益管理发展，持续改进医疗质量，提升医院服务品质，提高患者的就医体验。

2 通用范围

医疗质量管理人员。

3 定义

3.1 医疗质量管理

指按照医疗质量形成的规律和有关法律法规要求，运用现代科学管理方法，对医疗服务要素、过程和结果进行管理与控制，以实现医疗质量系统改进、持续改进的过程。

3.2 医疗质量管理人员培训

指对实施医疗质量管理的人员，包括医院领导、职能部门管理人员及科室质量管理小组成员等进行医疗质量科学管理的理论与能力培训，使医疗质量管理人员能够运用质量管理工具进行质量分析评价与持续质量改进。

4 内容

4.1 根据《医疗质量管理办法》（中华人民共和国国家卫生和计划生育委员会令第10号，2016年11月1日起施行），《三级医院评审标准（2022年版）广东省综合医院实施细则》落实医疗质量管理人的员工培训和考核工作。

4.2 培训对象：全部医院领导、职能科室管理人员及科室质量管理小组人员必须接受常规医疗质量管理培训。对新入职人员、岗位调整人员、职务晋升人员、因公离岗后返回人员等必须进行岗前或转岗前相关质量管理培训。

4.3 导师资质：不定期邀请国内外医疗质量管理专家来院授课，院内有经验的医疗质量管理专家。

4.4 培训目标：医疗质量管理人员接受全面质量管理知识培训及考核，每年至少接受1次医疗质量管理理念或实操培训。质量管理人员形成全面质量管理理念，至少能运用1种的质量管理工具进行质量改进工作。

4.5 培训内容：由医院或职能部门组织培训，内容包括：医疗质量管理理念与架构的健全，医疗质量管理相关法规文件，医疗质量管理与控制方法，全面质量管理（Total Quality Control，TQC）、QCC、PDCA、RCA、FMEA、追踪方法学、疾病诊断相关分类（Diagnosis Related Groups，DRGs）、临床路径、单病种管理等质量管理工具的理论与实操等。

4.6 培训方式

4.6.1 院级培训：包括医院领导、中层干部管理人员等，以现场授课形式进行培训，包括理论与实操培训。

4.6.2 科室质量管理小组人员培训：采取职能科室组织及科室自行组织的形式进行培训。

4.6.3　医院将质量管理人员培训纳入预算，为各级医疗质量管理人员参加院外各类型质量管理培训提供支撑。

4.7　考核评价

4.7.1　医疗质量管理人员能够运用质量管理方法与工具对存在问题和质量指标进行分析与评价。

4.7.2　医院领导、职能部门管理人员及科室质量安全管理小组人员，至少掌握1种常用医疗质量管理工具进行持续质量改进工作。

4.7.3　职能部门对医疗质量存在问题能运用QCC、PDCA、RCA等质量管理工具进行专项提高，对指标数据进行跟踪，对隐性质量指标值及时做整改，职能管理部门根据运行情况对重大缺陷进行RCA管理，针对流程的缺陷考虑运用跨部门的FMEA进行系统评估，辨别风险点，采取有效干预控制措施，进行预见性风险管理。各职能科室主管部门运用QCC、PDCA等质量管理工具完成项目质量改进。

4.7.4　临床医技科室针对内部质量问题，确定主题，运用QCC、PDCA等工具进行案例改进，对非预期死亡等重大事件，进行RCA管理改进。运用QCC、PDCA等质量管理工具完成项目质量改进。

4.7.5　主管部门对临床科室质量管理工具的运用、质量提高情况进行定期督导检查分析、反馈，并检查科室整改落实情况和成效维持。

5　参考资料

5.1　《医疗质量管理办法》（中华人民共和国国家卫生和计划生育委员会令第10号，2016年11月1日起施行）

5.2　《三级医院评审标准（2022年版）广东省综合医院实施细则》

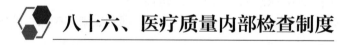

八十六、医疗质量内部检查制度

1　目的

进一步加强医疗质量安全管理，持续提升医疗质量安全管理科学化、精细化管理水平。

2　通用范围

全院各部门。

3　定义

3.1　医疗质量管理

指按照医疗质量形成的规律和有关法律法规要求，运用现代科学管理方法，对医疗服务要素、过程和结果进行管理与控制，以实现医疗质量系统改进、持续改进的过程。

3.2 医疗质量内部检查

运用科学管理方法，对医疗质量与安全进行全面全程自查自纠，促进医疗质量持续改进，提高服务质量，保障医疗质量与安全。

4 内容

4.1 科室医疗质量内部自查

4.1.1 各临床、医技科室质量与安全管理小组在医疗质量管理委员会领导下进行医疗质量内部自查工作，根据医院质量管理方案制订科室质量控制实施方案及工作计划，对医务人员进行质量管理相关培训。

4.1.2 科室质量与安全管理小组组长由科主任担任，是科室质量与安全管理第一责任人，全面负责推进科室质量与安全管理工作，按科室质量管理制度、方案与计划，分工落实，关注科室全程质量指标变化，督促组员履职，主持制订科室医疗质量持续改进措施并组织落实，做好总结与计划。

4.1.3 质控员：协助科主任加强科室质量与安全管理制度的落实，监管小组成员的履职情况，熟练掌握质量管理工具，协助科主任开展持续质量改进工作。

4.1.4 专管员：日常对分管范围的质量与安全情况进行自查，监管，对执行情况定期检查记录，督促责任人整改，并统计数据汇总、反馈，提出整改措施，跟进整改情况。

4.1.5 医疗质量自查表制作要求：根据相关法律法规、制度、操作规范、诊疗指南、行业标准等合理制作自查表，报相应职能部门审核后使用。查验表应包括项目的全程质量范围，重点环节、薄弱环节要加强管理，能体现持续质量改进，并根据实际工作情况及法规与行业标准及时修订。

4.1.6 各医疗组根据管理方案加强层级管理，严格落实医疗管理法规及诊疗规范，努力提高服务质量。科室质量与安全管理小组按查验表内容每月进行各类专项医疗质量全面全程监督评估。

4.1.7 质量控制指标监测：通过系统或人工登记等方法抓取质量指标数据，各个科室对本专业医疗质量指标进行每月自查监控，与国家基准值对比，与本科室内数据对比，形成趋势图，对照国家基准值和科内数据有负性趋势时进行分析，每季度总结、分析、整改。

4.1.8 科室质量与安全管理小组每月召开会议，对自查情况进行总结分析，形成质量分析总结，自查结果在科内进行点评与反馈，对医疗质量存在问题、薄弱环节及负性质量指标等制订整改措施并组织落实，选择合适的质量管理工具进行持续质量改进。科室总结分析报告应有数据或案例体现改进效果。

4.1.9 科室发生不良事件或投诉、纠纷等需要在1周内进行科内讨论分析，制订整改措施并组织落实。

4.1.10 职能部门每个季度对科室的医疗质量自查及持续改进情况进行督导检查、分析、反馈。

4.2　医院医疗质量内部现场检查

4.2.1　医院医疗质量内部现场检查规范

4.2.1.1　医院医疗质量内部现场检查包括行政查房、业务查房、多部门联合查房、专项督导、日常检查等形式。

4.2.1.2　行政查房由院办负责组织，医院领导主持。业务查房、多部门联合查房由医务部负责组织。专项督导由相应专业职能部门牵头组织。由医院领导主持的行政查房必须至少有2个部门（科室）协作。

4.2.1.3　医院医疗质量内部现场检查组织部门应提前将检查计划、内容、目的等通知参检的部门，至少需要2个部门协同参加。涉及的职能部门应由部门负责人及部门内部骨干人员参加，必要时也可抽调临床专家或其他专业人员参加。参检人员应提早熟悉检查项目标准，拟定检查实施方法。

4.2.1.4　检查人员应着装规范，佩戴工牌。坚持公平、公正、客观的原则，按标准认真严格逐项检查，不得隐瞒与包庇，保证检查结论可追溯。

4.2.1.5　检查人员在检查过程中应注意保护患者及家属的隐私，尊重患者合法权益，同时应避免引起不良后果。

4.2.1.6　检查结束后，参检部门及时形成总结分析报告并提交组织部门，组织部门将存在问题反馈给临床科室，对存在的问题提出整改措施并组织跟踪落实。

4.2.2　医院医疗质量内部现场检查要求

4.2.2.1　行政查房：相关职能部门要提前到一线了解情况，听取意见反映，做好准备。每次查房要确定主题，围绕主题展开。行政查房所涉及的内容，需要形成书面简报，相关科室必须限期给予答复和反馈，并在下1次查房时做汇报。根据查房情况，医院领导对医疗质量管理制度落实、质量指标完成过程中存在的问题，提出改进意见与措施。紧密围绕医疗质量与安全管理的重点与目标，对存在的不良事件与缺陷，要从管理的体系、运行机制与制度程序中提出有针对性的整改意见，形成良好的医院安全文化氛围。

4.2.2.2　业务查房：由医务部组织，院领导及医务部、医疗质量科、护理部、医院感染管理科、药剂科、科教部、医学装备科等职能部门参加，深入科室，重点了解和指导医疗、护理、教学、科研、管理及服务等工作，不断提高工作效率和工作质量。听取科室汇报，重点检查医疗核心制度执行，医疗法规与操作规范、诊疗指南执行，关键环节、薄弱环节管理情况，病案书写情况、护理管理情况、科研教学情况等。对科室的发展提出建议，对医疗质量管理进行总结分析，提出持续质量改进措施并组织落实。

4.2.2.3　多部门联合查房：涉及多学科多部门，需要多个主管部门联合协同解决的医疗质量问题，由医务部牵头，联合其他涉及的主管部门进行医疗质量内部现场检查，检查结束后由主责管理部门整理资料总结、分析原因，持续质量改进。

4.2.2.4　专项督导检查：对医疗质量专项内容进行督导，如核心制度落实、深静脉血栓预防、围手术期管理、病历书写质量检查、合理用药、非计划拔管、压疮、跌倒等专项检查。各个职能主管部门对自己管辖范围的专项内容进行检查，检查结束后主管部门整理资料总结、分析原因，持续质量改进。

4.2.2.5 日常查验：各职能主管部门每季度对自己管辖的科室工作质量开展常态化自查自纠工作，并形成总结报告，总结、分析、反馈，督促临床科室整改。

4.2.3 职能部门对医疗质量存在问题要求运用PDCA、QCC、RCA等质量管理工具进行专项改进，对指标数据进行跟踪，偏离指标值的及时做整改，医务部、护理部、医疗质量科等根据运行情况对重大缺陷进行RCA管理，针对流程的缺陷考虑运用跨部门的EMFA进行系统评估，辨别风险点，采取有效干预控制措施，进行预见性风险管理。

5 参考资料

5.1 《医疗质量管理办法》（中华人民共和国国家卫生和计划生育委员会令第10号，2016年11月1日起施行）

5.2 《三级医院评审标准（2022年版）广东省综合医院实施细则》

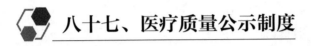

八十七、医疗质量公示制度

1 目的

规范医疗质量信息数据的公示管理，保障信息数据安全，提高质量数据的使用效率，推进医疗质量与安全管理的科学化、规范化、信息化。

2 适用范围

全院各职能管理科室。

3 定义

3.1 医疗质量

指在现有医疗技术水平及能力、条件下，医疗机构及其医务人员在临床诊断及治疗过程中，按照职业道德及诊疗规范要求，给予患者医疗照顾的程度。

3.2 医疗质量内部公示

对院级及各科室医疗质量关键指标的完成情况予以内部公示，提供数据给质量管理人员使用，督促持续质量改进工作。

4 内容

4.1 医疗质量公示工作制度

4.1.1 医疗质量公示工作在医院医疗质量信息数据管理工作领导小组及其办公室指导下完成。各部门医疗质量信息数据经内部验证及责任科室主任审核后，经分管领导审批通过才能在医院OA及内网公示。

4.1.2   责任部门必须确保数据的可靠性、可溯源性,并将数据备份到医疗质量科集中公示。

4.1.3   责任部门必须保证公示内容不泄漏患者隐私,不涉及特殊敏感数据。

4.1.4   责任部门根据医疗质量数据性质,可采取每月公示、每季度公示相结合的方式。

4.1.5   如公示内容发现有误,责任部门要及时撤回更正,并分析事件原因、制订措施落实持续改进工作,向医院医疗质量信息数据管理工作领导小组办公室报告。

4.2   医疗质量公示的内容范围

4.2.1   公示的内容包括院级及各科室的医疗质量关键指标。

4.2.2   公示的部门主要涉及信息统计室、医务部、医疗质量科、护理部、医院感染管理科、药剂科、医学装备科、高值医用耗材管理办公室、医保物价部、预防保健科、财务与资产管理部等。

4.2.3   公示的关键内容

A. 信息统计室:运行类指标、DRGs指标等。

B. 医务部:医疗技术管理类、不良事件等。

C. 医疗质量科:病历质控情况、输血质控指标、死亡类重点围手术期死亡、重返住院类、重返手术类、重返ICU指标、临床路径指标、单病种指标、重点获得性指标等。

D. 护理部:患者安全类等。

E. 医院感染管理科:各类院感率、漏报率、多重耐药菌发生率及检出率、Ⅰ类切口感染率、病原学送检等。

F. 药剂科:处方点评、合理用药指标、抗菌药物等专项管理指标数据等。

G. 医学装备科:大型机器阳性率、放射防护等。

H. 高值医用耗材管理办公室:耗材管理类指标。

I. 医保物价部:医保管理类、合理收费管理类。

J. 预防保健科:传染病报告、死亡原因报告、职工保健防护等。

K. 财务与资产管理部:主要经济运行类指标。

4.3   质量改进

医院医疗质量信息数据管理工作领导小组办公室收集质量信息数据指标,制作医疗质量季报,并监督指导科室持续质量改进工作。科室质量与安全管理小组要根据公式的质量指标进行分析,运用合理质量管理工具进行持续质量改进工作。

5   参考资料

5.1   《医疗质量管理办法》(中华人民共和国国家卫生和计划生育委员会令第10号,2016年11月1日起施行)

5.2   《三级医院评审标准(2022年版)广东省综合医院实施细则》

6 附件

6.1 医疗质量信息公示工作流程图（图3-87-1）

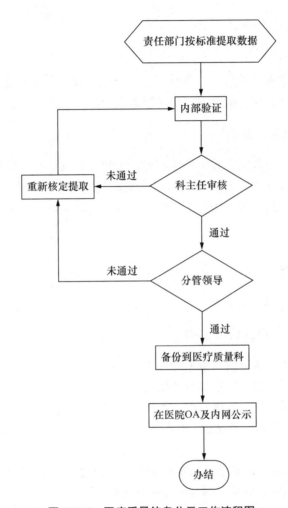

图 3-87-1 医疗质量信息公示工作流程图

 八十八、医疗质量信息数据管理制度

1 目的

　　规范医疗质量信息数据的采集、管理、服务、开放、共享、使用全过程管理，强化数据质量控制，规范数据验证与利用，保障信息数据安全，推进医疗质量与安全管理的科学化、规范化、信息化，为质量持续改进工作提供信息数据支持。

2　通用范围

全院各科室。

3　定义

3.1　医疗质量

指在现有医疗技术水平及能力、条件下，医疗机构及其医务人员在临床诊断及治疗过程中，按照职业道德及诊疗规范要求，给予患者医疗照顾的程度。

3.2　医疗质量信息数据

指按国家政策、行业规范、技术标准制作的数据，包含医疗质量与安全管理的基础质量、环节质量、终末质量等全部数据，按科室范围包括医疗、护理、院感、质控、病案、信息、科教、医保、药剂、医学装备、耗材、财务、后勤保障及临床等多部门数据。

3.3　内部验证

部门对数据提取路径、最终数据生成质量的校验。

4　内容

4.1　医疗质量信息数据管理架构

4.1.1　建立医院医疗质量信息数据管理工作领导小组。

4.1.2　领导小组下设医疗质量信息数据管理办公室。

4.1.3　医院医疗质量信息数据管理工作领导小组工作职责。

4.1.3.1　审定医院数据管理制度、数据标准及规范，及时根据政策及行业规范对数据标准进行更新。

4.1.3.2　推动医院医疗质量信息数据科学化、规范化、信息化建设。

4.1.3.3　指导全院数据质量控制与内部验证工作。

4.1.3.4　协助医院信息安全领导小组，按照《信息安全管理制度》，指导全院数据信息的安全管理及合理使用工作，指导根据信息数据，运用质量管理工具进行持续质量改进工作。

4.1.3.5　办公室履行领导小组日常工作，对信息数据进行收集、审核、分析、发布使用，并对院级质量信息数据进行内部验证工作。审核各级质量管理人员对数据的调阅申请。对医疗质量数据的公示进行审核。

4.1.4　科室医疗质量信息数据管理：由科室质量与安全管理小组负责，科室设置数据专管员。

4.1.5　科室医疗质量信息数据管理工作职责。

4.1.5.1　在医院医疗质量信息数据管理工作领导小组指导下进行科室医疗质量信息数据收集、管理工作，科主任是科室医疗质量信息数据管理的第一责任人，科室数据专管员负责科室数据管理小组的日常工作，对科主任负责，对科室日常信息数据进行收集、存储、分析、管理。

4.1.5.2　负责对科室人员进行医疗质量信息数据收集与管理的培训工作。

4.1.5.3　负责科室医疗质量信息数据的内部验证工作，制订或更新科室数据收集标准报领导小组审核。

4.1.5.4　对科室质量信息数据进行总结分析，充分利用数据，在科室质量与安全管理小组架构下运用质量管理工具进行持续质量改进工作。

4.2　医疗质量信息数据的采集

信息统计室、计算机中心负责收集医院信息系统数据，各职能部门及对应专科收集相应专业数据。相关科室需根据国家政策或行业规范，明确数据采集标准及来源，确定提取统计口径经领导小组审核后提交系统工程师维护使用，确在系统无法采集的，应考虑在系统中建立评估表、记录表等形式以便系统性提取。

4.3　医疗质量信息数据的内部验证

院科两级对应的部门需对信息数据进行内部验证，首先审核数据提取统计口径的明确性及可靠性，然后至少通过1种其他不同的可靠途径进行核验，包括其他可靠的统计口径、不同的信息系统、人工抽样等。

4.4　医疗质量信息数据的修正

部分信息系统提取的数据需整理归档的，由对应的职能科室主任审核处理。经内部验证发现数据有误的，由科主任报领导小组办公室审核，分管院领导批准后才能更正，并分析数据失误的影响因素，避免系统性因素再次出现。

4.5　医疗质量信息数据的权限管理

根据《信息安全管理制度》，医院信息要建立分级授权，应明确任何单位和个人不得用计算机系统从事的行为。医疗质量信息数据的提取权限应设定到对应的质量管理部门及人员，数据调用申请也只能按对应管理职能审批。应保证医疗质量信息数据调阅使用中，不会涉及患者的隐私；加强敏感数据的管理，与项目管理无关的人员不得收集与调阅；医院安装防统方系统，严格限制数据的不规范提取。

4.6　医疗质量信息数据的归口管理

医疗质量信息数据归口到医疗质量科，各对应职能科室及临床科室应对数据进行内部验证并经部门领导审核后，每月备份数据到医疗质量科。医疗质量科按流程审核提供给相应的质量管理人员调取使用，并根据信息数据情况督促对应部门进行持续质量改进工作。计算机中心与信息统计室逐步加强信息系统建设，完善数据库管理功能，根据《卫生行业信息安全等级保护工作的意见》要求，采取符合要求的计算机信息安全保护等级，加强数据库安全防护。

5 参考资料

5.1 《国家卫生健康委关于加强卫生健康统计工作的指导意见》（国卫规划发〔2020〕16号）

5.2 《广东省卫生健康系统网络信息与数据安全管理办法（试行）》（粤卫办规划函〔2020〕39号）

5.3 《三级医院评审标准（2022年版）广东省综合医院实施细则》

5.4 《医疗质量管理办法》（中华人民共和国国家卫生和计划生育委员会令第10号，2016年11月1日起施行）

6 附件

6.1 医疗质量信息数据管理工作流程图（图3-88-1）

6.2 医疗质量信息数据调阅申请工作流程图（图3-88-2）

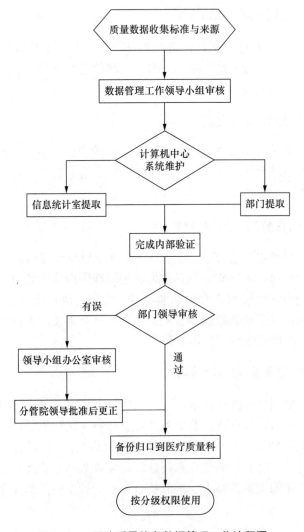

图3-88-1　医疗质量信息数据管理工作流程图

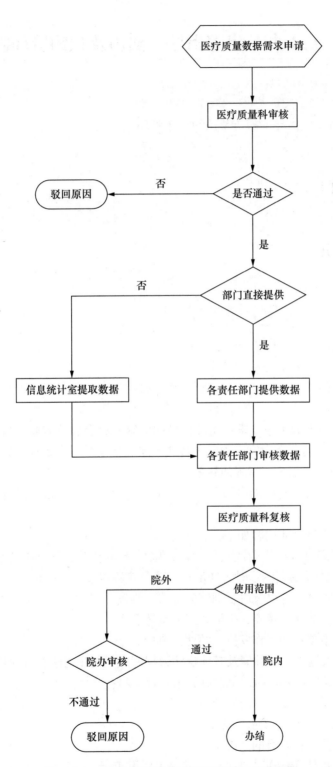

图 3-88-2 医疗质量信息数据调阅申请工作流程图

八十九、出院指导、随访及预约管理制度

1　目的

规范住院患者出院指导、随访及预约工作管理。

2　范围

2.1　适用部门

各临床科室。

2.2　适用人员

医护人员。

3　内容

3.1　工作标准

3.1.1　住院患者出院指导管理规定

3.1.1.1　出院指导第一责任人是经管医师，诊疗组长、科主任和责任护士也具有相应的指导和督查责任。

3.1.1.2　出院指导的记录要求：出院指导的内容要符合病情需要，与住院病历记录内容相符合；出院指导的所有内容必须向患者或家属交代清楚，有条理、详细地记录在出院记录内并打印给患者，记录要有医师签名。

3.1.1.3　科室同时将科里的电话及责任护士和主管医师姓名留给患者，有事便于联系及复诊。

3.1.1.4　出院指导具体内容如下：

A. 告知是否需要继续用药或其他治疗，服药指导包括说明药物名称、剂量、用法、疗程、注意事项，需要后续治疗时告知治疗方式及疗程以及注意事项；

B. 指导进行康复训练以及康复训练的方式、强度、时间等；

C. 患者出院后的饮食营养、生活方式的具体要求；

D. 其他注意事项：如工作安排、情绪控制等；

E. 脑卒中、胸痛中心、肿瘤及其他疾病数据库相关的患者进行针对性的指导；

F. 特殊病种或患者需要的，予发放健康教育资料；

G. 是否需要复诊，复诊的时间、方式等。

3.1.2　出院患者随访工作管理规定

3.1.2.1　随访范围：所有的出院患者。

3.1.2.2　随访责任人：以"谁主管、谁手术、谁负责"为原则，由主管医师为第一责任人，负责随访工作；出院后第1次随访由患者的主管医师负责；以后需要随访的患者可由主管医师或科室指定人员负责。

3.1.2.3 随访督查责任人：科主任对科内的患者随访情况每月至少检查1次，对没有按要求进行随访的医务人员进行督促。

3.1.2.4 随访时间

A．治疗用药副作用较大、病情复杂和潜在风险高的患者出院后1周内完成随访；

B．慢性病患者或疾病恢复慢的患者出院2～4周内完成随访1次；

C．患者出院后应按照各自专业要求及疾病特点确定随访次数；

D．因各种原因（技术不具备、设备条件限制、诊断不明、治疗方案不明确、特殊疾病需专科医院治疗、风险高预后差家属期望值高等）外转的患者，转院1个月内应电话随访1次。

3.1.2.5 随访方式

A．电话随访：主管医师对所管患者进行适时的电话随访。

B．咨询服务：各科室需将科室电话、医院预诊电话告知患方，以便患者咨询。

C．书信随访。

D．预约诊疗：主管医师可以通过提早预约的方式，确保患者在本科室和专科门诊随访。

E．电话召回：出现术后病理结果和术后诊断不一致，如患者已出院而且需要进一步诊疗的，需要电话召回；出院后发现危急值需要电话召回进行。

F．家访：由于病情特殊，患者无法移动或移动不便，可以通过和相关科室协商，到患者家中或所住医院进行访视。

3.1.3 随访

3.1.3.1 随访的内容

A．了解患者出院后的治疗效果、病情变化和恢复情况，指导如何用药。

B．指导如何康复、何时回院复诊等医疗信息。

C．了解患者住院期间，对就医环境、医护人员服务态度、医疗效果满意度等服务信息。

D．听取患者意见或建议。

3.1.3.2 随访注意事项

A．随访医师或被咨询医务人员应仔细听取患者或家属意见，诚恳接受批评，采纳合理化建议，做好随访记录。

B．随访中，对患者的询问、意见，如不能当即答复，应告知相关科室的电话号码或帮忙预约专家。

C．随访后对患者提出的意见、要求、建议、投诉及时逐条记录，整理综合后与相关部门进行反馈，并有处理意见和处理结果，有投诉的需要报告医患办，处理后向患者反馈结果。

D．若患者已死亡则向其亲属了解死亡的时间及死亡的原因，结束随访。

E．各科均要建立出院患者随访信息登记电子档案，内容应包括：患者姓名、性别、年龄、病历号、职业、科室、经管医师、入出院日期、入院诊断、出院诊断、联系电话、家庭详细地址等内容，由患者本次住院期间的经管医师负责填写。

F．对外转的患者的随访：主管医师在规定时间内完成随访，并做好登记记录，包括随访日期、患者状况、上级医院的诊断、治疗、预后等情况，科室主任负责每月汇总，并在科内进行总结分析，提高医务人员的诊疗水平。

G．智随访系统定期随访：各科室根据本科室的疾病情况及管理实际要求，充分利用本院智随访系统，设定高效的智能随访表单问卷以及问题回复，定期向患者发送随访表单，并根据患者回答问卷进行智能回复，指导患者病情管理。

3.1.4　出院后复诊预约

3.1.4.1　出院当日，经管医师为患者出具出院记录，注明复诊日期，协助患者预约复诊，应告知患者出院后复诊注意事项，并告知以下情况：

3.1.4.2　复诊当日，患者可在医院微信公众号预约或至本院门诊自助机挂号或持出院记录先到门诊大厅挂号窗口办理正式挂号手续，然后到相关科室诊室就诊。

3.1.4.3　如通过预约而因各种原因不能如约来院复查，请在复诊的前一日电话告知预约科室或医师取消预约，以便安排其他患者就诊。

4　附件

4.1　工作流程图（图3-89-1）

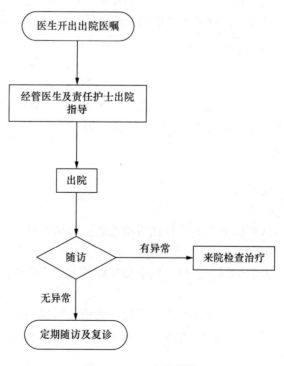

图3-89-1　工作流程图

第四章 门诊管理相关制度

一、门诊疑难病症多学科会诊制度

1 目的

1.1 进一步提高医疗质量，解决疑难病症患者的就诊困难和不便；

1.2 缩短患者的待诊时间，改善患者的就诊体验，使患者得到及时优质的诊疗服务；

1.3 规范门诊会诊管理。

2 通用范围

全院临床、医技、麻醉、护理等科室人员、门诊疑难病症患者及家属。

3 定义

门诊疑难病症主要指：①门诊疑难、复杂病例；②连续3次就诊不能明确诊断的病症；③同一天就诊超过2个专科诊室不能明确诊断或确定治疗方向的病症；④诊疗过程中出现异常或严重并发症的病症；⑤涉及多种疾病需多科协同诊治的疾病。

4 内容

4.1 遇有下列情况，可申请预约疑难病症多学科诊治门诊

4.1.1 门诊疑难、复杂病例；

4.1.2 连续3次就诊不能明确诊断的患者；

4.1.3 同一天就诊超过2个专科诊室不能明确诊断或确定治疗方向的患者；

4.1.4 诊疗过程中出现异常或严重并发症的患者；

4.1.5 涉及多种疾病需多科协同诊治的患者。

4.2 申请会诊

4.2.1 由患者本人或其家属提出申请；

4.2.2 首诊或接诊科室医师（主治医师或以上职称）告诉患者会诊所需的费用，征得本人同意签名后，提出申请并根据患者病情的需要做必要的检查。

4.3 疑难病症多学科诊治门诊预约流程

4.3.1 在微信预约系统上，选择疑难病症多学科诊治门诊进行初步预约；

4.3.2　疑难病症患者或患者家属必须携带门诊或住院病历、检查报告、化验结果、影像学等全部资料，按初步预约时间到本院疑难病症多学科诊治门诊进行现场登记预约，确定多学科诊治时间、参加专科，并预交部分费用（建议预收基本费用300元）。

4.4　参加疑难病症多学科联合会诊的医务人员要求

4.4.1　副高职称以上资格的临床医师、临床药师；取得资格的营养医师、康复理疗师担任。

4.5　会诊前的准备

4.5.1　门诊负责人通知相关专家会诊的时间、地点、患者基本信息（必须有电话通知），提前完成病历整理和必要的辅助检查（建议预约时将患者相关资料扫描成pdf、jpg格式或整理成word格式文件），可提前将相关资料通过OA发给相关专家参阅，为会诊做好充分准备。

4.6　会诊的纪律要求

4.6.1　所有参加会诊的专家必须按时到达疑难病症多学科诊治门诊签名报到，会诊期间服从门诊主任管理。预约疑难病症多学科会诊的患者及其家属必须按预约时间准时或提前签名报到，如遇特殊情况不能如约来诊，必须提前通知医院延后或取消会诊，患方提前取消会诊医院可退还预交费用，如因患方不提前通知爽约未能会诊的，医院不退还预交费用。

4.7　会诊后的整理

4.7.1　将多学科诊治情况及结果记入患者门诊病历并告知患方。会诊记录单一式两份，一份交给患方，另一份留门诊部保存。门诊部建立"疑难病症多学科诊治"登记本。记录患者基本资料及家庭住址及联系方式，各专科会诊意见及最终会诊意见及患者的转归情况。并留有会诊时的照片、专家及患方人员签到表等相关台账资料。

4.8　联合会诊收费标准

4.8.1　按照上级卫生行政部门规定收取。

4.9　会诊后跟踪复诊随访

4.9.1　归口的专科医师实施多学科诊治提出的诊治方案，需要住院的患者由本门诊直接收住归口的专科入院，门诊治疗的患者由归口的专科负责接待复诊。

4.9.2　归口的专科医师负责对会诊患者进行追踪观察，根据病情及时调整治疗方案，确保会诊质量。

4.10　其他要求

4.10.1　门诊医师应认真解读及执行疑难病症多学科会诊制度，违反上述制度，造成推诿门诊患者，或增加门诊患者就诊时间、影响门诊患者诊治的及引起服务投诉的，按医院相关管理制度处理；

4.10.2 同一门诊患者当天就诊达2个专科的,如接诊医师可明确患者为其他专科病种时,要求医师亲自送患者到其他专科就诊,或安排其他医务人员送患者到其他专科就诊。如不能明确患者诊断或就诊方向的,要求进行门诊疑难病症多学科会诊。

5 参考资料

5.1 《中华人民共和国医师法》

5.2 《医务人员医德规范及实施办法》

5.3 《中华人民共和国民法典》

5.4 《三级医院评审标准(2022年版)广东省综合医院实施细则》

6 附件

6.1 医院MDT会诊记录表(表4-1-1)

表4-1-1 医院MDT会诊记录表

住院(门诊)号: 编号:

姓名		性别		年龄		身份证号码	
现住址						联系电话	
初步诊断					主持人(标明职称)		
简要病史:							
讨论内容:							
主持人总结意见:							
记录者签名: 主持人审签:							
参与者 签名							
咨询电话						讨论日期	

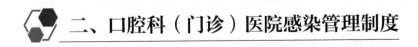

二、口腔科(门诊)医院感染管理制度

1 目的

为标准、规范本院口腔科(门诊)感染管理,降低患者院感发生率。

2 通用范围

适用于口腔科（门诊）感染管理工作。

3 内容

3.1   口腔科口腔诊疗区域和口腔诊疗器械清洗、消毒区域分开。能够满足诊疗工作和器械清洗消毒工作的基本需要。应严格执行原卫生部颁布的《医疗机构口腔诊疗器械消毒技术操作规范》。

3.2   从事口腔工作的医务人员，应当接受口腔诊疗器械消毒及个人防护等医院感染相关知识的培训；遵循标准预防原则，严格遵守有关规章制度。

3.3   保持室内清洁，每天操作结束后进行终末消毒处理。

3.4   诊室、清洗消毒区应装感应式流动水洗手设施和手消毒剂等，医务人员对每位患者操作前后应进行规范手卫生；操作时必须戴口罩、帽子、手套，手套一人一换，可能出现患者血液、体液喷溅时佩戴护目镜/防护面屏。

3.5   根据口腔诊疗器械的危险程度及材质特点，选择适宜的消毒或灭菌方法，并遵循以下原则：

3.5.1   进入患者口腔内的所有诊疗器械，必须达到"一人一用一灭菌"的要求；

3.5.2   凡接触患者伤口、血液、破损黏膜、穿破口腔软组织或骨组织的器械、敷料等必须达到灭菌。灭菌首选压力蒸汽灭菌；

3.5.3   接触患者完整黏膜、皮肤的口腔诊疗器械使用前必须达到消毒水平；

3.5.4   凡接触患者体液、血液的修复、正畸模型等物品，送技工室操作前必须进行消毒；

3.5.5   棉球、敷料等无菌物品，一经打开，立即使用；瓶装麻醉药品开封后，使用时间不得超过2小时，抽出的药液保存时间不得超过2小时。一次性使用医疗用品不得重复使用；

3.5.6   牙科综合治疗台及其配套设施应每日清洁、消毒，遇污染应及时清洁、消毒；

3.5.7   用后的口腔诊疗器械集中送消毒供应中心清洁、消毒、灭菌；

3.5.8   诊室空气用空气消毒机消毒1次/日，消毒1小时/次并进行记录。诊室工作台面、地面等每日用500mg/L的含氯消毒液擦拭消毒2次；

3.5.9   口腔诊疗过程中产生的医疗废物如器械盘中一次性使用的，镊子、口镜、探针、注射器、口杯、手套、吸盘器等应当按照《医疗废物管理条例》进行处理；

3.5.10   每季度进行环境卫生学监测。

4 参考资料

4.1   《口腔器械消毒灭菌技术操作规范》WS 506—2016

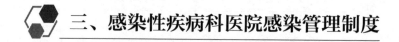

三、感染性疾病科医院感染管理制度

1 目的

标准并规范本院感染性疾病科感染管理，降低患者院感发生率。

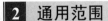

2 通用范围

适用于感染性疾病科院感管理工作。

3 内容

3.1　布局流程合理，做到有效分区（三区、两道），三区为：污染区、半污染区、清洁区；两道为：医务人员通道、患者通道。

3.2　门诊接诊患者预防控制措施

3.2.1　按标准预防措施执行。

3.2.2　接诊呼吸道疾病患者时应戴防护口罩。

3.2.3　疑似传染病，按下列途径管理：

3.2.3.1　发现甲类传染病患者，在第一时间内通知上级领导及有关部门（预防保健科、医务部、医院感染管理科、护理部等）；

3.2.3.2　根据传染源的性质，立即采取相应的隔离措施；

3.2.3.3　收住感染性疾病科，按传染病要求住院或转院治疗。

3.3　留观患者预防控制

3.3.1　普通患者按标准预防措施执行。

3.3.2　患者诊断不明确或怀疑有传染性疾病但需要抢救或病情危重，暂无法转传染病院。

3.3.3　患者安置单人房间，就地隔离、一级特护、医师必要检查、处置外，其他人员包括医务人员不得进入。

3.3.4　避免转科，并且尽可能减少不必要的外出检查，以防在转送过程中造成感染的播散。

3.3.5　病房尽量配备一次性物品，重复使用的医疗器械及其他用品相对固定，各种器械、抢救监护设备、隔离衣等，不得与他人共用。

3.3.6　医疗器械消毒处理：严格按《消毒技术规范》进行操作。

3.3.7　病房每日1次紫外线消毒，房间内设施明显污染时用2000mg/L的含氯消毒液每日擦拭1次，遇污染时用2000mg/L的含氯消毒液擦拭。

3.3.8　患者出院、转院、死亡后，患者用过的被单、床单、枕套等必须全部更换，经消毒后再清洗；患者污染的环境必须作终末消毒处理。

3.4　医务人员防护

3.4.1　医务人员应穿戴相应的个人防护用品（手套、口罩等），每诊治一位患者均应洗手或手消毒。个人防护用品应定期更换消毒，严重污染时随时更换消毒。必要时穿隔离衣、戴鞋套。

3.4.2　医师检查、换药时必须戴手套，离开病房后，严格洗手，并使用手消毒剂。

3.4.3　严格探视制度。探视者应穿一次性鞋套、戴口罩，有条件者根据病种隔离的需要提供隔离服。

3.4.4　非该病区工作人员需进入时，应经该病区医务人员许可，并接受消毒隔离要求的指导，严格遵守消毒隔离制度。

3.5 医疗废物处理

3.5.1 患者产生的生活垃圾（如瓜子壳、纸张、一次性饭盒等）应作为感染性废物管理；所有感染性废物和病理性废物应当使用双层包装物包装后按医疗废物管理的有关规定处理。

3.5.2 患者房间的台面、门把手、地面、诊疗用品、废弃物、便器等必须由专人负责严格消毒。

3.5.3 排泄物、呕吐物及分泌物的处理：用2000mg/L的有效氯消毒液静置30分钟后，倒入病房卫生间便池冲水。

3.6 每季度进行环境卫生学监测。

4 参考资料

4.1 《医务人员手卫生规范》WS/T 313—2019

4.2 《传染病防治法》（主席令〔2004〕第17号）

四、门诊医院感染管理制度

1 目的

标准并规范本院门诊感染管理，降低院内感染风险。

2 通用范围

适用于门诊医院感染管理工作。

3 内容

3.1 工作人员上班时衣帽整齐，给患者检查及操作前后应洗手或用手消毒液消毒。

3.2 普通患者和特殊感染患者分室就诊，诊查传染患者后应更换诊查床单，物体表面用500～1000mg/L含氯消毒液擦拭，医护人员接触传染患者后应洗手或用手消毒液消毒双手。

3.3 无菌操作应戴口罩，严格执行无菌操作技术和规程。坚持每日的卫生清洁和每月的大扫除制度，诊前10分钟开窗通风，保持诊室、换药室、治疗室的清洁整齐。

3.4 每日擦拭诊查床，更换床单、枕套。

3.5 治疗室、换药室每日用紫外线照射40分钟，并记录灯管启用时间、消毒时间、累计时间、消毒人员签名，每周1次75%乙醇棉球擦拭紫外线灯管，保持无尘。

3.6 雾化吸入器使用后，螺旋管、面罩、雾化罐各关节拆开，用消毒液浸泡后再用清水冲洗干净，晾干备用。

3.7 一次性注射器、针头、输液器、输液瓶、弯盘、吸氧管、胃管、导尿管、气管插管、引流管、窥器等用后按医疗废物管理的有关规定处理。

3.8 正在使用的湿化瓶每日更换灭菌注射用水，吸氧管专用，用毕由消毒供应中心集中回收清洗消毒。

3.9 电动吸引器、洗胃机储液瓶里的内容物随时倾倒，用毕先用消毒液浸泡消毒，再清洗干净备用。

3.10 无菌持物钳干式保存，每4小时更换1次，并注明开启日期和时间。

3.11 接诊室每日用消毒液擦拭桌面、椅面等物体表面。

3.12 体温计用500mg/L含氯消毒液浸泡消毒；指甲刀用75%乙醇擦拭消毒。

4 参考资料

4.1 《医院消毒卫生标准》GB 15982—2012

4.2 《医院隔离技术规范》WS/T 311—2023

4.3 《医务人员手卫生规范》WS/T 313—2019

4.4 《医疗机构门急诊医院感染管理规范》WS/T 591—2018

五、门（急）诊工作质量考核制度

1 目的

进一步加强门（急）诊医疗质量安全管理，持续提升医疗质量安全管理科学化、精细化管理水平。

2 通用范围

第一门诊部、第三门诊部、发热门诊部、急诊科。

3 内容

3.1 建立健全门（急）诊工作质量考核小组

3.1.1 考核小组工作职责

3.1.1.1 负责建立健全门（急）诊工作质量院科两级考核体系，明确考核标准，持续提升质量。

3.1.1.2 科学合理设置门（急）诊布局，符合相关规定，满足临床工作。

3.1.1.3 考核各项门（急）诊管理制度和工作流程实施情况，监督突发应急事件处置预案演练与实施。

3.1.1.4 考核门（急）诊人员的资质管理及人力、设备资源配置，以及根据患者流量和突发事件调配医疗资源的机制。

3.1.1.5 考核门（急）诊医务人员开展专业技术和技能培训情况。

3.1.1.6 考核传染病防治管理，落实预检分诊制度，规范设置预检分诊场所，完善预检分诊流程。

3.1.1.7 考核门（急）诊服务流程的优化及满意度。

3.1.1.8 指导门（急）诊运用质量管理工具进行持续质量改进工作。

3.2 工作制度

3.2.1 在门（急）诊工作质量考核小组的领导下开展工作。

3.2.2 科主任是门（急）诊工作质量考核的第一责任人，负责门（急）诊工作质量考核工作，落实门（急）诊工作质量考核要求，建立科室质量考核小组。

3.2.3 门（急）诊工作质量考核小组制订本科室本年度质量考核计划，定期进行工作质量考核，对考核中的问题及时分析汇总、整改落实。各个部门负责人积极开展工作，工作有记录，使所负责的工作质量不断提高。

3.2.4 制订全员培训计划，做到知识不断更新，各项培训有完整的记录（包括培训计划、培训方式、培训课件或文件、签到表、考核试卷及分数、培训图片、培训小结等）。

3.2.5 建立医师资质管理及评价制度及组织，按照评价方法及程序对医师的资质和能力进行评价。

3.2.6 及时更新本科室诊疗指南和操作规范，能熟练运用诊疗指南和操作规范指导临床工作。

3.2.7 根据《医疗事故处理条例》（中华人民共和国国务院令第351号，自2002年9月1日起施行）《医疗风险防范和处理预案》，制订落实科室防范医疗纠纷及事故发生的措施，及时登记、分析科室发生的医疗不良事件、医疗纠纷与医疗差错事故，并按规定报告相关职能科室。

3.2.8 做好医患沟通工作，履行各项知情告知程序，充分尊重患者权利。

3.2.9 制订科室应急预案，定期对预案内容进行模拟训练，做到熟练掌握、反应迅速。

3.2.10 有科室人员紧急替代方案，并保证联系通信工具畅通，以便出现各种突发事件时相关人员能确保按时到位。

3.2.11 每月监测医疗质量质控指标，完善本科室医疗质量管理相关指标体系，并对质量指标进行总结分析，质量持续改进。

3.2.12 门（急）诊医疗质量考核是科室及负责人综合目标考核的重要指标，各项质量管理考核项目与绩效直接挂钩，与医院星级服务考核、医师定期考核与职称晋升挂钩。

4 参考资料

4.1 《医疗质量管理办法》（中华人民共和国国家卫生和计划生育委员会令第1号，2016年11月1日起施行）

4.2 《三级医院评审标准（2022年版）广东省综合医院实施细则》

5 附件

5.1 ××医院门（急）诊工作质量考核组织架构图（图4-5-1）

5.2 急诊医疗质量管理考核标准（表4-5-1）

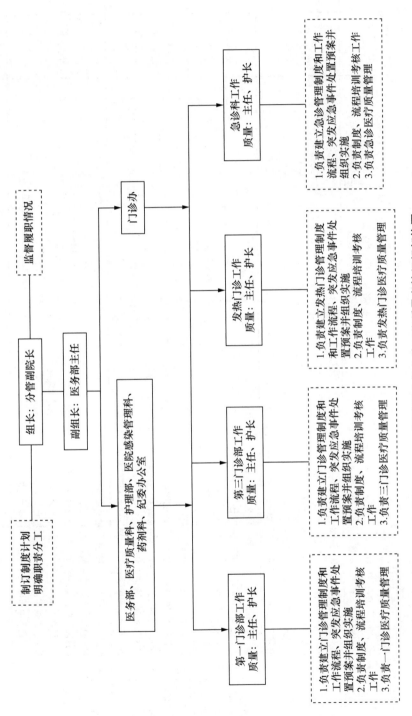

图 4-5-1　××医院门（急）诊工作质量考核组织构图

表 4-5-1　急诊医疗质量管理考核标准表

检查日期：　　　　检查人：　　　　得分：

考核项目	考核标准	考核方法	扣分标准	得分	扣分
1. 科室医疗质量与安全管理小组（10分）	1. 按照科室质量与安全管理小组管理办法，有工作计划并实施； 2. 有工作制度并落实； 3. 科室紧急替代程序、方案及人员的有效联系方式； 4. 各级人员的岗位职责； 5. 有质量与安全管理指标的统计、定期分析，评价及整改记录	1. 查看工作计划和质控小组活动记录 2. 查看工作制度及落实记录 3. 科室紧急替代制度、人员联系方式是否有效及时更新 4. 提问各级人员岗位职责 5. 各项管理指标有数据统计、分析评价及整改记录	每项不符合扣2分		
2. 培训管理（10分）	1. 有急诊专业培训与考核的记录； 2. 有科室的培训计划； 3. 无毕业三年以下的医师进行单独值班情况； 4. 重点病种的服务流程、规章制度培训、急诊急救技术的培训； 5. 急诊医师技能培训与考核，技能评价与再培训的相关记录	1. 查看科室培训计划 2. 查看科室培训考核记录及是否按照规范进行 3. 查看排班表、执业是否合乎规范要求 4. 查看重点病种培训资料并提问有关人员 5. 技能培训考核及再培训的相关记录	每项不符合扣3分		
3. 急诊抢救工作的管理（10分）	1. 有统一规范的急诊（含抢救）服务流程； 2. 急诊抢救工作需由主治医师及以上人员主持与负责； 3. 抢救记录符合要求； 4. 定期分析，总结	1. 查看抢救流程 2. 查看抢救记录是否主治以上主持、书写是否规范 3. 是否定期有分析总结	每项不符合扣4分		
4. 急诊留观患者的管理（10分）	1. 有急诊留观患者的管理制度与流程； 2. 有急诊留观患者超过72小时的处置措施并落实（上报、处置登记本）； 3. 有无床时的告知（建议先请专业科室会诊24小时内未能收住院科室的报告本，登记协调）； 4. 患者安全（两种以上身份识别、口头医嘱的规定、危急值的管理）	1. 查看制度掌握情况 2. 留观患者是否请专科会诊，48小时内是否上报，登记是否全面 3. 医师查房时是否核对患者信息、危急值登记、处置有记录	每项不符合扣5分		
5. 急诊患者优先住院的管理、急诊绿色通道通畅（10分）	1. 有危诊抢救患者优先住院的制度及机制并严格执行； 2. 有危重患者流向情况的分析记录； 3. 有保障需要住院治疗的患者能够及时收入相应病种的措施； 4. 有收住科室无床位时的告知（包括急诊及院内）； 5. 潴留急诊观察比例下降并做数据对比，绿色生命通道； 6. 有绿色生命通道、绿色生命通道标示清楚	1. 查看制度、提问 2. 查看登记本及定期分析记录 3. 查看病历是否告知 4. 查看留观者登记本 5. 绿色生命通道未按要求执行扣2分	每项不符合扣3分		
6. 落实医疗核心制度（10分）	包括首诊负责制度、会诊制度、交接班制度、危重患者抢救工作制度等	1. 提问核心制度 2. 查看病历，检查核心制度的落实情况	每项不符合扣2分		

续表

考核项目	考核标准	考核方法	扣分标准	扣分
7. 预检分诊（10分）	1. 有专门的检诊分诊人员，有培训，熟悉业务，有分诊登记，定期分析总结，提高分诊正确率	1. 查看排班本 2. 查看登记本 3. 查看培训记录 4. 查看定期分析总结	每项不符合扣2分	
8. 科室级应急制度（5分）	1. 急诊内外科，院前急救科要有相应的应急预案，并实施演练。门诊群体性患者有突然增多的应急预案； 2. 有突发公共卫生事件的演练和应急预案	查看资料	每项不符合扣2分	
9. 院前与院内交接（5分）	急诊护士与病房间有交接记录	查看交接单	每项不符合扣2分	
10. 急诊仪器设备完好、急诊药品满足需要（10分）	1. 急救药品及器材的管理，抢救设备设施齐备完好，急救仪器器处于备用状态 2. 抢救药品、器材齐备，抢救车中药品器材、吸痰器、呼吸器、氧气是否处于备用状态 3. 抢救车实行专人管理，急救药品保存规范，无过期，基数固定 4. 保证护理人员对急救仪器能正确操作	未达到规定要求的每1项扣1分。急救药品过期、变质不得分；未按要求固定基数，未做到班班交接及交接无记录，每1项扣0.5分。抽查1名护士、未达到要求扣0.5~1分	每项不符合扣0.5~2分	
11. 急诊质量指标管理（10分）	对急诊专业医疗质量控制指标进行每月监测，每季度总结分析，包括： 1. 抢救室滞留时间中位数； 2. 急诊抢救患者死亡率； 3. ROSC成功率； 4. 非计划重返抢救室率	查看相关资料，无监测无总结分析不得分，资料不完善扣0.5~2分	每项不符合扣2分	

注：检查人员按要求逐条认真检查，逐条记录、评价；科室质量与安全小组对存在问题进行讨论、制订措施。

表4-5-2 急诊专业医疗质量指标

序号	指标	年 月		
		分子	分母	数值
1	抢救室滞留时间中位数			
2	急性心肌梗死（STEMI）患者平均门药时间及门药时间达标率			
3	急性心肌梗死（STEMI）患者平均门球时间及门球时间达标率			
4	急诊抢救室患者死亡率			
5	急诊手术患者死亡率			
6	非计划重返抢救室率			
7	危急重症病员抢救成功率≥80%			
8	抢救室滞留时间平均数			
9	急诊患者抗生素使用率			
10	急诊开展POCT检测比例			
11	多发创伤患者急诊手术比例			
12	院前心搏骤停ROSC成功率			
13	院内心搏骤停ROSC成功率			

表4-5-3 急诊科护理质量评价标准（一）

查验项目	查验细则	查验方法	评价结果		
			Y	N	不适用
急诊科设施设备管理	1. 有独立的区域，辅助检查、药房等区域距离急诊科的半径（≤50米）	现场查看			
	2. 设医疗区，包括：分诊处、就诊室、治疗室、处置室、抢救室和观察室	现场查看			
	3. 设支持区，包括：挂号、各类辅助检查部门、药房、收费等部门	现场查看			
	4. 急诊科入口通畅无障碍，有醒目的路标和标识	现场查看			
	5. 院内紧急救治绿色通道标识清楚明显	现场查看			
	6. 建筑格局和设施符合医院感染管理要求，医疗区内配备非手触式洗手设施、干手设施（或干手物品）	现场查看			
	7. 小儿诊室与成人诊室分开	现场查看			
	8. 输液室分设小儿输液区与成人输液区				

查验项目	查验细则	查验方法	评价结果		
			Y	N	不适用
急诊科设施设备管理	9. 急诊科抢救室临近急诊分诊处	现场查看			
	10. 急诊科设有急诊通信装置（电话、传呼、对讲机）与卫生行政部门和院前急救信息系统的对接	现场查看			
	11. 急救设备齐全（心电图机、心脏起搏/除颤仪、心肺复苏机、简易呼吸器、呼吸机、心电监护仪、负压吸引器、给氧设备、洗胃机、便携式超声仪和床旁X线机等），定期检查和维护，性能良好	现场查看、查资料			
急诊科医院感染管理	12. 科室备有一定数量的个人防护设施（防护面罩、眼罩、口罩、隔离衣、防护服）	现场查看			
	13. 卫生工具专室专用，标识清楚	现场查看			
	14. 医疗废物按要求分类管理，认真交接转运，并执行交接双方签字	查资料			
	15. 各种用于注射、穿刺、采血等非一次性使用的有创操作的医疗具必须"一用一灭菌"，使用的"一巾一带"必须"一用一消毒"	现场查看			
急诊科安全管理	16. 急诊实行首诊负责制，不得以任何理由拒绝或推诿急诊患者	现场查看			
	17. 对危重急诊患者按照"先救治，后收费"的原则救治	现场查看			
	18. 转送危重症患者均有交接单，交接单规范填写	查资料			
	19. 急诊患者有完善的登记资料，对患者的来源、去向以及急救全过程可追溯	查资料			
	20. 急诊原则上无超72小时留观患者	查资料			
	21. 留观患者72小时内未确诊，组织科内或院内会诊，有记录	查资料			
	22. 特殊原因留观患者72小时未收入院患者，向医务部汇报解决	查资料			
	23. 有急诊突发事件应急处置预案和流程，每年组织演练	查资料			
	24. 有对急性创伤、急性心肌梗死、急性心力衰竭、急性脑卒中、急性颅脑损伤、急性呼吸衰竭等重点病种的急救服务流程，对护士有考核记录	查资料			
	25. 有急诊科应急调配制度和流程，培训考核	查资料			
急诊科专业人员资质管理	26. 监护室固定的医护人员均经ICU专业培训，技能培训考核	查资料			
	27. 医护人员每年有专业知识和技能的培训考核	查资料			
	28. 医护人员每年进行高级生命支持的基础理论、基本知识和操作技能培训考核	查资料			

查验项目	查验细则	查验方法	评价结果		
			Y	N	不适用
急诊科专业人员资质管理	29. 急诊科护士具有两年以上临床护理工作经验的注册护士，经医院专科护理发展委员会审核	查资料			
	30. 固定的急诊医护人员，不少于在岗护士的75%	查资料			
	31. 按《广东省医疗卫生机构护士（助产士）岗位管理指导意见》（粤卫函〔2013〕936号）配置护理人员，满足临床需求	查资料			
	32. 急诊科负责人由副主任医师及以上专业技术职称的医师担任	查资料			
	33. 护士长由主管护师以上任职资格和5年以上急诊临床护理工作经验的护士担任	查资料			
	34. 急诊科监护室、观察室由专职护理人员负责，单独排班，急诊手术室由麻醉一区统一管理	查资料			
急诊科院前急救管理	35. 出诊医护电话通畅，4分钟出诊	现场查看、查资料			
	36. 救护车物品、药品每天检查，有记录	查资料			
	37. 救护车每天清洁、消毒，有记录	查资料			
	38. 救护车物品、药品用后及时补充，处于备用状态	现场查看			
	39. 有负压救护车转运疑似或确诊传染病患者	现场查看			

检查者：

注：病区每周查验至少1次。

表4-5-4 急诊科护理质量评价标准（二）

查验项目	查验细则	查验方法	评价结果		
			Y	N	不适用
门（急）诊预检分诊管理	1. 有《预检分诊制度》和流程	查资料、提问护士			
	2. 预检分诊点设立在门（急）诊醒目位置	现场查看			
	3. 预检分诊点，标识清楚，相对独立	现场查看			
	4. 预检分诊点，通风良好，流程合理	现场查看			
	5. 备有发热患者用物（口罩、体温计、手卫生设施、医疗废物桶），物品齐全、性能良好	现场查看、查资料			
	6. 有疑似患者基本情况登记表	现场查看、查资料			
	7. 有专人负责24小时预检分诊	现场查看、查资料			
	8. 预检分诊人员个人防护符合级别要求（一次性圆帽、一次性外科口罩、穿工作服、一次性乳胶手套）；根据暴露风险升至二级防护（一次性圆帽、N95口罩、穿隔离衣、一次性乳胶手套、戴护目镜/面屏）	现场查看、提问护士			
	9. 新冠期间严格执行"三必查一询问"	现场查看、提问护士			
	10. 专人按照指定路线护送发热患者前往发热门诊	现场查看、提问护士			

查验项目	查验细则	查验方法	评价结果		
			Y	N	不适用
门（急）诊预检分诊管理	11. 有门（急）诊预检分诊护士岗前、在岗培训制度	查资料			
	12. 有预检分诊护士岗前、在岗培训考核清单	查资料			
	13. 有培训	查资料			
	14. 有考核	查资料			
	15. 预检分诊人员考核合格方可上岗	查资料			
	16. 预检分诊准确率要≥90%	查资料			
急诊绿色通道管理	1. 医护人员知晓绿色通道的范围	提问医护			
	2. 医护人员正确开启绿色通道	现场查看			
	3. 绿色通道患者全部医疗文件盖"××市人民医院绿色通道专用章"，优先为患者提供便捷服务	查资料			
	4. 开启绿色通道的患者，执行"先救治，后收费"原则	现场查看、查资料			
	5. 严格执行首诊负责制	现场查看			
	6. 根据病情及时报告科主任	现场查看、提问医护			
	7. 快速准确执行口头医嘱并记录于《口头医嘱登记簿》	查《口头医嘱登记簿》			
	8. 危急重症者由医护人员陪同检查或转送	现场查看、提问医护			
	9. 与相关科室做好交接，完成各种医疗文件书写	查交接班单			
	10. 对突发公共卫生事件（交通事故、火灾、中毒等），≥3名伤员，及时上报科主任，做好登记	查资料			
	11. 急诊"绿色通道专用章"由当班医疗组长保管	现场查看			
	12. 每月科室对"绿色通道"执行情况自查，存在问题分析整改	查资料			
	13. 协助医院组织院内多学科协同"绿色通道"演练，有记录	查资料			
急性脑卒中患者服务管理	1. 分诊护士正确识别急性脑卒中患者，在"卒中急救地图"App建档	查资料、提问护士			
	2. 分诊护士对急性卒中患者准确分级，正确安置区域（抢救室、卒中诊室）	现场查看			
	3. 立即通知卒中医师接诊	现场查看			
	4. 卒中护士5分钟内完成测生命体征、快速血糖、执行医嘱开通绿色通道	现场查看			
	5. 卒中护士10分钟内建立静脉留置针（20G）通道	现场查看			
	6. 卒中护士15分钟内完成血液标本、心电图、体重采集	现场查看			
	7. 医护评估患者、家属宣教、获取知情同意	现场查看			
	8. 卒中护士备好急诊溶栓箱护送患者行头颅CT/CTA检查	现场查看			
	9. 卒中护士执行再灌注治疗护理（溶栓、介入）	查资料			

查验项目	查验细则	查验方法	评价结果		
			Y	N	不适用
急性心肌梗死（STEMI）患者服务流程管理	1. 分诊护士正确识别急性胸痛患者，建立胸痛时间管理记录表	查资料、提问护士			
	2. 分诊护士准确分诊胸痛患者，正确安置区域（抢救室、胸痛诊室）	现场查看			
	3. 胸痛护士10分钟内完成首份心电图	现场查看			
	4. 胸痛护士有效识别急性ST段抬高的心电图	现场查看			
	5. 立即通知胸痛医师接诊	现场查看、查资料			
	6. 口服阿司匹林、替格瑞洛等抗凝药物	现场查看、查资料			
	7. 建立静脉通道，床边备好除颤仪	现场查看			
	8. 20分钟内完成心肌酶检测	查资料			
	9. 胸痛护士执行再灌注治疗护理（溶栓、介入）	查资料			

检查者：

注：病区每周查验不少于3名护士。

表4-5-5　门（急）诊医院感染管理查房考核表

科室：　　　　　科室签名：　　　　　考核人：　　　　　考核日期：

考核项目	考核标准	分值	扣分标准	扣分及依据	得分
组织制度建设10分	科室建立医院感染管理小组，小组组长由科室主任担任，副组长由护士长担任，成员由科室的感控医师和护士组成，制订了本科室院感管理制度并组织实施，管理小组成员知晓自身职责，科室成员知晓本科室感控人员	2	一人答不出扣0.5分		
	完善科室各项医院感染管理制度、年度计划和总结、感染管理小组会议记录、持续质量改进、知识培训与考核（每半年进行全科的理论考核，有试卷备查）、院感会议记录、职业暴露登记、紫外线强度监测及各项消毒、监测登记	4	缺1项扣0.5分，缺2项或以上扣1分		
	科室医院感染知识的培训每月1次，培训人数应大于全科总人数的2/3，科室质控本有记录、签名	2	一处不符合要求扣1分		
	科室感染管理小组每月召开工作会议，进行院感管理质量分析，有整改措施记录	2	缺少1项扣1分		
无菌物品管理15分	无菌物品专柜存放，包装标识清晰，按灭菌日期先后依次排列使用	5	一处不符合要求扣1分		
	使用的一次性物品必须有卫生行政部门颁发的卫生许可证及使用许可证，一次性无菌物品不得重复使用	5			
	医护人员严格执行无菌技术操作原则	5			
标准防护15分	医护人员了解标准防护的主要内容，掌握隔离技术，合理使用各类防护用品	4	一处不符合要求扣1分		
	工作人员接触血液、体液、排泄物等应戴手套；操作结束立即脱掉手套并洗手，防止污染公共设施	5			
	工作人员掌握预防锐器伤的方法及锐器伤的应急处理及上报程序	3			
	科室根据需要储备必需的防护用品	3			

续表

考核项目	考核标准	分值	扣分标准	扣分及依据	得分
消毒隔离 30分	治疗室、换药室等每日进行空气消毒，记录规范；空调过滤网每月清洗并记录	5	一处不符合要求扣1分		
	各类消毒液浓度符合要求，按时监测有记录	5			
	治疗室的治疗车、治疗盘、护理车、仪器车等配速干手消毒剂，执行"一人一针一管一带一洗手"	5			
消毒隔离 30分	冰箱清洁定时除霜，无过期、污染物品，不得存放个人物品	5	一处不符合要求扣1分		
	使用中消毒剂浓度应每日定时监测，消毒后的内镜每季度进行细菌学监测，有监测记录，有问题的处理措施及持续质量改进	5			
	室内抹布、拖布分区使用，各区不得混用，使用后清洗消毒，悬挂晾干分类放置	5			
手卫生管理15分	洗手设施应符合要求，每个诊室至少应配备一套洗手设施和手卫生消毒设施	5	一处不符合要求扣1分		
	依从性调查：查看医务人员在工作中是否按照正确的方法进行洗手或手消毒	5			
	洗手操作考核：抽查1~2名医务人员进行手卫生洗手或外科洗手，以及手卫生指征	5			
医疗废物管理10分	医疗废弃物不与生活垃圾混放；医疗废物分类放置，有标识	3	一处不符合要求扣1分		
	使用后的锐器必须放置于锐器盒中，不得溢散	3			
	医疗废物专用包装袋和锐器盒盛满3/4时，封口扎实，贴标识	2			
	医疗废物交接、收集规范，有重量，有登记签名，规范存放	2			
合计		100			

表4-5-6 门诊医疗质量考核评分表

考核评分项目	分值	考核内容	考核检查方法	扣分原因	得分
医疗质量管理	10	质控小组每月开展1次质控检查，进行科内质量评价，对职能科室反馈及科室自查中存在的问题进行原因分析，提出整改措施，记录规范	查科室质控记录本、培训、授课签到本月没有质控记录扣10分；各项记录流于形式，没有整改措施或有整改措施未落实扣2分		
医疗文书	10	1. 门诊病历书写规范。 2. 门诊处方及检查申请单书写规范，符合要求各种检查申请单项目齐全，内容清楚、完整。 3. 门诊抢救记录书写内容及要求按照住院病历抢救记录书写内容及要求执行	随机抽查门诊病历、门诊处方各10份，发现一例未书写病历扣5分；门诊病历书写不规范扣0.5~2分，处方合格率低于98%扣2分，查医技科室申请单10份，1张不合格扣0.5分		
合理用药合理检查合理治疗	10	遵守《抗菌药物临床应用指导原则》、生物制品使用规范，遵守诊疗规范，按规定开展检查门诊处方合理用药率≥95%抗菌药物使用≤20%，门诊处方均次费用控制在医院规定范围内	抽查申请单、处方及门诊病历，一处不合理扣1分		

考核评分项目	分值	考核内容	考核检查方法	扣分原因	得分
首诊负责制	5	接待患者不得推诿，一旦接诊，负责到底（帮助患者转科、转诊、危重患者请会诊等），不拖延、推诿患者，不允许有空岗	收集患者及临床各部门的投诉意见，发生一起扣2分；拖延检查或推诿患者扣5分，空岗1次扣2分		
培训	5	每月组织1次业务学习，每半年组织1次"三基三严"考核，合格率100%（含补考）；制订培训计划，建立平时培训考核登记本	查看原始资料，业务学习缺1次扣1分，"三基三严"未考核扣3分，无记录扣1分，无培训计划及登记表扣3分		
应急管理	10	完成医院及政府指令性任务，应急、突发、特殊事件服从医院统一协调安排，做好等待就诊患者出现病情变化的抢救方案和急救措施（有突发意外紧急情况的 处理预案及完整抢救物品配备）	1次不服从安排扣2分，延误任务造成不良后果扣3分，无相应预案及措施扣2分		
严格执行传染病 预检分诊和报告制度，符合医院感染控制要求（检查发热门诊部分）	15	1. 执行《中华人民共和国传染病防治法》，疫情报告及时准确并有登记。 2. 严格遵照预检、分诊制度，发现传染患者或疑似传染病患者，一定到指定隔离室诊治，并做好必要的隔离和消毒。 3. 感染性疾病科区域划分合理，隔离标识醒目。 4. 在实施标准预防的基础上，根据门诊病 人就医特点以及疾病不同的传播途采取相应的消毒隔离措施。 5. 准确掌握传染病诊断标准，依法正确处置疫情，对密切接触者积极采取有效防控措施	1. 未及时上报疫情者扣3分 2. 未严格遵照预检、分诊制度，扣3分，不符合要求扣1分 3. 未执行好消毒隔离措施，扣2分 4. 未做好有效措施扣2分		
环境和隐私管理	5	诊室环境清洁、干净，实行一人一诊制度，不公开谈论患者病情	诊断室脏、乱扣1分；有2人以上在诊室候诊扣1分，公开谈论患者病情扣1分		
医疗质量安全，医疗核心制度落实	10	1. 落实核心制度、危急值报告制度及医疗安全（不良）事件报告等重要制度。 2. 主动报告不良事件，并对不良事件进行总结分析，提出整改措施，并有成效	（1）查阅危急值报告登记本并与医技科室登记本核对 （2）查阅医务部上报不良事件是否漏报。不落实每项扣2分		
门诊质量指标	10	1. 门诊处方合理用药率≥95% 2. 抗菌药物使用≤20% 3. 门诊处方均次费用达标 4. 门诊患者平均候诊时间 5. 门诊检查预约后平均等待时间	每个月监测质量指标，对异常指标进行分析、查找原因，提出整改措施并落实整改；不落实每项扣2分		
服务质量	10	接待热情、工作负责、无医疗纠纷、医疗事故及无服务投诉；门诊患者满意度≥90%	查看纪委办公室满意度调查报告，满意度低于1个百分点扣0.5分，收集临床及患者的投诉电话、信件，发现一起扣2分		
	100		检查日期：	总得分	

表4-5-7 门诊护理质量评价标准

科室：

查验项目	查验细则	查验方法	评价结果		
			Y	N	不适用
门诊护理质量评价标准	1. 门诊布局合理、分区清楚，方便患者就诊	现场查看			
	2. 门诊设置医疗区，包括预检分诊点、门诊大厅、候诊厅、诊室、抽血室、注射室、小儿输液室、各科门诊、处置室、抢救室	现场查看			
	3. 门诊设置支持区，包括挂号、各类辅助检查部门、药房、收费等部门	现场查看			
	4. 门诊入口通畅无障碍，有醒目标识	现场查看			
	5. 建筑格局和设施符合医院感染管理的要求，医疗区内配备非手触式洗手设施、干手设施（或干手物品）	现场查看			
	6. 门诊急救设备有（简易呼吸器、心电监护仪、负压吸引器、给氧设备），定期检查和维护，保持性能良好	现场查看			
	7. 有门诊管理制度和工作流程	查资料			
	8. 有门诊高峰应急预案并及时正确启动	查资料			
	9. 提供轮椅、平车、饮水、卫生纸、雨伞、母婴室、便民箱等便民服务措施	现场查看			
	10. 信息化系统支持：网上预约挂号、缴费，报到机、自助机自助服务，缩短患者就诊等候时间	现场查看			
	11. 各种用于注射、穿刺、采血等非一次性使用的有创操作的医疗器具必须一用一灭菌，使用的一巾一带必须一用一消毒	现场查看			
	12. 门诊实行首见首问首诊负责制，不得以任何理由拒绝或推诿急诊患者	现场查看			
	13. 对危重急诊患者按照"先救治，后收费"的原则救治	现场查看			
	14. 门诊负责人由副主任医师及以上专业技术职称的医师担任	现场查看			
	15. 门诊护士长由主管护师以上任职资格和5年临床护理工作经验的护士担任	现场查看			
	16. 急救物品、药品处于备用状态	现场查看			
	17. 急救物品、药品每天检查，有记录	现场查看			
儿科门诊管理	1. 设立小儿诊室与小儿输液区	现场查看			
	2. 儿科门（急）诊应当明亮，通风良好各物体表面无积灰、污垢、血迹	现场查看			
	3. 实行首问负责制，主动协调解决患者需求，不得随意推诿患者	现场查看			
	4. 严密观察患儿病情变化，保证用药、卧位安全，防止窒息、坠床、烫伤、跌倒等，及时发现病情变化并采取积极护理措施	现场查看			
	5. 对危重急诊患者按照"先及时救治，后补缴费用"的原则救治，确保急诊救治及时有效	现场查看、提问护士			
	6. 各室通风好，保持空气清新与流通，每日通风不少于两次，每次15～30分钟	提问护士			

续表

查验项目	查验细则	查验方法	评价结果		
			Y	N	不适用
儿科门诊管理	7. 紫外线灯管配备合理，强度达标，每周用乙醇棉球擦拭灯管1次，日常监测记录规范	查登记簿			
	8. 各种用于注射、穿刺、采血等非一次性使用的有创操作的医疗器具必须"一用一灭菌"，使用的"一巾一带"必须"一用一消毒"，一次性用品严禁重复使用	现场查看、提问护士			

检查者：

注：每周至少查验1次。

表4-5-8　门诊医疗质量指标

序号	指标	年　　月		
		分子	分母	数值
1	门诊处方合理用药率≥95%			
2	抗菌药物使用≤20%			
3	门诊处方均次费用达标			
4	门诊患者平均候诊时间			
5	门诊检查预约后平均等待时间			
6	门诊患者满意度≥90%			

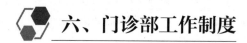

六、门诊部工作制度

1　目的

提高门诊医疗质量，保障门诊医疗安全，提高患者的诊疗效果，使急、危、重症患者得到及时有效诊治。规范门诊诊疗常规及操作行为规范。

2　通用范围

第一门诊部、第三门诊部。

3　内容

3.1　在分管副院长领导下，门诊工作的医务人员在医务部、护理部及门诊部等统一领导下进行工作，由门诊部具体负责组织实施。

3.2　门诊出诊医护人员专业技术能力要求：医师应具有中级以上职称执业资格（特殊情况可选派高年资住院医师）；护理人员应派具有3年以上临床工作经验的执业护士担任。遵守医院星级服务语言行为规范，衣着整洁，佩戴胸卡，关心体贴患者，态度和蔼，有礼貌，耐心地解答问题，诊室执行"6S"管理。

3.3　认真执行《门诊信息化预约诊疗管理制度》，分时段预约就诊，按预约时间段提前30分钟报到，缩短患者候诊时间，改善人民群众看病就医体验。

3.4　落实《门诊预检分诊制度》，做好预检分诊工作，严格执行医院传染病疫情报告制度。落实消毒隔离制度，防止交叉感染。发热患者要询问病史、流行病学史及接触史、旅游史，引导患者到发热门诊就诊。

3.5　门诊各级医师必须按"门诊出诊时间排班表"按规定时间提前5～10分钟上班，不得无故迟到、早退、脱岗。因临时外出参加会议、学习、病假、事假等，需要停诊、替诊的提前24小时申请，经主管部门审批，门诊部备案后方可停诊、替诊。遇重大抢救或其他紧急原因不能按时出诊的医师先安排、再核实，并记录核实结果。严禁临时无故停诊，对无原因停诊应及时通报医师所属科室领导。已申请停诊，且又有预约患者时，应安排同专业、同级别医师替诊。并做好预约挂号患者的解释工作。

3.6　认真执行《查对制度》，包括患者身份的核查、病史的核查、处方的核查、诊疗措施的核查等，避免因疏忽造成差错事故。

3.7　认真执行《首诊负责制》，强调首诊医师、首诊科室的职责，工作中不允许推诿患者。如有特殊情况，需要留观或抢救的患者，与有关医护人员详细交班。注意维护患者的隐私权。

3.8　对特殊患者，应执行《门诊特殊患者优先诊治制度》，优先安排就诊。

3.9　认真执行《门诊疑难病症多学科会诊制度》，当遇到疑难、危重、诊断不明、治疗效果不佳、有潜在医疗纠纷等的患者，及时提出科间会诊，必要时可通过门诊部组织多学科会诊。

3.10　按《广东省病历书写与管理规范》书写门诊病历。科主任及门诊办应定期检查门诊医疗质量。

3.11　注重门诊处方质量。要求门诊医师在日常工作中依据病情需要，合理检查，合理用药，根据《处方管理办法》开具处方，规范处方的书写。

3.12　认真执行《告知制度》，保障患者依法享有的权利，明确患者应该承担的义务。门诊医师在日常工作中做好对病情、特殊检查、特殊用药、手术及麻醉等项目的事先告知，必要时签署知情同意书。

3.13　严格执行诊疗规范，在门诊诊疗中，做好合理检查、合理用药、合理住院，以减少患者的医疗费用。门诊诊室与专科病房应加强联系，以便根据病床使用及病员情况，有计划地收住患者住院治疗。

3.14　凡遇有紧急情况，值班人员不能继续值班或不能满足值班要求时，执行《门诊流量监测与医疗资源调配制度》。

3.15　为了加强门诊医疗力量，要求高级职称医师达到门诊出诊医师的60%以上。节假日各专科必须安排一个诊室开诊。

3.16　门诊输液室值班：每天08:00～12:00、14:30～17:30由门诊部医师负责；每天12:00～14:30由中午儿科门诊医师负责。值班医师必须坚守岗位，如要短暂离开，必须告知值班护士。当患者病情变化加重时及时处置，必要时通知首诊医师和门诊部主任。经处置患者病情无好转时，应建议患者住院或转急诊科继续留观。

3.17　门诊医务人员要对候诊患者进行卫生健康教育、预约挂号、自助机使用及疾病预防等知识宣教。

4　参考资料

4.1　《现代医院门诊管理指南》

七、门诊流量监测与医疗资源调配制度

1　目的

保证本院的门诊医疗质量，缩短患者就诊、检查、治疗、取药的等候时间，提高患者对门诊诊疗工作的满意度，同时应对门诊患者突然增加和突发医疗事件。

2　通用范围

全院。

3　定义

本制度为应对门诊患者突然增加和突发医疗事件而制订的医疗资源调配机制。

4　内容

4.1　门诊流量监测

4.1.1　本院对门诊流量实行实时监测，由门诊部负责，不定时监测。门诊流量监测应包括以下信息：每个科室的出诊医师人数、科室总挂号人次、医师已接诊人次和尚未接诊人次；还应包括功能检查室、门诊药房、抽血处等医技科室的相关数据（如窗口数、总检查取药人数、已完成人数、等候人数）。

4.1.2　门诊部应定时巡查门诊各楼层，对门诊流量实行实地监测。

4.2　医疗资源调剂

4.2.1　门诊部有权对全院医疗资源进行调剂，以满足门诊工作的需要。

4.2.2　各临床科室、各医技科室应积极配合门诊部的医疗资源调剂工作，15分钟内按要求派遣医师或其他工作人员支援门诊工作。

4.2.3　门诊部根据门诊流量监测获得的等候诊疗的患者数量、实际提供服务的医师数或窗口数、每个医师或窗口接待患者的平均速度，判断为尚未诊疗的患者提供服务需要的时间，决定是否需要增加工作人员、开设中午班次或服务窗口。

4.2.4　对于偶发的大量患者等候诊疗的事件，门诊部通知相关科室主任增派医师、加设中午班次或增加窗口支援门诊工作。

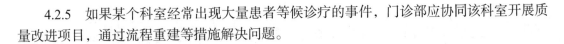

4.2.5　如果某个科室经常出现大量患者等候诊疗的事件，门诊部应协同该科室开展质量改进项目，通过流程重建等措施解决问题。

4.3　人员紧急调配方案

正常工作日期间，如值班人员因意外情况不能坚持完成工作时，应立即向科主任/护士长汇报，增派科室后备医师/护士替代完成。凡遇有紧急情况，值班人员不能继续值班或不能满足值班要求时，必须依照本方案实行人员调配。科内人员调配未能解决问题立即上报医务部及护理部协调解决。

4.3.1　预检分诊处

4.3.1.1　当班预检分诊人员因意外情况不能坚持完成工作时或入口处人流量突然骤增至50人并持续30分钟时，由护士长或组长立即通知当天上班的应急1、应急2人员5分钟内到入口处协助分流就诊患者或家属。

4.3.1.2　当班预检分诊人员意外情况不能坚持完成工作时或入口处人流量突然骤增至100人并持续30分钟时，由护士长或组长立即通知当天机动1、机动2人员10分钟返院到预检分诊处协助分流就诊患者或家属。

4.3.2　人工挂号窗口及住院收款处人员突然增多

当人工挂号窗口及住院收款处各个窗口排队超过15人或累计窗口等候人数超过60人并持续30分钟时，该窗口人员或导诊人员要及时分流患者到自助机或医院其他楼层收款处，并通知挂号处或住院处负责人或科主任启动该科人员资源调配方案。

4.3.3　门诊药房窗口取药人员突然增多

单个窗口取药等候人数超过15人或累计窗口取药等候人数超过60人并持续20分钟，该窗口人员或导诊人员要及时通知药房组长负责人或科主任启动该科人员资源调配方案。

4.3.4　普通诊室

4.3.4.1　就诊人员突然增多：下班前40分钟前诊室仍有20人以上候诊，由各科室主任负责增加医师出诊，增加中午班次及延长上午或下午上班时间，门诊部备案。

4.3.4.2　当值医师不能继续值班时：由出诊科室主任调配上班人员同其一级医师替代完成；若后者没有能力完成诊疗操作，则需向科主任报告，请求派相应的人员替代。如有必要，可报告医务部，予以协调解决，必要时报分管领导协调。

4.3.4.3　专家门诊：专家出诊时间应相对固定，不得随意变动。因故需要停诊者，科室沟通协调安排好同资质替诊人员，并到门诊部备案。

4.4　抢救设备资源调配

4.4.1　第一门诊部共有抢救车×台、除颤仪、监护仪各×台。

4.4.2　科室安排专人负责抢救设备的管理维护，保证抢救设备性能良好，除颤仪定期充电，保证电量充足处于应急状态，并做好设备的清洁、消毒、维护及使用记录。

4.4.3　当同一楼层需用到2台以上的抢救车时，可到附近楼层调用；除颤仪及监护仪放置2楼输液室，当1、3、4、5楼突发医疗事件，需使用除颤仪、监护仪时，应及时到2楼输液室调用；当需使用2台以上除颤仪时，按医院除颤仪调配使用原则就近调用急诊科或血透中心的除颤仪。

4.4.4　抢救结束后及时对抢救设备进行维护，补充药品物品。借用的设备及时清洁、消毒，立即归还，归还时必须做好交接。

八、门诊信息化预约诊疗管理制度

1　目的

进一步加强医疗服务管理，提高医疗服务质量，改善人民群众看病就医体验，应用信息化技术创新医疗服务模式，保障诊疗安全、便利、舒适。

2　通用范围

全院。

3　定义

门诊预约是人民群众凭实名认证通过多种方式进行分时段预约就诊，实现便利、舒适、快捷的就诊途径。

4　内容

4.1　建立组织落实预约诊疗服务

4.1.1　在分管院长领导下，由门诊部负责落实、协调相关工作。

4.1.2　建立预约诊疗工作小组，门诊部设专人负责。工作小组通常由门诊部、计算机中心、便民服务中心、各导医分诊台及挂号收费等组成。

4.1.3　设立专人负责专家预约号源、停补诊管理、专家出诊率考核，必要时启动预约门诊人力资源调配方案。

4.2　预约诊疗服务途径、范围及号源管理

4.2.1　开展多途径的预约诊疗服务，如网上预约、电话预约、现场预约、自助机预约等。

4.2.2　适合人群：所有患者。

4.2.3　预约诊疗范围：特聘专家、专家门诊和普通门诊。

4.2.4　预约诊疗数量：全名额开放预约。

4.2.5　网上取消预约时间：截至就诊前一天24:00。

4.2.6　号源管理：上午时间段40个号源，中午时间段30个号源，下午时间段80个号源（不限号）；每30分钟为一个时间段。个别诊室号源需增加或减少应向医务部申请审批。

4.3　预约诊疗的管理

4.3.1　预约诊疗采用分时段、实名制管理。

4.3.2　自费患者预约专家时必须携带患者诊疗卡和患者身份证。

4.3.3　制订预约诊疗优先措施。

4.3.3.1　预约时段内提前30分钟报到，时间段内预约诊疗者按报到先后顺序就诊，超时（在非预约时间段内）报到诊疗者将顺延到报到时间段内最后一个就诊。

4.3.3.2　对因专家有不可抗原因停诊或改变出诊时间的，经患者同意可由导诊台人员为患者转诊同专科专家诊治。

4.4　诊室的管理

4.4.1　出诊医师的安排：各科室必须在周一前将下1周门诊排班交到门诊主任处，门诊主任必须在周二下午下班前在系统输入，以便于患者提前预约及挂号。

4.4.2　科室应当对于门诊量有适当的估计，尤其对节假日的门诊量的估计，安排充足而且适当的出诊医师。

4.4.3　加号；医师可根据实际情况加号，另外，出诊医师在完成预订的门诊号后，但未到下班时间时必须开放加号。

4.4.4　为保障预约诊疗的有序开展，各科室及医师严格按要求按时出诊，严守门诊出诊工作纪律，不得随意停诊或替诊，如因特殊情况换人必须提前24小时经主管部门批准，报告门诊部主任修改排班，系统通过短信提前告知预约患者。如遇特殊情况临时变更门诊医师时，及时报告门诊主任变更医师出诊信息，替诊的医师15分钟内到位。职能部门不定期抽查，如有违反按医院制度处理。

4.4.5　互联网、自助机、人工窗口均直接挂号到医师的名下，以患者缴费的先后为默认顺序。对于门诊患者特殊情况下，如急重患者、特殊患者等可按照《门诊特殊患者优先诊治制度》，予优先进行诊治，候补挂号费。

4.4.6　转诊：需要转诊室的患者（未发生诊疗行为），同专科可到导诊台转诊，不同专科的要到人工挂号窗口更换号源。不得推诿患者，一经查实将按医院制度处理。

4.4.7　门诊量非预期增多，门诊不能负荷时，按《门诊流量监测与医疗资源调配制度》执行。

4.5　患者检查报告咨询医师必须到分诊台2次报到，医师按报到时间顺序叫号。

4.6　门诊缴费：有医院微信公众号、自助机、人工窗口三种方式缴费；缴费后收费凭条或信息提示前往指定位置取药或检查，需要发票指导到自助机打印。所有当天退费均需到人工窗口办理。

4.7　报告查询：有医院微信公众号、自助机两种查询方式；需要打印报告到自助机打印。

4.8　每年至少开展两次业务及规范化服务的培训，提高预约人员服务水平。

4.9　每季度进行1次预约诊疗满意度调查，了解患者对预约诊疗服务知晓度及效果评价。

5 参考资料

5.1　《三级综合医院评审标准实施细则（2011版）》

5.2　《广东省进一步改善医疗服务行动计划实施方案（2018—2020年）》（粤卫函〔2018〕1332号）

5.3　《现代医院门诊管理指南》

6 附件

6.1　挂号诊疗工作流程图（图4-8-1）

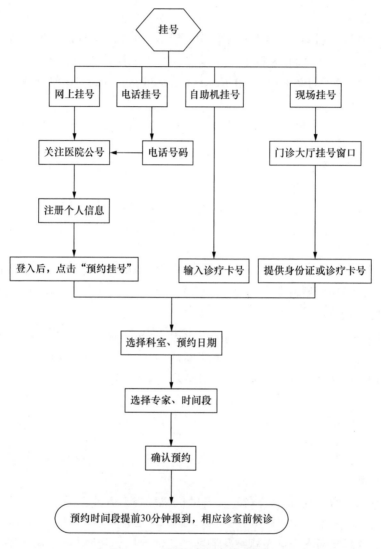

图4-8-1　挂号诊疗工作流程图

 九、门诊特殊患者优先诊治制度

1 目的

维护医院门诊正常的诊疗秩序，提高医疗质量，保证医疗安全，规范门诊特殊患者优先诊治工作。

2　通用范围

第一门诊部、第三门诊部。

3　定义

本制度是规范门诊特殊患者优先诊治工作的管理制度。

4　内容

4.1　门诊诊疗工作，一般遵循"先来后到"的原则，但针对特定人群有优先诊治的义务。

4.2　门诊优先诊治患者范围：

4.2.1　85岁以上老年人。

4.2.2　残疾人：明显的肢体残疾、语言残疾或由相关机构出具的残疾证的患者。

4.2.3　优抚对象：老伤残军人、老烈属、老复员军人、劳模等。

4.2.4　其他政府颁发的优先证明。

4.2.5　来自远地患者（非本地区）。

4.2.6　分诊护士初步评估，患者病情较重不适宜长时间候诊，或候诊中的患者病情突然加重，需尽快诊治者。

4.3　对符合优先诊治范围的患者，分诊护士优先引导患者进入诊室诊病。并耐心向其他患者做好解释工作，避免引起其他候诊者有意见或投诉。

4.4　分诊护士要将优先就诊患者相关资料登记在册。

5　参考资料

5.1　《护理管理工作规范（第4版）》

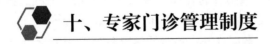

十、专家门诊管理制度

1　目的

加强专家门诊管理，确保应诊专家严格执行质量控制要求、医保政策和服务规范，进一步提高门诊医疗质量，保障医疗安全，使患者得到及时优质的诊疗服务，规范门诊医疗工作。

2　通用范围

第一门诊部、第三门诊部。

3 内容

3.1 专家资格要求及申请

3.1.1 专家门诊应诊医师由副主任医师职称及以上的临床医师担任，原则上医院聘任职称为准。

3.1.2 对已具备应诊专家门诊的医师必须由本人提出申请，经科主任同意，由医务部审批同意方能应诊。

3.1.3 具有副主任以上医师资格者退休后要求应诊专家门诊，必须在退休前1个月内经科主任同意后填写专家申请单，由医务部审批，人力资源部报分管领导审批，方能继续开诊。

3.1.4 退休专家必须在每年定期到人力资源部重新中办下一年度专家门诊应诊手续。

3.2 专家门诊工作要求

3.2.1 应诊专家应严格按医疗质量考核标准，认真把握就诊质量，规范书写门诊电子病历，开具规范处方，严格掌握总量控制标准，合理用药、合理检查、合理治疗，同时接受门诊部对医疗、医保、规范服务等各项工作的监督管理与奖惩。

3.2.2 应诊专家要佩戴胸卡，规范服务，坚持以人为本，为患者提供优质、便捷、温馨的医疗服务，确保秩序井然、诊室安静，保护好患者隐私。

3.2.3 专家门诊由各科主任负责排班，并将排班表送门诊部，由门诊部统一排班、发放号源。专家看门诊时间，一般不得随意变动，如因故不能按时应诊，必须提前24小时通知门诊部停诊。

3.2.4 普通门诊的危重和急性疑难病症需专家会诊时，不需另挂号，慢性病经门诊检查后需看专家门诊者，可嘱患者下次门诊时挂专家号就诊。专家门诊挂号费标准不分初、复诊，在诊疗时需两名以上专家会诊不另行挂号，专家会诊后，可再挂普通门诊观察治疗。同专科非急诊患者3天内免挂号费。

3.2.5 各科要做好专家门诊的管理工作，认真考勤、考核，按规定门诊工作量挂号，不得超挂，专家席处要设立姓名标志，以便患者监督。

3.2.6 专家除完成定量门诊外，要对低年资医师工作进行指导，以提高普通门诊的医疗技术水平。

第五章 急诊管理相关制度^①

 一、院前急救医务人员工作制度

1 目的

1.1 规范院前急救医务人员的工作；

1.2 保障急救患者及时、有效的救治。

2 通用范围

"120"院前急救医师、"120"驾驶员。

3 定义

院前急救是指在院外对危急重症患者的急救，广义的院前急救是指患者在发病时由医护人员或目击者在现场进行的紧急抢救，而狭义的院前急救是指具有通信器材、运输工具和医疗基本要素所构成的专业急救机构，在患者到达医院前所实施的现场抢救和途中监护的医疗活动。

4 内容

4.1 出车前

4.1.1 接班时检查车内药品齐全、设备完好并做好自查记录；

4.1.2 接到"120"指令后，3分钟内出车。

4.2 出车中

4.2.1 到达现场后完成患者病情评估、进行急救处置、做好途中监护，如现场判断死亡及不送医院的患者要有心电图的记录，并贴在《急诊患者转运交接表》上存档；

4.2.2 完成《急诊患者转运交接表》的病情记录；

4.2.3 胸痛、卒中、多发伤、危重症孕产妇、高危新生儿等危重患者，途中及时联系急诊科；

4.2.4 到达医院后收住到病区后，与病区医师及护士做好交接，三方在《急诊患者转运交接表》上签名。

---

① 本章另有《门（急）诊工作质量考核制度》，具体内容见第四章。

4.3　交接完成后

4.3.1　做好相关收费工作；

4.3.2　补齐抢救药品及耗材；

4.3.3　完成出车记录，做好交接单计算机录入及存档。

5　参考资料

5.1　《院前医疗急救管理办法》

6　附件

6.1　急诊患者转运交接表（表5-1-1）

表5-1-1　急诊患者转运交接表

姓名：□男　　□女　　年龄：　　岁　　科别：　　门诊号：
一、院前交接班记录
接诊时间：　　年　月　日　时　分　　　　接诊地点（医疗机构）：
转诊医师：　　　接诊医/护：
主诉：
重要阳性体征：
初步诊断：
神志：□清醒　□嗜睡　□意识模糊　□昏睡　□昏迷：GCS评分
生命体征：T°　C，P次/分，R次/分，BPmmHg，SPO₂%;
瞳孔直径：左mm　　右mm 对光反射：左：□灵敏　□迟钝　□消失　　右：□灵敏　□迟钝　□消失
院前急救措施：□心电监护　□吸氧　□静脉通道　□吸痰　□胃管　□尿管　□引流管置管　□ECG； 　　　　　　□MRI　□CT　□DR　□B超　□血液检验　□心肌梗死一包药（□阿司匹林300mg　□替格瑞洛 　　180mg　□氢氯吡格雷300mg）□止血包扎　□骨折固定　□颈托使用　□心肺复苏　□旁观者心肺复苏 　　□口咽通气管　□环甲膜穿刺　□气管插管　□呼吸囊辅助呼吸　□呼吸机辅助呼吸　□除颤　□微机血 　　糖＿＿＿＿＿mmol/L
其他：
□危重患者电话通知院内急诊
知情同意书签署情况：□转诊同意书　□CT增强扫描知情同意书　□急性心肌梗死静脉溶栓治疗知情同意书 　　　　　　　　□心导管诊疗知情同意书　□急性脑梗死静脉溶栓治疗知情同意书　□神经血管介入治疗知情同意书 　　　　　　　　□尸体解剖告知书（院前死亡）
病历资料：□无　□有
检查资料：□无　□有：□DR　□MRI　□CT　□ECG　□B超　□血液检验
转诊医师：
出诊医师：　　　　　　　　　　　　　　出诊护士：
接诊时间：　　年　　月　　日　　时　　分
二、院内交接班记录
院内接诊时间：　　年　月　日　时　分　　　接诊医师：
主诉：
重要阳性体征：
初步诊断：
神志：□清醒　□嗜睡　□意识模糊　□昏睡　□昏迷：GCS评分
生命体征：T°　C P次/分 R次/分，BPmmHg SPO₂%;
瞳孔直径：左mm　　右mm 对光反射：左：□灵敏　□迟钝　□消失　　右：□灵敏　□迟钝　□消失

续表

院内急救措施：□心电监护　□吸氧　□静脉通道　□深静脉穿刺置管　□吸痰　□胃管　□尿管　□引流管置管；□ECG □MRI　□CT　□DR　□B超　□血液检验　□心肌梗死一包药（□阿司匹林300mg　□替格瑞洛180mg □氢氯吡格雷300mg）　□止血包扎　□清创缝合　□骨折固定　□颈托使用　□口咽通气管　□气管插管 □气管切开　□呼吸囊辅助呼吸　□呼吸机辅助呼吸　□心肺复苏　□除颤　□电复律　□ECMO	
□微机血糖_____mmol/L；其他：	
诊断性穿刺：□无　　□有：□胸腔穿刺　□腹腔穿刺　□心包穿刺	
专科会诊：□无　　□有：	
知情同意书签署情况：□转诊同意书　□CT增强扫描知情同意书　□急性心肌梗死静脉溶栓治疗知情同意书　□心导管 　　　　　　　　　诊疗知情同意书　□急性脑梗死静脉溶栓治疗知情同意书　□神经血管介入治疗同意书　□门 　　　　　　　　　（急）诊手术知情同意书　□入住重症监护病房（ICU）知情同意书　□其他：	
病历资料：□无　　□有	
重点观察病情：□神志　□瞳孔　□脉搏　□呼吸　□血压　□血氧饱和度　□特殊用药　□其他	
□ICU　□手术室　□病房接班医师： □ICU　□手术室　□病房接班护士： 接班时间：　　年　月　日　时　分	

转运知情同意书

患者_____因_____，需要从_____转运到_____，转运途中可能出现的风险告知如下：1. 呼吸心搏骤停。2. 窒息。3. 不可预见危及生命的意外。4. 原有病情进一步恶化，甚至死亡。5. 在紧急情况下采用紧急医学措施造成不良后果。6. 中途病情加重就近医院救治。7. 其他。_____，医护人员积极抢救但不保证抢救成功，患者/被授权人/家属已认真阅读上述内容，理解并愿意全责承担上述风险所致后果，请在下面签字。□同意　　　□不同意

医师签字_____　患者/被授权人/家属签字_____　与患者关系_____

日期：　　年　月　日　时　分

二、急诊绿色通道管理制度

1 目的

1.1 保证危急重症者的抢救及时、准确、有效；

1.2 健全完善院前急救与院内抢救绿色通道有效衔接；

1.3 规范本院的急诊绿色通道管理工作。

2 通用范围

临床科室人员。

3 定义

医院急诊绿色通道指医院在抢救危急重症伤病员时，为挽救其生命而设置的畅通的诊疗过程，该通道的所有工作人员，应对进入绿色通道的伤病员提供快速、有序、安全、有效的诊疗服务。

4 内容

4.1 急症绿色通道管理领导小组

组长：×××

副组长：×××

成员：×××

下设急诊绿色通道管理办公室：

主任：×××

副主任：×××

成员：×××

负责急诊绿色通道的管理及协调工作。

4.2 急诊绿色通道范围

4.2.1 脑卒中、胸痛、休克、昏迷、循环呼吸骤停、严重心律失常、各种急性中毒患者、危急重症孕产妇、危重新生儿、儿童、急性重要脏器功能衰竭生命垂危等患者及突发性公共卫生事件患者的急诊处理；

4.2.2 无家属陪同且必须急诊处理的患者；

4.2.3 无法确定身份（如智障者且无陪人等）且必须急诊处理的患者；

4.2.4 不能及时交付医疗费用且必须急诊处理的患者；

4.2.5 其他应当享受绿色通道的情况。

4.3 急诊绿色通道救治的基本要求

4.3.1 以抢救生命为原则，先救治，后交费，先入院抢救，后交款办手续。

4.3.2 急诊科护士接诊时，或救护车送达本院的患者发现有绿色通道范围，必须立即报告医师，进入"急诊绿色通道"救治程序，护士在患者全部医疗文书上盖上"急诊绿色通道专用章"。急诊科医师根据初步的病情判断，尽快下达建立静脉通道、监测生命体征、进行各种救治措施、进行各种相应检查的口头或书面医嘱。急诊科护士尽快准确执行医嘱。

4.3.3 严格执行首诊负责制。首诊医师要实施对患者的抢救，向上级医师或科主任报告，组织会诊，完成各种医疗文件书写，必要时陪同患者进行检查或转送。

4.3.4 急诊科应根据患者病情，及时报告医务部，必要时由医务部组织医院各种急诊抢救小组参加抢救。

4.3.5 对需住院、紧急手术或血液净化治疗的患者，急诊科应及时与相关科室联系，并由医护人员护送到达，并完成与下一个科室的患者病情的交接工作。

4.3.6 对需做各种辅助检查确诊的危重患者，必须由医护人员陪同，边抢救，边检查。

4.3.7 各有关临床、医技科室及后勤部门必须根据处方、用血及辅助检查申请单上急诊科"急诊绿色通道专用章"，优先为患者提供服务，如优先付款、优先检查、优先治疗、优先使用电梯等。

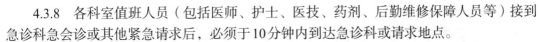

4.3.8　各科室值班人员（包括医师、护士、医技、药剂、后勤维修保障人员等）接到急诊科急会诊或其他紧急请求后，必须于10分钟内到达急诊科或请求地点。

4.3.9　收款处及药房分别设置急诊收款及急诊取药窗口，接到盖有"急诊绿色通道专用章"的处方和辅助检查申请单时，应在5分钟内完成收费、8分钟内完成取药工作。

4.3.10　各辅助检查科室必须及时接收标本和患者。检验常规项目、心电图、影像常规检查30分钟内出具结果。有关科室在完成上述检查结果之后，必须立即电话告知患者所在的科室。

4.3.11　凡需多个科室协调抢救患者，原则上由对患者生命威胁最大的疾病的专科科室收治，具体参照《急诊患者收治制度》，如有争议，急诊科医师有权裁决，或由医务部或总值班确定。

4.3.12　对突发公共事件（交通事故、中毒等），有3名以上伤病员的重大抢救时，应在紧急救治的同时，立即报告医务部或总值班，启动相关的应急预案。

4.4　急诊绿色通道的管理

4.4.1　医院设有"绿色通道专用章"，由急诊科保管。急诊科制订"绿色通道专用章"保管和使用制度，交医务部审批和备案。各有关临床、医技科室及后勤部门必须根据急诊科"绿色通道专用章"优先为患者提供快捷的服务。

4.4.2　急诊科要尽可能详细登记通过急诊绿色通道救治的患者的接诊时间、详细住址、联系人、联系方式、患者最后的去向（包括转诊科室和死亡）等资料，每月将详细资料上报医务部。

4.4.3　医务部必须有专人专项管理急诊绿色通道，每月审查急诊科上报的资料，定期追踪检查，进行急诊绿色通道医疗质量讲评。不定期举行急诊绿色通道实地演练，促使急诊绿色通道工作不断完善。

4.4.4　对拒不执行或干扰急诊绿色通道运行的个人和科室，必须追究责任。

4.5　急诊绿色通道特别救助组

为加强对急性脑卒中、急性心功能衰竭、急性致命性创伤、急性心肌梗死和危急重症孕产妇及新生儿的紧急救治能力，成立特别救治组。特别救治组由医务部统一管理和调配。各救治组必须在医务部的安排下，由特别救治组组长主持，于本文下达1个月内，制订针对这些临床急症的临床救治指南，由医务部审核备案，各有关科室备案并遵照执行。每年修订1次。各组的组长及成员组成如下：

4.5.1　急性脑卒中特别救治组：由急诊科、神经内科、神经外科、重症医学科、影像科、介入科、检验科医务人员组成。组长由神经内科主任担任，副组长由神经外科主任担任。

4.5.2　急性心功能衰竭特别救治组：由急诊科、重症医学科、心内科、儿科、检验科医务人员组成。组长由心内科主任担任。

4.5.3　急性致命性创伤特别救治组：由急诊科、各相关的外科科室、麻醉科、影像中心、检验科、输血科的医、护、技人员组成。组长由急诊科主任担任，副组长由各有关外科科室主任担任。

4.5.4 急性心肌梗死特别救治组：由急诊科、心内科、心外科、重症医学科、介入科、检验科医护人员组成。组长由心内科主任担任。

4.5.5 危急重症孕产妇特别救治组：由急诊科、产科、妇科、麻醉科、重症医学科、检验科、输血科医护人员组成。组长由产科的科主任担任。

4.5.6 危重新生儿特别救治组：由急诊科、新生儿科、麻醉科、重症医学科、检验科、输血科医护人员组成。组长由新生儿科的科主任担任。

4.5.7 胸痛中心、卒中中心以及其他各组别设立秘书，登记《绿色通道患者记录表》。

5 参考资料

5.1 医疗机构管理条例

5.2 急诊科建设与管理指南（试行）

6 附件

6.1 绿色通道（卒中通道）患者记录表（表5-2-1）

表5-2-1 绿色通道（卒中通道）患者记录表

序号	日期	姓名	性别	年龄	诊断	救护措施	入室时间	出室时间	病危	病重	去向（门诊号\住院号）	绿色通道		参加抢救人员	护理记录危重转运单	非计划72小时重返抢救室
												停留时间	停留>60分钟原因			
					□急性心肌梗死 □急性脑卒中 □急性颅脑损伤 □外伤性胸腔、腹腔出血 □开放性骨关节损伤 □急性心力衰竭 □急性呼吸衰竭 □其他：	□吸氧 □吸痰 □开放静脉通道 □心电监护 □胸外按压 □辅助呼吸 □气管插管 □除颤 □止血包扎 □心电图 □微机血糖 □洗胃 □导尿 □其他：										
					□急性心肌梗死 □急性脑卒中 □急性颅脑损伤 □外伤性胸腔、腹腔出血 □开放性骨关节损伤 □急性心力衰竭 □急性呼吸衰竭 □其他：	□吸氧 □吸痰 □开放静脉通道 □心电监护 □胸外按压 □辅助呼吸 □气管插管 □除颤 □止血包扎 □心电图 □微机血糖 □洗胃 □导尿 □其他：										

6.2 急诊绿色通道工作流程图（图5-2-1）

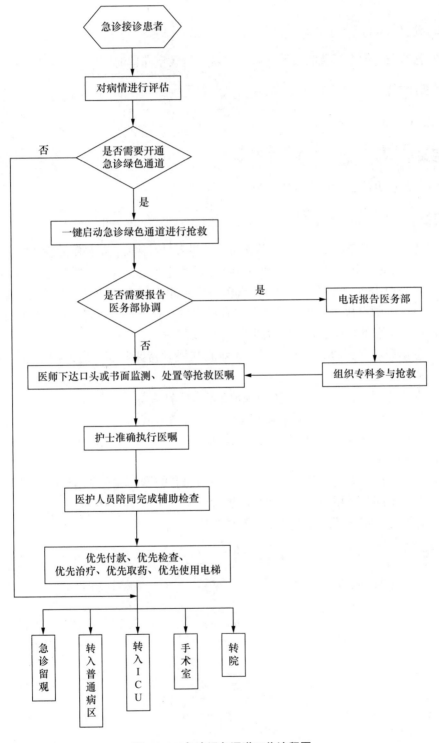

图5-2-1 急诊绿色通道工作流程图

三、急诊患者收治制度

1 目的

确保急诊患者优先、及时收治，减少患者在抢救室滞留时间。

2 通用范围

临床医师、护理人员。

3 定义

急诊患者：包括急诊抢救或留观患者。

4 内容

4.1　急诊患者经急诊处置后，急诊医师评估患者是否住院，需住院的患者按主要疾病收住专科；特殊情况的患者按急诊患者特殊情况住院规定收治；除特殊情况之外未明确的患者由急诊科组长以上医师决定收治；急诊经管医师开具病区住院证，护士安排患者或家属缴费。

4.2　急诊医师有权决定患者是否需要专科会诊，任何科室不得以任何理由拒收患者，特殊情况汇报医务部（非正常上班时间汇报总值班）。

4.3　急诊患者已经办理入院手续，系统直接跳入待床状态，急诊护士通知病区做好患者的入院准备工作。

4.4　收治急诊患者的病区15:00前预留2张床位收治急诊患者。

4.5　病区做好患者入院准备后通知急诊护送患者入院。

4.6　急诊经管医师做好患者转送等级评估，按转送等级安排护送。患者转送病区途中风险由急诊科负责。

4.7　入院后病区安排医师进行诊治，入科后患者的诊治和安全由病区负责。

4.8　本制度同时适用留观后需要住院患者。

4.9　急诊患者特殊情况住院规定见附件5.2。

5 附件

5.1　工作流程图（图5-3-1）。

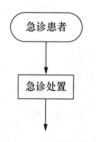

图5-3-1　工作流程图

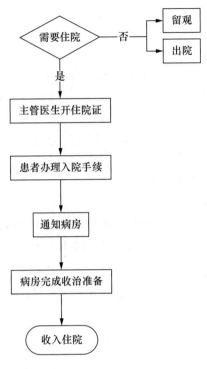

图5-3-1　（续）

5.2　急诊患者特殊情况住院规定

5.2.1　多发伤患者按有关规定收住。

5.2.2　内科患者如涉及多种疾病有住院指征，经相应科室会诊后仍难以收住，由急诊科当班主诊医师决定收住病区，主诊医师无法解决汇报科主任，特殊情况汇报医务部（非正常上班时间汇报总值班）。

5.2.3　合并压疮患者收治规定

5.2.3.1　原发疾病合并压疮患者，原发疾病需要继续治疗收治原发疾病科室；压疮需要扩创治疗的请外科会诊协助治疗。

5.2.3.2　原发疾病无须治疗或单纯压疮患者，躯干部位压疮由创伤及手足显微外科和烧伤整形美容外科轮流收治，会阴部由泌尿外科收治，四肢及侵及骨质的压疮收治手足显微外科，枕部压疮收治脑外科。

5.2.4　涉及多科室疾病患者收住

5.2.4.1　对专科性不强的疾病，可根据临床专科的技术力量和设备条件收治患者到相应专科。

5.2.4.2　患者如有多种疾病并存时，以主要疾病确定收治科室。

5.2.4.3　由原发病引起的并发症，而并发症是当前治疗的主要对象时，则以并发症确定收治科室。

5.2.4.4　如患者所患疾病多科均可收治，但患者已有明确入住某诊疗科室治疗要求时，可在保证医疗安全的前提下，尊重患者的选择。

5.2.4.5　对暂时诊断不明的患者，由急诊主诊医师确定收治科室；诊断已明确的，按照首诊时间确定，已经中途离院的按照该次入院的时间确定收治科室。

5.2.5　面部创伤规定

眉弓以上头皮部位（不包括眉毛）由脑外科协助清创，如有明显皮肤缺损，由整形科协助清创；眼及附属器官由眼科清创。

5.2.6　颈部外伤或颈部感染会诊及收治规定

5.2.6.1　涉及喉部及气管损伤的由耳鼻喉科进行处置。

5.2.6.2　涉及颈部大血管损伤，由血管外科进行处置。

5.2.6.3　涉及血气胸由胸外科处置。

5.2.6.4　涉及脊柱由骨科处置。

5.2.6.5　未涉及以上脏器损伤，或涉及甲状腺损伤由甲状腺外科收治，但凡以上情况合并甲状腺损伤由以上科室收治并由甲状腺外科协助手术。

5.2.7　自发性脑出血收治规定

遵循"有手术指征收治神经外科，无手术指征收治神经内科，有无手术指征由神经外科医师决定"的原则。

5.2.7.1　神经内科收治标准

A．一般情况良好，无手术指征；

B．神经功能方面条件差，无手术适应证，脑干功能丧失；

C．严重凝血功能或其他病理情况，无法行手术治疗；

D．不能耐受手术者。

5.2.7.2　神经外科收治标准

A．有手术指征；

B．病情不稳定，随时有血肿增多或梗阻性脑积水需要手术治疗；

C．有手术指征，虽家属未能及时决定是否手术或拒绝手术的患者仍应收治神经外科。

5.2.8　急性蛛网膜下腔出血由神经外科收治

5.2.9　消化道大出血患者外科收治规定

球部以上部位出血由消化内科、胃肠外科多学科会诊后根据手术方式来决定收住科室；球部（包括球部）以下部位由胃肠外科承担；结直肠部位出血由肛肠科负责。

5.2.10　肠梗阻患者收治规定

肠梗阻患者：小肠梗阻由胃肠外科收治，大肠梗阻由肛肠外科收治。

5.2.11　肠系膜血管缺血性疾病患者收住

收入胃肠外科，无明显腹膜刺激征可请介入科或由血管协助介入手术。

5.2.12　胆道疾病患者收治相关规定

排除结石、梗阻、肿瘤的胆道系统感染的患者也可收入消化科。

5.2.13　中毒疾病患者收治规定

食物性中毒患者由消化内科收治。

四、急诊手术管理制度

1　目的

规范急诊手术流程，提高抢救效率，保障急诊手术安全。

2　通用范围

大外科医师、大内科医师、医技医师、麻醉医师、辅助科室医务人员、护士。

3　定义

3.1　急诊手术是指病情危急，经医师评估后认为需要在最短的时间内手术，否则就有生命危险的手术，多见于创伤、急腹症、大出血、急性/严重感染、危及母子安全的产科急症等情况。本院将脑疝、活动性内脏出血、严重的开放性心胸外伤、气管异物、大血管破裂、肠系膜动脉栓塞、绞窄性肠梗阻、无有效止血方法的失血性休克列为紧急手术。

3.2　住院患者紧急手术60分钟达标率：紧急手术签手术同意书后到"划皮"时间要求在60分钟以内。

3.3　急诊患者紧急手术门皮时间（Door to Skin，DtoS）：从患者入急诊室门到手术"划皮"时间小于或等于60分钟。

4　内容

4.1　职责分工

管理职责：医务部主任
实施职责：科室主任

4.2　工作标准

4.2.1　急诊手术各部门人员职责

4.2.1.1　急诊医师
完成急诊处置，联系辅助科室完成检查，邀请专科医师会诊，按规定通知开放绿色通道；

4.2.1.2　专科医师
决定急诊手术，请示上级，完善术前准备，通知手术室和麻醉科，参与患者围手术期管理；

4.2.1.3　麻醉医师
按《会诊制度》要求完成会诊，做好麻醉前准备，做好麻醉管理工作；

4.2.1.4　手术室护士
优先安排急诊手术间，安排护理人员，做好手术相关工作；

4.2.1.5 辅助科室人员

优先完成急诊手术相关工作。

4.2.2 病房急诊手术由病房诊疗组组长或科主任决定，急诊室患者由当天值班最高级别的专科医师决定，不能决定的应及时请示科主任，并严格遵照《手术分级管理制度》执行。

4.2.3 当日最高年资值班的专科医师负责判定是否属于危及生命的紧急手术，经治医师在联系手术时应予以说明。

4.2.4 决定急诊术后，专科医师电话通知手术室、麻醉科，开好手术通知单。主刀或第一助手向患者和（或）家属进行手术知情告知，征得患者和（或）家属签字同意。如因特殊原因不能取得患者或者其近亲属意见的，经医疗机构负责人或由医务部以及总值班人员签署手术知情同意书，同时在病历详细记录。

4.2.5 急诊抢救室或病房完成术前准备，通知术后由护士和护工共同护送患者进手术室，生命体征不稳定患者需要手术医师或急诊科医师一起护送。

4.2.6 手术室接到急诊手术通知后优先安排手术间，上班时间由护士长负责，夜间由值班护士负责。同时有二台以上急诊手术，对于紧急手术，手术室应以最短的时间安排接台，由手术室护士长负责调配安排。非危及生命的急诊手术，手术室根据情况安排接台，原则上由本科室接台；急诊手术患者所在科室应在手术室安排手术台后20分钟内将患者送至手术室。

4.2.7 急诊抢救区患者病情危重，无法耐受送手术室途中转运风险或情况紧急，需要急诊手术的开通急诊室手术室。手术由会诊的医师负责，如果启动多发伤小组，由多发伤组长决定手术医师。急诊手术室的麻醉医师、洗手、巡回护士由麻醉科、大手术室负责分派。

4.2.8 注意事项

4.2.8.1 急诊手术患者的病历书写按照病历书写规范进行，危及生命的可以补记。

4.2.8.2 对于非急诊手术，科室不得随意排急诊手术。

4.2.8.3 遇到不服从手术室安排，拒不让手术台情况，及时汇报医务部（非上班时间汇报总值班）。

5 参考资料

5.1 《中华人民共和国医师法》

5.2 《医院管理评价指南》

5.3 《手术安全核查制度》

5.4 《围手术期管理制度》

5.5 《手术分级管理制度》

5.6 《术前讨论制度》

6　附件

6.1　××科住院患者紧急手术统计表（表5-4-1）

6.2　急诊科患者紧急手术统计表（表5-4-2）

表5-4-1　××科住院患者紧急手术统计表

患者姓名	住院号	手术方式	通知单时间	手术开始时间	是否达标	备注

科室分析总结（包括上一季度措施落实情况）：

改进措施：

表 5-4-2　急诊科患者紧急手术统计表

患者姓名	住院号	手术方式	入急诊时间	手术开始时间	是否达标	备注

科室分析总结（包括上一月措施落实情况）：

改进措施：

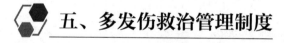

五、多发伤救治管理制度

1　目的

明确多发伤抢救小组启动及救治流程，规范、及时启动多发伤团队。

2　通用范围

急诊、多发伤抢救小组。

3　定义

3.1　多发伤

是指在同一致伤因子作用下，引起身体两处或两处以上解剖部位或脏器的创伤，其中至少有一处损伤可危及生命。多发伤不同于多处伤，前者是两个以上的解剖部位或脏器遭受严重创伤，后者是同一部位或脏器有两处以上的损伤。

3.2　复合伤

复合伤（combined injury）是指人体同时或先后遭受两种及以上不同性质的致伤因素作用而引起的复合性损伤。

4　内容

4.1　多发伤抢救小组启动标准如下

4.1.1　多发伤患者出现专科不能解决的生命体征不稳定；

4.1.2　多个脏器损伤致诊断不明，收治科室不明并将影响生命；

4.1.3　治疗方案未能明确；

4.1.4　手术止血困难；

4.1.5　病情突变需跨科室抢救；

4.1.6　需多科室参与手术抢救及处置等情况。

4.2　多发伤抢救小组启动人员

4.2.1　急诊科主任；

4.2.2　急诊科当班诊疗组长，启动后必须向急诊科主任汇报。

4.3　多发伤抢救组长职责

4.3.1　急诊科当班诊疗组长为当天多发伤抢救组组长；

4.3.2　接到急诊科通知后，按《会诊制度》规定的时间赶到抢救现场，负责召集组员；

4.3.3　负责主持整个抢救过程，有权决定和调动医院的其他医疗资源和抢救小组以外人员；如认定组员能力不能承担该患者的救治任务时，可更换为其他人员或呼叫专科主任；

4.3.4　每次启动后由多发伤小组组长主持下进行讨论，并由组长在病历上记录讨论结果及诊疗措施、处置意见，并决定收治科室；

4.3.5　组长负责邀请ICU科主任（非正常上班时间先通知ICU值班医师）一起参加讨论需要收治ICU的患者；

4.3.6　组长负责指定专科、专人参与管理多发伤救助小组启动后收治ICU的患者，并确定收住科室；如果当时不能确定收住科室的，在患者可以转出时，由当时启动多发伤小组的组长负责确定接收科室；

4.3.7　组长负责协调多发伤患者的急诊手术，对需要进行损伤控制性手术的原则上到院后1小时内绕行病区到手术室进行；

4.3.8　将救治情况及参加救治成员在抢救结束进行登记。

4.4　组员职责

4.4.1　组员由临床科室住院总及二线值班人员组成。

4.4.1.1　接到救治通知，按《会诊制度》规定的时间赶到现场，服从组长指挥。

4.4.1.2　按小组讨论确定诊疗方案负责专科的抢救和治疗，如遇到自己的技术水平未能解决时，要及时向组长提出请求援助。

4.4.1.3　组长确定收住科室，相应科室组员应落实收住。

4.4.1.4　在组长未确定治疗方案前，未征得组长同意各组员不允许提早离开。

4.5　病历书写规定

在急诊抢救区手术且未收入病区的患者的入院录由急诊科医师书写；确定收住科室的患者的入院录由收住科室书写；首次病程录、术前小结、手术记录由手术医师书写并签字。

4.6　病例讨论规定

4.6.1　急诊科要对多发伤患者进行跟踪，并进行简明损伤分级（AIS）及损伤严重度分级（ISS）评分；ISS≤25分出现死亡，由急诊科负责组织病例，医务部组织多发伤抢救小组及急诊等相关科室进行讨论。

4.6.2　每月多发伤启动次数、成功率等情况由急诊科主任负责统计，在每季度急诊手术例会前上报医务部。

4.7　多发伤抢救小组备班规定

4.7.1　每天24小时保持通信通畅。

4.7.2　如遇事外出，必须事先安排好同资历代班人员；组长应请其他组长代备班，组员必须请本专业抢救组其他成员代备班，并将人员更换情况报告医务部，由医务部通知急诊科、麻醉科、多发伤抢救组长。

4.8　在收住ICU的多发伤患者符合ICU转出标准时，如果难以判定接收科室或转出困难时，按照以下规定确定接收科室：

4.8.1　按该患者下一步存在主要问题确定接收科室；

4.8.2　若无突出问题，相关科室轮流收治（脑外、胸外、普外、骨科）。

5　附件

5.1　多发伤患者救治登记表（表5-5-1）

5.2　多发伤救治管理查验表（表5-5-2）

表5-5-1　多发伤患者救治登记表

日期	患者姓名	住院号	参与或会诊科室	会诊决策及执行情况	急诊滞留时间	D to S时间	抢救结果及48小时患者转归

续表

日期	患者姓名	住院号	参与或会诊科室	会诊决策及执行情况	急诊滞留时间	D to S 时间	抢救结果及48 小时患者转归
科室分析总结（包括上一月措施落实情况）：							
改进措施：							

表 5-5-2　多发伤救治管理查验表

科室：

评审代码	编码	评审项目	评价内容	评价方法	评价结果		
					Y	N	不涉及
77.1		多发伤救治管理评价标准	急诊医师知晓多发伤抢救小组启动标准	查资料/提问医师			
			多发伤抢救小组启动人员：急诊科主任/当班诊疗组长	查资料/提问医师			
			各科室接到急会诊通知后10分钟内到达急诊科	现场查看			
			急诊医师对多发伤患者进行AIS分值及ISS评分	查资料			
			多发伤小组组长负责整个抢救过程，记录讨论结果、诊疗措施、处置意见，决定收住科室	查资料			
			对需要进行损伤控制性手术的到院后1小时内绕行病区到手术室进行	查资料			
			未收入病区的患者由急诊科医师书写记录	查资料			
			ISS≤25分的死亡患者，由急诊科组织讨论，有记录	查资料			
			多发伤患者的救治情况及参加救治成员有登记	查资料			
			每月统计多发伤启动次数、成功率，每季度上报医务部	查资料			

六、急诊科医院感染管理制度

1　目的

标准并规范本院急诊科感染管理，降低患者院感发生率。

2 通用范围

适用于急诊科院感管理工作。

3 内容

3.1 急诊科应与普通门诊分开，建立分诊制度，发现传染患者应转至感染性疾病科诊治，并及时对所到诊室消毒。

3.2 工作人员上班时衣帽整齐，给患者检查及操作前后应洗手或用手消毒液消毒。

3.3 严格执行日常清洁、消毒制度。

3.4 各诊室配有非手动式流动水洗手设施、洗手液、快速手消毒液。

3.5 急诊科治疗室、换药室的管理参照治疗室、换药室的规定执行。

3.6 急诊科抢救室、平车等应每日定时清洁消毒，被血液、体液污染时用2000mg/L含氯消毒液消毒处理；诊察床的床单位应定期更换，若被血液、体液污染或被传染病患者接触，应立即更换，并进行消毒处理。

3.7 急诊抢救器材应在消毒灭菌有效期内使用，"一用一消毒或灭菌"。

4 参考资料

4.1 《医院消毒卫生标准》GB 15982—2012

4.2 《医疗机构门急诊医院感染管理规范》WS/T 591—2018

七、救护车医院感染管理制度

1 目的

规范车辆消毒，减少医源性感染。

2 通用范围

适用救护车。

3 内容

3.1 人员、车辆管理

3.1.1 护送人员穿工作服、戴口罩、帽子，必要时加用防护服、手套等防护措施。

3.1.2 救护车管理有专人负责，专车专用。

3.1.3 建立登记制度每次接送患者后进行详细登记。

3.2 消毒隔离制度

3.2.1 每次接送患者后，对车内用品进行终末消毒。用500mg/L含氯消毒液擦拭救护车内物体表面及地面保留30分钟后用清水擦拭。对经血液及致病性芽孢和结核分枝杆菌污染者用2000mg/L含氯消毒擦拭。

3.2.2　有血液体液污染时立即进行消毒处理。

3.2.3　每次接送患者后开窗、开门通风30分钟。

3.2.4　救护车内每日用18W紫外线照射40分钟，并记录。

3.2.5　运送传染患者则根据病原体的特性进行处理。

3.2.6　如患者在接送途中需进行注射药物时，使用的一次性医疗用品用完后按医疗废物分类处置，不可途中乱扔。

3.2.7　救护车内一次性物品不能重复使用，并及时补充，以确保救护车处于备用状态。

4　参考资料

4.1　《消毒管理办法（2017年修订版）》

八、母婴室医院感染管理制度

1　目的

标准并规范本院母婴消毒隔离管理，降低患者院感发生率。

2　通用范围

适用于母婴室。

3　内容

3.1　母婴室每张产妇床的使用面积为5.5～6.5m^2，每名婴儿应有一张床位，占地面积不应少于0.5～1m^2，每个房间不超过3组母婴床位。

3.2　母婴一方有感染性疾病时，应与其他正常母婴隔离。产妇在传染病急性期，应暂停哺乳。

3.3　医务人员应严格执行手卫生制度，接触婴儿前后均应认真实施手卫生；患有皮肤化脓及其他传染性疾病的工作人员，应暂时停止与婴儿接触。遇有医院感染流行时，应严格执行分组护理的隔离技术。

3.4　母婴室应保持环境清洁，空气清新，室内定时通风换气，必要时进行空气消毒；病房整洁，无污渍、灰尘；地面湿式清扫，遇污染即刻消毒。洁具分室使用，用后晾干。

3.5　病床应湿式清扫，一床一巾，床头柜等物体表面应每天清洁，一桌一抹布，用后消毒。温箱、室内用品、母婴床、家具等物体表面每日用清水擦拭，遇污染随时消毒。

3.6　产妇哺乳前应洗手、清洁乳头；哺乳用具一婴一用一消毒；隔离婴儿用具单独使用及消毒。

3.7　感染婴儿使用的一次性尿布，用后按医疗废物处置，其他物品（如衣物）等应及时清洗、消毒处理。

3.8 婴儿所用眼药水、扑粉、油膏、沐浴液、浴巾、治疗用品等，应一婴一用，避免交叉使用。新生儿被服、尿布、浴巾等物品应消毒或灭菌处理。

3.9 严格探视制度，控制探视人数，探视者应着清洁服装，洗手后方可接触婴儿。在感染性疾病流行期间，禁止探视。

3.10 母婴出院后，其床单元应彻底清洁、终末消毒。

4 参考资料

4.1 《医院消毒卫生标准》GB 15982—2012

4.2 《医院隔离技术规范》WS/T 311—2023

4.3 《医务人员手卫生规范》WS/T 313—2019

第六章　住院管理相关制度[①]

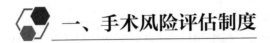

一、手术风险评估制度

1 目的

对手术患者进行客观科学规范评估制订出详细、科学的围手术期管理方案。

2 通用范围

全院手术科室及麻醉科、无痛中心、介入室等。

3 定义

手术风险评估指医务人员应通过对手术患者进行客观科学评估，根据患者病情及个体差异制订出详细、科学的围手术期管理方案。当患者出现病情变化时能够及时调整手术方案或采取应急措施，使患者得到及时、科学、有效地诊疗。

4 内容

4.1　手术医师、麻醉医师对患者进行手术风险评估时要严格根据病史、体格检查、影像与实验室资料、临床诊断、拟施手术风险及利弊等进行综合评估。

4.2　术前经治医师或手术医师及上级医师、麻醉医师应按照手术风险评估表内容对患者逐项评估，根据评估的结果与术前讨论制订出安全、合理、有效的手术计划、麻醉方式，以及手术部位感染的有效防控措施。必须做好必要的术前知情告知，告知患者或者其委托人手术方案、替代方案、手术可能面临的风险等，并完善告知签名手续，做好各项风险处理预案。手术风险评估分级≥2分时，择期手术必须在科主任的组织下进行科内讨论，必要时组织院内讨论、会诊；手术风险评估分级≥3分的择期手术，科室讨论后科主任必须报告医务部备案。对于所有风险评估分级≥2分的急诊手术，主管医师必须立即开展治疗、抢救工作，并立即向科主任报告，科主任视病情情况向医务部汇报。

4.3　患者经评估后，存在治疗困难或治疗效果不能肯定的，应及时与患者和（或）家属沟通，并做好必要的知情告知及签字。

4.4　手术风险评估流程

术前医师按照手术风险评估表对患者评估→评估结束后拟定手术方案→告知患方评估

---

① 本章另有《出院指导、随访及预约管理制度》《急诊绿色通道管理制度》《急诊患者收治制度》《急诊手术管理制度》《多发伤救治管理制度》，具体内容分别见第三章和第五章。

结果及手术方案，嘱患者和（或）委托人签名→评估有疑难的组织会诊并上报医务部。

4.5 手术风险评估内容

术前24小时手术医师、麻醉医师按照手术风险评估表相应内容对患者进行评估，做出评估后分别在签名栏内签名。由手术医师根据评估内容计算手术风险分级。随访栏切口愈合及感染情况由经治医师在患者出院前填写并签名。评估内容如下：

4.5.1 手术切口清洁程度

手术风险分级标准将手术切口按照清洁程度分为四类：Ⅰ类手术切口（清洁切口）、Ⅱ类手术切口（清洁-污染切口）、Ⅲ类手术切口（污染切口）、Ⅳ类手术切口（感染切口）。

4.5.2 麻醉分级（ASA）

手术风险分级标准根据患者的临床症状将麻醉分为六级。

4.5.2.1 P1：正常的患者；

4.5.2.2 P2：患者有轻微的临床症状；

4.5.2.3 P3：患者有明显的系统临床症状，日常活动受限；

4.5.2.4 P4：患者有明显的系统临床症状，且危及生命；

4.5.2.5 P5：如果不手术的患者将不能存活；

4.5.2.6 P6：脑死亡的患者。

4.5.3 手术持续时间

手术风险分级标准根据手术的持续时间将患者分为两组：即为"手术在标准时间内完成组""手术超过标准时间完成组"。

4.5.4 手术风险分为四级

计算方法：将手术切口清洁程度、麻醉分级和手术持续时间的分值相加，总分0分为NNIS-0级，1分为NNIS-1级、2分为NNIS-2级，3分为NNIS-3级。

4.6 手术风险评估表纳入病案归档，无手术风险评估表的手术患者病历按缺手术安全核查表归入单项乙级处理。

4.7 医务部、医院感染管理科、护理部、医疗质量科要加强手术风险评估的管理工作，及时对各项指标进行分析处理，提出手术部位感染等风险防范改进措施。

5 参考资料

5.1 《关于发布和实施（手术安全核查表与手术风险评估表）的通知》（医协会发〔2009〕7号）

5.2 《外科手术部位感染预防和控制技术指南》（卫办医政发〔2010〕187号）

6 附件

6.1 手术风险评估流程图（图6-1-1）

6.2 手术风险评估表（表6-1-1）

6.3 择期手术围术期风险评估表（表6-1-2）

6.4 附录

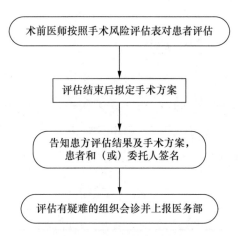

图6-1-1　手术风险评估流程图

表6-1-1　手术风险评估表

姓名：_____性别：_____年龄：_____科别：_____床号：_____住院号：_____
实施手术名称：_____麻醉方式：_____
术者：_____手术日期：_____
（请在对应的项目尾栏处打"√"）

手术切口清洁程度	Ⅰ类手术切口（清洁切口）	手术未进入感染炎症区，未进入呼吸道、消化道、泌尿生殖道及口咽部位	0	
	Ⅱ类手术切口（清洁-污染切口）	手术进入呼吸道、消化道、泌尿生殖道及口咽部位，但不伴有明显污染	0	
	Ⅲ类手术切口（污染切口）	手术进入急性炎症但未化脓区域；开放性创伤手术；胃肠道、尿路、胆道内容物及体液有大量溢出污染；术中有明显污染（如开胸心脏按压）	1	
	Ⅳ类手术切口（感染切口）	有失活组织的陈旧创伤手术；已有临床感染或脏器穿孔的手术	1	
手术预计时间	手术在3小时内完成		0	
	手术超过3小时完成		1	
手术类别	浅层组织手术			
	深层组织手术			
	器官手术			
	腔隙内手术			
手术医师签名				
麻醉分级（ASA分级）	P1	正常患者	0	
	P2	患者有轻微的临床症状	0	
	P3	患者有明显的系统临床症状，日常活动受限	1	
	P4	患者有明显的系统临床症状，且危及生命	1	
	P5	如不手术患者将不能存活	1	
	P6	脑死亡患者	1	
麻醉医师签名				

续表

分数合计	手术切口清洁程度＋麻醉ASA分级＋手术持续时间		分
风险评估 （NNIS分 级）	0-□　　　1-□　　　2-□　　　3-□ （请在对应的方框内打"√"）		
随访：伤 口愈合或 感染情况	甲级愈合□		
	切口感染	切口浅层感染□	
		切口深层感染□	
非预期再 手术情况	有□ 无□	手术时间及名称：	
主管医师签名			

表6-1-2　择期手术围术期风险评估表

患者姓名：　　　性别：　　　年龄：　　　病区：　　　住院号：
经管医师：　　　主刀医师：　　　拟手术名称：

评估内容			不能手术	能耐受手术
心肺功能评估	1个月内心肌梗死、支架植入等病史		有□	无□
	目前心功能情况，评估依据	运动当量≥4MET（上2层楼梯或爬上小山坡）或6分钟步行试验＞375米，心功能Ⅰ级		有□
		BNP＜125pg/mL，心功能Ⅰ级		有□
		BNP＞1800pg/mL，心功能衰竭	有□	
	肌钙蛋白阳性		有□	无□
	出现心电图危急值		有□	无□
	动脉血气分析结果：$PO_2＜60mmHg$或$PCO_2≥60mmHg$		有□	无□
	肺功能结果：重度阻塞性通气功能障碍或支气管扩张试验阳性		有□	无□
肝功能凝血功能评估	白蛋白＜28g/L		有□	无□
	凝血酶原时间延长大于6秒（非抗凝情况）		有□	无□
	肝性脑病		有□	无□
	血小板	颅脑、心脏、主动脉、脊柱等手术＞$100×10^9$/L	无□	有□
		颈、腹膜内和胸腔内、前列腺手术＞$80×10^9$/L	无□	有□
		表浅手术、乳腺、硬膜外麻醉＞（50～80）$×10^9$/L	无□	有□
抗凝药物	阿司匹林或华法林已停5天（使用华法林INR＜2）		无□	有□
	氯吡格雷已停1周		无□	有□
	利伐沙班已停2天（高出血风险者）		无□	有□
	其他		无□	有□
需关注的问题	1个月内新发症状性脑卒中		有□	无□
	酒瘾等症状		关注□	
	抗精神病药物对心血管系统的影响		关注□	
	蛋白尿、肌酐≥176μmol/L，关注出血风险		关注□	
	肌酐≥450μmol/L（肾衰），术前1天是否血透等		关注□	

6.4.1　心功能分级及意义

心功能	屏气试验	临床表现	临床意义	麻醉耐受
1级	>30秒	有心脏病，一般体力活动不受限（代偿期）	正常	良好
2级	20～30秒	有心脏病，稍受限，休息后舒适（1度，轻度心衰）	较差	处理正常尚可
3级	10～20秒	有心脏病，轻活动限有症状（2度，中度心衰）	差	差，一直要纠正
4级	<10秒	休息时尚可，稍活动限有症状（3度，重度心衰）	衰竭	极差，手术推迟

6.4.2　BNP的正常范围

年龄小于75岁，proBNP 125～450pg/mL，年龄大于75岁，proBNP 450～1800pg/mL。

6.4.3　心电图室危急值项目

6.4.3.1　常规心电图

（1）长R-R间期≥3.0s；

（2）心动过缓平均心室率<35次/分钟；

（3）首次发现的三度房室传导阻滞，或三度房室传导阻滞时平均心室率<40次/分钟；

（4）Q-T间期明显延长伴R-on-T室性期前收缩；

（5）室性心动过速心室率≥150次/分钟，持续≥30s；

（6）尖端扭转型室性心动过速，多形性室性心动过速；

（7）心室扑动、心室颤动；

（8）室上性心动过速心室率≥230次/分钟；

（9）心房颤动、心房扑动平均心室率≥180次/分钟；

（10）心房颤动伴心室预激最短R-R间期<250ms；

（11）首次发现的符合急性心肌梗死的心电图改变（肢体导联、V4～V6 ST段抬高≥0.1mV，V1～V3抬高>0.3mV）以及陈旧性心肌梗死后再次梗死的心电图改变（陈旧性心肌梗死ST段回落后再次抬高伴急性胸痛，排除室壁瘤）。

6.4.3.2　动态心电图

（1）心房颤动时R-R间期≥5.0s；

（2）出现3次以上≥3.0s的长R-R间期；

（3）Q-T间期明显延长伴室性心动过速；

（4）室性心动过速心室率≥200次/分钟，持续≥30s；

（5）尖端扭转型室性心动过速，多形性室性心动过速；

（6）心室扑动、心室颤动；

（7）室上性心动过速/心房颤动/心房扑动心室率≥250次/分钟；

（8）心房颤动伴心室预激最短R-R间期<250ms；

（9）首次发现的符合急性心肌梗死的心电图改变（肢体导联、V4～V6 ST段抬高≥0.1mV，V1～V3抬高>0.3mV）以及陈旧性心肌梗死后再次梗死的心电图改变（陈旧性心肌梗死ST段回落后再次抬高伴急性胸痛，排除室壁瘤）；

（10）符合变异型心绞痛的心电图改变（ST段一过性呈弓背向上型、巨R型等抬高）。

6.4.4 手术风险分类

6.4.4.1 高风险手术

主动脉手术、大血管手术、外周血管手术、急诊大手术特别是老年人、预期时间长的手术伴大量体液血液丧失等；

6.4.4.2 中等风险手术

头颈手术、胸腔与腹腔手术、颈动脉内膜剥除手术、关节手术、前列腺手术等；

6.4.4.3 低风险手术

浅表手术、白内障手术、乳腺手术等。

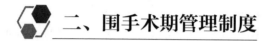

二、围手术期管理制度

1 目的

加强围手术期管理，保证手术质量和医疗安全。

2 范围

大外科医师、大内科医师、医技医师、麻醉医师、护士。

3 定义

围手术期：以手术为中心，从确定手术治疗之时起，至与这次手术有关的治疗结束为止的一段时间，包括术前、术中、术后三个阶段。

4 内容

4.1 术前管理

4.1.1 凡需手术治疗的患者，各级医师应严格掌握手术适应证，及时完成术前的各项准备和必需的检查。准备输血的患者必须检查血型及输血前安全检查。按照《患者评估管理制度》完成患者术前风险评估。术前完成《择期手术围术期风险评估表》，如有不利于手术的疾患，必须及请相关科室会诊及时纠正患者的相关脏器功能不全情况。

4.1.2 除急诊手术外，所有住院患者手术，均应进行术前讨论，术前讨论应按《术前讨论制度》要求在术前完成。要确定患者术后去向。

4.1.3 术前主刀医师及麻醉医师必须亲自查看患者，向患者及家属或患者授权代理人履行告知义务，征得其同意并由患者或患者授权代理人签字并签署相关知情同意书。如遇紧急情况下不能取得患者或者其近亲属意见的，经医疗机构负责人或由医务部以及总值班人员签署手术知情同意书，同时在病历详细记录。

4.1.4 手术医师确定、手术审批以及高风险手术医务部审批应按《手术分级管理制度》执行。

4.1.5 确定术后，通过电脑医嘱系统通知手术室，择期手术，手术通知必须在术前一天

14:30前完成，急诊手术需术前30分钟电话通知手术室。主刀医师应确认术前手术护理工作实施情况及特殊器械准备情况。日间手术提前一天通知手术，通知单在当天术前3小时提交。

4.1.6　术前患者应固定好识别用的腕带，所标的信息准确无误。

4.1.7　送手术室之前按《手术部位标识管理制度》的要求完成和确认手术部位标识。

4.1.8　择期手术患者在完成各项术前检查、病情和风险评估以及术前讨论后，方可开具手术医嘱、签署知情同意书。

4.1.9　所有医疗行为应在病历上有记录。

4.2　手术当日管理

4.2.1　患者送手术室要严格执行《手术安全核查制度》，进手术室前必须摘除假牙，贵重物品由家属保管。

4.2.2　工作日首台手术的"划皮"时间为9:00 am，临床科室需要7:45 am前将手术患者送到麻醉科，8:00 am前手术组成员、护士、麻醉师完成麻醉前三方核对，8:30 am麻醉师完成对患者的麻醉，8:45 am护士必须完成所有管道置入，8:55 am完成术前最后一次核对（time out）。特殊手术患者需要麻醉师和手术者提前沟通确定患者到室时间，医院对首台手术准时开台率纳入科主任管理绩效考核及年终考核，麻醉科可对首台手术准时开台率考核不合格的科室或人员进行限制首台手术安排权利，麻醉科护士长根据《麻醉科××区××室首台手术准时"划皮"登记表》统计首台手术"划皮"准时率，每周将数据在手术室内公示，每月提交医务部及护理部，并共同做好持续改进措施。

4.2.3　科室有数据汇总统计表。

4.2.4　手术过程中主刀医师对患者负有完全责任，助手必须按照主刀医师要求协助手术，手术中发现疑难问题，必须请示上级医师。

4.2.5　手术中如确需更改原定手术方案的，或者手术医师决定术前未确定的脏器切除以及增加使用贵重耗材等情况，要及时请示上级医师，必要时向医务部或分管院长报告；并必须再次征得患者或家属同意并签字后实施。

4.2.6　核查术中植入的假体材料、器材标识上的信息及有效期，条形码应贴在病历中。

4.2.7　术中切除组织必须送病理检查，送检前必须向患者或家属展示并在病案中记录。具体流程按《术后标本病理学检查管理制度》执行。

4.2.8　手术过程中麻醉医师应始终监护患者，不得擅自离岗。

4.2.9　凡参加手术的工作人员，术中不谈论与手术无关的事情。

4.2.10　术中实施自体血回输时，应严格执行《关于印发〈临床输血技术规范〉的通知》（卫医发〔2000〕184号）。

4.3　术后管理

4.3.1　手术结束后，巡回护士提前15分钟通知相关科室做好接收患者准备。

4.3.2　麻醉科医师要对实施麻醉的所有患者进行麻醉后评估，尤其对全麻术后患者，麻醉科医师应严格依照全麻患者恢复标准确定患者去向（术后恢复室或病房或ICU）；术后直接返回病房或送至ICU的由麻醉医师将患者送回病房，麻醉医师向经治医师或值班医师、护士交接术中用药，输血输液量及生命体征变化等情况；术后送复苏室的患者经复苏室麻醉师充分评估患者的情况决定是否由麻醉师或（和）麻醉科护士送回病房，必要时要求手术医师协同转运。

4.3.3 患者送至病房后，接送双方必须有书面交接，以病历中签字为准，交接相关病情并填写好《术后患者转运交接记录单》。

4.3.4 麻醉师或麻醉护士与病房护士应在床头交接患者，检查患者身体各种束缚带是否已解除、各种管道是否通畅、引流情况要交接。病房护士负责把每位患者术后的生命指标监测结果记录在病历中。

4.3.5 麻醉科医师术后至少随访患者1次，并记录。

4.3.6 手术结束后，术者对患者术后需要特殊观察的项目及处置（各种引流管和填塞物的处理）要有明确的书面交代（手术记录或病程记录）。手术主刀医师在术后24小时内完成手术记录（特殊情况下，由一助书写，主刀签名）。参加手术医师在术后及时完成术后首次病程记录，记录应按《病历书写规范》格式书写。

4.3.7 术后要对患者进行疼痛评估，超前镇痛。

4.3.8 主刀医师，在患者术后24小时内查看患者，并记录在主刀医师查房记录中。术后3天之内每天有查房记录。在重症监护室的手术患者，手术医师必须与重症监护病房医师、护士进行联合查房。

4.3.9 如进行椎管内麻醉的患者，发现穿刺过程有出血时必须告知手术医师，对于术后需要抗凝治疗的患者要特别予以强调。送出手术间之前和手术医师一起观察患者肢体活动及感觉情况。在复苏室期间，由复苏室麻醉师和护理人员一起负责观察肢体活动及感觉情况，有异常情况及时告知手术医师。

4.3.10 椎管内麻醉患者、对颈椎有影响的特殊手术体位患者及脊柱手术患者返回病房后要求手术医师评估肢体活动及感觉情况，并在术后首次病程记录中做好记录。病房护士在术后6小时内巡视关注肢体活动及感觉情况，术后24小时内每班次都要关注，如果患者在术后24小时内使用抗凝药物，除以上观察记录以外，要求护士在返回病房后48小时内每班观察患者肢体活动及感觉情况，并做好记录。发现异常第一时间汇报医师。医师评估病情后如果不能排除脊髓损伤时，联系急诊磁共振检查。磁共振室在上班时间要尽早安排磁共振检查，夜间联系总值班。医师要同时汇报诊疗组长和科主任，立即请脊柱外科医师和麻醉科进行急会诊，如果诊断明确，需要手术治疗，立即准备急诊手术。对于需要急诊手术的情况上班时间上报医务部，非上班时间汇报总值班。并进行不良事件上报、非计划2次手术上报。

4.4 围手术期医嘱管理

4.4.1 手术前后医嘱必须由手术医师或由术者授权委托的医师开具。紧急情况下可以由当班医师或值班医师开具。椎管内麻醉、对患者颈椎有影响的特殊手术体位患者及脊柱手术患者必须及时开出"观察肢体感觉活动情况"医嘱。

4.4.2 对特殊治疗、抗菌药物和麻醉镇痛药品按国家有关规定执行。

4.4.3 患者术后情况稳定时，经管医师评估患者全身情况，制订合适的术后康复计划。肿瘤患者根据病情及术后病理检查结果制订进一步放化疗等治疗计划。需要分次手术的患者及需要再次手术的患者要充分沟通，根据病情制订好相应的治疗方案。

4.4.4 做好术后并发症的风险评估和预防，落实并发症的预防措施。对于大型手术及高危手术，常规做好预防"深静脉栓塞""肺栓塞"的措施。

5 参考资料

5.1 《中华人民共和国医师法》

5.2 《医院管理评价指南》

5.3 《处方管理办法》

5.4 《医疗机构管理制度与人员岗位职责》

6 附件

6.1 手术患者交接记录单（表6-2-1）

6.2 首台手术准时"划皮"登记表（表6-2-2）

表6-2-1 手术患者交接记录单

姓名：_____性别_____年龄_____岁科室_____床号_____住院号_____日期：____年____月____日

手术名称：_____

麻醉方式：_____

交接项目	科室：手术室/□PACU □病区	科室：PACU/病区
背景资料	详见手术核查列表	
身份确认	□确认	□确认
导管	□气管导管/喉罩：□拔除 □未拔除 □硬膜外导管：□拔除 □未拔除 □神经鞘留置管：□拔除 □未拔除	□气管导管/喉罩：□拔除 □未拔除 □硬膜外导管：□拔除 □未拔除 □神经鞘留置管：□拔除 □未拔除
意识	□清醒 □嗜睡 □模糊 □昏睡 □昏迷 □麻醉状态	□清醒 □嗜睡 □模糊 □昏睡 □昏迷 □麻醉状态
生命体征	□平稳 □不平稳：BP____/___mmHg HR：___次/分 SpO₂___%	□平稳 □不平稳：BP____/___mmHg HR：___次/分 SpO₂___%
肢体活动	□正常 □麻醉状态 □其他：	□正常 □麻醉状态 □其他：
手术过程生命体征	□平稳 □不平稳	□平稳 □不平稳
麻醉相关并发症	□无 □有：□疼痛 □烦躁 □寒战 □呼吸抑制 □呕吐	□无 □有：□疼痛 □烦躁 □寒战 □呼吸抑制 □呕吐
深静脉通路	□无 □有：□左侧 □右侧 □颈内 □锁骨下 □股静脉	□无 □有：□左侧 □右侧 □颈内 □锁骨下 □股静脉
术中引流	□无 □有	□无 □有
术后镇痛	□无 □有：□静脉镇痛 □硬膜外镇痛 □其他：	□无 □有：□静脉镇痛 □硬膜外镇痛 □其他：
建议	□无 □有	□无 □有
交接时间	时分	时分
交班者签名		
接班者签名		

表6-2-2　首台手术准时"划皮"登记表

日期	患者住院号	科室	患者到达麻醉科时间（7:45 am）		患者入室时间（7:50 am）		麻醉前核查（8:00 am）		麻醉完成时间（8:30 am）		护士工作完成时间（8:45 am）		time out（8:55 am）		"划皮"时间（9:00 am）		是否达标	备注
			时间	签名	时间	签名	时间	签名	时间	签名	时间	签名	时间	签名	时间	签名		
				交班		护士		医师		医师		医师		医师		医师		
				接班		麻醉师		麻醉师		麻醉师		麻醉师		麻醉师		麻醉师		
								护士		护士		护士		护士		护士		
				交班		护士		医师		医师		医师		医师		医师		
				接班		麻醉师		麻醉师		麻醉师		麻醉师		麻醉师		麻醉师		
								护士		护士		护士		护士		护士		
				交班		护士		医师		医师		医师		医师		医师		
				接班		麻醉师		麻醉师		麻醉师		麻醉师		麻醉师		麻醉师		
								护士		护士		护士		护士		护士		
				交班		护士		医师		医师		医师		医师		医师		
				接班		麻醉师		麻醉师		麻醉师		麻醉师		麻醉师		麻醉师		
								护士		护士		护士		护士		护士		
				交班		护士		医师		医师		医师		医师		医师		
				接班		麻醉师		麻醉师		麻醉师		麻醉师		麻醉师		麻醉师		
								护士		护士		护士		护士		护士		
				交班		护士		医师		医师		医师		医师		医师		
				接班		麻醉师		麻醉师		麻醉师		麻醉师		麻醉师		麻醉师		
								护士		护士		护士		护士		护士		

科室分析总结（包括上一月措施落实情况）：

改进措施：

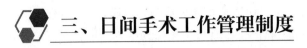

三、日间手术工作管理制度

1 目的

规范日间手术工作管理工作的开展，缩短入院等待和平均住院时间，提升医院管理水平，提升医疗服务效率，控制医疗费用不合理增长。

2 通用范围

全院涉及日间手术开展的临床科室医技辅助科室等。

3 定义

日间手术指临床诊断明确的患者在24小时内完成计划性住院、手术、术后短暂观察并出院的一种手术模式（特殊病例由于病情需要延期住院的患者，住院最长时间不超过48小时），不包括医院开展的门诊手术。

4 内容

4.1　医院日间手术管理架构

4.1.1　日间手术管理委员会

4.1.1.1　职责

A. 制订开展日间手术工作的实施方案。建立日间手术管理流程、质量、技术管理等相关制度，应包括准入（手术、医师、患者）、评估（院前、复苏、出院）、宣教、回访、应急等制度。

B. 确定实施日间手术的病种、准入条件、流程、路径。

C. 制订手术的评价指标、程序，对实施过程和效果进行评价和分析，规范诊疗服务行为，保障医疗质量与安全。

D. 审核日间手术文书。

E. 协调解决开展与实施中的问题。

F. 组织手术相关工作的培训。

G. 日间手术管理委员会办公室设在医务部，负责日常工作。

4.1.2　科室日间手术实施小组

4.1.2.1　日间手术工作小组由临床科室、麻醉科组成，临床科室主任任组长，科室护士长任副组长，科室医疗、护理人员任成员，履行以下职责：

A. 确定科室手术病种，根据医院管理制度开展日间手术的相关准入和评估，确保日间手术有序、安全、高质量开展，并做好日间手术的宣教及随访工作。

B. 进行日间手术的实施和效果评价与分析，对科室医疗资源进行合理调整。

C. 对科室日间手术进行质量控制及持续改进。

D. 负责日间手术资料的收集、记录和整理。

4.1.2.2　科室日间手术实施小组设立日间手术管理员，由科室业务能力强、认真负责的高年资住院医师及以上专业技术职务医师担任。履行以下职责。

A. 负责工作小组与日间手术管理委员会和医务部的日常联络、沟通。

B. 协助科主任开展日间手术的各项工作及做好日间手术的质控工作。

C. 定期汇总、分析科室开展日间手术存在的问题，并向工作小组报告，开展持续质量改进工作。

4.2　日间手术采取分散收治、分散管理的模式

4.2.1　开展日间手术的科室在各自病区划出相对固定的床位用于收治日间手术患者，术前和术后的护理在病房进行，手术在住院部手术室进行，日间手术患者由各科室分散管理；

4.2.2　在医院住院准备中心未成立前，日间手术患者的手术预约、预住院、入院评估、出院评估、出院随访等由各科室分散管理；医院筹建住院准备中心成立后，日间手术患者预住院、住院前的检查以及手术预约由住院准备中心集中管理。

4.2.3　手术和术后苏醒在手术室进行。

4.3　医院审核日间手术临床路径、制定三个准入制度、三个评估标准、患者入院前、院内的宣教和患者出院后的随访制度等为主的日间手术管理制度，设计以患者为中心的就诊流程和转归流程，开通日间手术绿色通道，体现高质量、高效率运转带来的经济效益和社会效益。

4.3.1　确定日间手术病种。参照国家卫生健康委推荐的日间手术病种及市卫生健康局推荐的日间手术病种及术式推荐目录，结合本院实际情况，由各科室上报病种，经医务部、日间手术管理委员会审核通过后开展。

4.3.2　制订日间手术临床路径。每一种日间手术病种必须制订符合本院情况的日间手术临床路径，包括病种的适应对象、诊断依据、手术治疗方式、术前检查项目、术前评估、术中和术后用药、出院评估标准、临床路径变异情况规定及出院后随访内容等，报医务部、质控科审批通过后执行。

4.3.3　日间手术准入制度

4.3.3.1　患者准入患者病情不复杂、身体条件好、服务半径小的患者适宜开展日间手术。具体如下：

A. 意识清晰，有具备完全民事行为能力的成人陪同，有畅通的通信联系方式，方便的交通方式。

B. 愿意接受日间手术，对手术方式、麻醉方式理解并认可；患者和家属理解围手术期护理内容，愿意并有能力完成出院后照护。

C. 非全麻手术：ASA分级Ⅰ-Ⅱ级，ASA分级Ⅲ级但全身状况稳定3个月以上；全麻手术：ASA分级Ⅰ-Ⅱ级。

D. 患者年龄在65岁以下（白内障患者年龄≤75岁），无明显心肺疾病，估计术后不会发生大出血、呼吸道梗阻及术后剧烈疼痛等。

4.3.3.2　医师准入手术医师（麻醉医师）准入原则为能力强、手艺精、医德好的医师。具体如下：

A. 高年资主治医师（麻醉医师）以上职称、在本学科有较深造诣，具有丰富临床经验，具有良好的医德，具备相应级别手术（麻醉）的操作资质及授权；

B. 相关手术操作技能熟练，并已完成一定数量该种手术（建议担任同一手术主刀50例

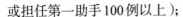

或担任第一助手100例以上）；

    C．具有较强的医患沟通能力；

    D．愿意开展日间手术。

4.3.3.3　手术准入日间手术项目准入原则为风险小、恢复快、安全性高的项目。具体如下：

    A．术后出血风险小，气道受损风险小，能快速恢复饮食和饮水；

    B．术后疼痛可用口服药缓解；

    C．无须特殊术后护理；

    D．计划手术时间不超过2小时，最好在1小时内、术后24小时内可离院；

    E．为本医疗机构已开展成熟的术式；

    F．能快速恢复饮食。

4.4　日间手术评估制度

4.4.1　术前评估

患者根据日间手术临床路径完成各项检查后，专科医师（包括麻醉医师）根据检查结果进行评估，符合日间手术纳入标准的方可进行日间手术治疗。

4.4.2　术后评估

患者术后即安排在麻醉复苏室苏醒，麻醉医师和复苏室责任护士根据标准对患者进行评估，符合标准者转各专科病房恢复。

4.4.3　出院评估

专科医师和责任护士对患者按照一般情况、活动情况、恶心呕吐、出血、疼痛等五个方面对患者进行出院评估，达到出院标准的方可办理出院手续。

4.5　出院随访制度

出院后当天开始，直至术后3天，每天电话随访，随访要延续到术后第10天，根据手术类别及患者的恢复情况的不同调整随访频度。同时，在患者情况稳定后，进行患者满意度调查，以查找工作中可能存在的问题和漏洞，并及时解决。

4.6　院前、院内宣教制度

日间手术责任医师和责任护士应对预约手术之后的患者及家属进行相关知识的宣教，包括日间手术治疗的方式、术前准备及注意事项等，打消患者疑虑，保证手术能顺利进行；患者出院时，应给每个患者送一份科室日间手术出院指南，详细告知术后基本护理知识和注意事项，出院指南上应有医院的详细联系方式。

4.7　流程管理

4.7.1　门诊管理流程

患者在门诊就诊后，门诊专科医师根据患者的基本情况确定纳入日间手术模式，患者如同意进行日间手术治疗必须签署《日间手术意向书》，完成相关检查及评估后，由门诊专科医师进行登记预约，确定手术日期。

4.7.2　手术管理流程

患者完成入院前评估、符合日间手术纳入标准的即进行手术预约。各科室日间手术责任医师（护士）每天下午3点前跟手术室对第2天手术排期确认，提醒第2天手术的患者并进行确认，患者根据预约时间至各专科病房办理正式住院手续，责任医师和责任护士审核患者身份。如遇特殊情况患者不能如期进行手术治疗的，病房责任医师和护士应及时通知相关科室。患者在专科病房完成术前准备，术后完成相应评估达到出院标准即可办理出院手续。

4.7.3　特殊转归流程

患者在入院前评估确认不能进行日间手术治疗的、在日间手术治疗中或术后恢复期间出现日间手术临床路径变异的、出院后出现严重并发症的，需转普通住院治疗或延长出院的，由手术医师评估并病程记录详细记录后，转普通住院治疗。

4.8　日间手术科室每月统计质量控制指标

4.8.1　预约率、手术当日取消率、24小时内非计划再手术率、并发症发生率、延迟出院率、转住院率、非计划再住院率（31天）、死亡率、患者满意率等指标，每月10日前交上1个月数据到医务部进行质控数据分析及汇总。

4.9　出院后突发事件应急预案

出院后突发事件应急预案由各临床专科根据专业不同制订。

5　参考资料

5.1　《关于印发开展三级医院日间手术试点工作方案的通知》（国卫医函〔2016〕306号）

6　附件

6.1　日间手术准入工作流程图（图6-3-1）

6.2　日间手术意向书（表6-3-1）

6.3　日间手术病历

6.4　日间手术患者出院评估表（表6-3-2）

6.5　日间手术工作流程图（图6-3-2）

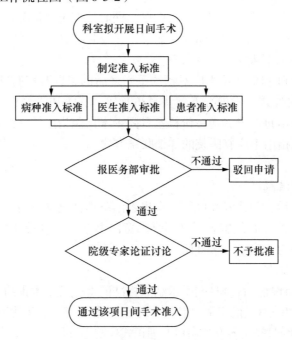

图6-3-1　日间手术准入工作流程图

表 6-3-1 日间手术意向书

患者姓名		性别		年龄		门诊号	

尊敬的患者、患者家属或患者的法定监护人、授权委托人：

您好！

患者现初步诊断为：＿＿＿＿＿＿，需手术治疗，初步判断可以考虑进行日间手术治疗，也可以进行传统的住院手术模式治疗（替代方案）。日间手术住院模式指患者在门诊完成必要术前检查、经充分的手术评估以及麻醉评估后，在24小时内完成入、出院手续（特殊病例由于病情需要延期住院的患者，住院最长时间不超过48小时）、术前准备、手术、术后观察以及出院手续的住院模式。日间手术是一种新型手术管理模式，在获得良好治疗效果的同时，减少住院天数和医疗费用。

如果您同意准备做日间手术，请您知悉并配合完成以下内容：

1. 根据您目前提供的病史及相关资料，医师只能做出初步诊断，初步判断您的情况可以考虑开展日间手术治疗，真正要做日间手术需完成相关术前检查，医师、麻醉师、护士综合评估才能决定，并有赖于您本人及家属的密切配合及支持；

2. 开展日间手术需在术前门诊完成手术相关检查，以下术前常规检查项目需在门诊完成：血常规、尿常规、大便常规、凝血四项、肝肾功能、电解质、血糖、免疫检测、常规心电图、胸部X线检查等，医师还需根据患者的身体情况及病情做其他一些专科性检查，比如：CT、MR等大型检查，具体需要做什么检查由医师根据病情决定；

3. 门诊完成的术前检查同时符合以下条件可以纳入日间手术医保报销范畴：（1）日间手术住院前的10天内申请的，与日间手术相关的检查（以发票日期为准）；（2）无发生变异的"日间手术"住院模式，即24小时内顺利完成日间手术及术后观察并评估可以办理出院手续的（特殊病例由于病情需要延期住院的患者，住院最长时间不超过48小时）；

4. 如果您意向做日间手术并完善相关术前检查，因为医学局限性以及医疗个体化可能会导致各种情况的出现，出现日间手术住院模式将会发生变异：（1）因患方的原因导致不能按时办理住院手续推迟手术的；（2）患者术前由于各种情况导致入院时手术评估、麻醉评估或护理评估不能通过，如患者突发意外、时间冲突、身体不适或者发现隐性基础疾病等情况将会导致手术或麻醉风险增加不能开展日间手术；（3）出现术后并发症，经评估需要延长术后观察时间不宜办理出院；（4）经评估可以办理出院的患者因患方原因延长住院；（5）或因外界其他不可抗力影响导致不能做日间手术的。出现上述情况或其他特殊情况，患者门诊检查的相关费用均不能医保报销；

5. 如果因为日间手术出现并发症或其他情况需转传统住院模式的，按传统住院模式进行医保报销。

6. 日间手术流程：

（1）入院前：到专科门诊就诊→医师初步评估→签署《日间手术意向书》→完善术前相关检查→相关评估通过→预约手术时间；住院前1天科室护士将联系患者或患者监护人，提醒以及叮嘱术前的准备及注意事项；

（2）住院第1天，管医师询问病史、签署手术同意书、告知术后注意事项→手术室开展手术；

（3）住院第1天出院或晚上住院治疗、观察；

（4）住院第2天办理出院；

（5）出院后如有不适随时联系科室，或回院诊治；

（6）出院3天内，医师及护士将会主动致电询问病情并指导相关注意事项；

（7）如无不适，根据医嘱术后门诊随访。

7. 如果患者不能按约办理住院，请提前与科室联系，重新安排住院日期。

患者知情选择

• 我的医师已经告知我将要进行的日间手术住院模式及日间手术住院模式的相关情况，并且向我解答了关于日间手术住院模式的相关问题。

• 我理解日间手术住院模式医保报销的条件，并明确知道日间手术的术前相关检查存在不能医保报销的可能。

• 我理解日间手术住院模式因各种情况导致变异的可能性。

• 我并未得到日间手术住院模式100%无变异的许诺。

• 我及我的亲属均同意开展日间手术治疗，我授权医师启动日间手术住院模式，对我疾病进行治疗，并明确日间手术住院模式的流程。

• 我将配合医师及护士完成日间手术住院模式各流程的部署。

• 我已如实向医师告知我的所有病情，如有隐瞒，一切后果自负。

患者签名　　　　　　身份证号　　　　　　　　　联系电话
患者授权亲属签名　　　　与患者关系　　　　　身份证号　　　　　　联系电话

日期：　　　年　　月　　日

续表

医师陈述
我已经告知患者将要进行的日间手术住院模式及相关情况，可能的变异情况并且解答了患者关于此次日间手术住院模式的相关问题。我们将为患者提供规范、优质的诊疗
医师签名： 日期：　　年　　月　　日

日间手术病历

姓名　　　　　性别　　　　　年龄　　　　　病案号　　　　　科别　　　　　床号

入出院记录
出生日期：　　　　　　　　　　　　　职业： 婚姻：　　　　　　　　　　　　　　　联系地址： 出生地：　　　　　　　　　　　　　　联系电话： 民族：　　　　　　　　　　　　　　　其他： 病史陈述者：　　　　　　　　　　　　与患者关系： 入院时间：　　　　　　　　　　　　　出院时间： 主诉：   入院情况（包括现病史、重要体查、辅助检查等）：   入院诊断：   诊疗经过：   出院情况：   出院诊断：   出院医嘱：   请您微信关注医院公众号预约时间复诊，更省时！免挂号、缴费排队之苦！ 注意事项：   出院带药：   医师签名： 时间：

日间手术病历

姓名　　　　　性别　　　　　年龄　　　　　病案号　　　　　科别　　　　　床号

入院/术前评估记录单

入院/术前诊断：

既往疾病史：□无　　□有

食物、药物过敏史：□无　　□有

月经史：

目前服用的药物：□无　　□有

药物名称：　　　用法：　　　用量：　　　本次住院是否继续使用：

成瘾药物：□无　　□有

药物名称：　　　用法：　　　用量：　　　本次住院是否继续使用：

一般情况：（填写代码：1. 正常　　2. 异常，非手术禁忌　　3. 手术禁忌）

　　　　　心脏；肺部；肝功能；肾功能；血常规；凝血功能

专科情况：

辅助检查：

手术指征：

拟制手术名称和方式：

拟施麻醉方式：

术前准备：

1. 经科室日间手术小组（讨论人员及职称）术前讨论，一致同意在下麻醉下（术式）术；

2. 术前检查及分析；

3. 术前禁食，备皮等。

注意事项：

诊疗计划：

出院计划：

　　　　　　　　　　　　　　　　　　　　　　　　　主刀医师签名：

　　　　　　　　　　　　　　　　　　　　　　　　　时间：

日间手术病历

姓名　　　　　性别　　　　　年龄　　　　　病案号　　　　　科别　　　　　床号

手术及术后首次病程记录

手术开始时间：　　　　　　　　　手术结束时间：

术前诊断：　　　　　　　　　　　术后诊断：

手术名称：　　　　　　　　　　　手术人员：

麻醉方式：　　　　　　　　　　　麻醉医师：

手术切除标本：术中送检　　无□　有□，冰冻切片结果：

　　　　　　　术后送检　　无□　有□

术中并发症：无□　有□　　术中失血量：约　mL　　术中输血量：约　mL

手术简要经过（包括"术中所见"）：

术后情况及诊疗计划：

术后注意事项：

手术医师签名：　　　时间：　　　年　　月　　日　　时　　分

日间手术病历

| 姓名 | 性别 | 年龄 | 病案号 | 科别 | 床号 |

出院 PADS 评分量表

观察项目	测试水平	分值	评分
生命体征	呼吸及意识状况恢复至基础水平，血压和脉搏与术前基线比较变化<20%	2	
	呼吸及意识状况恢复至基础水平，血压和脉搏与术前基线比较变化20%～40%	1	
	呼吸及意识状况未恢复至基础水平或血压和脉搏与术前基线比>40%	0	
活动水平	步态平稳，无头晕或接近术前的水平	2	
	活动需要帮助	1	
	不能走动	0	
恶心呕吐	轻度：口服药物可以控制	2	
	中度：需要使用肌内注射药物	1	
	重度：需要反复用药	0	
疼痛	疼痛可以通过口服镇痛药物控制，疼痛的部位、类型与术后不适的预期等	2	
	可以耐受	1	
	不能耐受	0	
外科出血	轻度：24小时内无需更换敷料	2	
	中度：24小时内需要换药≤2次	1	
	重度：24小时内需更换3次以上敷料	0	
合计分值： 分			

注：满分10分，凡累计总分≥9分者，有成年家属陪同，方可离院。

医师签名：

时间：

表6-3-2 日间手术患者出院评估表

患者姓名： 性别：□男 □女 年龄： 岁 住院号：

患者生命体征平稳，且血压、脉搏与术前基线比较变化<20%：□是 □否

患者 PADS 评分：□≥9分 □<9分

是否存在需要延长住院时间的情况：□否

□是，具体原因：

患者是否符合出院标准：

□否，于20 年 月 日 时 分转为常规住院（以下项目忽略）

□是（继续完成以下内容）

出院后是否需要继续治疗：□否

□是，治疗方案具体见医嘱

是否完成出院指导：□是 □否

随诊要求：□无特殊

□天内当地医院随诊

□天内本院随诊

□天后本院查询病理结果

续表

随诊电话： 医师签名：　　　　　　　　时间：20　　年　　月　　日　　时　　分 患方声明： 患者及家属对以上内容无异议； □自愿出院，理解并配合出院后的治疗方案及随诊要求。 □理解患者需继续住院治疗。 患者/家属签名：　　　　　　时间：20　　年　　月　　日　　时　　分

患者就诊

↓

患者诊断明确，开始启动患者准入评估

↓

不同意 ← 初步评估准入，患方同意并签署日间手术知情同意书

↓

术前检查 ← 门诊治疗及调理

转为择期手术住院模式或取消住院 ← 变异 ← 专科评估准入

变异

↓

转为择期手术住院模式或取消住院 ← 变异 ← 麻醉评估准入

↓

手术室排期（精准到时间段，如：9:00-10:00）

↓

转为择期手术住院模式或取消住院 ← 变异 ← 术前准备（院外） → 手术前2天内每天电话联络及指导、问诊

↓

变异 ← 手术当天办理住院。术前准备，医生开医嘱、写病历、签署手术知情同意书

↓

手术

↓

术后复苏

↓

专科日间病房

↓

术后观察 → 变异 → 转入常规住院处理

↓

次日，出院、随诊

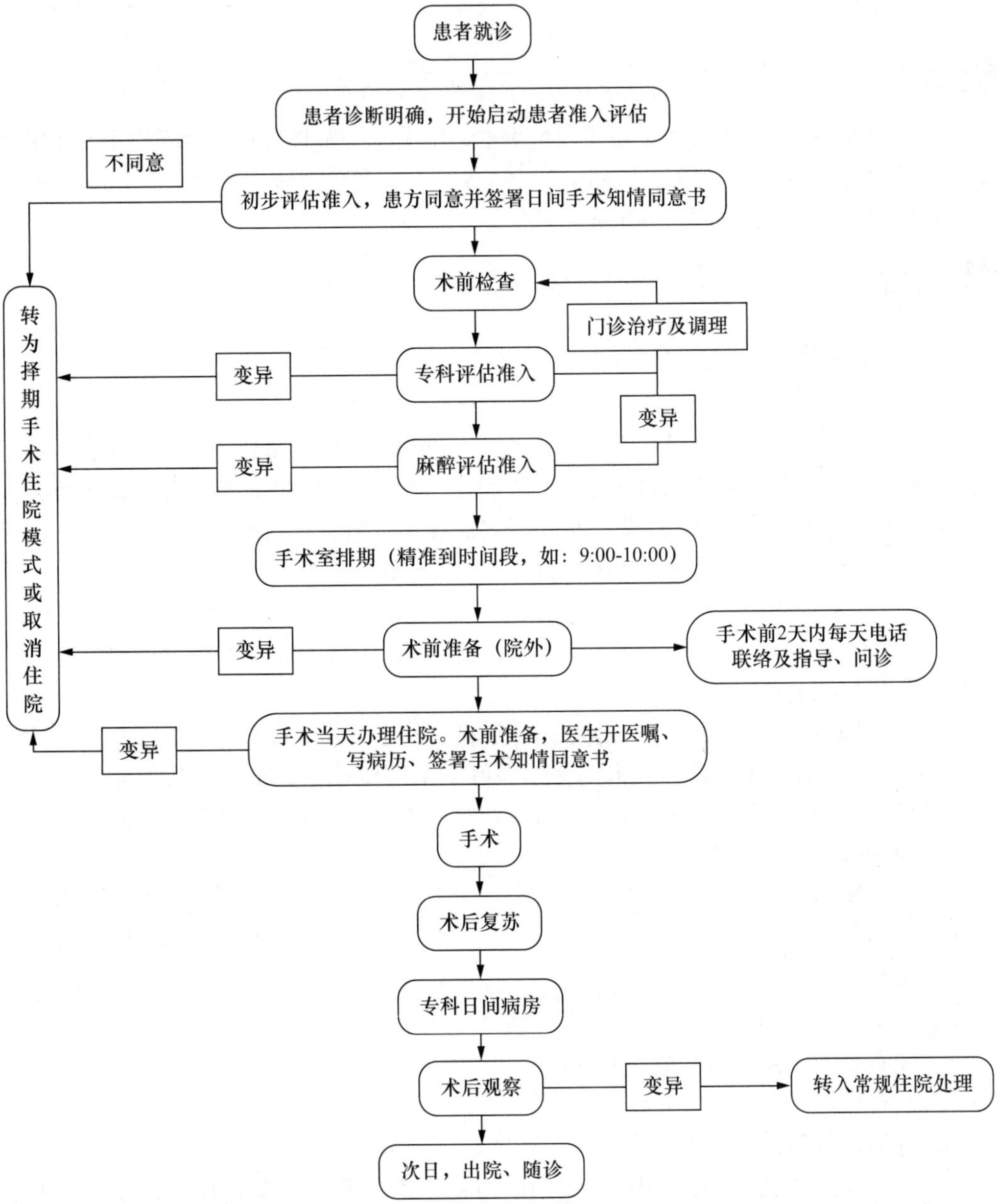

图6-3-2　日间手术工作流程图

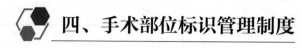

四、手术部位标识管理制度

1 目的

明确手术部位标识方法与工作流程，确保患者身份及手术部位正确，保护患者安全。

2 通用范围

手术相关医护人员。

3 定义

手术标识制度是指患者确定需要进行手术，由手术医师提前在手术部位用专用笔画上"〇"字或其他标号，然后经过手术医师、病房护士、麻醉医师、手术室护士四方确认后，经反复核对后，开始手术的一种制度。

4 内容

4.1 工作标准

4.1.1 各临床科室的手术医师为手术部位标识的责任人。

4.1.2 手术医师术前要确认手术方式及手术目的，明确手术切口位置。在患者进手术室前，手术医师负责用不褪色的蓝色记号笔进行手术部位的标识。标记必须清晰可见，使患者及家属一起参与手术部位标识。标识好之后在手术患者术前确认程序表图示上进行标记，患方确认后签字。如果患者拒绝进行手术部位标识，医师可以取消手术。

4.1.3 标记是单一部位时使用蓝色记号笔画圆圈标识于手术部位，切口处可以再画线段。有纱布、石膏、牵引器等覆盖手术部位时，统一标示圆圈于相应部位或包扎物上方4～5cm处，箭头指向手术部位。

4.1.4 对下列涉及有双侧、多重结构（手指、脚趾、病灶部位）、多平面部位（脊柱）的手术时，对手术侧或部位，在术前必须做好手术部位标记，统一画圆圈标识于手术部位，切口处可以再画线段。对于切口里面原来有内植物的手术以及感染手术的切口，在所画圆圈里面再画一个"＋"。

A. 左右侧脑；

B. 左右眼；

C. 左右耳、鼻腔；

D. 左右胸壁及肺；

E. 左右肢体（包括指、趾、关节等）；

F. 左右肾；

G. 左右附件等。

4.1.5 经过口腔、尿道、阴道、肛门的内镜手术或操作以及心脏、血管、其他器官的介入手术不需在患者手术部位标识，必须在《术前确认程序表》人形图示对应的靶器官位置画圈，并在人形图示左侧空白处用文字注明"胃镜手术""支气管镜手术""宫腔镜手术""结肠镜手术""冠脉介入""经血管介入""经尿道手术"等字样。

4.1.6　超声科医师进行定点标记时，统一用红色标记笔画与肿块范围一致的圆圈标记。如果在红色圆圈标识的位置需要手术，手术医师要在其边上再用蓝色标记笔画圆圈进行手术部位标识。

4.1.7　病房护士送患者到手术室前必须查看患者是否有手术部位标识，如手术部位未作标识或标识和登记的实际手术部位不符合时不能送患者到手术室，并立即通知手术主刀医师。手术室护士接收患者时必须查看患者是否有手术部位标识，如手术部位未作标识或和登记手术部位不符合时，可拒绝接收并立即通知主刀医师，并将情况登记后上报医务部。

4.1.8　患者同时使用腕带识别身份，进入手术室后立即扫描确认。

4.1.9　参加手术人员严格遵守《手术安全核查制度》进行手术安全核查。主刀医师对确保在正确的手术部位进行手术负最终责任。

5　参考资料

5.1　《手术安全核查制度》

6　附件

6.1　手术安全核查表（表6-4-1）

6.2　工作流程图（图6-4-1）

表6-4-1　手术安全核查表

科别：		患者姓名：		性别：		年龄：	
病案号：		麻醉方式：		手术日期：			
术者：		手术方式：					
麻醉实施前		手术开始前		患者离开手术室前			
患者姓名、性别、年龄正确： 是□　否□		患者姓名、性别、年龄正确： 是□　否□		患者姓名、性别、年龄正确： 是□　否□			
手术方式确认：　是□　否□		手术方式确认：　是□　否□		实际手术方式确认：			
手术部位与标识正确：　是□　否□		手术部位与标识正确：　是□　否□		手术用药、输血的核查：是□　否□			
手术知情同意书：　是□　否□		手术、麻醉风险预警：					
麻醉知情同意书：　是□　否□		手术医师陈述：		手术用物清点正确：			
麻醉方式确认：　是□　否□		预计手术时间　　　　　□					
麻醉设备安全检查完成：		预计失血量　　　　　　□		手术标本确认：			
是□　否□		手术关注点		是□　否□			
皮肤是否完整：　是□　否□		其他　　　　　　　　　□		皮肤是否完整：　是□　否□			

术野皮肤准备正确：		麻醉医师陈述：			是☐ 否☐
	是☐ 否☐	麻醉关注点	☐	各种管道：	
静脉通道建立完成：		其他	☐	中心静脉通道	☐
	是☐ 否☐	手术护士陈述：		动脉通道	☐
患者是否有过敏史：		物品灭菌合格	☐	气管插管	☐
	是☐ 否☐	仪器设备	☐	伤口引流	☐
抗菌药物皮试结果：		术前使用特殊药物情况	☐	胃管	☐
	有☐ 无☐	其他	☐	尿管	☐
术前备血：	有☐ 无☐	是否需要相关影像资料：		其他：	☐
假体： 有☐ 无☐ 体内植入物： 有☐ 无☐ 影像资料： 有☐ 无☐		是☐ 否☐		患者去向：	
				恢复室	☐
				病房	☐
				ICU病房	☐
				急诊	☐
				离院	☐
其他：		其他：		其他：	
手术医师签名：		手术医师签名：		手术医师签名：	
麻醉医师签名：		麻醉医师签名：		麻醉医师签名：	
手术室护士签名：		手术室护士签名：		手术室护士签名：	

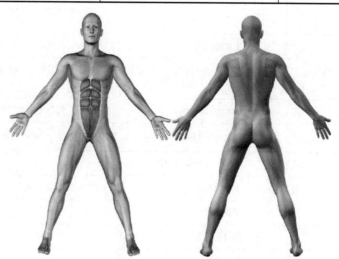

☐经口腔手术　　☐经鼻腔手术　　☐经耳道手术　　☐胃镜手术
☐支气管镜手术　☐宫腔镜手术　　☐结肠镜手术　　☐冠脉介入
☐经血管介入　　☐经尿道手术　　☐经阴道手术

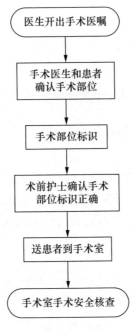

图6-4-1　工作流程图

五、术后重症监护患者联合查房制度

1　目的

规范术后转ICU患者的管理。

2　通用范围

手术医师（以主刀医师为主，如主刀医师不在则委托一助医师）、内科有创诊疗医师、ICU诊疗组长或经管医师、ICU责任护士。

3　定义

术后重症监护患者联合查房指手术医师、重症医学科医护人员等对术后在重症医学科进行监护的患者进行联合查房。

4　内容

4.1　职责分工

4.1.1　管理职责：医务部。

4.1.2　实施职责：手术科室主管医师、内科有创诊疗医师、ICU诊疗组长或经管医师、ICU责任护士。

4.2　工作标准

4.2.1　联合查房规定

4.2.1.1　查房责任人

主刀医师或主刀医师委托的一助、ICU主管医师、责任护士;

4.2.1.2　查房方式

三方一起到患者床边进行联合查房;

4.2.1.3　查房时间

术后3天连续进行联合查房,至少每日1次,查房时间由手术医师确定,但术后次日查房时间一般安排在上午进行;3天后病情仍危重,需要继续进行联合查房,直至病情稳定;

4.2.1.4　多科联合手术的各专科医师都要进行术后联合查房,特别是对多发伤的患者。

4.2.2　联合查房中各医务人员职责

4.2.2.1　主刀医师

A. 对手术患者进行查体并评估手术引流管道情况;

B. 完成或安排专科医师进行专科特殊换药或引流管道的拔除;

C. 对存在的专科相关风险进行评估并明确观察重点,并提出进一步的治疗方案;

D. 提出护理中需要重视的环节及问题;

E. 对医嘱进行审核及提出医嘱更改意见,对手术患者的治疗效果进行分析,并完成主刀医师查房记录;

F. 主刀医师如果有特殊情况不能查房的,应委托手术的一助查房或者主刀医师的上级医师。

4.2.2.2　ICU医师

A. 汇报手术患者的病情;

B. 参与病情的讨论,提出手术相关问题;

C. 根据手术医师的建议,进行医嘱更改;

D. 根据联合查房情况书写联合查房病程录;

E. 完成手术患者的普通换药工作。

4.2.2.3　ICU责任护士

A. 汇报患者的基本情况及管理情况;

B. 根据联合查房的意见做好术后护理工作。

5　参考资料

5.1　《医疗质量管理办法》(中华人民共和国国家卫生和计划生育委员会令第10号,2016年11月1日起施行)

5.2　《会诊制度》

6　附件

6.1　工作流程图(图6-5-1)

6.2　ICU联合查房登记表(表6-5-1)

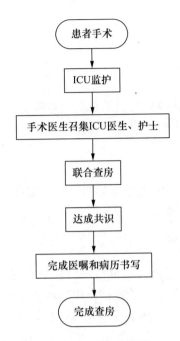

图6-5-1 工作流程图

表6-5-1 ICU联合查房登记表

检查时间	本月医师人数	危重程度评分执行情况（抽查3例）	转出时间超过36小时例数	专管员自查执行情况	联合查房记录情况	本月全院大会诊例数
总体情况：						

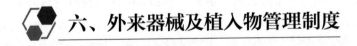

六、外来器械及植入物管理制度

1 目的

1.1 加强医院外来医疗器械及植入物的管理。

1.2 确保医疗安全。

2 通用范围

临床科室人员、手术室、消毒供应中心、医学装备科、高值医用耗材管理办公室、护理部、医院感染管理科。

3 定义

3.1 外来医疗器械

非本院自有设备，由器械供应商提供给医院可重复使用，主要用于与植入物相关手术的器械，包括手术辅助器材及手术动力设备等。

3.2 植入物

放置于外科操作形成的或者生理存在的体腔中，留存时间为30天或者以上的可植入性医疗器械。

4 内容

4.1 医院对外来医疗器械及植入物进行严格规范管理，所有器械及植入物经规范招标流程进入医院，医学装备科负责查验器械供应商的资质及植入物的相关合格证明文件，符合《医疗器械监督管理条例》第26条规定："从取得《医疗器械生产许可证》的经营企业购进合格的医疗器械，并验明产品合格证、进口注册证、准销证等卫生权威机构的认可证明，不得使用未经注册、过期失效或淘汰的医疗器械。"使用科室不得自行购入，不允许有"患者自备带入""医师私自带入"或"厂家带入"手术室使用的情况。

4.2 所有外来手术器械必须在本院消毒供应中心按规定清洗、消毒、灭菌、检测合格后方可使用。器械使用后应经本院消毒供应中心清洗消毒方可交还器械供应商。

4.3 需要本院灭菌的外来手术器械必须取得《外来器械（含植入物）通行证》方可使用，任何科室和个人如擅自使用外来手术器械，一经发现医院将按相关规定严肃处理。

4.4 外来器械植入物供应要求

4.4.1 择期手术前1天，医师下达手术通知书的同时，由使用科室主刀医师依据手术所需与厂商协调员联系，由厂商协调员带器械及植入物按照《外来器械（含植入物）使用通行证》（见附件5.2）完成审核流程及灭菌工作。

4.4.2 未灭菌植入物和配套外来医疗器械术前1天下午3点前送达消毒供应中心；已灭菌植入物术前一天下午3点前送到医学装备科和高值医用耗材管理办公室，高值医用耗材管理办公室在下班前送到手术室。

4.5 对于外来手术器械，手术医师、护士应接受培训，并熟练掌握手术器械的操作、配合。

4.6 器械供应商协调员原则上不允许进入手术室，如技术人员必须进行现场指导器械使用时，应持有医务部发放的《手术室准入证》，每台手术限一人，经手术室同意后方可进入。

4.7 外来器械供应商的管理要求

4.7.1 医院与外来器械供应商签订《植入物及外来医疗器械供应合同》，供应商严格遵守合同要求，不得以器械周转基数不足为由，延误送器械时间，从而影响后续的清洗消毒灭菌及监测，由此产生的不良后果由外来器械供应商负责，并应做到以下几点：

4.7.1.1 提供植入物与外来医疗器械的说明书（内容应包括清洗、消毒、包装、灭菌方法与参数）；

4.7.1.2　每次将外来医疗器械及植入物送至消毒供应中心时，应附上每套手术器械及植入物的数量、种类、规格等内容清单，配有器械图谱，并参与清点、核对，指导供应室人员对特殊、复杂器械的拆卸及清洗；

4.7.1.3　应保证充足的处置时间，择期手术最迟应于术前1天15:00前，将器械送达消毒供应中心，已灭菌植入物最迟于术前1天15:00送达医学装备科。急诊手术应于术前3小时前送达；

4.7.1.4　送达的外来医疗器械、植入物及盛装容器应保持清洁，无肉眼可视的污迹、血渍等；

4.7.1.5　负责对手术医师和手术室护士进行外来器械植入物的使用培训，必要时协助操作；

4.7.1.6　凭准入证进入手术室，遵守手术室相关管理规定，不得拍照，不能审室；

4.7.1.7　业务员有变动时及时通知医院医学装备科撤销准入证；

4.7.2　供应商如发生以下情形，由医学装备科对该供应商提出口头警告及要求整改；情节造成严重后果的，医院暂停该供应商所有外来手术器械进本院使用，并承担相应责任：

4.7.2.1　未提供外来医疗器械与植入物的说明书（内容应包括清洗、消毒、包装、灭菌方法与参数）；

4.7.2.2　提供的外来医疗器械与植入物不符合要求，或器械未按规定时间送达，影响手术开展；

4.7.2.3　提供的外来医疗器械与植入物未完成本院外来器械植入物使用审批备案证明流程，直接送使用者；

4.7.2.4　器械供应商的协调员未取得《手术室准入证》擅自进入手术室，或进入手术室后未严格执行无菌操作要求，违反手术室管理规定者；

4.7.2.5　与现任协调员解除合同未及时通知院方。

4.8　相关职能部门、临床科室、手术室、消毒供应中心在植入物与外来医疗器械的管理、交接和清洗、消毒、灭菌及提前放行过程中的职责。

4.8.1　医学装备科的职责

4.8.1.1　对器械供应商的资质和外来医疗器械及植入物的合格证明文件进行查验，签订合同。出具已准入本院的外来器械植入物备案证明发放到相关科室，以备运作时查验；

4.8.1.2　对外来医疗器械及植入物使用情况进行质量监控，发生不良事件或其他问题时，及时采取应对措施，并记录可追溯；

4.8.1.3　督促器械供应商提供外来医疗器械及植入物产品清单，配备器械图谱。提供器械处理说明书，内容包括器械拆卸、清洗、消毒、包装、灭菌方法、灭菌周期及灭菌参数等信息，并提供培训及书面说明或操作指引：

4.8.1.4　负责对已灭菌的植入物审核产品规格、批号、合格证号、灭菌方式、灭菌效果、灭菌日期、失效日期等，符合标准后准入；

4.8.1.5　对没有履行合约、不能提供相关资料或违反医院规定的器械供应商，有权终止合同；

4.8.1.6　负责对已灭菌的植入物及手术室使用的耗材审核收货，审核内容包括产品规格、批号、合格证号、灭菌方式、灭菌效果、灭菌日期、失效日期、外包装等，符合标准后发放到手术室。

4.8.2 医务部的职责

4.8.2.1 负责督促临床医务人员执行相关制度，联合相关职能部门定期对植入物使用登记情况进行检查，确保医疗安全；

4.8.2.2 负责审核跟台人员的身份信息，包括身份证、毕业证、医师执业证书或者护士执业证书（资格证）、器械供应商的单位证明，对于证件齐全并经过医院感染管理科、手术室的理论知识和操作考试合格后，由医务部发放《手术室准入证》并备案；

4.8.2.3 发生可疑外来医疗器械及植入物所致的医源性感染时，参与并协调供应室和相关部门进行调查分析，提出改进措施。

4.8.3 护理部的职责

4.8.3.1 护理部负责督促手术室、供应室严格执行相关规定；

4.8.3.2 监督供应室、手术室严格执行外来医疗器械及植入物的管理流程。对外来医疗器械及植入物的清洗、消毒、灭菌工作和质量监测进行指导和监督，定期进行检查与评价；

4.8.3.3 发生可疑外来医疗器械及植入物所致的医源性感染时，参与并协调供应室和相关部门进行调查分析，提出改进措施。

4.8.4 院感管理科的职责

4.8.4.1 院感管理科应按照卫生行政部门相关文件管理规定，对感染控制各环节进行严格监控，定期抽样检测，对存在违规行为的科室与人员进行通报，督查结果与考核挂钩；

4.8.4.2 落实岗位培训制度，将外来医疗器械及植入物相关的医院感染预防。将控制知识纳入供应室人员的继续教育计划，并为其学习、交流创造条件；做好临床手术科室、手术室和外来人员的外来医疗器械及植入物相关的院感防控知识培训；

4.8.4.3 对外来医疗器械及植入物的清洗、消毒、灭菌工作和质量监测进行指导和监督，定期进行检查与评价；

4.8.4.4 发生可疑外来医疗器械及植入物所致的医源性感染时，组织、协调供应室和相关部门进行调查分析，提出改进措施。

4.8.5 消毒供应中心的职责

4.8.5.1 建立外来医疗器械与植入物专岗负责制，人员应相对固定，并加强工作人员关于对外来手术器械处理的培训；

4.8.5.2 按照器械供应商提供的外来医疗器械与植入物说明书，规范清洗、消毒、检查、包装、灭菌和发放，应严格遵循原卫生部消毒供应中心（central sterile supply department，CSSD）相关规范要求。急诊手术器械应及时处理；

4.8.5.3 植入物的灭菌应每批次进行生物监测，生物监测合格后，方可发放。紧急情况灭菌植入物时，使用含第5类化学指示物的生物细胞程序性死亡（programmed cell death，PCD）进行监测，化学指示物合格可提前放行，生物监测的结果应及时通报使用部门及医院感染管理科；

4.8.5.4 建立规范的操作流程、质量控制和追溯机制，发现问题立即启动追溯系统；

4.8.5.5 建立管理制度、培训手册和外来医疗器械及植入物接收、返还清单，双方共同清点核查、确认、签名，记录应保存备查。清单项目包括：患者信息、手术名称、手术医师、手术时间、供应商信息、送达时间、器械数量、品种、灭菌方式、特殊器械的处理指南、指引等。对于生锈或缺损的器械不得接收使用；

4.8.5.6　灭菌后的外来医疗器械及植入物手术包统一由供应室配送到手术室，严禁器械供应商协调员到供应室拿取。

4.8.5.7　使用后的外来医疗器械经供应室清洗消毒后如数归还器械供应商，双方签名确认。

4.8.6　手术室的职责

4.8.6.1　手术室接到手术通知单后应有计划地安排手术，择期手术应提前安排并应在术前1天15:00前在系统录入信息提交至消毒供应中心，术前做好外来器械、植入物准备；

4.8.6.2　手术室应拒绝接收非本院供应室清洗、消毒、灭菌的任何外来医疗器械，拒绝接收非本院医学装备科送达的手术耗材；

4.8.6.3　使用外来医疗器械及植入物前，手术室护士应接受专业培训以掌握外来医疗器械及植入物的基本性能和操作方法；

4.8.6.4　器械供应商协调员原则上不允许进入手术室，如技术人员必须进行现场指导器械使用时，手术室负责审核《手术室准入证》，并限制每台手术只能进入一人；

4.8.6.5　术后由巡回护士负责将植入物的条形码及包外指示胶带粘贴在手术护理记录单上；将患者姓名、手术医师、植入物名称、规格型号、生产编号、使用数量、生产商、供应商登记在《植入耗材使用登记本》上；将外来手术器械消毒灭菌信息登记在《外来器械登记本》上；

4.8.6.6　手术室不负责保管未经本院灭菌的外来医疗器械及植入物，手术结束后，由手术室护士对外来医疗器械进行清点后交供应室清洗消毒。

4.8.7　临床科室的职责

4.8.7.1　临床手术科室应使用与本单位医学装备科签订合同的器械供应商提供的外来医疗器械及植入物；

4.8.7.2　临床手术科室使用外来医疗器械及植入物前，手术医师应接受专业培训，掌握器械的基本性能和操作方法；

4.8.7.3　手术医师制订出手术计划后，通知器械供应商备齐相应的手术器械及植入物，核对后要求其按时将器械送至供应室或医学装备科；

4.8.7.4　手术医师负责将手术通知单（传）送至手术室。急诊手术在外来器械植入物未完成监测前需要提前放行者，由手术科室医师填写《外来医疗器械（含植入物）紧急放行申请单》，提交至消毒供应中心。

5　附件

5.1　外来器械（含植入物）备案表（表6-6-1）

5.2　外来器械（含植入物）使用通行证（表6-6-2）

5.3　外来医疗器械（含植入物）监测紧急放行申请单（表6-6-3）

5.4　外来器械（含植入物）厂家业务员手术室准入证（表6-6-4）

5.5　工作流程图（图6-6-1）

表 6-6-1　外来器械（含植入物）备案表

生产企业名称				
经营企业名称				
外来器械名称				
供给医院植入物名称				
设备科	生产厂家、经营企业			
	器械品牌、型号规格			
	资格审查情况			
	生产企业资质审查	企业法人营业执照 □	经营企业资格审查	企业法人营业执照 □
		医疗器械生产企业许可证 □		税务登记证 □
		税务登记证 □		所投标项目的代理或授权书 □
		中华人民共和国医疗器械注册证 □		
		医疗器械产品生产注册证及制造认可表 □		医疗器械经营企业许可证 □
		产品质量认证书 □		
	资料：器械、植入物处理说明书 □　　　器械图谱 □			
	意见： 签名及盖章：　　　　　　　时间：			
发证日期：　　　　　　　　　失效日期：				

备注：此表一份仅限一套外来器械的备案证明，常规有效期为一年，由医学装备科统一下发。医学装备科、医务部、医院感染管理科、消毒供应中心、手术室各存档一份。

表 6-6-2　外来器械（含植入物）使用通行证

供应商	生产企业名称：
	经营企业名称：
	外来器械名称及数量：
	植入物名称及数量：
	业务员签名：
手术科室	科室：　　　　　患者姓名：　　　　　住院号：
	备注：
	手术名称：
	外来器械名称及数量相符 □　植入物名称及数量相符 □　手术室耗材审批　是□ 否□ 手术器械使用时间：
	主刀医师签名：　　　　　　日期：
供应室审核	审批证明已备案 □　外来器械名称及数量相符 □　植入物名称及数量相符 □ 其他　　　　　　　　　　签名：
手术室使用评价	医师评价：满意 □ 不满意 □　护士评价： 不满意原因：

备注：此表一份仅限1次外来器械植入物的通行使用，随器械送手术室存档。

表 6-6-3 外来医疗器械（含植入物）监测紧急放行申请单

科别：		患者姓名：	住院号：	日期：
公司名称：			供应商签名：	
外来器械名称、植入物名称、型号、规格、数量				
手术名称：				
提前放行申请	原因： 手术主刀医生签名：			手术护士签名：
以下是供应室填写				
灭菌基本参数：	灭菌日期： 年 月 日 失效期： 年 月 日			
	灭菌方式：□压力蒸汽灭菌 □EO灭菌 □等离子灭菌 炉号/炉次			
	灭菌参数：温度： ℃ 压力： MPa 时间： min			
卸载时质量确认	检查外包装：□符合要求 □不符合要求			
	湿包现象：□无 □有			
化学监测	包外化学监测结果：□合格 □不合格			
生物监测	指示物类型：□1292快速生物指示物 □普通生物指示物			
	快速生物指示物培养时间：从 月 日 时 分至 月 日 时 分			
	监测管结果：□阴性 □阳性 阳性对管结果：□阳性 □阴性			
放行情况	提前放行：□是 □否 实际放行时间： 年 月 日 时 分			
	第5类化学指示：		包外指示胶带：	
放行者签名：	报告使用部门日期时间： 年 月 日 时 分			
报告者签名：	年 月 日 时 分			

表 6-6-4 外来器械（含植入物）厂家业务员手术室准入证

持证人信息	姓名		照片
	健康证明	有□ 无□	
	单位		
	器械名称、数量		
	包含的植入物名称、数量		
手术室/介入室审核	培训：是□ 否□ 意见：同意□ 不同意□ 主任、护士长签名：		
医院感染管理科审核	培训：是□ 否□ 意见：同意□ 不同意□ 签名：		

续表

医学装备科审核	器械、耗材资质审查备案：是□　否□
	意见：同意□　不同意□
	签名：
医务部审核	资料复印件：身份证□、毕业证□、资格证□、单位证明□
	意见：同意□　不同意□
	签名：
发证日期：　　　　失效期：	

备注：凡申请本院手术室准入证者不得有精神类疾病、皮肤病及各类传染病。此证常规有效期为一年。

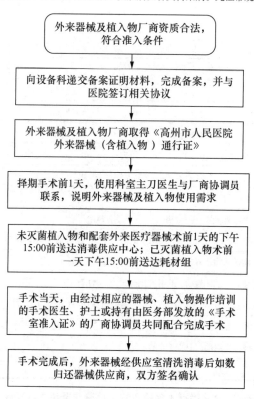

图6-6-1　工作流程图

 ## 七、静脉血栓栓塞症防治管理工作方案

1 目的

　　规范本院静脉血栓栓塞症（VTE）的临床诊治，有效开展医院内VTE预防与管理，降低VTE发生。

2 通用范围

　　全院各临床、医技科室人员。

3　定义

静脉血栓栓塞症是指血液在静脉内不正常地凝结，使血管完全或不完全阻塞，属静脉回流障碍性疾病。包括深静脉血栓形成和肺血栓栓塞症。

4　内容

4.1　工作目标

建立健全医院VTE管理组织及体系，成立医院VTE管理委员会、VTE管理专家小组和临床科室VTE管理小组三级网络，各级组织人员要认真履行职责。通过针对全院患者实施VTE防治工作方案，规范VTE的诊治，降低VTE发生风险，提高全院医护人员对VTE的预防及诊治水平，提高医疗质量，保障患者安全，减少医疗隐患和医疗纠纷，促进和谐医院建设。

4.2　静脉血栓防治工作体系

4.2.1　静脉血栓栓塞症防治医院管理委员会

主　任：×××

副主任：×××

成　员：×××

管理委员会制订本院静脉血栓栓塞症防治方案、工作计划，定期督促检查考核并召开相关工作会议，协调全院多科室合作，并根据工作实际情况及临床效果，逐步完善本院静脉血栓栓塞症防治工作。委员会下设办公室在医务部，办公室主任由医务部主任兼任，负责静脉血栓栓塞症防治医院管理委员会日常工作。

4.2.2　医院静脉血栓栓塞防治专家组

组　长：×××

副组长：×××

组　员：×××

专家组负责全院静脉血栓栓塞症的预防教育、培训，并协助临床各科室开展诊治工作，对疑难、危急重病例进行会诊讨论。定期对各临床科室VTE防治工作进行督导、统计分析、考核、评价及总结改进。

4.2.3　临床科室静脉血栓栓塞防治小组

4.2.3.1　科主任担任组长，护士长、副主任或高年资医师担任副组长，各个主管医师及责任护士均为组员。

4.2.3.2　科室静脉血栓栓塞防治小组按照本工作方案，开展静脉血栓栓塞症的具体预防、诊治工作及相关管理工作。

4.3　工作方案

4.3.1　工作步骤

4.3.1.1　评估对象：所有入院患者。

4.3.1.2 评估时机：新入院、新转入科室、病情变化时、术后。

4.3.1.3 工作流程：责任护士负责对患者进行评估，根据评估结果向主管医师报告，责任护士及主管医师参照本方案对患者进行静脉血栓栓塞症的防治及管理工作。

4.3.1.4 收治科室：深静脉血栓形成患者，收治科室为血管外科；肺血栓栓塞症患者，若有手术指征，收治血管外科，若无手术指征，收治呼吸内科。

当静脉血栓栓塞症合并有其他系统疾病时，根据各种疾病的轻重、急缓情况决定最终收治科室，遇到疑难病例时邀请医院静脉血栓栓塞症防治专家组进行会诊讨论，再确定诊治方案及收治科室。

4.3.2 医院内患者VTE风险和出血风险评估

4.3.2.1 对每位入院患者应进行VTE风险评估，使用基于《手术患者静脉血栓栓塞症风险评估表（Caprini模型）》《非手术患者静脉血栓栓塞症风险评估表（Padua模型）》及《产科深静脉血栓栓塞症风险评估表》进行评分（分别见附件表6-17、表6-19、表6-21）。发生VTE的危险因素包括：

A. 患者因素：卧床≥3d、既往VTE病史、>40岁、脱水、肥胖［体质指数（BMI）>28kg/m²］、遗传性或获得性易栓症、妊娠及分娩等；

B. 外科因素：手术、创伤等；

C. 内科因素：恶性肿瘤、危重疾病、脑卒中、肾病综合征、骨髓异常增生综合征、阵发性睡眠性血红蛋白尿、静脉曲张、炎性肠病等；

D. 治疗相关因素：肿瘤化疗或放疗、中心静脉置管、介入治疗、雌激素或孕激素替代治疗、促红细胞生成素等。

4.3.2.2 鉴于抗凝预防本身潜在的出血并发症，应对患者出血风险进行评估，评价表（见表6-18）。评估主要包括以下几个方面：

A. 患者因素：年龄、凝血功能障碍、血小板计数等。

B. 基础疾病：活动性出血，如未控制的消化性溃疡，出血性疾病或出血素质等；既往颅内出血史或其他大出血史；未控制的高血压；可能导致严重出血的颅内疾病，如急性脑卒中（3个月内），严重颅脑或急性脊髓损伤；糖尿病；恶性肿瘤；严重的肾功能衰竭或肝功能衰竭等。

C. 合并用药：正在使用抗凝药物、抗血小板药物或溶栓药物等。

D. 侵入性操作：接受手术、腰穿和硬膜外脊髓麻醉前4小时和麻醉后12小时等。

4.3.3 医院内患者VTE预防的路径及策略

根据患者发生VTE风险和出血的风险情况制订适当的预防措施。对于患者进行VTE风险分级评估及预防，见表6-18。

4.3.3.1 级低危组：0分，尽早活动，宣传教育。

4.3.3.2 低危组：对于小手术，能够活动的患者，应嘱尽早活动；能够活动的内科患者，嘱尽早活动，必要时物理预防。

4.3.3.3 中危组：大部分普外科，脊柱外科，妇科，泌尿外科，心、胸、血管外科手术伴有VTE危险因素患者，建议予低分子量肝素或低剂量普通肝素治疗；伴有其他高危因素内科患者、卧床或危重患者建议联合物理预防；以上危险因素伴出血风险的，给予物理预防，出血风险降低后联合药物预防。

4.3.3.4　高危组：全髋关节置换术、全膝关节置换术、髋部骨折、重大创伤、脊髓创伤，建议予低分子量肝素或低剂量普通肝素治疗；盆腔、腹腔、胸腔恶性肿瘤根治性手术患者建议联合物理预防，且低分子量肝素使用时间延长至4周；以上危险因素伴出血风险的，给予物理预防，出血风险降低后联合药物预防。所有患者均需评估VTE预防效果及不良反应。当患者发生VTE和出血的风险情况变化时应及时修正预防方案。

4.3.4　医院内实行VTE药物和物理预防的患者和（或）家属告知书

鉴于VTE的严重性以及预防本身可能带来的风险，应对患者和（或）家属进行相关知识可以明显减少上述风险，对大多数VTE高危患者是安全的。VTE预防措施也存在一些不可预料的风险：包括皮下出血和淤血；手术部位和切口出血；肝素诱导的血小板减少；脑出血和消化道出血，甚至导致死亡；即使在有效的药物和物理预防情况下，仍不能完全杜绝VTE的发生。

4.3.5　医院内VTE预防措施

责任护士对所有住院患者使用基于《手术患者静脉血栓栓塞症风险评估表（Caprini模型）》《非手术患者静脉血栓栓塞症风险评估表（Padua模型）》及《产科深静脉血栓栓塞症风险评估表》进行评分，把评分后的结果汇报主管医师，按规范采取相对应的预防措施，在《住院患者静脉血栓栓塞症的非药物预防措施及观察记录表》上进行记录。患者评级结果为中高风险时，主管医师必须填写《住院患者静脉血栓栓塞症的药物预防观察记录表》。

4.3.5.1　对全部入院患者及其家属进行深静脉血栓的相关知识及风险宣教。

4.3.5.2　一般预防措施：下肢主动或被动活动；尽早下床活动；避免脱水；手术者操作精细微创。

4.3.5.3　药物预防：对出血风险低的VTE高危患者，可根据患者VTE风险分级、病因、体重、肾功能选择药物——低分子肝素（LMWH）、普通肝素（尤其可用于肾功能不全患者）和华法林等，给予药物预防。确定剂量、药物预防开始和持续时间。对长期药物预防的患者，应评估预防的收益和潜在的出血风险，并征求患者和（或）家属的意见。

4.3.5.4　物理预防：对出血或有大出血高风险及一旦出血后果特别严重的VTE高危患者可给予物理预防——间隙充气加压装置（IPC），抗栓弹力袜（AES），足底静脉泵（VFPs）。早期开始大腿和小腿及踝关节活动对于预防DVT具有重要意义。当出血或出血风险已降低，而发生VTE风险仍持续存在时，可以进行抗凝药物预防或药物预防联合物理预防。

4.3.5.5　下腔静脉滤器：不建议常规置入下腔静脉滤器作为VTE医院内预防措施。对存在抗凝禁忌证、抗凝治疗并发症的高危VTE风险患者，或髂静脉、下腔静脉血栓，存在发生高危PTE风险的患者，可考虑置入可回收下腔静脉滤器。

4.3.5.6　特殊问题：对其他疾病（如急性冠状动脉综合征、心房颤动、其他血栓栓塞性疾病等）已充分抗凝治疗的患者，结合患者合并疾病的治疗情况权衡，尽量避免抗栓药物联合应用，以免增加VTE预防的出血风险；择期手术的女性患者在术前4周停用雌激素类药物；采取各种预防措施前，应参考药物及医疗器械生产厂提供的产品说明书。

4.3.6　出血并发症早期识别及处理

出现下列一种或以上情况为主要出血事件：血红蛋白下降至少20g/L；为纠正失血需

要输血至少2U（红细胞悬液或全血）；腹膜后、颅内、椎管内、心包内或眼底出血；导致严重或致命临床后果（如脏器衰竭、休克或死亡）；需内科抢救或外科止血。有关出血病教育与病情告知，包括：住院患者常存在发生DVT、PTE甚至死亡的风险，也可能由此引起血栓栓塞后综合征、慢性血栓栓塞性肺动脉高压或复发性VTE而致残。进行有效预防发症的处理：明确出血原因与部位以及患者出凝血状态；延迟抗凝药给药时间或中止药物治疗；应用相应的拮抗药物，如鱼精蛋白、维生素K；一般止血药物；输注新鲜血浆、凝血酶原浓缩物或进行血浆置换；局部加压包扎或外科干预。

4.3.7　VTE的临床处理

4.3.7.1　根据患者有无VTE的危险因素、临床表现进行临床评估。对DVT临床低度或中度可疑者，可进行血浆D-二聚体、下肢静脉加压超声检查；如果下肢静脉加压超声等DVT检查阳性，则DVT诊断成立，立刻进行DVT治疗。

4.3.7.2　如果患者出现PTE相关的临床表现，可进行血浆D-二聚体、胸片、心电图和血气分析等检查，对可疑者，进而进行PTE的确诊诊断检查，如CT肺动脉造影（CTPA）或肺核素灌注显像和肺通气显像，以尽快明确诊断，并作出PTE危险程度评估。

4.3.7.3　临床高度疑诊VTE的处理：对临床高度疑诊VTE的患者，如果没有抗凝禁忌证，即可立刻抗凝治疗，包括皮下注射低分子肝素，静脉或皮下注射普通肝素等。

4.3.7.4　对于确诊的急性DVT、急性低危（非大面积）PTE和中危（次大面积）PTE，进入DVT和PTE规范诊治程序。

4.3.7.5　急性高危（大面积）PTE：判断标准：

A．低血压（收缩压<90mmHg）甚至休克；

B．心搏骤停。

4.3.7.6　处理策略：

A．开放静脉通路；

B．制动；

C．心肺复苏准备；

D．请相关科室会诊，进入PTE规范诊治程序。

4.3.8　VTE工作考核与评价

医院静脉血栓栓塞症防治管理委员会制订本院预防和控制医院VTE的规章制度，并监督实施；定期召开会议或根据紧急情况随时召开会议，研究医院内VTE的现状并解决存在的问题；在医院VTE管理委员会主任的领导下负责全院医院VTE防治工作，制订医院VTE防治方法、对策、措施、效果评价等，定期或不定期进行督查和指导；负责对各科室及各部门的医院VTE防治质量定期考核，并将医院VTE管理纳入医院医疗质量管理与考核的内容；对不按规定开展静脉血栓栓塞症防治管理的个人，按医院相关规定及制度处理，对不按规定开展静脉血栓栓塞症防治管理的科室，追究科室负责人的相应责任，由此引起的医疗纠纷，从严、从重追究相关人员的责任。

5　参考资料

5.1　《医院内静脉血栓血栓症预防与管理建议》

5.2　《深静脉血栓形成的诊断和治疗指南（第2版）》

5.3　《肺血栓栓塞症的诊断及治疗指南（草案）》

5.4　《中国急性肺血栓栓塞症诊断与治疗专家共识》

6　附件

6.1　手术患者静脉血栓栓塞症的风险评估表Caprini评分（表6-7-1）

6.2　手术患者大出血并发症危险因素评估表（表6-7-2）

6.3　非手术患者静脉血栓栓塞症风险评估表（Padua评分）（表6-7-3）

6.4　非手术患者出血危险因素评估表（基本同IMPROVE出血风险评分）（表6-7-4）

6.5　产科深静脉血栓栓塞症风险评估表（表6-7-5）

6.6　产科住院患者出血危险因素评估表（表6-7-6）

6.7　ICU-PTE临床可能性评分表（修订版Geneva P评分）（表6-7-7）

6.8　住院患者静脉血栓栓塞症的非药物预防措施及观察记录表（表6-7-8）

表6-7-1　手术患者静脉血栓栓塞症风险评估表（Caprini评分）

科室：　　　床号：　　　姓名：　　　年龄：　　　性别：　　　诊断：　　　入院日期：

分值	评估内容	评分	评估日期（时间）					
每项1分	年龄41～60岁	1分						
	小手术（<45分钟）	1分						
	肥胖（BMI>28 kg/m^2）	1分						
	异常妊娠	1分						
	妊娠期或产后（1个月）	1分						
	口服避孕药或使用雌激素	1分						
	需要卧床静息的患者	1分						
	炎症性肠病史	1分						
	下肢水肿	1分						
	静脉曲张	1分						
	严重肺部疾病（1个月内）	1分						
	肺功能异常，COPD	1分						
	急性心肌梗死	1分						
	充血性心力衰竭（1个月内）	1分						
	脓毒血症（1个月内）	1分						
	大手术史（1个月内）	1分						
	*其他高危因素	1分						
每项2分	年龄61～74岁	2分						
	石膏固定（1个月内）	2分						
	卧床时间（>72小时）	2分						

续表

分值	评估内容	评分	评估日期（时间）					
每项 2分	恶性肿瘤（既往或现患）	2分						
	中心静脉置管	2分						
	腹腔镜手术（＞45分钟）	2分						
	关节镜手术	2分						
	大手术（＞45分钟）	2分						
每项 3分	年龄≥75岁	3分						
	VTE病史	3分						
	VTE家族史	3分						
	肝素诱导的血小板减少症	3分						
	#其他先天性或获得性血栓症	3分						
	抗心磷脂抗体阳性	3分						
	凝血酶原20210A阳性	3分						
	因子 V Leiden阳性	3分						
	狼疮抗凝物阳性	3分						
	血清同型半胱氨酸升高	3分						
每项 5分	脑卒中（1个月内）	5分						
	急性脊髓损伤（1个月内）	5分						
	选择性髋关节或膝关节置换术	5分						
	髋关节、骨盆或下肢骨折（1个月内）	5分						
	手术（＞180分钟）	5分						
综合得分								
危险分层								
评估护士签名								

说明：

1. 风险级别：低危：0~2分，宣传教育、通知医师；中危：3~4分；高危：≥5分。中高危，药物预防和（或）物理预防，悬挂警示标志；

2. 评估时机：1）患者入院、转科、手术、病情变化、出院时评估；

3. 注*其他高危因素：女性＞50岁、病种（瘫痪、神经外科疾病等）、全麻、异物植入（起搏器植入、骨水泥植入等）、输血等。

4. 注#其他先天性或获得性易栓症：是指由于抗凝蛋白、凝血因子、纤溶蛋白等的遗传或获得性缺陷或存在获得性危险因素而发生血栓栓塞的疾病或状态。

5. 手术：外科手术及内科按手术管理的操作。

6. 本表随病历归档。

表6-7-2　手术患者大出血并发症危险因素评估表

科室：　　　床号：　　　姓名：　　　年龄：　　　性别：　　　诊断：　　　入院日期：

具有以下任何1项，则为出血高风险或出血会导致严重后果的人群

常规危险因素	手术特异性危险因素	出血并发症可能会导致严重后果的手术
□活动性出血	腹部手术： □恶性肿瘤男性患者，术前血红蛋白<13g/dL，行复杂手术（联合手术、分离难度高或超过一个吻合术）	□开颅手术
□既往大出血病史		□脊柱手术
□已知、未治疗的出血疾病		□脊柱创伤
□严重肾功能或肝功能衰竭	胰十二指肠切除术： □败血症，胰瘘，前哨出血*	
□血小板减少症		
□急性脑卒中	肝切除术： □肝叶切除数量，伴随肝外器官切除，原发性肝癌，术前血红蛋白数量和血小板计数低	
□未控制的高血压	心脏手术	□游离皮瓣重建手术
□腰穿，硬膜外或椎管内麻醉前4小时～麻醉12小时	□使用阿司匹林	
可同时使用抗凝药、抗血小板治疗或溶栓药物	□术前3天使用氯吡格雷	
	□BMI≥25kg/m²，非择期手术，放置5个以上的支架，老龄	
	□老龄，肾功能不全，非搭桥手术但心脏体外循环时间较长	
	胸部手术： □全肺切除术或扩张切除术	

注*前哨出血：即在发生延迟性大出血前的少量腹腔引流管或消化道出血，近45%的延迟性胰十二指肠切除术后出血可以出现前哨出血。

表6-7-3　非手术患者静脉血栓栓塞症风险评估表（Padua评分）

科室：　　　床号：　　　姓名：　　　年龄：　　　性别：　　　诊断：　　　入院日期：

分值	评估内容	评分	评估日期（时间）			
每项 1分	年龄≥70岁	1分				
	心脏和（或）呼吸衰竭（COPD或严重的肺部疾病）	1分				
	急性心肌梗死和（或）缺血性脑卒中	1分				
	急性感染和（或）风湿性疾病（炎症性肠病史）	1分				
	肥胖	1分				
	正在进行激素治疗	1分				
每项 2分	近期（≤1个月）创伤或外科手术	2分				
每项 3分	活动性恶性肿瘤，患者先前有局部或远端转移和（或）6个月内接受过化疗和放疗	3分				
	既往静脉血栓栓塞症	3分				
	制动，患者身体原因或遵医嘱需卧床静息至少3天	3分				

续表

分值	评估内容	评分	评估日期（时间）			
	有血栓形成倾向，抗凝血酶缺陷症，蛋白C或S缺乏，Leiden V因子、凝血酶原G20210A突变，抗磷脂抗体综合征［狼疮抗凝物质（LA）、抗心磷脂抗体（ACL）、抗β2糖蛋白1抗体等］	3分				
综合得分						
危险分层						
评估护士签名						

说明：

1. 风险级别：低危：≤3分，尽早活动，宣传教育，通知医师，物理预防；高危：≥4分，药物预防和（或）物理预防，悬挂警示标志，用药前必须进行出血危险因素评估。

2. 评估时机：1）患者入院、转科、手术、病情变化、出院时评估。

3. 若患者住院期间需要手术，需用手术患者静脉血栓栓塞症风险评估表（Caprini评分）进行评估。

4. 本表随病历归档。

表6-7-4　非手术患者出血危险因素评估表（基本同IMPROVE出血风险评分）

科室：　　　床号：　　　姓名：　　　年龄：　　　性别：　　　诊断：　　　入院日期：

有1项即为出血高危	以下3项及以上即为出血高危
□活动性胃肠道溃疡	□年龄≥85岁
□入院前3个月内有出血事件	□肝衰竭（INR>1.5）
□血小板计数<50x10⁹/L	□严重肾衰竭（肾小球滤过率<30mL/分钟·m²）
	□入住ICU或CCU病房
	□中心静脉导管
	□风湿性疾病
	□癌症
	□男性

表6-7-5　产科深静脉血栓栓塞症风险评估表

科室：　　　床号：　　　姓名：　　　年龄：　　　性别：　　　诊断：　　　入院日期：

分值	评估内容	评分	评估日期（时间）			
每项1分	年龄>35岁	1分				
	产次>2次	1分				
	辅助生殖技术	1分				
	多胎妊娠	1分				
	胎盘早剥	1分				
	胎膜早破	1分				
	选择性剖宫产	1分				

续表

分值	评估内容	评分	评估日期（时间）					
每项1分	产程>24小时	1分						
	中骨盆或旋转的手术助产	1分						
	静脉曲张	1分						
每项2分	体重>80kg	2分						
	产前吸烟>10支	2分						
	子痫前期	2分						
	胎儿宫内生长受限	2分						
	前置胎盘	2分						
	急诊剖宫产	2分						
	产后出血>1000mL，输血	2分						
	早产	2分						
	死产	2分						
	母体疾病*	2分						
每项3分	血栓栓塞史	3分						
	血栓形成高危因素*	3分						
	产前严格卧床7天以上	3分						
	妊娠或产褥期任何外科手术*	3分						
	产时、产褥感染*	3分						
	体重>100kg	3分						
	产前应用抗凝药物	3分						
	下肢制动（石膏固定等）	3分						
	下肢瘫痪	3分						
综合得分								
危险分层								
评估护士签名								

说明：

1. 风险级别：低危：≤2分，宣传教育、悬挂警示标志、通知医师、物理预防；高危：≥3分，药物预防和（或）物理预防，用药前必须进行出血危险因素评估。

2. 评估时机：1）非手术患者入院、转科、病情变化需2小时内完成评估，遇抢救等情况可延长至6小时内完成评估；2）若患者住院期间需要手术，需用手术患者静脉血栓栓塞症风险评估表（Caprini评分）进行评估；3）有以下情况者需随时评估：手术、分娩、病情变化等；4）出院时评估（本表随病历归档）。

*注：

1. 母体疾病：癌症、心肺疾患、SLE、炎症性肠病、炎性多关节病、镰状红细胞贫血、肾病综合征、1型糖尿病肾病期等；

2. 血栓形成高危因素：抗心磷脂抗体阳性、凝血酶原20210A阳性、因子Vleiden阳性、狼疮抗凝物阳性等；

3. 手术：如阑尾切除术、妊娠物残留行清宫术、产后绝育术等，不包括产后即刻会阴修补术；

4. 产时、产褥感染：如肺炎、肾盂肾炎、产后伤口感染等。

表 6-7-6 产科住院患者出血危险因素评估表

科室： 床号： 姓名： 年龄： 性别： 诊断： 入院日期：

有1项即为出血高危	
□活动性胃肠道溃疡、脑出血等	□休克
□血小板计数＜75×10⁹/L	□肝衰竭或INR≥1.5 （未抗凝）
□收缩压＞200mmHg	□严重肾衰竭（肾小球滤过率＜30mL/分钟·m²）
□舒张压＞120mmHg	提醒：椎管内麻醉前4小时、拔管后12小时内不可用抗凝药

表 6-7-7 ICU-PTE 临床可能性评分表（修订版 Geneva P 评分）

项目（修订版Geneva P评分）		评分	评估日期（时间）			
PTE 或 DVT 病史		1				
1个月内手术或骨折		1				
活动性肿瘤		1				
心率（次/分钟）	75～94	1				
	≥95	2				
咯血		1				
单下肢疼痛		1				
下肢深静脉触痛及单侧下肢水肿		1				
年龄＞65 岁		1				
综合得分						
临床可能性（低度/中度/高度）						

注：修订版 Geneva P 评分三分类法：0~1分为低度可能，2~4分为中度可能，≥5分为高度可能。

引自：《肺血栓栓塞症诊治与预防指南》（2018中华医学会呼吸病学分会肺血管病学组）

表 6-7-8 住院患者静脉血栓栓塞症的非药物预防措施及观察记录表

科名： 床号： 住院号：

患者姓名： 性别： 年龄： 入院时间：

VTE风险：		□极低危	□低危	评估时间	患者/家属签名
		□中危	□高危		
VTE预防措施	非药物预防	□宣教/采用项目			
		□及早下床			
		□梯度加压弹力袜			
		□下肢静脉泵			
		□间歇气囊压迫装置			

说明：此表由护士填写。

病情变化（包括手术）时请及时重新评估VTE风险并更改预防措施。

对有争议、疑难、特殊病例或未尽事宜请会诊，本表随病历归档。

6.9　住院患者静脉血栓栓塞症的药物预防观察记录表（表6-7-9）

6.10　静脉血栓栓塞症预防措施知情同意书

表6-7-9　住院患者静脉血栓栓塞症的药物预防观察记录表

科名：　　　　床号：　　　　住院号：

患者姓名：　　　性别：　　　年龄：　　　入院时间：

VTE风险：	□中危　□高危				评估时间					
填写出血危险因素评估表		□有　□无		出血风险：	□有　□无					
药物预防	□选择药物：√	方案（自行填写）：	观察内容：	预防抗凝治疗中观察记录 时间：第××天，有：√						
	□普通肝素		天数							
			出血							
	□低分子肝素		血小板减少							
			胃肠道反应							
	□华法林		转氨酶增高							
			注射部位反应							
	□利伐沙班		INR（华法林）							
			其他							
预防结果： （出院/转院/死亡时填写）	□未发生VTE						
	发生VTE的转归	痊愈	好转	死亡	备注：		
	深静脉血栓栓塞						
	肺栓塞						

说明：

使用药物预防必须填写该表，需要注意医疗规范及逻辑严谨性。

病情变化（包括手术）时请及时重新评估VTE风险并更改预防措施。

对有争议、疑难、特殊病例或未尽事宜请会诊，该表由医师填写，本表随病历归档。

静脉血栓栓塞症预防措施知情同意书

姓名：　　　性别：　　　年龄：　　　科室：　　　床号：　　　住院号：

一、静脉血栓栓塞症的风险评估日期：　　　年　　月　　日
二、静脉血栓栓塞症的风险评估结果： 　□极低危　　□低危　　□中危　　□高危
三、静脉血栓栓塞症的风险预防措施： 　□相关知识、风险的宣教 　□及早下床或踝泵锻炼 　□握握力球200次/日 　□饮水200mL/日 　□序贯加压弹力袜/下肢静脉泵 我（我们）已经清楚了解并配合做好静脉血栓栓塞症的风险预防措施。 患者：　　　　　　年　　月　　日 患者家属：　　　　　与患者关系：　　　年　　月　　日 主管医师签名：　　　　年　　月　　日 责任护士签名：　　　　年　　月　　日

6.11 静脉血栓栓塞症的抗凝治疗知情同意书（表6-7-10）

6.12 静脉血栓栓塞症的溶栓治疗知情同意书（表6-7-11）

6.13 基于危险分层的患者静脉血栓栓塞症预防工作流程图（图6-7-1）

6.14 急性肺栓塞抢救流程图（图6-7-2）

表6-7-10　静脉血栓栓塞症的抗凝治疗知情同意书

姓名：	性别：	年龄：	床号：	住院号：

疾病介绍和治疗建议

　　静脉血栓栓塞症是包括深静脉血栓形成和肺血栓栓塞症在内的一组血栓栓塞性疾病，是遗传、环境及行为等多种危险因素共同作用的全身性疾病，是住院患者常见并发症和重要的死亡原因之一。静脉血栓栓塞症除了可引起死亡的重要后果，也可以导致存活患者持续存在严重慢性并发症：静脉瓣功能不全和慢性肺动脉高压，严重影响患者的身体健康和生活质量。

根据患者目前的病情，需要进行静脉血栓栓塞症的抗凝治疗。

治疗中需要注意的问题及潜在风险及对策

　　由于静脉血栓栓塞症的发生的十分复杂的病理、生理过程，并且因患者个体的特殊体质等因素，患者可能在抗凝治疗过程中或治疗后发生一些并发症，造成患者身体不同程度的损害，严重者可能导致患者死亡。

　　医师告知我如下治疗中需要注意的问题及可能发生风险等，有些不常见的风险可能没有在此列出，具体的治疗方案根据不同患者的情况有所不同，如果我有特殊问题可与我的医师讨论；同时医师也说明此方法也并非是百分之百有效的治疗手段。

　　1. 不同部位出血：注射部位小血肿；出血性脑血管意外；有出血倾向的器官损伤；或出血风险的增加；影响凝血的药物等；

　　2. 肝素诱导的血小板减少症；

　　3. 对抗凝药过敏；

　　4. 酶增高：如γ-谷氨酰胺转肽酶、转氨酶、脂肪酶、淀粉酶等；

　　5. 注射部位偶有皮肤反应：红斑、硬结、钙沉着以及罕见的皮肤坏死等；

　　6. 偶见胃肠道反应：如恶心、呕吐、腹泻；

　　7. 骨质疏松和自发性骨折；

　　8. 治疗无效，发现静脉血栓栓塞症；

　　9. 其他不可预料或无法预防的不良后果。

一旦发生上述风险和意外，医师或采取积极应对措施。

患者知情选择

◆ 我的医师已经告知我的病情、将要采取的静脉血栓栓塞症的预防性抗凝治疗措施、治疗中需要注意的事项、该治疗可能发生的并发症和风险、可能存在的其他治疗方法并且解答了我关于该治疗的相关问题。我理解我的治疗需要多位医师共同进行。我并未取得100%成功的许诺。

◆ 我明白在治疗中，在不可预见的情况下，可能需要其他附加操作或变更诊疗方案，我授权医师在遇有紧急情况时，为保障患者的生命安全实施必要的救治措施，我保证承担全部所需费用。

◆ 我明白在治疗开始之前，我可以随时签署拒绝医疗的意见，以取消本同意书的决定。

◆ 我已经详细阅读以上内容，对医师详细告知的各种风险表示完全理解，经谨慎考虑，我同意进行静脉血栓栓塞症的抗凝治疗。

患者签名：　　　　　　　　　签名日期　　　年　　月　　日

如果患者无法或不宜签署该知情同意书，请求授权的代理人或近亲属在此签：

患者授权的代理人或近亲属签名：　　　与患者关系：　　　签名　　　　日期　　　年　　月　　日

联系电话：

医师陈述

　　我已经告知患者病情、静脉血栓栓塞症的预防性抗凝治疗措施及治疗后可能发生的并发症和风险、可能存在的其他治疗方法并且解答患者关于该治疗的相关问题。

医师签名：　　　　　　　　　签名日期　　　年　　月　　日

表6-7-11　静脉血栓栓塞症的溶栓治疗知情同意书

姓名：	性别：	年龄：	床号：	住院号：

疾病介绍和治疗建议

　　静脉血栓栓塞症是包括深静脉血栓形成和肺血栓栓塞症在内的一组血栓栓塞性疾病，是遗传、环境及行为等多种危险因素共同作用的全身性疾病，是住院患者常见并发症和重要的死亡原因之一。静脉血栓栓塞症除了可引起死亡的重要后果，也可以导致存活患者持续存在严重慢性并发症：静脉瓣功能不全和慢性肺动脉高压，严重影响患者的身体健康和生活质量。国际和国内的大量研究资料已经证实：对于住院患者，静脉血栓栓塞症的预防性抗凝治疗能极大地降低患者的死亡风险，而且预防性抗凝治疗的获益是大于风险的。

　　根据患者目前的病情，需要进行静脉血栓栓塞症的预防性溶栓治疗。

治疗中需要注意的问题及潜在风险及对策

　　由于静脉血栓栓塞症的发生的十分复杂的病理、生理过程，并且因患者个体的特殊体质等因素，患者可能在溶栓治疗过程中或治疗后发生一些并发症或其他风险，造成患者身体不同程度的损害，严重者可能导致患者死亡。

　　医师告知我如下治疗中需要注意的问题及可能发生风险等，有些不常见的风险可能没有在此列出，具体的治疗方案根据不同患者的情况有所不同。如果我有特殊的问题可与我的医师详细讨论；同时医师也说明此方法也并非100%百的有效手段。

1. 不同部位出血：如注射部位或穿刺部位局部血肿；出血性脑血管意外；有出血倾向的器官损伤；出血风险的增加；
2. 过敏反应发生：如引发支气管痉挛、皮疹和发热；
3. 血细胞比容及血红蛋白降低；
4. 偶见心律失常；
5. 罕见血压下降；
6. 治疗无效；
7. 其他不可预料或无法预防的不良后果。

一旦发生上述风险和意外，医师或采取积极应对措施。

患者知情选择

◆ 我的医师已经告知我的病情、将要采取的静脉血栓栓塞症的溶栓治疗措施、治疗中需要注意的事项、该治疗可能发生的并发症和风险、可能存在的其他治疗方法并且解答了我关于该治疗的相关问题。我理解我的治疗需要多位医师共同进行。我并未取得100%成功的许诺。

◆ 我明白在治疗中，在不可预见的情况下，可能需要其他附加操作或变更诊疗方案，我授权医师在遇有紧急情况时，为保障患者的生命安全实施必要的救治措施，我保证承担全部所需费用。

◆ 我明白在治疗开始之前，我可以随时签署拒绝医疗的意见，以取消本同意书的决定。

◆ 我已经详细阅读以上内容，对医师详细告知的各种风险表示完全理解，经谨慎考虑，我同意进行静脉血栓栓塞症的溶栓治疗。

患者签名：　　　　　　　　　　签名日期　　　年　　月　　日

如果患者无法或不宜签署该知情同意书，请求授权的代理人或近亲属在此签名：

患者授权的代理人或近亲属签名：　　与患者关系：　　　签名：　　　　日期　　　年　　月　　日

联系电话：

医师陈述

　　我已经告知患者病情、静脉血栓栓塞症的溶栓治疗及治疗后可能发生的并发症和风险、可能存在的其他治疗方法并且解答患者关于该治疗的相关问题。

医师签名：　　　　　　　　　　签名日期　　　年　　月　　日

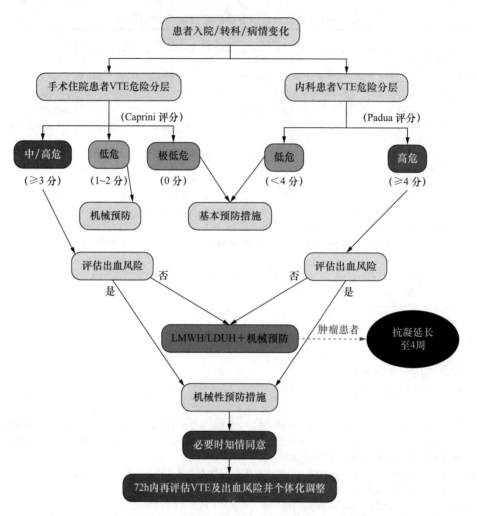

图 6-7-1 基于危险分层的患者静脉血栓栓塞症预防工作流程图

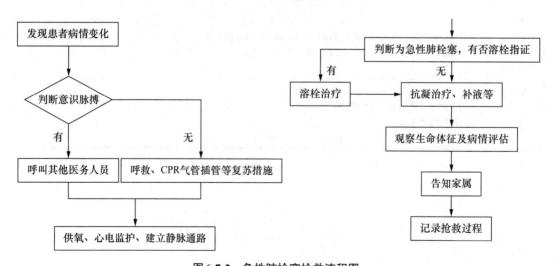

图 6-7-2 急性肺栓塞抢救流程图

八、晨会交班规范

1　目的

规范临床科室晨会交班工作。

2　通用范围

全院临床科室。

3　定义

晨会交班指临床科室每天早上对科室前一天工作进行集中汇报及交接的过程。

4　内容

4.1　晨会交班要求

4.1.1　交班时间：上午8:00开始（晨会交班控制在30分钟内）。

4.1.2　交班地点：医护办公室。

4.1.3　参加交班人员：当天上午上班的全体医务人员，包括进修医师、实习医师及进修、实习护士。

4.1.4　主持人：科室主任或护士长（科主任、护士长不在，由最高职称医师主持）。

4.1.5　仪表要求：按规范穿着工衣，工衣整齐、干净，仪表端庄，精神饱满，表情严谨，医师站立双手放在身后交叉贴放于臀部，护士站立双手交叉放于腹部。

4.1.6　环境要求：交班时办公室保持安静，非医务人员不能在医师办公室内停留。

4.1.7　人员站位：按矩形站位，夜班医师与夜班护士站在中央，其他医师、护士分别站两侧，科主任、护士长分别站在交班医师、护士两侧，其他医师、护士按职称高低分别紧邻科主任、护士长依次站位。

4.1.8　交班时，除交班及听交班、记录交班外不得从事其他任何活动。

4.1.9　集体交班流程

4.1.9.1　全体医务人员起立

4.1.9.2　主持人宣布交班开始

4.1.9.3　值班护士交班

4.1.9.4　值班医师交班

4.1.9.5　科主任、护士长进行讲评，根据交班情况进行提问，提出需要改进的问题，布置当日工作重点。必要时简单传达医护工作有关的院、护理部会议内容。

4.1.10　危重患者，医师进行床边交接班。

4.1.11　集体交班后护士进行床边交班：由夜班护士向责任护士交班，要求护士长、组长、夜班护士、分管本病房的责任护士必须参加。

4.1.11.1　在病床前交班护士站在患者左侧，依次为接班护士、护士长站在患者右侧，监督和指导交接班情况。

4.1.11.2　来到患者床前，首先应问候患者，体现人文关怀，再由交班护士对每个患者实行逐个交接，尤其对新入院、手术、危重患者应重点交接。

4.1.12　交班结束后，医师录好交班记录本，科室主任审核并签字。

4.2　晨会交班内容

4.2.1　临床科室医师交班内容

4.2.1.1　内科系统：危重症患者数；急诊收治患者数及情况；抢救患者数及抢救过程，抢救患者目前情况及今天要注意的情况；夜间急会诊例数及情况；病房患者一般情况、重点介绍夜间病情变化及采取的治疗措施；有无医疗纠纷，如有处理过程应简述。其他事务性汇报。

4.2.1.2　外科系统：危重症患者数；急诊收治患者数及情况；抢救患者数及抢救过程；抢救患者目前情况及今天要注意的情况；夜间急会诊例数及情况；病房患者一般情况、重点介绍夜间病情变化及采取的治疗措施；昨天手术患者及晚上急诊手术病情的情况，今天需要注意事项；有无医疗纠纷，如有处理过程应简述。其他事务性汇报。

4.2.1.3　急诊科：汇报24小时急诊出车情况；收住院患者情况；急诊抢救室人数，抢救人数及抢救过程，今天需要注意事项；急诊留观人数及需要注意情况；急诊死亡人数及情况；有无医疗纠纷，如有处理过程应简述。无名氏、盲流的情况；需向院派出所或其他公安机关报警的病例及处置经过。其他事务性汇报。

4.2.2　临床科室护士交班内容

4.2.2.1　患者总数，出入院、转科、转院、分娩、手术、死亡人数，以及新入院、危重患者、抢救患者、大手术前后或有特殊检查处理、有行为异常、有自杀倾向的患者病情变化及心理状态。

4.2.2.2　医嘱执行情况，重症护理记录，各种检查标本采集及各种处置完成情况，对尚未完成的工作，应向接班者交代清楚。

4.2.2.3　查看重点患者，如新人、当日手术或术后3天的患者、危重患者、特殊检查治疗用药患者、有多重耐药菌感染患者等，昏迷、瘫痪等危重患者有无压疮，以及基础护理完成情况，各种导管固定和通畅情况。

4.2.2.4　贵重、毒、麻、精神药品及抢救药品、器械、仪器的数量、技术状态等，并签全名。

4.2.2.5　交接班者共同巡视检查病房是否达到清洁、整齐、安静的要求及各项工作的落实情况。

4.2.2.6　交班中如发现病情、治疗、器械、物品交代不清，应立即查问。接班时如发现问题，应由交班者负责；接班后如因交班不清，发生差错事故或物品遗失，应由接班者负责。

5 参考资料

5.1　交接班制度

6 附件

6.1 晨会交班站位平面图（图6-8-1）

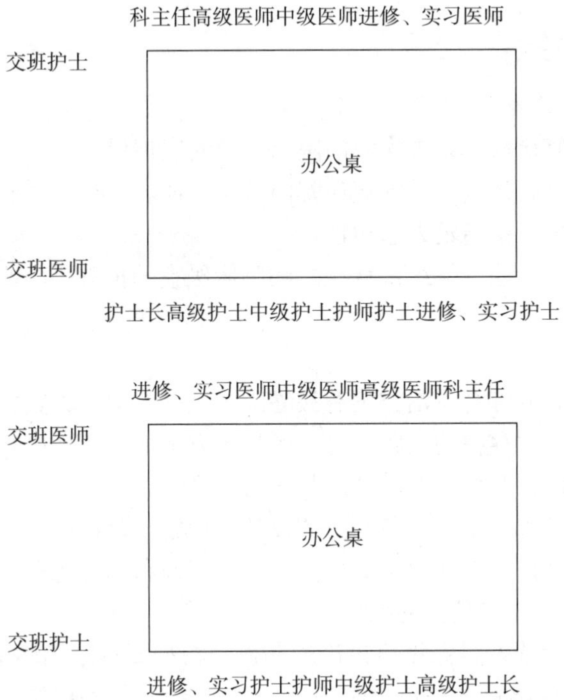

科主任高级医师中级医师进修、实习医师

交班护士

办公桌

交班医师

护士长高级护士中级护士护师护士进修、实习护士

进修、实习医师中级医师高级医师科主任

交班医师

办公桌

交班护士

进修、实习护士护师中级护士高级护士长

图6-8-1 晨会交班站位平面图

九、多学科诊疗团队（MDT）管理制度

1 目的

1.1 为患者量身设计最佳诊疗方案，提高疾病治愈率和远期生存率等。

1.2 提升学科诊疗能力和学术水平，打造学科品牌。

1.3 实现医、教、研融合发展。

2 通用范围

全院临床科室。

3 定义

多学科诊疗团队（Multi-Disciplinary Team，MDT）指通过多学科定期会议讨论协助的形式，为患者制订规范化、个体化、连续性的序贯诊疗方案，继而由相关学科单位联合执行诊疗方案，确保最佳疗效，同时提升学科诊疗能力和学术水平，提高科研及教学水平。

4 内容

4.1 各学科根据本学科诊疗规范、指南及本院实际情况选取病种组建多学科诊疗团队（MDT）。

4.1.1 组织架构

4.1.1.1 （××）多学科协作组

组长：由相关器官疾病、系统疾病的院内权威专家担任。

副组长：由相关器官疾病、系统疾病院内专家担任。

秘书：由组长从成员中指定人选担任。

成员：由相关器官疾病、系统疾病相关的临床医技、护理副高职称（或高年资主治医师）以上的专家担任。

4.2 职责

4.2.1 组长对患者的综合诊治方案有最终决定权并对治疗方案负责；定期召集召开小组会议，研究改进工作中存在的问题，对患者诊治方案的执行情况督查；向医务部提出需要医院协调的事项建议；对小组人员进行业务知识培训。

4.2.2 秘书负责安排会议，准备必要的设备及设施。负责协调联络各参会人员、患者流程追踪，协助组长制订培训计划。负责做好会议记录和档案的保存，做好病例的数据统计、追踪随访。做好MDT微信群的维护。

4.2.3 组员负责筛选本科室需要讨论的病例，根据要求定期参加多学科协作组会议，对本专业的诊治方案提出意见；负责组织实施讨论治疗决议中本专业范围部分的治疗工作。对患者诊治方案的执行情况负责；组织本科室人员进行业务知识培训，自查本科室工作流程的执行情况。

4.3 各多学科协作组工作制度及流程

4.3.1 确立各MDT讨论病例的纳入标准；

4.3.2 确定MDT成员的职责及分工；

4.3.3 确定每周1次MDT会议时间及地点、参加人员，并确认工作制度及纪律。

4.4 制度MDT的各种工作流程及流程

4.4.1 各科医师筛选本科室需要纳入MDT讨论的病例，完善相关检查。向MDT提供讨论资料至少应包括诊断信息（病理和影像等）、临床信息（包括合并症、心理状态和需要的姑息治疗等）、患者既往史和患者或家属对诊疗的观点等。

4.4.2 MDT秘书收集病例后，由组长确定讨论内容组织相关专家组成员进行讨论、评估。参加会议组员对患者进行相关的体查，对病例进行讨论，解答其他专家的问题，提出本专业领域的独立的观点，达成共识，为患者量身打造，提供全程、综合、系统的个体化诊疗方案。组长在民主精神基础上，综合各专家讨论的意见，形成最终专业性意见，包括诊治方案，明确每种诊疗手段参与时机和比重。

4.4.3 秘书负责对MDT会诊全程记录，包括专家讨论的发言及最终意见等。负责保管、存档讨论记录及相关资料；统计MDT病例的临床资料和MDT工作群的维护。

4.4.4　会议后主管医师应及时（同日或次日）与患者及其医疗组传达和沟通MDT诊疗建议；追踪随访患者治疗情况，确保检查和治疗能及时落实。

4.4.5　秘书做好多学科综合诊疗评价分析工作，每半年至少开展1次评价分析。

4.4.6　设立MDT工作群方便开展工作。

4.5　奖惩措施

医院鼓励临床各学科成立规范的MDT团队，拟成立的MDT团队必须按上述要求，提交相关资料到医务部，经医院院长办公会讨论后确定成立。

4.5.1　对成立的MDT医院一次性予以奖励×元。

4.5.2　对按制度流程规范运作的MDT，并对学科诊疗能力和学术水平明显提高及产生良好效应的，每年医院给予每个MDT团队奖励×元。

4.5.3　对经医院批准成立的MDT，其学科诊疗能力和学术水平无提高，未产生良好效应的，医院不予奖励；对不按制度、规范运作，违反MDT工作制度及流程，产生不良影响的，医院予以追究多学科协作组组长、副组长管理责任。

4.5.4　各学科组建MDT后将工作方案、工作制度流程报医务部进行备案，每年12月份需交年度工作总结及分析评价总结到医务部，医务部对各MDT的运作情况进行监督，并动态调整医院MDT管理制度。医务部每年组织对全院MDT建设运行情况进行检查、监督、评比。

5　参考资料

5.1　《关于印发进一步改善医疗服务行动计划的通知》（国卫医发〔2015〕2号）

5.2　《会诊制度》

6　附件

6.1　工作流程图（图6-9-1）

6.2　多学科协作团队（MDT）组长及秘书轮值表（表6-9-1）

6.3　多学科协作综合诊疗（MDT）申请表（表6-9-2）

6.4　MDT病例讨论意见书（表6-9-3）

6.5　多学科协作综合诊疗（MDT）病例跟踪表（表6-9-4）

6.6　多学科协作综合诊疗（MDT）质控会记录（表6-9-5）

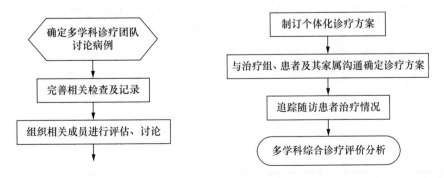

图6-9-1　工作流程图

表 6-9-1　多学科协作团队（MDT）组长及秘书轮值表

时间	轮值组长	轮值秘书	组长签名	轮值秘书

表 6-9-2　多学科协作综合诊疗（MDT）申请表

姓名		性别		年龄		住院号	
MDT团队						模式	□紧急　□常规
申请时间		会议时间				会议模式	□现场　□网络
病情摘要及申请MDT理由							

协作科室及专家名单	科室名称	专家	签名	科室名称	专家	签名

科主任审核		MDT轮值组长审核	

注：本表内容可续页填写。

表6-9-3 MDT病例讨论意见书

MDT病例讨论意见书				
患者信息	姓名		住院号/门诊号	
	性别		年龄	
病例资料				
讨论意见及决策				
专家签名			时间	

表6-9-4 多学科协作综合诊疗（MDT）病例跟踪表

姓名		性别		年龄	
住院号			MDT团队名称		
主管医师/跟踪责任医师			填表/上报时间		
病例简介	（病情简介以及MDT讨论决策方案）				
方案落实情况	（MDT决策方案的实施情况）				
患者转归情况	（患者转归及后续的诊治情况）				
分析及总结					
秘书签名			MDT轮值组长签名		

注：本表内容可续页填写。

表 6-9-5　多学科协作综合诊疗（MDT）病例跟踪表

MDT 团队名称					
时间		地点		主持人	
参会人员					
会议内容					
持续改进措施					
秘书/记录者签名				MDT 轮值组长签名	

注：本表内容可续页填写。

十、住院时间超30天患者管理与评价制度

1　目的

为严格执行临床技术操作规范和临床诊疗指南，推广临床路径及单病种质量管理，严格控制住院时间，缩短平均住院日，特制定本制度。

2　通用范围

全院临床科室。

3　内容

3.1　各科室必须严格执行住院患者管理方面的相关规定。

3.2　对住院时间超过30天的患者，科室应进行严格的监控和管理，建立《住院时间超过30天患者管理登记本》。科主任监管、科室质控员督促，主管医师主动提出，科主任或副主任以上医师负责组织全科进行病情讨论（每30天为一个讨论周期），对长时间住院

的原因进行讨论和分析，对患者进行病情评估，依据评估结果确定后续治疗方案，主管医师做好讨论记录，并要求把病例讨论的内容记录到病情记录。

3.3　《住院时间超过30天患者管理登记本》保存内容为住院时间超过30天患者评价表，评价表记录的内容主要包括以下几项：患者一般情况、诊断、病情分析、长时间住院原因分析、过度诊疗现象是否存在、服务流程是否合理、后续治疗方案。评价表必须附送一份交医疗质量科存档，医疗质量科每月对住院时间超过30天患者情况进行分析、汇总。

3.4　对诊断不明确及治疗效果不佳的住院时间超过30天患者，可提请全院会诊或者外请专家会诊。

3.5　对超长时间住院患者应及时做好患者及其家属的沟通工作，避免出现因沟通不及时或不清楚而出现的纠纷。

3.6　医务部、医疗质量科负责日常监管工作，督导检查科室执行情况，及时反馈存在问题，促进科室持续改进。

3.7　医务部、医疗质量科负责协调解决影响患者住院天数的环节问题，采取有效措施，缩短患者住院时间。

3.8　对违反住院时间超过30天的患者管理与评价制度的医务人员，每份病历、每人扣发×元绩效奖金，扣发科室质控员×元质控奖，属科主任管理责任的追究科主任责任。

4 附件

4.1　作业工作流程图（图6-10-1）

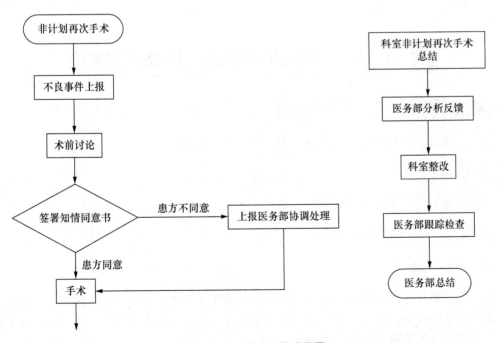

图6-10-1　作业工作流程图

4.2　住院时间超过30天患者评价表（表6-10-1）

表6-10-1　住院时间超过30天患者评价表

记录时间：　　　年　月　日

患者		科别		住院号	
入院时间			主管医师		
诊断					
病情分析					
长时间住院原因分析					
后续治疗方案					

此表一式两份，一份留存科室，一份上交医疗质量科。

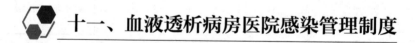

十一、血液透析病房医院感染管理制度

1　目的

标准、规范本院血液透析室院感管理，降低患者院感发生率。

2　通用范围

适用于血液透析室院感管理工作。

3　定义

3.1　医院感染

指住院患者在医院内获得的感染，包括在住院期间发生的感染和在医院内获得性感染或出院后发生的感染，但不包括入院前已开始或者入院时已处于潜伏期的感染。医院工作人员在医院内获得的感染也属医院感染。

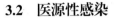

3.2　医源性感染

指在医学服务中，因病原体传播引起的感染。

3.3　医院感染暴发

是指在医疗机构或其科室的患者中，短时间内发生3例以上同种同源感染病例的现象。

3.4　消毒

指用化学、物理、生物的方法杀灭或者消除环境中的病原微生物。

3.5　灭菌

杀灭或者消除传播媒介上的一切微生物，包括致病微生物和非致病微生物，也包括细菌芽孢和真菌孢子。

4　内容

4.1　从事血液透析病房工作人员应严格贯彻执行原卫生部《医院感染管理办法》《消毒管理办法》和《消毒技术规范》等有关规范。

4.2　血液透析病房应根据透析机和患者的数量以及透析环境，合理布局，清洁安静，符合医院感染控制要求。设普通患者血液净化间、乙型肝炎患者隔离血液净化间、丙型肝炎患者隔离血液净化间、梅毒患者隔离血液净化间、候诊室、污物间等为污染区，治疗室为半清洁区，水处理室、储存室、办公室、更衣室等为清洁区，分开设置。

4.3　建立健全消毒隔离制度。每天对血液透析机进行消毒并做好记录，密切监测。透析器、管路按产品说明使用。

4.4　工作人员定期体检，操作时必须注意隔离消毒，加强个人防护，必要时注射乙肝疫苗。

4.5　进入血液透析病房应更衣、换鞋、戴帽及口罩，严格执行手卫生。

4.6　血液透析病房应当建立严格的接诊制度，对于第1次开始透析的患者或由其他中心转入的患者必须在治疗前进行乙型肝炎病毒、丙型肝炎病毒、梅毒、艾滋病毒感染等相关检查，一般情况下有检验结果后再安排治疗，首次免疫学检查后3个月、6个月各复查1次，以后每半年复查1次。

4.7　免疫结果未明的患者使用过渡透析机透析。

4.8　传染病患者血液净化在各自隔离净化区内进行专机血液透析，治疗室、血液透析机相互不能混用，采取相应的隔离、消毒措施。

4.9　血液透析病房应建立健全的医院感染控制监测制度，加强透析用水和透析液的细菌学监测。发现问题时，应及时分析原因并进行改进。

4.10　每日进行有效的空气消毒。为预防交叉感染，每次透析结束应更换床单，对透析单元内所有的物品表面（如透析机外部、小桌板等）进行擦洗消毒。

4.11　加强医院感染病例监测。对透析中出现发热反应的患者，及时进行血培养，查找感染源，采取有效的控制措施。

4.12   医疗废物处置符合医疗废物管理的有关规定。

5   参考资料

5.1   《医院消毒卫生标准》GB 15982—2012
5.2   《血液净化标准操作规程（2020版）》

十二、新生儿科医院感染管理制度

1   目的

规范本院新生儿病房医院感染管理，降低患者院感发生率。

2   通用范围

适用于新生儿病房医院感染管理工作。

3   内容

3.1   新生儿病室应当设置在相对独立的区域，建筑布局符合医院感染预防与控制的有关规定，做到洁污区域分开，功能流程合理。无陪护监护室每床净使用面积不少于3平方米，床间距不小于1米。

3.2   环境要清洁，空气新鲜、无异味，根据季节温度不同，定时开窗通风，净化空气。室内温度在24～28℃，湿度55%～66%，循环风紫外线消毒定时开机，做好记录。

3.3   落实手卫生，病室内设置非手触式洗手设施、洗手图，配备清洁剂、干手物品，床旁配备速干手消毒剂。

3.4   医务人员进入新生儿室必须洗手、戴口罩、戴帽、更衣、换鞋，严格限制非工作人员进入，患感染性疾病者严禁入室。

3.5   严格探视制度，如遇到特殊情况需入监护室探视患儿的，探视者应穿隔离衣，洗手后方可接触患儿；在感染性疾病流行期间，禁止探视。

3.6   早产儿室与隔离室分开，配备负压吸引装置、新生儿监护仪、吸氧装置、氧浓度监护仪、暖箱、辐射式抢救台、蓝光治疗仪、输液泵、静脉推注泵、微量血糖仪、新生儿专用复苏囊与面罩、喉镜和气管导管等基本设备。

3.7   一次性使用的医疗器械、器具应当符合国家有关规定，不得重复使用。

3.8   呼吸机湿化器、氧气湿化瓶、吸痰瓶应当每日更换、清洗、消毒，一次性呼吸机管路用后按医疗废物管理的有关规定处理，重复使用呼吸机管路用后送供应室集中处置。

3.9   蓝光箱和暖箱每日清洁并更换湿化液，"一人一用一消毒"。同一患儿长期连续使用暖箱和蓝光箱时，应当每周消毒1次，用后终末消毒。

3.10　接触患儿皮肤、黏膜的器械、器具及物品应当"一人一用一消毒"。如雾化吸入器、面罩、氧气管、体温计、吸痰管、浴巾、浴垫等。

3.11　配奶器具必须保持清洁，配乳时应实施无菌操作，哺乳用具"一婴一用一灭菌"；保存奶制品的冰箱要定期清洁与消毒。

3.12　新生儿使用的被服、衣物等应当保持清洁，每日至少更换1次，污染后及时更换。患儿出院后床单元要进行终末消毒。

3.13　发现特殊或不明原因感染患儿，要按照传染病管理有关规定实施单间隔离、专人护理，并采取相应消毒措施。使用一次性诊疗物品，非一次性物品应"一人一用一灭菌"，不得交叉使用。确诊为传染患儿的应转至专科治疗。

3.14　医务人员在诊疗过程中实施标准预防，严格执行无菌操作技术规范。

3.15　病室物体表面和医护人员的手不得检出沙门氏菌。

3.16　加强抗感染药物应用的管理，防止患者发生菌群失调；加强细菌耐药性的监测。

3.17　医疗废物处置必须符合医疗废物管理的有关规定。

3.18　每季度进行环境卫生学监测。

4　参考资料

4.1　《医院隔离技术规范》WS/T 311—2023

4.2　《医院消毒卫生标准》GB 15982—2012

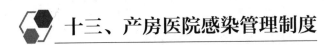

十三、产房医院感染管理制度

1　目的

为规范本院产房院感防控管理，降低院感发生率。

2　通用范围

适用于产房院感管理工作。

3　内容

3.1　遵守医院感染管理的规章制度。

3.2　在医院感染管理科的指导下开展预防医院感染的各项监测，按要求报告医院感染发病情况，对监测发现的各种感染因素及时采取有效控制措施。

3.3　感染患者与非感染患者分开，同类感染患者相对集中，特殊感染患者单独安置。

3.4　病室内定时通风换气，必要时进行空气消毒；地面应湿式清扫，遇污染时及时消毒。

3.5　患者衣服、床单、被套根据需要更换，枕芯、被褥、床垫定期消毒，被血液、体液污染时，及时更换；禁止在走廊、病房清点更换下来的衣物。

3.6　病床进行湿式清扫,"一床一套(巾)",床头柜"一桌一抹布",用后进行消毒。患者出院、转科或死亡后,床单元必须进行终末消毒处理。

3.7　弯盘、治疗碗、药杯、体温计等用后立即进行消毒处理。

3.8　做好各类监护仪器设备、卫生材料的清洁与消毒管理。

3.9　餐具、便器固定使用,保持清洁,定期消毒和终末消毒。

3.10　对传染病患者及其用物按传染病管理的有关规定,采取相应的消毒隔离和处理措施。

3.11　传染性引流液、体液等液体经过消毒后方排入下水道。

3.12　治疗室、配餐室、病室、厕所等分别设置专用清洁工具。标记明确,分开清洗,悬挂晾干,定期消毒。

3.13　医疗废物处置必须符合医疗废物管理的有关规定。

3.14　每季度进行环境卫生学监测。

4　参考资料

4.1　《医院消毒卫生标准》GB 15982—2012

4.2　《医院隔离技术规范》WS/T 311—2023

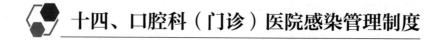

十四、口腔科(门诊)医院感染管理制度

1　目的

标准并规范本院口腔科(门诊)感染管理,降低患者院感发生率。

2　通用范围

适用于口腔科(门诊)感染管理工作。

3　内容

3.1　口腔科口腔诊疗区域和口腔诊疗器械清洗、消毒区域分开。能够满足诊疗工作和器械清洗消毒工作的基本需要。应严格执行原卫生部《医疗机构口腔诊疗器械消毒技术操作规范》。

3.2　从事口腔工作的医务人员,应当接受口腔诊疗器械消毒及个人防护等医院感染相关知识的培训;遵循标准预防原则,严格遵守有关规章制度。

3.3　保持室内清洁,每天操作结束后进行终末消毒处理。

3.4　诊室、清洗消毒区应装感应式流动水洗手设施和手消毒剂等,医务人员对每位患者操作前后应进行规范手卫生;操作时必须戴口罩、帽子、手套,手套"一人一换",可能出现患者血液、体液喷溅时佩戴护目镜/防护面屏。

3.5　根据口腔诊疗器械的危险程度及材质特点,选择适宜的消毒或灭菌方法,并遵循以下原则：

3.6　进入患者口腔内的所有诊疗器械，必须达到"一人一用一灭菌"的要求。

3.7　凡接触患者伤口、血液、破损黏膜、穿破口腔软组织或骨组织的器械、敷料等必须达到灭菌。灭菌首选压力蒸汽灭菌。

3.8　接触患者完整黏膜、皮肤的口腔诊疗器械使用前必须达到消毒水平。

3.9　凡接触患者体液、血液的修复、正畸模型等物品，送技工室操作前必须进行消毒。

3.10　棉球、敷料等无菌物品，一经打开，立即使用；瓶装麻醉药品开封后，使用时间不得超过2小时，抽出的药液保存时间不得超过2小时。一次性使用医疗用品不得重复使用。

3.11　牙科综合治疗台及其配套设施应每日清洁、消毒，遇污染应及时清洁、消毒。

3.12　用后的口腔诊疗器械集中送消毒供应中心清洁、消毒、灭菌。

3.13　诊室用空气消毒机消毒1次/日，消毒1小时/次并进行记录。诊室工作台面、地面等每日用500mg/L的含氯消毒液擦拭消毒2次。

3.14　口腔诊疗过程中产生的医疗废物如器械盘中一次性使用的，镊子、口镜、探针、注射器、口杯、手套、吸盘器等应当按照《医疗废物管理条例》进行处理。

3.15　每季度进行环境卫生学监测。

4　参考资料

4.1《口腔器械消毒灭菌技术操作规范》WS 506—2016

十五、感染性疾病科医院感染管理制度

1　目的

标准并规范本院感染性疾病科感染管理，降低患者院感发生率。

2　通用范围

适用于感染性疾病科院感管理工作。

3　内容

3.1　布局流程合理，做到有效分区（三区、两道），三区为：污染区、半污染区、清洁区；两道为：医务人员通道、患者通道。

3.2　门诊接诊患者预防控制措施

3.2.1　按标准预防措施执行；

3.2.2　接诊呼吸道疾病患者时应戴防护口罩；

3.2.3　疑似传染病，按下列途径管理：①发现甲类传染病患者，在第一时间内通知上级领导及有关部门（预防保健科、医务部、医院感染管理科、护理部等）；②根据传染源的性质，立即采取相应的隔离措施：③收住感染性疾病科，按传染病要求住院或转院治疗。

3.3 留观患者预防控制

3.3.1 普通患者按标准预防措施执行。

3.3.2 患者诊断不明确或怀疑有传染性疾病但需要抢救或病情危重，暂无法转传染病院。

3.3.3 患者安置单人房间，就地隔离、一级特护、医师必要检查、处置外，其他人员包括医务人员不得进入。

3.3.4 避免转科，并且尽可能减少不必要的外出检查，以防在转送过程中造成感染的播散。

3.3.5 病房尽量配备一次性物品，重复使用的医疗器械及其他用品相对固定，各种器械、抢救监护设备、隔离衣等，不得与他人共用。

3.3.6 医疗器械消毒处理：严格按《消毒技术规范》进行操作。

3.3.7 病房每日1次紫外线消毒，房间内设施明显污染时用2000mg/L的含氯消毒液每日擦拭1次，遇污染时用2000mg/L的含氯消毒液擦拭。

3.3.8 患者出院、转院、死亡后，患者用过的被单、床单、枕套等必须全部更换，经消毒后再清洗；患者污染的环境必须作终末消毒处理。

3.4 医务人员防护

3.4.1 医务人员应穿戴相应的个人防护用品（手套、口罩等），每诊治一位患者均应洗手或手消毒。个人防护用品应定期更换消毒，严重污染时随时更换消毒。必要时穿隔离衣、戴鞋套。

3.4.2 医师检查、换药时必须戴手套，离开病房后，严格洗手，并使用手消毒剂。

3.4.3 严格探视制度。探视者应穿一次性鞋套、戴口罩，有条件者根据病种隔离的需要提供隔离服。

3.4.4 非该病区工作人员需进入时，应经该病区医务人员许可，并接受消毒隔离要求的指导，严格遵守消毒隔离制度。

3.5 医疗废物处理

3.5.1 患者产生的生活垃圾（如瓜子壳、纸张、一次性饭盒等）应作为感染性废物管理；所有感染性废物和病理性废物应当使用双层包装物包装后按医疗废物管理的有关规定处理。

3.5.2 患者房间的台面、门把手、地面、诊疗用品、废弃物、便器等必须由专人负责严格消毒。

3.5.3 排泄物、呕吐物及分泌物的处理：用2000mg/L的有效氯消毒液静置30分钟后，倒入病房卫生间便池冲水。

3.6 每季度进行环境卫生学监测。

4 参考资料

4.1 《医务人员手卫生规范》WS/T 313—2019

4.2 《传染病防治法》（主席令〔2004〕第17号）

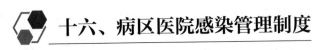

十六、病区医院感染管理制度

1　目的

为标准、规范化病区管理，降低患者院感发生率。

2　通用范围

适用于病区院感管理工作。

3　定义

3.1　病区

是由一个护士站统一管理的多个病室（房）组成的住院临床医疗区域，与住院部公用区域或公用通道由门分隔。一般包括病室（房）、护士站、医生办公室、医务人员值班室、治疗室、污物间等。

3.2　病室（房）

是病区内住院患者接受医学观察、诊疗、睡眠、静息和就餐的房间，一般配备床单元、隔离帘、座椅、呼叫系统、氧源、负压吸引系统、手卫生设施、卫生间、非医疗废物桶等。

3.3　床单元

是病室（房）内为每位住院患者配备的基本服务设施，一般包括病床及其床上用品、床头柜、床边治疗带等。

4　内容

4.1　建立职责明确的病区医院感染管理小组，负责病区医院感染管理工作，小组人员职责明确，并落实。

4.2　病区医院感染管理小组应定期组织本病区医务人员学习医院感染管理相关知识，并做好考核。

4.3　病区医院感染管理小组应定期考核保洁员的医院感染管理相关知识，如清洁与消毒、手卫生、个人防护等，并根据其知识掌握情况开展相应的培训与指导。

4.4　病区医院感染管理小组应对患者、陪护及其他相关人员进行医院感染管理相关知识如手卫生、隔离等的宣传及教育。

4.5　病区内病房（室）、治疗室等各功能区域内的房间应布局合理，洁污分区明确。

4.6　收治传染病患者的医院应具备隔离条件，独立设区，病房内通风良好。设施、设备应符合医院感染防控要求，应设有适于隔离的房间和符合要求的手卫生设施。

4.7 治疗室等诊疗区域内应分区明确，洁污分开，配备手卫生设施；应保持清洁干燥，通风良好。

4.8 病区医务人员应按照医院要求配合医院感染管理部门开展医院感染及其相关监测，包括医院感染病例监测、医院感染的目标性监测、医院感染暴发监测多重耐药菌感染的监测等。

4.9 病区医务人员应按照医院要求报告医院感染病例，对监测发现的感染危险因素进行分析，并及时采取有效控制措施。

4.10 病区医务人员应根据本病区医院感染防控主要特点开展针对性风险因素监测。怀疑医院感染暴发时，应及时报告医院感染管理部门，并配合调查，认真落实感染控制措施。

4.11 如发现传染病疫情或者发现其他传染病暴发、流行以及突发原因不明的传染病时，应当遵循疫情报告属地管理原则，按照国务院或者卫生计生行政部门规定的内容、程序、方式和时限报告。

4.12 病室内应定时通风换气，遇污染时进行空气消毒；地面湿式清洁，每日2次，遇污染时即刻清扫和消毒。

4.13 按规范落实标准预防措施。

4.14 应配备足够的洗手设施，包括洗手池、清洁剂、干手设施（如干手纸、速干手消毒剂等）；应有醒目、正确的手卫生标识，包括洗手流程图或洗手图示等。

4.15 医务人员手卫生正确性和依从性科室有自查和监督检查，发现问题，及时改进。

4.16 按规范进行清洁与消毒，包括病区内环境整洁、医疗器械及器具的消毒、诊疗用品的清洁与消毒、患者生活卫生用品的清洁与消毒、床单元的清洁与消毒等。

4.17 根据疾病传播途径的不同，采取接触隔离、飞沫隔离或空气隔离措施，标识正确、醒目。

4.18 隔离的确诊或疑似传染病患者或隔离的非传染病感染患者，除确诊为同种病原体之外，应安置在单人隔离房间。

4.19 呼吸机相关性肺炎、导管相关血流感染、导尿管相关泌尿道感染、手术部位感染、多重耐药菌感染等的预防与控制应遵循有关标准的规定。

4.20 遵照《抗菌药物临床应用管理办法》进行抗菌药物使用。

4.21 医疗废物按照市人民医院《医疗废物管理制度》进行处理。

4.22 病床湿式清扫，每天1次，"一床一套（巾）"，床头柜等物体表面每天湿抹1次，"一桌一抹布"，用后清洁、消毒、干燥保存；遇有污染的物体表面及时消毒。

4.23 治疗室、换药室每日定时通风换气、紫外线照射40～60分钟（记录灯管启用时间和累计时间），每日湿式清洁，遇污染时及时清洁与消毒，每周大扫除1次。

4.24 餐具每餐后必须执行"一洗、二涮、三冲、四消毒、五保洁"的工作程序。隔离的患者必须使用一次性餐具。

4.25 体温计一人一支，每次使用后浸泡于含氯消毒剂30分钟消毒，干式保存，每日更换消毒液1次，由专人负责。

4.26　治疗室、配餐间、办公室、病室、厕所等应分别设置专用清洁工具标记明确，分开清洗，悬挂晾干，使用后消毒，不得交叉使用。

4.27　配备流动水洗手设施，医护人员每诊疗、护理一个患者、接触污染物品后，应严格按照手卫生规范及时进行手的清洗或消毒。

4.27.1　应保持病区内环境整洁、干燥，无卫生死角。

4.27.2　应按照《消毒管理办法》，执行医疗器械、器具的消毒工作技术规范，所使用物品应达到以下要求：

4.27.2.1　进入人体无菌组织、器官、腔隙，或接触人体破损皮肤、破损黏膜、组织的诊疗器械、器具和物品应进行灭菌；

4.27.2.2　接触完整皮肤、完整黏膜的诊疗器械、器具和物品应进行消毒；

4.27.2.3　各种用于注射、穿刺、采血等有创操作的医疗器具应一用一灭菌；

4.27.2.4　使用的消毒药械、一次性医疗器械和器具应符合国家有关规定；

4.27.2.5　一次性使用的医疗器械、器具应一次性使用。

4.28　诊疗用品的清洁与消毒

4.28.1　重复使用的器械、器具和物品如弯盘、治疗碗等，应遵循 WS 310.1-310.3 的规定进行清洗、消毒或灭菌；接触完整皮肤的医疗器械、器具及物品如听诊器、监护仪导联、血压计袖带等应保持清洁，被污染时应及时清洁与消毒。

4.28.2　湿化水、湿化瓶、呼吸机管路、呼吸机等的清洁、消毒与更换，应遵循有关标准的规定。

4.28.3　治疗车物品应摆放有序，上层放置清洁与无菌物品，下层放置使用后的物品；治疗车应配备手消毒剂，每天进行清洁与消毒，遇污染随时清洁与消毒。

4.29　患者生活卫生用品的清洁与消毒

4.29.1　生活卫生用品如毛巾、面盆、痰盂（杯）、便器、餐饮具等，应保持清洁，个人专用，定期消毒，患者出院、转院或死亡后应对其使用过的生活卫生用品进行终末消毒。

4.29.2　应根据疾病传播途径的不同，采取接触隔离、飞沫隔离或空气隔离措施，标识正确、醒目。

4.30　隔离的确诊或疑似传染病患者或隔离的非传染病感染患者，除确诊为同种病原体之外，应安置在单人隔离房间。

4.30.1　有条件的病区污物间可配置便器清洗消毒器。

4.30.2　对传染病患者及其用物应按传染病管理的有关规定，采取相应的消毒、隔离和管理措施。

4.31　床单元的清洁与消毒

4.31.1　应进行定期清洁和（或）消毒，遇污染应及时清洁与消毒；患者出院时应进行终末消毒。

4.31.2　床单、被套、枕套等直接接触患者床上用品，应一人一更换；患者住院时间超过1周时，应每周更换；被污染时应及时更换。更换后的用品应及时清洁与消毒。

4.31.3　被芯、枕芯、褥子、病床隔帘、床垫等间接接触患者的床上用品，应定期清洗与消毒，被污染时应及时更换、清洗与消毒。

4.31.4 甲类及按甲类管理的乙类传染病患者、不明原因病原体感染的患者，使用后的床上用品及患者尸体应按照 GB 19193 相关要求处理。

4.31.5 消毒方法应合法、有效，使用方法与注意事项等应遵循产品的使用说明。

4.32 物体表面、地面清洁与消毒

4.32.1 物体表面（包括监护仪器、设备等的表面）应每天湿式清洁，保持清洁、干燥；遇污染时应及时清洁与消毒。

4.32.2 擦拭物体表面的毛巾，不同患者之间和洁污之间应更换，擦拭地面的拖把不同病房及区域之间应更换，用后集中清洗、消毒，干燥保存。

4.32.3 应保持通风良好，发生呼吸道传染病（麻疹除外）时应进行空气消毒，消毒方法应遵循 WS/T 368 的相关要求。

4.33 隔离

4.33.1 隔离措施应遵循 WS/T 311 的要求。

4.33.2 应根据疾病传播途径的不同，采取接触隔离、飞沫隔离或空气隔离措施，标识正确、醒目。

4.34 隔离的确诊或疑似传染病患者或隔离的非传染病感染患者，除确诊为同种病原体之外，应安置在单人隔离房间。

4.34.1 隔离患者的物品专人专用，定期清洁与消毒，患者出院或转院、死亡后应进行终末消毒。

4.34.2 接触隔离患者的工作人员，应按照隔离要求，穿戴相应的隔离防护用品，如穿隔离衣、戴医用外科口罩、手套等，并进行手卫生。

4.34.3 呼吸机相关性肺炎、导管相关血流感染、导尿管相关泌尿道感染、手术部位感染、多重耐药菌感染等的预防与控制应遵循有关标准的规定。

4.35 抗菌药物的使用管理

4.35.1 应遵照《抗菌药物临床应用管理办法》进行抗菌药物使用的管理。

4.35.2 应对感染患者及时采集标本送检，并参考临床微生物标本检测结果，结合患者的临床表现等，合理选用抗菌药物。

4.35.3 应对抗菌药物临床应用实行分级管理。

4.35.4 使用特殊级别抗菌药物应掌握用药指征，经抗菌药物管理工作组指定的专业技术人员会诊后，由具有相应处方权的医师开具处方。

4.35.5 手术预防使用抗菌药物时间应控制在术前30分钟至1小时（剖宫产除外），抗菌药物品种选择的使用疗程应合理。

4.36 消毒物品与无菌物品的管理

4.36.1 应根据药品说明书的要求配置药液，现配现用。

4.36.2 抽出的药液和配制好的静脉输液用无菌液体，放置时间不应超过2小时；启封抽吸的各种溶媒不应超过24小时。

4.36.3 无菌棉球、纱布的灭菌包一经打开，立即使用。

4.36.4　碘附、复合碘消毒剂、季铵盐类、氯己定类、碘酊、醇类皮肤消毒剂应注明开启日期或失效日期，开启后的有效期应遵循厂家的使用说明；对于性能不稳定的消毒剂如含氯消毒剂，配制后使用时间不应超过24小时。

4.37　盛放消毒剂进行消毒与灭菌的容器，应达到相应的消毒与灭菌水平。

4.38　一次性医疗器械的管理

4.38.1　一次性医疗器械应一次性使用。

4.38.2　一次性医疗器械应由医院统一购置，妥善保管，正确使用。

4.38.3　使用前应检查包装的完好性，有无污损，并在有效期内使用。

4.38.4　使用过程中密切观察患者反应，如发生异常，应立即停止使用，做好留样与登记，并及时按照医院要求报告；同批未用过的物品应封存备查。

4.38.5　用后的一次性医疗器械的处理，应按4.39中要求管理。

4.39　医疗废物及污水的管理

4.39.1　应做好医疗废物的分类。

4.39.2　医疗废物的管理应遵循《医疗废物管理条例》及其配套文件的要求。正确分类与收集，感染性医疗废物置黄色废物袋内，锐器置于锐器盒内。

4.39.3　少量药物性废物可放入感染性废物袋内，但应在标签上注明。

4.39.4　医疗废物容器应符合要求，不遗洒；标识明晰、正确，医疗废物不应超过包装物或容器容量的3/4。应使用有效的封口方式，封闭包装物或者容器的封口。

4.39.5　隔离的（疑似）传染病患者或隔离的非传染病感染患者产生的医疗废物应使用双层包装物包装，并及时密封。

4.39.6　不应取出放入包装物或者容器内的医疗废物。

4.39.7　应有具体措施防止医疗废物的流失、泄漏、扩散，一旦发生前述情形时，应按照本单位的规定及时采取紧急处理措施。

4.39.8　具有污水处理设施并达标排放的医疗机构，患者的引流液、体液、排泄物等，可直接排入污水处理系统；无污水消毒处理设施或不能达标排放的，应按照国家规定进行消毒，达到国家规定的排放标准后方可排入污水处理系统。

4.39.9　应与医院内转运人员做好交接登记并双签字，记录保存3年。

5　参考资料

5.1　《医务人员手卫生规范》WS/T 313—2019

5.2　《病区医院感染管理规范》WS/T 510—2016

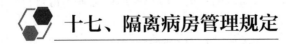

十七、隔离病房管理规定

1　目的

明确隔离病房的管理要求，防止不同传播途径疾病的传播。

2 通用范围

院内设置隔离病房的科室。

3 定义

3.1 隔离

采用各种方法、技术，防止病原体从患者及携带者传播给他人的措施。

3.2 床单位消毒

对患者住院期间、出院、转院、死亡后所用的床及床周围物体表面进行清洁与消毒。

3.3 终末消毒

传染源离开疫源地后，对疫源地进行的1次彻底的消毒，如传染病患者出院、转院或死亡后，对病室进行的最后1次消毒。

4 内容

4.1　收治范围

4.1.1　主要用于收治确诊传染病或疑似传染病或不明原因的特殊感染患者。

4.1.2　临时隔离住院患者中可疑新冠肺炎病例或需住院治疗，但未获得新冠肺炎筛查结果的患者。

4.2　设置要求

4.2.1　在病区的末端，应设一间或多间隔离病室。

4.2.2　病室内应有良好的通风设施；配备非手触式的流动水洗手设施。

4.2.3　隔离病室门口应有隔离标志，并限制人员的出入，黄色为空气传播的隔离，粉色为飞沫传播的隔离，蓝色为接触传播的隔离。

4.2.4　病房内物品专人专用。

4.2.5　科室收治可疑传染病患者时应安置在单人隔离房间。受条件受限制时，同种病原体感染的患者可安置于一室。

4.2.6　收治经空气传播患者优先安置负压病房，无条件收治时应关闭隔离病房的中央空调，开窗通风及使用空气消毒机，隔离病室门应保持关闭。

4.3　患者管理

4.3.1　应限制患者的活动范围：进入隔离病房后患者不得自行离开隔离病房。

4.3.2　当患者病情允许时，应戴外科口罩，定期更换。

4.3.3　应减少转运，如需要转运时，应遵循本院《医院内传染病相关感染预防与控制制度》，采取有效措施，减少对其他患者、医务人员和环境表面的污染。

4.3.4　隔离病房内患者不宜探视及陪护。

4.3.5　对患者进行"咳嗽礼仪"及手卫生等宣教与实施。

4.3.6 患者出院所带物品应消毒处理。

4.4 医务人员个人防护管理

4.4.1 在标准预防的基础上，采取相应传播途径的额外预防措施。

4.4.2 在不同的区域，穿戴不同的防护用品，离开时按要求摘脱，并正确处理使用后物品。

4.4.3 进入隔离病房时，依据不同的暴露风险采取不同防护级别。

4.4.3.1 进入确诊或可疑传染病患者房间时，应戴帽子、医用外科口罩/医用防护口罩；进行可能产生喷溅的诊疗操作时，应戴护目镜或防护面罩，穿防护服，当接触患者及其血液体液、分泌物、排泄物等物质时应戴手套。手上有伤口时应戴双层手套。

4.4.3.2 收治临时隔离住院患者中可疑新冠肺炎病例或需住院治疗但未获得新冠肺炎筛查结果的患者（主要通过呼吸道传播的传染病）至少执行二级防护（医用防护口罩、护镜或防护面屏、一次性工作帽、隔离衣或防护服、一次性手套，鞋套等）。

4.4.3.3 进入隔离病室，从事可能污染工作服的操作时，应穿隔离衣；离开病室前，脱下隔离衣，按要求悬挂，每天更换清洗消毒；或使用一次性隔离衣，用后按医疗废物管理要求进行处置。接触甲类传染病应按要求穿脱防护服，离开病室前，脱去防护服，防护服按医疗废物管理要求进行处置。

4.5 环境、物表清洁消毒管理

4.5.1 日常清洁消毒

4.5.1.1 空气消毒：隔离病房可开窗通风，但保持门常闭。可采用紫外线灯照射消毒：无人时持续用紫外线灯照射消毒，每天至少消毒2次，每次照射消毒60分钟以上（从灯亮5分钟起计算照射消毒时间）；或人机共存空气消毒机：持续开启空气消毒机，做好滤网的清洁消毒。

4.5.1.2 物表清洁消毒：隔离病室所有物体表面采用1000mg/L含氯消毒液进行物表及地面的清洁消毒。注意加强门把手、水龙头等高频接触的物体表面的清洁消毒，每日至少2次。

4.5.1.3 医疗废物处置：患者使用后的生活垃圾均按医疗废物处理，用双层黄色医疗废物袋封装，外贴标签注明传染病名称。放入科室专用医疗废物暂存箱内。科室应指定专人负责与医疗废物收集人员进行交接。

4.5.1.4 医用织物处置：使用后的床单、被套等立即装入双层黄色医疗废物袋鹅颈结包扎，密闭转运集中清洗消毒。

4.5.1.5 普通住院患者（解除传染病隔离）后的隔离病房采用床单元消毒。详见床单元清洁消毒流程。

4.5.2 终末清洁消毒

确诊或疑似传染病、不明原因的特殊感染患者出院、转院或死亡后，如：甲类传染病：鼠疫、霍乱；经呼吸道途径传播如：肺炭疽、传染性非典型肺炎等呼吸道传染病及耐万古霉素肠球菌（VRE）、耐碳青霉烯类肠杆菌科细菌（CRE）、MRSA等严重的耐药菌感染，应对病室进行终末消毒。详见《隔离病房终末消毒流程》。

4.6 不同传播途径疾病的防控措施，遵循本院《医院内传染病相关感染预防与控制制度》。

5 参考资料

5.1 《医院隔离技术规范》WS/T 311—2009

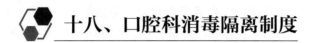

十八、口腔科消毒隔离制度

1 目的

有效预防和控制口腔科医院感染，降低患者医院感染率。

2 通用范围

适用于口腔科消毒隔离管理。

3 定义

3.1 消毒

指用化学、物理、生物的方法杀灭或者消除环境中的病原微生物。

3.2 灭菌

杀灭或者消除传播媒介上的一切微生物，包括致病微生物和非致病微生物，也包括细菌芽孢和真菌孢子。

4 内容

4.1 严格执行消毒隔离及无菌技术操作规程。诊疗护理处置前后要洗手，戴手套，执行注射一人"一针一用一弃"，手机"一人一用一灭菌"。口腔包"一人一用一弃"，采用一次性的口杯、吸管。

4.2 手术器械，侵入性的器械如手术包、拔牙器械、根管器械、根管针、车针采用高压灭菌，托盘高温消毒。

4.3 无菌持物镊采用高压灭菌干式使用，每4小时更换，如遇污染，立即更换。并注明消毒日期，使用时间。棉签使用时应注明开包时间，一经打开，有效时间不超过24小时。麻醉药品，生理盐水使用小包装，现开现用，最长不得超过2小时。

4.4 无菌物品专柜存放，保持干燥，并注明灭菌日期，有灭菌指示带，灭菌有效期为7天。无菌物品按先后顺序摆放，在有效期内使用，如有过期、污染、包装破损应重新灭菌。

4.5 口腔用药樟脑酚、碘酚、FC、丁香油、过氧化氢等开启后有效期为1个月，0.5%

碘伏、75%乙醇等开启后有效期为1周，要注明使用时间并按时更换。

4.6　无菌柜应保持清洁干燥。冰箱每周清洁保养1次，物品放置有序，无过期物品。

4.7　诊疗室每天通风换气，地面每日用湿拖拖地1~2次，每周大扫除1次，地面如遇污染，立刻用500mg/L含氯消毒液拖地。每天空气消毒1~2次并登记。

4.8　诊疗室工作台区分清洁区与污染区，每天用75%乙醇擦拭台面。椅位操作台每个患者治疗结束后用消毒液擦拭。无菌物品、清洁用品与污染物品分开放置，医疗废物分类处理，并有明显的标识。

4.9　在诊疗过程中严格无菌操作规程，并采用保护性的隔离技术。椅位开关、操作台按键、灯把手、三用枪把手，抽屉把手，根管治疗机，手机管线，电话机采用一次性保护膜，用后即弃。每个患者更换。

4.10　每个患者诊疗结束后，手机空吸30秒，清洁台面，用后的物品分类放置，器械湿润保存，清洁痰盂。

4.11　凡一次性医疗卫生用品使用后，应分类放置，感染性医疗废物放在黄色垃圾袋内；锐器应分装在锐器盒内，装载3/4满应严密封口，交给医疗废物专职收集工人，并做好登记。

4.12　工作服每天更换，如遇污染或给患者进行洁牙或牙周刮治后应立刻更换。

4.13　每天做好班后的终末消毒。75%乙醇擦拭各诊疗台面、椅位操作台。500mg/L的含氯消毒液消毒痰盂和吸唾管道以及500mg/L含氯消毒液每周进行1次治疗台水路的消毒并做好登记。

4.14　从事口腔工作的医务人员宜每年检查乙肝两对半。

5　参考资料

5.1　《口腔器械消毒灭菌技术操作规范》WS 506—2016

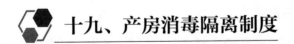

十九、产房消毒隔离制度

1　目的

规范产房消毒隔离管理，降低患者及医务人员院感风险。

2　通用范围

产房。

3　定义

3.1　消毒

指用化学、物理、生物的方法杀灭或者消除环境中的病原微生物。

3.2　灭菌

杀灭或者消除传播媒介上的一切微生物，包括致病微生物和非致病微生物，也包括细菌芽孢和真菌孢子。

4　内容

4.1　布局设置

4.1.1　产房相对独立，布局符合《护理工作管理规范》要求。明确划分非限制区、半限制区和限制区。设三条通道，即患者通道、工作人员通道、污物通道。

4.1.2　非限制区：换鞋更衣及平车入室区，卫生处置室、污物间、产妇接收区。

4.1.3　半限制区：办公室、待产室、隔离待产室、敷料准备室、器械室、洗涤室、库房、值班室。

4.1.4　限制区：分娩室、隔离分娩室、无菌物品存放间、刷手间。

4.2　产房环境的要求

4.2.1　室温恒定：24～26℃，相对湿度：55%～65%。

4.2.2　空气消毒：每天进行室内对流通风2次，每次30分钟。每天进行空气消毒机消毒2次，每次1小时。

4.2.3　空气设备的清洁：动态空气消毒机过滤网每月清洗1次，设备表面保持清洁。

4.3　物表及地面

未明显污染的地面、桌面及物品表面每天用清水或清洁剂擦拭1次，被体液、血液污染时及时用含有效氯2000mg/L消毒液擦拭。

4.4　人员进出的要求

4.4.1　工作人员进入产房前，穿室内工作服，戴帽、口罩及更换室内鞋（或戴鞋套）。

4.4.2　工作人员要严格遵循手卫生原则，执行标准预防技术。手部不应戴饰物及留长指甲。

4.4.3　工作服、室内鞋每日清洗更换。

4.4.4　患有呼吸道感染及其他传染性疾病的工作人员，不得进入产房。

4.4.5　工作人员离开产房应脱掉室内工作服并执行手卫生。

5　参考资料

5.1　《护理管理工作规范（第4版）》（彭刚艺 陈伟菊主编，广东科技出版社，2015年）

5.2　《医疗机构消毒技术规范》WS/T 367—2022

5.3　《医院隔离技术规范》WS/T 311—2023

二十、新生儿病房消毒隔离制度

1 目的

规范新生儿病房消毒隔离管理，降低医院感染发生率。

2 通用范围

适用于新生儿病房的消毒隔离管理。

3 定义

3.1 消毒

指用化学、物理、生物的方法杀灭或者消除环境中的病原微生物。

3.2 灭菌

杀灭或者消除传播媒介上的一切微生物，包括致病微生物和非致病微生物，也包括细菌芽孢和真菌孢子。

4 内容

4.1　布局合理，应设普通病室、隔离病室、沐浴间、配奶间、奶具清洗间（区）、治疗室及处置室等。各室分开设置，洁污分开，各类物品消毒符合消毒技术规范要求。

4.2　严格限制进入新生儿病房人员，进入新生儿病房必须更换清洁、专用工作服和工作鞋。

4.3　新生儿病房入口处、病室、治疗室、配奶间、沐浴间、处置室等应配置专用的洗手设施或手消毒剂。

4.4　进入新生儿病房及进行各种操作前后洗手或手消毒，操作时戴口罩和帽子。

4.5　严格执行一次性使用无菌医疗用品的管理规定，不得重复使用。

4.6　静脉输液现配现用。

4.7　新生儿病房环境

4.7.1　室内温度保持在24～28℃，湿度保持在55%～65%。

4.7.2　每天开窗通风，保持空气新鲜，必要时使用动态空气消毒机进行空气消毒。定期对设备进行清洁维护并记录。

4.7.3　桌面等物体表面应保持清洁，每日擦拭，有血液等污染时使用2000mg/L含氯消毒剂进行局部消毒，作用30分钟，再用清洁水擦拭干净。

4.7.4　新生儿辐射台表面每日清洁，箱单一人一更换，床垫定期消毒，有污染时随时更换。连续使用的暖箱每周彻底消毒，消毒后至少间隔15分钟方可安置新生儿入内。保暖箱内保湿用水每天更换无菌水。新生儿出箱后应将保暖箱移出病室，采用500mg/L含氯消毒剂进行终末消毒。

4.7.5 床间距≥1米。

4.7.6 遇特殊感染或传染性疾病新生儿应尽快转入定点医院，无定点医院的，收住新生儿隔离病室，与正常新生儿隔离，悬挂病室及床边隔离标识，物品专用，用后严格消毒。

4.7.7 新生儿室应尽可能减少物品摆放，物品的摆放按照无菌、清洁、污染有序分开。

4.7.8 工作人员定期进行体检，凡有传染性疾病、流行性感冒、皮肤化脓性疾病等暂停与新生儿接触。

4.7.9 严格限制新生儿病房的探视，探视人员接触新生儿前后应洗手。患流行性感冒或皮肤化脓性疾病者谢绝探视。

4.8 沐浴配奶管理

4.8.1 应保持淋浴间清洁

4.8.2 沐浴水温控制在38～41℃，防止烫伤。

4.8.3 新生儿使用的眼药水、药膏均一婴一用。

4.8.4 与早产儿和体重＜1000g的新生儿和必须保护性隔离的新生儿皮肤接触的毛衫、被套等布类应清洗、压力灭菌后方可使用，普通新生儿被服予高温清洗。

4.8.5 配奶间、奶具清洗间分开设置，保持环境清洁：配奶容器、奶嘴、奶瓶等哺乳用品应一用一清洗消毒，可采用热力消毒。奶具清洗间配置足够清洗水槽和冷热自来水。

5 参考资料

5.1 《医疗机构消毒技术规范》WS/T 367—2012

5.2 《医疗机构环境表面清洁与消毒管理规范》WS/T 512—2016

二十一、血液透析室消毒隔离制度

1 目的

规范血液透析室消毒隔离管理，降低医院感染发生率。

2 通用范围

血液透析室的消毒隔离管理。

3 定义

3.1 消毒

指用化学、物理、生物的方法杀灭或者消除环境中的病原微生物。

3.2 灭菌

杀灭或者消除传播媒介上的一切微生物，包括致病微生物和非致病微生物，也包括细菌芽孢和真菌孢子。

4 内容

4.1 进入应着工作服、穿专用室内鞋。

4.2 操作处置前、后应戴口罩、帽子、洗手，严格执行无菌操作。

4.3 空气消毒方法：各透析室、治疗室、库房每日空气消毒机消毒2小时，水处理室每日消毒2次。

4.4 地面每次透析后清洁1次，拖布专用，用后消毒。

4.5 透析机每次透析后消毒。表面用500mg/L浓度的含氯消毒剂擦拭，一机一巾。

4.6 透析床每次透析结束后用500mg/L浓度的含氯消毒剂擦拭，做到一床一巾。

4.7 透析患者用血压计按感染监控要求，分别使用。袖带每周消毒浸泡1次。

4.8 氧气湿化瓶、止血钳、止血带、网套，一次一用一消毒。止血钳有血迹时，随时更换。

4.9 凡有血迹污染的物品，先用2000mg/L浓度的含氯消毒剂的一次性布擦拭去掉血迹后，再用500mg/L浓度的含氯消毒剂擦拭。

4.10 床单、被套、枕套每患者一用一更换，遇有特殊情况随时更换。

4.11 无菌物品与污染物品应分开放置，位置固定，有效期标签明显。

4.12 治疗车上层为清洁区，下层为污染区。物品车用后清洁整齐。

4.13 治疗室冰箱内摆放药品，不能存放私人物品。

4.14 生活垃圾与医用垃圾严格分开，分别用黑色与黄色塑料袋包装，统一处理。

4.15 桌面每日擦拭两次，毛巾专用。

4.16 病历车、病历夹每周用500mg/L浓度的含氯消毒剂擦拭1次。

5 参考资料

5.1 《血液净化标准操作规程》（2021版）

5.2 《医疗机构血液透析室管理规范》（卫医政发〔2010〕35号）

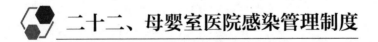

二十二、母婴室医院感染管理制度

1 目的

标准、规范本院母婴消毒隔离管理，降低患者院感发生率。

2 通用范围

适用于母婴室。

3 内容

3.1 母婴室每张产妇床的使用面积为5.5～6.5m²，每名婴儿应有一张床位，占地面积不应少于0.5～1m²，每个房间不超过3组母婴床位。

3.2 母婴一方有感染性疾病时，应与其他正常母婴隔离。产妇在传染病急性期，应暂停哺乳。

3.3 医务人员应严格执行手卫生制度，接触婴儿前后均应认真实施手卫生；患有皮肤化脓及其他传染性疾病的工作人员，应暂时停止与婴儿接触。遇有医院感染流行时，应严格执行分组护理的隔离技术。

3.4 母婴室应保持环境清洁，空气清新，室内定时通风换气，必要时进行空气消毒；病房整洁，无污渍、灰尘；地面湿式清扫，遇污染即刻消毒。洁具分室使用，用后晾干。

3.5 病床应湿式清扫，一床一巾，床头柜等物体表面应每天清洁，一桌一抹布，用后消毒。温箱、室内用品、母婴床、家具等物体表面每日用清水擦拭，遇污染随时消毒。

3.6 产妇哺乳前应洗手、清洁乳头；哺乳用具"一婴一用一消毒"；隔离婴儿用具单独使用及消毒。

3.7 感染婴儿使用一次性尿布，用后按医疗废物处置，其他物品（如衣物）等应及时清洗、消毒处理。

3.8 婴儿所用眼药水、扑粉、油膏、沐浴液、浴巾、治疗用品等，应一婴一用，避免交叉使用。新生儿被服、尿布、浴巾等物品应消毒或灭菌处理。

3.9 严格探视制度，控制探视人数，探视者应着清洁服装，洗手后方可接触婴儿。在感染性疾病流行期间，禁止探视。

3.10 母婴出院后，其床单元应彻底清洁、终末消毒。

4 参考资料

4.1 《医院消毒卫生标准》GB 15982—2012

4.2 《医院隔离技术规范》WS/T 311—2023

4.3 《医务人员手卫生规范》WS/T 313—2019

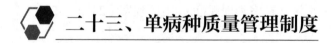

二十三、单病种质量管理制度

1 目的

提升医疗质量精细化、科学化管理水平，规范临床诊疗行为，保障医疗质量与安全，提升医疗服务水平，持续改进医疗质量。

2 通用范围

全院临床科室。

3 定义

单病种质量管理与控制是以病种为管理单元，通过构建基于病种诊疗全过程的质量控制指标和评价体系进行医疗质量管理，以规范临床诊疗行为、持续改进医疗质量和医疗安全的管理方法，是质量管理的工具。

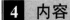

4 内容

4.1　组织架构

4.1.1　单病种质量管理工作领导小组：由院长担任组长，成员由各分管副院长、相关职能部门负责人组成。

4.1.2　领导小组下设单病种质量管理办公室（设在质量控制科），负责单病种质量管理工作的评价、监督、指导及日常工作。

主任：×××

成员：×××、×××、×××

网络上报管理员：×××

4.1.3　单病种质量管理专家组

组长：×××

组员：×××、×××、×××

4.1.4　临床科室：临床科室单病种质量管理工作由科室质量与安全管理小组负责，设单病种信息网报员。

4.2　工作职责

4.2.1　单病种质量管理工作领导小组职责

在医疗质量管理委员会指导下，定期研究、协调、解决单病种质量控制过程中出现的有关问题，提出制度支持及奖惩措施。完善单病种信息化建设，根据单病种质量管理过程及结果质量情况制订改进措施，落实医疗质量持续改进，提高医疗服务水平。

4.2.2　单病种质量管理工作领导小组办公室职责

负责单病种质量管理日常工作。督促单病种质量管理信息化建设进程，监督网报质量与及时性，监督临床诊疗指南、技术规范及管理制度落实情况，对单病种质量管理指标完成率、费用、住院日、并发症等质量指标进行监督、评价、指导。执行及指导科室开展单病种个案追踪、系统追踪，及时完善管理制度，优化服务流程。分析总结单病种质量管理过程及结果质量，提出改进措施报领导小组批准后实施。

4.2.3　专家组职责

负责对单病种的质量指标完成情况、网报、诊疗规范落实、满意度等进行指导管理。对实施中存在的问题予以技术指导，及时向单病种质量管理工作领导小组提出修订流程或制度的建议，努力规范临床诊疗行为，确保医疗安全，完成对应病种的质量控制指标。

4.2.4　医疗质量科职责

根据单病种质量控制的评价标准，组织执行科室监控临床医疗与服务过程，促进服务流程的完善及临床服务质量管理的持续改进，对网报情况进行监督管理，定期对各病种质量指标完成情况进行收集分析，督促制订持续改进方案并监督实施。协调完善信息化平台建设。

4.2.5　临床科室职责

认真执行单病种质量管理制度及相关诊疗规范，提高病案书写质量，准确完整记录相关信息，加强随访及健康宣教，及时完成网报工作，做好质量指标的总结分析与持续质量改进工作。科室单病种信息网报员牵头本科室的单病种管理网报及信息数据整理分析工作，对网报质量及单病种质量指标完成情况进行科级监督管理，落实质量持续改进措施。

4.3 工作内容

4.3.1 建立和完善本院单病种质量控制管理指标和质量参考标准体系。

4.3.2 医疗质量科专人负责上报单病种管理信息。

4.3.3 医疗质量科负责单病种质量管理的监督工作，定期对单病种过程质量开展系统追踪和个案追踪，对单病种过程与结果质量指标进行汇总与分析、反馈，将监控结果纳入科室工作质量评价。

4.3.4 开展51种单病种进行质量管理及网报工作，医疗质量科网络上报管理员负责信息上报等日常工作，确保及时、准确、完整地报送相关数据信息。组织相应临床专科规范开展各单病种诊疗常规及单病种上报工作。

4.3.5 对各临床专科单病种信息网报员进行培训，对上报途径、用户名、密码等进行维护管理，并解决网报上的各种问题。

4.3.6 各相应临床专科由科室质量与安全管理小组负责单病种质量控制实施工作。

4.3.7 对各临床专科有专人负责上报单病种管理信息。科室单病种信息网报员名单报医疗质量科进行管理。各科室必须在每例单病种完成诊疗出院后10天内完成网报。

4.3.8 各临床科主任为科室单病种质量管理的责任人，有计划地组织科室医护人员培训，实施单病种管理，负责单病种质量管理诊疗规范的具体执行落实工作。

4.3.9 信息统计室、计算机中心加强信息化建设，完善单病种上报信息系统，建立单病种信息数据库，为单病种质量管理与控制提供信息化支撑。

4.3.10 单病种质量管理工作是科室医疗质量管理的重要内容，定期对单病种过程质量开展系统追踪和个案追踪，对网报情况及质量指标完成情况、对病种质量数据控制情况进行总结分析，合理运用质量管理工具进行持续质量改进。

4.4 奖惩措施

根据单病种质量管理网报及质量指标完成情况，对科室、责任医师、单病种上报员进行考核，考核结果与绩效、星级服务及综合目标考核挂钩，详见医院《单病种质量控制与网报管理奖惩制度》。

5 参考资料

5.1 《国家卫生健康委办公厅关于进一步加强单病种质量管理与控制工作的通知》（国卫办医函〔2020〕624号）

5.2 《三级医院评审标准（2022年版）广东省综合医院实施细则》

6 附件

6.1 51个病种对应疾病或手术操作编码

6.2 单病种管理工作流程图（图6-23-1）

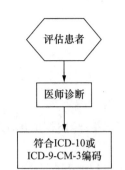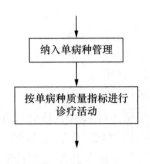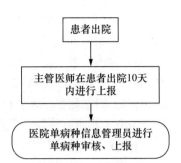

图6-23-1 单病种管理工作流程图

51个病种对应疾病或手术操作编码

一、急性心肌梗死（ICD-10 I21.0-I21.3，I21.9）

二、心力衰竭（ICD-10 I05-I09、I11-I13、I20-I21、I40-I41、I42-I43 I50）

三、住院（成人）社区获得性肺炎（ICD-10 J13-J16，J18）

四、缺血性卒中/脑梗死（ICD-10 I63.0-I63.9）

五、髋关节置换术（ICD 9-CM-3 00.7 81.51-53）

六、膝关节置换术（ICD 9-CM-3 00.80-00.83 81.54，81.55）

七、冠状动脉旁路移植术（ICD 9-CM-3 36.1）

八、围手术期预防感染质量控制

适用手术与操作：

（一）甲状腺叶切除术：06.2-06.5

（二）膝半月板切除术：80.6

（三）晶状体相关手术：13.0-13.9

（四）剖宫产术：74.0，74.1，74.2，74.4，74.99

（五）腹股沟疝相关手术：17.11-17.13，17.21-17.24，53.00-53.17

（六）乳房组织相关手术：85.2-85.4

（七）足和踝关节固定术和关节制动术：81.1

（八）动脉内膜切除术：38.1

（九）其他颅骨切开术：01.24

（十）椎间盘切除术或破坏术：80.50-80.59

（十一）骨折切开复位＋内固定术：03.53，21.72，76.72-76.79，79.30-79.39

（十二）关节脱位切开复位内固定术：76.94，79.8

（十三）骨内固定不伴骨折复位术及置入装置去除：78.5至78.6

（十四）肌腱相关手术：83.11至83.14

（十五）睾丸相关手术：62.0至62.9

（十六）阴茎相关手术：64.0至64.4

（十七）室间隔缺损修补术：35.62

（十八）房间隔缺损修补术：35.61

（十九）髋关节置换术：00.7，81.51至81.53

（二十）膝关节置换术：00.80至00.83，81.54，81.55

（二十一）冠状动脉旁路移植术：36.1

（二十二）卵巢相关手术：65.2至65.6

九、肺炎（儿童、住院）质量控制（J13-J16，J18；2岁≤年龄＜18岁的出院患儿）。

十、剖宫产质量控制（74.0，74.1，74.2，74.4，74.99）

十一、慢性阻塞性肺疾病（急性加重期）住院质量控制（J44.0，J44.1）。

十二、围手术期预防深静脉血栓栓塞

适用手术与操作：

1. 闭合性心脏瓣膜切开术：35.00至35.04

2. 心脏瓣膜切开和其他置换术：35.20至35.28

3. 脊柱颈融合术：81.04至81.08

4. 脊柱再融合术：81.34至81.38

5. 胃部分切除术伴胃十二指肠吻合术：43.6

6. 胃部分切除术伴胃空肠吻合术：43.7

7. 其他胃部分切除术：43.8

8. 胃全部切除术：43.9

9. 开放性和其他部分大肠切除术：45.7

10. 腹会阴直肠切除术：48.5

11. 直肠其他切除术：48.6

12. 肝叶切除术：50.3

13. 部分肾切除术：55.4

14. 全部肾切除术：55.5

15. 部分膀胱切除术：57.6

16. 全部膀胱切除术：57.7

17. 卵巢病损或卵巢组织的局部切除术或破坏术：65.2

18. 单侧卵巢切除术：65.3

19. 单侧输卵管-卵巢切除术：65.4

20. 双侧卵巢切除术：65.5

21. 双侧输卵管-卵巢切除术：65.6

22. 子宫病损或组织的切除术或破坏术：68.2

23. 经腹子宫次全切除术：68.3

24. 经腹子宫全部切除术：68.4

25. 阴道子宫切除术：68.5

26. 经腹根治性子宫切除术：68.6

27. 根治性阴道子宫切除术：68.7

28. 盆腔脏器取除术：68.8

29．髋关节置换术：00.7，81.51至81.53

30．膝关节置换术：00.80至00.83，81.54，81.55

31．冠状动脉旁路移植术：36.1

十三、房颤（ICD-10 I48）

十四、主动脉瓣置换术（35.0、35.2）

十五、二尖瓣置换术（35.02、35.12、35.23、35.24）

十六、房间隔缺损手术：（35.51、35.52、35.61、35.71）

十七、室间隔缺损手术：（35.53、35.55、35.62、35.72）

十八、短暂性脑缺血发作：（CID-10 G45.0-G45.9）

十九、脑出血：（CID-10 I61.0-I61.9）

二十、脑膜瘤：（ICD-10 C70.0、C70.9、D32.0、D32.9、D42.9，伴ICD-9-CM-3编码：01.51、01.59）

二十一、胶质瘤（初发，手术治疗）（ICD-10：C71，伴ICD-9-CM-3 编码：01.52至01.59）

二十二、垂体腺瘤（ICD-10：D35.2、C75.1、D44.3、E22.0、E23.6，伴ICD-9-CM-3编码：07.61至07.69、07.71、07.72、07.79和01.59）

二十三、急性动脉瘤性蛛网膜下腔出血（初发，手术 治疗）（ICD-10：I60.0至I60.9，且伴主要手术ICD-9-CM编码：01.3，02.2，02.3，38.3，38.4，38.6，39.5）

二十四、惊厥性癫痫持续状态（ICD-10：G41.0、G41.8、G41.9）

二十五、帕金森病（ICD-10：G20.x00）

二十六、哮喘（成人，急性发作，住院）（ICD-10：J45，J46）

二十七、哮喘（儿童，住院）（ICD-10：J45，J46；2岁≤年龄＜18岁的出院患儿）

二十八、发育性髋关节发育不良（手术治疗）（ICD-10：Q65.0至Q65.6、65.8、65.9，伴主要手术ICD-9-CM-3；79.85、77.25、77.29；1岁≤年龄≤8岁（旧称先天性髋关节脱位）的手术出院患儿）

二十九、异位妊娠（手术治疗）（ICD-10：O00 开头，且伴主要手术 ICD-9-CM-3 编码：66.01，66.02，66.62，66.95，74.30）

三十、子宫肌瘤（手术治疗）（ICD-10：D25 开头，且伴主要手术 ICD-9-CM-3 编码：68.29，68.3至68.5，68.9）

三十一、肺癌（手术治疗）（ICD-10：C34 开头，且伴主要手术 ICD-9-CM-3 编码：32.2至32.6，32.9）

三十二、甲状腺癌（手术治疗）（ICD-10：C73 开头，且伴主要手术操作 ICD-9-CM-3 编码：06.2至06.5）

三十三、乳腺癌（手术治疗）（ICD-10：C50 开头，且伴主要手术 ICD-9-CM-3 编码：85.2至85.4）

三十四、胃癌（手术治疗）（ICD-10：C16 开头，且伴主要手术 ICD-9-CM-3 编码：43.4至43.9）

三十五、宫颈癌（手术治疗）（ICD-10：C53 开头，且伴主要手术 ICD-9-CM-3 编码：

67.2至67.4，68.4，68.5，68.6，68.7）

三十六、结肠癌（手术治疗）（ICD-10：C18，D01.0；且伴主要手术操作 ICD-9-CM-3 编码：45.4，45.73至45.79，45.8）

三十七、糖尿病肾病（ICD-10：E10至E14，且伴主 要操作 ICD-9-CM-3 编码：55.23）

三十八、终末期肾病血液透析（ICD-10编码：N18.0，且伴主要操作ICD-9-CM-3 编码：38.95，39.27，39.42，39.95）

三十九、终末期肾病腹膜透析（ICD-10编码：N18.0，且伴主要操作ICD-9-CM-3 编码：54.98）

四十、舌鳞状细胞癌（手术治疗）（ICD-10 编码：C01，C02，且伴主要手术 ICD-9-CM-3 编码：25.1至25.4，40.4）

四十一、腮腺肿瘤（手术治疗）（ICD-10编码：D11.0，且伴主要手术 ICD-9-CM-3 编码：26.2，26.3伴04.42）

四十二、口腔种植术（ICD-9-CM-3 编码：23.5，23.6的门诊患者或 者76.09，76.91，76.92，22.79）

四十三、原发性急性闭角型青光眼（手术治疗）（ICD-10 编码：H26.2，H40.0，H40.2，H40.9，且伴主要手术 ICD-9-CM-3 编码：10.1，10.49，10.6，10.91，10.99，12.11，12.12，12.64，12.66，12.67，12.71至12.73，12.79，12.83，12.85，12.87，12.91，12.92，12.99，13.19，13.3，13.41，13.59，13.70，13.71，13.90，14.73，14.74，14.79）

四十四、复杂性视网膜脱离（手术治疗）（ICD-10 编码：E10.3，E11.3，E14.3，H33.0至H33.5，H59.8，且伴主要手术 ICD-9-CM-3 编码：13.19，13.3，13.41，13.42，13.43，13.59，13.64，13.65，13.69，13.70，13.71，13.73，13.8，13.90，14.29，14.31，14.49，14.51，14.52，14.53，14.54，14.59，14.71，14.72，14.73，14.75，14.9）

四十五、住院精神疾病（ICD-10编码：F00-F99）

四十六、中高危风险患者预防静脉血栓栓塞症

四十七、感染性休克（SEP）早期治疗（ICD-10 编码：A02.1，A22.7，A32.7，A40.1至A40.9，A41.0至A41.9，A42.7，A54.8，B37.7，R57.2）

四十八、儿童急性淋巴细胞白血病（初始诱导化疗）（ICD-10编码：C91.0，且伴主要操作ICD-9-CM-3 编码：99.25）

四十九、儿童急性早幼粒细胞白血病（初始化疗）（ICD-10编码：C92.4，且伴主要操作ICD-9-CM-3 编码：99.25）

五十、甲状腺结节（手术治疗）（ICD-10 编码：D34，E04.0，E04.1，E04.2，且伴主要手术 ICD-9-CM-3 编码：06.2至06.5）

五十一、HBV 感染分娩母婴阻断（ICD-10 编码：O98.4，Z22.5＋O80至O84＋Z37；且伴①阴道分娩操作 ICD-9-CM-3 编码72.0至72.9，73.0，73.1，73.21，73.4至73.6，73.9；或伴②剖宫产手术 ICD 9-CM-3 编码：74.0，74.1，74.2，74.4，74.99）

二十四、单病种质量控制与网报管理奖惩制度

1　目的

加强单病种质量控制管理与网报工作，进一步提升医院管理及医疗服务水平，落实医疗质量持续改进管理，保障医疗质量及医疗安全。

2　通用范围

全院临床科室。

3　内容

3.1　奖励措施

3.1.1　各病区单病种网报员每月发放补助×元。

3.1.2　按要求完成单病种网报工作，经医疗质量科等部门审核符合标准的，每例发放×元奖励，由科室主任按实际工作发放。

3.1.3　网报工作必须在相应病种住院患者出院后10天内完成，超期网报的不予计发奖励（如遇网报网站关网则时间顺延）。网报质量差，或单病种质量指标控制不理想的不予计发奖励。

3.1.4　所有监测的单病种均需实施临床路径管理，未按要求实施临床路径管理或变异超出临床路径计奖要求的病历，不予计发奖励。

3.1.5　对单病种网报工作积极完善，单病种质量指标控制理想的科室，在与医疗质量相关的评先评优项目中优先考虑。

3.2　处罚措施

3.2.1　对符合单病种网报要求的病历，于患者出院次月10日前（如遇网报网站关网则时间顺延）仍未网报的，经医疗质量科公示后，每例扣发主管医师绩效×元，扣发科主任及科副主任中层干部管理绩效各×元。

3.2.2　经医院执行上述处罚后仍未补报的病历，在下一月执行双倍处罚，直至完成补报为止。

3.2.3　科室当月出现1例或以上漏报，或网报质量不达标的，取消该科单病种网报员当月补助。科室单病种网报员必须于每月10日前将前1个月科室单病种质量管理自查总结经医院OA提交医疗质量科，包括但不限于单病种过程及结果质量指标完成情况、网报情况、存在问题与分析、改进措施及落实情况等，逾期未提交的取消当月补助，每累计3个月未提交者降1颗星。

3.2.4　按季度核算，累计每漏报10例主管医师降1颗星，累计科室每漏报20例单病种网报员降1颗星，直至无星为止。科主任及副主任降星按医院《星级服务考评方案》相

关规定执行。

3.2.5 漏报情况严重，或单病种质量指标控制明显缺陷，又不配合整改的科室及医师，报医院领导班子讨论处理。

4 参考资料

4.1 《国家卫生健康委办公厅关于进一步加强单病种质量管理与控制工作的通知》（国卫办医函〔2020〕624号）

4.2 《三级医院评审标准（2022年版）广东省综合医院实施细则》

二十五、住院病案首页数据填写管理制度

1 目的

1.1 提高住院病案首页数据填写的准确性和完整性。

1.2 保障医院DRG分组数据质量。

1.3 提高医院绩效考核数据提取的正确性。

2 通用范围

全院。

3 内容

3.1 各相关科室根据《转发国家中医药管理局办公室关于印发中医病案首页数据填写质量规范、质量管理与质控指标和质控考核细则的通知》按规范填写病案首页数据。

3.2 病案室认真审阅并及时录入病案首页数据，信息管理人员按照数据传输接口标准及时上传数据，确保住院病案首页数据完整、准确。医疗质量科和病案室负责对相关人员培训。

3.3 医务部、医疗质量科、病案室、信息统计室每月抽查一定数量病案首页进行质量评分，按分数高低分四个档次：优：≥95分，且出院主要诊断、主要诊断编码、主要手术或操作名称、主要手术或操作编码没有错误；良：小于95分，大于或等于90分，且出院主要诊断、主要诊断编码、主要手术或操作名称、主要手术或操作编码没有错误；中：小于90分，大于或等于80分；差：小于80分。所得分数纳入相关科室绩效评价。

3.4 处罚原则

3.4.1 院级质控处罚

凡经医务部、医疗质量科、病案室、信息统计室检查，按《××医院病案首页评分表》（表6-29）进行评分，评级为"中"，参照乙级病历处理；评级为"差"参照丙级病历处理。

3.4.2 省级质控处罚

参照省信息中心每月反馈的扣分情况，查出被扣分的每一份病案首页，按《××医院病案首页评分表》进行评分，除按院级质控处罚外，每扣0.5分，扣发主管医师资金×元，

一个季度累计扣分大于或等于5分，下一季度医疗质量星级管理下降一星并参加学习班，一个季度累计扣分大于或等于10分，下一季度医疗质量星级管理下降二星，并调至病案室监控病案首页1个月。

　　3.5　医疗质量科、信息统计室每月或每季度及时公报质量评价结果，并结合评价结果制订质量持续改进方案。

4　参考资料

　　4.1　《住院病案首页数据质量管理与控制指标（2016版）》

　　4.2　《住院病案首页数据填写质量规范（暂行）》

　　4.3　《转发国家中医药管理局办公室关于印发中医病案首页数据填写质量规范、质量管理与质控指标和质控考核细则的通知》

5　附件

　　5.1　××医院病案首页评分表（表6-25-1）

表6-25-1　××医院病案首页评分表

科室：　　　　　　　　　　　　　住院号：　　　　　　　　　　主管医师：

检查项目	项目类别	项目数	评分项	分值	减分
患者基本信息（18分）	A类	2	新生儿入院体重	4	
			新生儿出生体重	4	
	B类	1	病案号	2	
	C类	4	性别	1	
			出生日期	1	
			年龄	1	
			医疗付费方式	1	
	D类	20	健康卡号、患者姓名、出生地、籍贯、民族、身份证号、职业、婚姻状况、现住址、电话号码、邮编、户口地址及邮编、工作单位及地址、单位电话及邮编、联系人姓名、关系、地址、电话号码	0.5分/项，减至4分为止	
住院过程信息（26分）	A类	1	离开方式	4	
	B类	5	入院时间	2	
			出院时间	2	
			实际住院天数	2	
			出院科别	2	
			是否有31天内再住院计划	2	
	C类	3	入院途径	1	
			入院科别	1	
			转科科别	1	

续表

检查项目	项目类别	项目数	评分项	分值	减分
住院过程信息（26分）	D类	18	医疗机构名称、医疗机构代码、（入院）病房、（出院）病房、科主任、主任（副主任）医师、主治医师、住院医师、进修医师、实习医师、责任护士、编码员、病案质量、质控医师、质控护士、质控日期、（医嘱转院）拟接收医疗机构名称、（医嘱转社区卫生服务机构/乡镇卫生院）拟接收医疗机构名称	0.5分/项，减至9分为止	
诊疗信息（50分）	A类	6	出院主要诊断	4	
			主要诊断编码	4	
			其他诊断	1分/项，减至4分为止	
			其他诊断编码	1分/项，减至4分为止	
			主要手术或操作名称	4	
			主要手术或操作编码	4	
	B类	8	入院病情	2	
			病理诊断	2	
			病理诊断编码	2	
			切口愈合等级	2	
			颅脑损伤患者昏迷时间	2	
			其他手术或操作名称	0.5分/项，减至2分为止	
			其他手术或操作编码	0.5分/项，减至2分为止	
			手术及操作编码	2	
	C类	3	门（急）诊诊断	1	
			门（急）诊诊断疾病编码	1	
			麻醉方式	1	
	D类	12	损伤（中毒）外部原因及疾病编码、病理诊断及编码和病历号、药物过敏史、尸检记录、血型及Rh标识、手术级别、术者、第一助手	0.5分/项，减至7分为止	
费用信息（6分）	A类	1	总费用	4	
	D类	10	综合医疗服务类、诊断类、治疗类、康复类、中医类、西药类、中药类、血液和血液制品类、耗材类、其他类	0.5分/项，减至2分为止	

优：≥95分，且出院主要诊断、主要诊断编码、主要手术或操作名称、主要手术或操作编码没有错误。良：小于95分，大于或等于90分，且出院主要诊断、主要诊断编码、主要手术或操作名称、主要手术或操作编码没有错误。中：小于90分，大于或等于80分。差：小于80分。

总评分：		检查日期：		检查者：	

二十六、病案首页主要诊断编码的监测与评价制度

1　目的

进一步完善病案首页主要诊断编码正确率指标的监测，保障病案首页主要诊断编码正确率并持续改进，提高病案首页主要诊断编码正确率。

2　通用范围

全院。

3　定义

病案首页主要诊断编码填写正确，是指医师和病案管理人员按照规定，准确选择和规范填写住院病案首页中的主要诊断，并按照国家统一发布的疾病分类代码准确进行编码。

4　内容

提高病案首页主要诊断编码正确率，是提升病案首页质量的重要内容，对正确统计医疗机构及地区疾病谱、支撑DRGs分组、评价医疗质量安全水平和技术能力等工作具有非常重要的基础性支撑作用。

4.1　相关职能部门根据医院《住院病案首页填写说明》，对各临床科室进行培训，各科室重点学习主要诊断的规范选择。

4.2　职能部门定期围绕首页规范化填写、质量监测等开展宣教培训，医师和病案管理人员知晓并落实。

4.3　医务部、医疗质量科、病案室、信息统计室常态化协作监测本院主要诊断编码正确率。

4.4　利用信息化及人工手段，对病案首页主要诊断的选择进行监测，以评价各科主要诊断正确率。

4.5　病案主管部门定期对编码员开展培训与考核，提高编码员水平。

4.6　各临床科室定期对本科室住院病案首页中主要诊断准确选择和规范填写情况进行自查，运用质量工具分析原因，提出改进措施并落实。

4.7　病案室每月将各科主要诊断选择情况反馈给临床科室，并限期整改，各科室将目标改进情况纳入科室绩效管理中。

4.8　医疗质量科及病案室运用质量管理工具，查找、分析影响机构实现该目标的因素，提出改进措施并落实。

5　参考资料

5.1　《2021年国家医疗质量安全改进目标说明》

第七章　重症管理相关制度[①]

一、术后重症监护患者联合查房制度

1　目的

规范术后转ICU患者的管理。

2　通用范围

手术医师（以主刀医师为主，如主刀医师不在则委托一助医师）、内科有创诊疗医师、ICU诊疗组长或经管医师、ICU责任护士。

3　定义

术后重症监护患者联合查房指手术医师、重症医学科医护人员等对术后在重症医学科进行监护的患者进行联合查房。

4　内容

4.1　职责分工

4.1.1　管理职责：医务部。

4.1.2　实施职责：手术科室主管医师、内科有创诊疗医师、ICU诊疗组长或经管医师、ICU责任护士。

4.2　工作标准

4.2.1　联合查房规定

4.2.1.1　查房责任人：主刀医师或主刀医师委托的一助、ICU主管医师、责任护士；

4.2.1.2　查房方式：三方一起到患者床边进行联合查房；

4.2.1.3　查房时间：术后3天连续进行联合查房，至少每日1次，查房时间由手术医师确定，但术后次日查房时间一般安排在上午进行；3天后病情仍危重，需要继续进行联合查房，直至病情稳定；

4.2.1.4　多科联合手术的各专科医师都要进行术后联合查房，特别是对多发伤的患者。

---

① 本章另有《静脉血栓栓塞症防治管理工作方案及制度》《晨会交班规范》《多学科诊疗团队（MDT）管理制度》《住院时间超过30天患者管理与评价制度》《单病种质量管理制度》《单病种质量控制与网报管理奖惩制度》，具体内容见第六章。

4.2.2 联合查房中各医务人员职责

4.2.2.1 主刀医师

A. 对手术患者进行查体并评估手术引流管道情况；

B. 完成或安排专科医师进行专科特殊换药或引流管道的拔除；

C. 对存在的专科相关风险进行评估并明确观察重点，并提出进一步的治疗方案；

D. 提出护理中需要重视的环节及问题；

E. 对医嘱进行审核及提出医嘱更改意见，对手术患者的治疗效果进行分析，并完成主刀医师查房记录；

F. 主刀医师如果有特殊情况不能查房的，应委托手术的一助查房或者主刀医师的上级医师。

4.2.2.2 ICU医师

A. 汇报手术患者的病情；

B. 参与病情的讨论，提出手术相关问题；

C. 根据手术医师的建议，进行医嘱更改；

D. 根据联合查房情况书写联合查房病程录；

E. 完成手术患者的普通换药工作。

4.2.2.3 ICU责任护士

A. 汇报患者的基本情况及管理情况；

B. 根据联合查房的意见做好术后护理工作。

5 参考资料

5.1 《医疗质量管理办法》（中华人民共和国国家卫生和计划生育委员会令第10号，2016年11月1日起施行）

5.2 《会诊制度》

6 附件

6.1 工作流程图（图7-1-1）

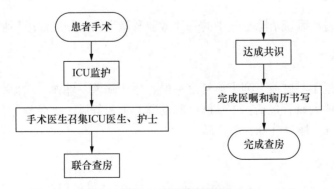

图7-1-1 工作流程图

6.2 ICU联合查房登记表（表7-1-1）

表7-1-1 ICU联合查房登记表

检查时间	本月医师人数	危重程度评分执行情况（抽查3例）	转出时间超过36小时例数	专管员自查执行情况	联合查房记录情况	本月全院大会诊例数
总体情况：						

二、重症监护室医院感染管理制度

1 目的

标准、规范本院重症监护室院感防控管理，降低院感发生率。

2 通用范围

适用于重症监护室院感管理工作。

3 定义

3.1 ICU

重症监护病房（Intensive Care Unit），医院集中监护和救治重症患者的专业病房，为因各种原因导致一个或多个器官与系统功能障碍危及生命或具有潜在高危因素的患者，及时提供系统的、高质量的医学监护和救治技术。

3.2 空气洁净技术

通过多级空气过滤系统清除空气中的悬浮微粒及微生物、创造洁净环境的手段。

3.3 中央导管

末端位于或接近于心脏或下列大血管之一的，用于输液、输血、采血、血流动力学监测的血管导管。这些大血管包括：主动脉、肺动脉、上腔静脉、下腔静脉、头臂静脉、颈内静脉、锁骨下静脉、髂外静脉、股静脉。

3.4 目标性监测

针对感染高危人群、高发部位、高危因素等开展的医院感染监测，如重症监护病房医院感染监测、血液净化相关感染监测、手术部位感染监测、抗菌药物临床应用与细菌耐药性监测等。

3.5　中央导管相关血流感染

患者在留置中央导管期间或拔除中央导管48小时内发生的原发性且与其他部位存在的感染无关的血流感染。

3.6　呼吸机相关肺炎

VAP，建立人工气道（气管插管或气管切开）并接受机械通气时所发生的肺炎，包括发生肺炎48小时内曾经使用人工气道进行机械通气者。

3.7　导尿管相关尿路感染

CAUTI，患者留置导尿管期间或拔除导尿管后48小时内发生的尿路感染。

4　内容

4.1　环境布局合理，分治疗室和监护区。治疗室和监护区内均设有感应式流动水洗手设施；每天按《医院消毒技术规范》进行空气消毒。严格区分医护人员工作通道、患者进出通道、探视通道及污物送出通道，禁止交叉逆行。地拖、抹布按区域分开使用，用后消毒晾干备用。

4.2　监护区每日实行湿式清洁2次以上，有血迹、分泌物污染时应及时用消毒液清洁、消毒。每周小清洁1次，每月大清洁1次。

4.3　加强对各种监护仪器设备、卫生材料及患者用物的消毒与管理。严格遵守一次性医疗用品管理规定。可重复使用的呼吸机管道送消毒供应中心集中处理；氧气湿化瓶消毒冲洗干净后晾干妥善保管。

4.4　感染患者与非感染患者分开安置，特殊感染患者单独安置。诊疗护理活动采取相应的隔离措施，预防交叉感染。

4.5　严格遵守无菌操作规程，严格执行洗手或手消毒制度，必要时戴手套。

4.6　工作人员进入重症医学科要穿专用工作服、换鞋、戴帽、戴口罩、洗手，患有感染性疾病者不得进入。严格执行探视制度，限制探视人数；探视者应更衣、换鞋、戴帽及口罩，与患者接触前要洗手。

4.7　加强对患者各种留置管路观察、局部护理与消毒。

4.8　合理使用抗生素，预防感染的患者按抗菌药物合理应用及分级管理实施细则执行。医院感染患者要多次取标本进行病原学检查，根据药敏选用敏感药治疗。病原菌未明确的严重感染，实行"降阶梯治疗"原则。

4.9　应积极开展目标性监测，包括呼吸机相关肺炎（VAP）、血管导管相关血流感染（CLBSL）、导尿管相关尿路感染（CAUTI）、多重耐药菌监测等。

4.10　发现医院感染病例应及时登记并按规定在医师工作站填写《院内感染病例登记表》。

4.11　严格区分医疗废物和生活垃圾，医疗废物严格按《医疗废物管理条例》及《医疗卫生机构医疗废物管理办法》有关规定处理。

4.12　洁净监护室严格按照《医院洁净管理技术规范》进行管理。

4.13　做好终末消毒工作。

4.14　定期对科室工作人员进行相关医院感染知识培训及考核。

4.15　每季度对物体表面、医务人员手和空气进行消毒效果监测，当怀疑医院感染暴发、ICU新建或改建以及病室环境的消毒方法改变时，应随时进行监测。

5　参考资料

5.1　《重症监护病房医院感染预防与控制规范》WS/T 509—2016

5.2　《医院消毒卫生标准》GB 15982—2012

5.3　《医院隔离技术规范》WS/T 311—2023

5.4　《医院感染监测规范》WS/T 312—2023

5.5　《医务人员手卫生规范》WS/T 313—2019

5.6　《医疗机构消毒技术规范》WS/T 367—2012

5.7　《医院洁净手术部建筑技术规范》GB 50333—2013

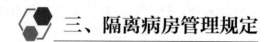

三、隔离病房管理规定

1　目的

明确隔离病房的管理要求，防止不同传播途径疾病的传播。

2　通用范围

院内设置隔离病房的科室。

3　定义

3.1　隔离

采用各种方法、技术，防止病原体从患者及携带者传播给他人的措施。

3.2　床单位消毒

对患者住院期间、出院、转院、死亡后所用的床及床周围物体表面进行清洁与消毒。

3.3　终末消毒

传染源离开疫源地后，对疫源地进行的1次彻底的消毒，如传染病患者出院、转院或死亡后，对病室进行的最后1次消毒。

4 内容

4.1 收治范围

4.1.1　主要用于收治确诊传染病或疑似传染病或不明原因的特殊感染患者。

4.2 设置要求

4.2.1　在病区的末端，应设一间或多间隔离病室。

4.2.2　病室内应有良好的通风设施；配备非手触式的流动水洗手设施。

4.2.3　隔离病室门口应有隔离标志，并限制人员的出入，黄色为空气传播的隔离，粉色为飞沫传播的隔离，蓝色为接触传播的隔离。

4.2.4　病房内物品专人专用。

4.2.5　科室收治可疑传染病患者时应安置在单人隔离房间。受条件受限制时，同种病原体感染的患者可安置于一室。

4.2.6　收治经空气传播患者优先安置负压病房，无条件收治时应关闭隔离病房的中央空调，开窗通风及使用空气消毒机，隔离病室门应保持关闭。

4.3 患者管理

4.3.1　应限制患者的活动范围：进入隔离病房后患者不得自行离开隔离病房。

4.3.2　当患者病情允许时，应戴外科口罩，定期更换。

4.3.3　应减少转运，如需要转运时，应遵循本院《医院内传染病相关感染预防与控制制度》，采取有效措施，减少对其他患者、医务人员和环境表面的污染。

4.3.4　隔离病房内患者不宜探视及陪护。

4.3.5　对患者进行"咳嗽礼仪"及手卫生等宣教与实施。

4.3.6　患者出院所带物品应消毒处理。

4.4　医务人员个人防护管理

4.4.1　在标准预防的基础上，采取相应传播途径的额外预防措施。

4.4.2　在不同的区域，穿戴不同的防护用品，离开时按要求摘脱，并正确处理使用后物品。

4.4.3　进入隔离病房时，依据不同的暴露风险采取不同防护级别。

4.4.3.1　进入确诊或可疑传染病患者房间时，应戴帽子、医用外科口罩/医用防护口罩；进行可能产生喷溅的诊疗操作时，应戴护目镜或防护面罩，穿防护服，当接触患者及其血液体液、分泌物、排泄物等物质时应戴手套。手上有伤口时应戴双层手套。

4.4.3.2　进入隔离病室，从事可能污染工作服的操作时，应穿隔离衣；离开病室前，脱下隔离衣，按要求悬挂，每天更换清洗消毒；或使用一次性隔离衣，用后按医疗废物管理要求进行处置。接触甲类传染病应按要求穿脱防护服，离开病室前，脱去防护服，防护服按医疗废物管理要求进行处置。

4.5   环境、物表清洁消毒管理

4.5.1   日常清洁消毒

4.5.1.1   空气消毒：隔离病房可开窗通风，但保持门常闭。可采用紫外线灯照射消毒：无人时持续用紫外线灯照射消毒，每天至少消毒2次，每次照射消毒60分钟以上（从灯亮5分钟起计算照射消毒时间）；或人机共存空气消毒机：持续开启空气消毒机，做好滤网的清洁消毒。

4.5.1.2   物表清洁消毒：隔离病室所有物体表面无明显污染采用500mg/L含氯消毒液进行物表及地面的清洁消毒。注意加强门把手、水龙头等高频接触的物体表面的清洁消毒，每日至少2次。

4.5.1.3   医疗废物处置：患者使用后的生活垃圾均按医疗废物处理，用双层黄色医疗废物袋封装，外贴标签注明传染病名称。放入科室专用医疗废物暂存箱内。科室应指定专人负责与医疗废物收集人员进行交接。

4.5.1.4   医用织物处置：使用后的床单、被套等立即装入双层黄色医疗废物袋鹅颈结包扎，密闭转运集中清洗消毒。

4.5.1.5   普通住院患者（解除传染病隔离）后的隔离病房采用床单元消毒。详见床单元清洁消毒流程。

4.5.2   终末清洁消毒

确诊或疑似传染病、不明原因的特殊感染患者出院、转院或死亡后，如：甲类传染病：鼠疫、霍乱；经呼吸道途径传播如：肺炭疽、传染性非典型肺炎等呼吸道传染病及耐万古霉素肠球菌（VRE）、耐碳青霉烯类肠杆菌科细菌（CRE）、MRSA等严重的耐药菌感染，应对病室进行终末消毒。详见《隔离病房终末消毒流程》。

4.6   不同传播途径疾病的防控措施，遵循本院《医院内传染病相关感染预防与控制制度》。

5   参考资料

5.1   《医院隔离技术规范》WS/T 311—2023

四、新生儿病房消毒隔离制度

1   目的

规范新生儿病房消毒隔离管理，降低医院感染发生率。

2   通用范围

适用于新生儿病房的消毒隔离管理。

3　定义

3.1　消毒

指用化学、物理、生物的方法杀灭或者消除环境中的病原微生物。

3.2　灭菌

杀灭或者消除传播媒介上的一切微生物，包括致病微生物和非致病微生物，也包括细菌芽孢和真菌孢子。

4　内容

4.1　布局合理，应设普通病室、隔离病室、沐浴间、配奶间、奶具清洗间（区）、治疗室及处置室等。各室分开设置，洁污分开，各类物品消毒符合消毒技术规范要求。

4.2　严格限制进入新生儿病房人员，进入新生儿病房必须更换清洁、专用工作服和工作鞋。

4.3　新生儿病房入口处、病室、治疗室、配奶间、沐浴间、处置室等应配置专用的洗手设施或手消毒剂。

4.4　进入新生儿病房及进行各种操作前后洗手或手消毒，操作时戴口罩和帽子。

4.5　严格执行一次性使用无菌医疗用品的管理规定，不得重复使用。

4.6　静脉输液现配现用。

4.7　新生儿病房环境

4.7.1　室内温度保持在24～28℃，湿度保持在55%～65%。

4.7.2　每天开窗通风，保持空气新鲜，必要时使用动态空气消毒机进行空气消毒。定期对设备进行清洁维护并记录。

4.7.3　桌面等物体表面应保持清洁，每日擦拭，有血液等污染时使用2000mg/L含氯消毒剂进行局部消毒，作用30分钟，再用清洁水擦拭干净。

4.7.4　新生儿辐射台表面每日清洁，箱单一人一更换，床垫定期消毒，有污染时随时更换。连续使用的暖箱每周彻底消毒，消毒后至少间隔15分钟方可安置新生儿入内。保暖箱内保湿用水每天更换无菌水。新生儿出箱后应将保暖箱移出病室，采用500mg/L含氯消毒剂进行终末消毒。

4.7.5　床间距≥1米。

4.7.6　遇特殊感染或传染性疾病新生儿应尽快转入定点医院，无定点医院的，收住新生儿隔离病室，与正常新生儿隔离，悬挂病室及床边隔离标识，物品专用，用后严格消毒。

4.7.7　新生儿室应尽可能减少物品摆放，物品的摆放按照无菌、清洁、污染有序分开。

4.7.8　工作人员定期进行体检，凡有传染性疾病、流行性感冒、皮肤化脓性疾病等暂停与新生儿接触。

4.7.9　严格限制新生儿病房的探视，探视人员接触新生儿前后应洗手。患流行性感冒或皮肤化脓性疾病者谢绝探视。

4.8　沐浴配奶管理

4.8.1　应保持淋浴间清洁。

4.8.2　沐浴水温控制在38～41℃，防止烫伤。

4.8.3　新生儿使用的眼药水、药膏均一婴一用。

4.8.4　与早产儿和体重＜1000g的新生儿和必须保护性隔离的新生儿皮肤接触的毛衫、被套等布类应清洗、压力灭菌后方可使用，普通新生儿被服应"类高温"清洗。

4.8.5　配奶间、奶具清洗间分开设置，保持环境清洁：配奶容器、奶嘴、奶瓶等哺乳用品应一用一清洗消毒，可采用热力消毒。奶具清洗间配置足够清洗水槽和冷热自来水。

5　参考资料

5.1　《医疗机构消毒技术规范》WS/T 367—2012

5.2　《医疗机构环境表面清洁与消毒管理规范》WS/T 512—2016

五、重症医学科消毒隔离制度

1　目的

规范重症医学科消毒隔离管理，降低院感发生率。

2　通用范围

适用于重症医学科消毒隔离管理。

3　内容

3.1　布局合理，分区明确，标识清楚，设置三通道：医护通道、患者通道、污物通道。

3.2　治疗室内应设感应式开关的流动水洗手设施，监护区每床占地面积不少于15平方米，床间距大于1米，每床配备手消毒剂。

3.3　感染患者与非感染患者分开安置，同类感染患者相对集中，特殊感染患者单独安置，并在床旁或门口设醒目标识。诊疗护理活动应采取相应的隔离措施，控制交叉感染。

3.4　工作人员入室前应换鞋、手卫生、更衣、戴帽；患有感染性疾病者不得入内。工作人员外出时必须更衣或穿外出衣、换室外鞋。

3.5　严格执行探视制度，一般情况下家属在接待室视频探视。特殊情况需入室时需穿隔离衣、戴口罩、穿鞋套。

3.6　严格执行无菌技术操作规程、手卫生规范。

3.7　污染物品与无菌物品分开放置，标识明显，消毒物品有消毒日期，无过期。

3.8　治疗车上物品应摆放有序，上层放置清洁与无菌物品，下层放置使用后物品；治疗车应配备手消毒剂，每天进行清洁与消毒，遇污染随时进行清洁与消毒。

3.9　对多重耐药菌感染或定植患者应有隔离措施，隔离标识清楚。

3.10　患者生活卫生用品的清洁与消毒

3.10.1　生活卫生用品如毛巾、面盆、痰盂（杯）、便器、餐饮具等，应保持清洁，个人专用，定期消毒；患者出院、转院或死亡后应对其使用过的生活卫生用品进行终末消毒。

3.10.2　对传染病患者及其用物应按传染病管理的规定，采取相应的消毒、隔离和管理措施。

3.11　物表的消毒、一般诊疗用品的消毒方法

3.11.1　物体表面应保持清洁，被患者血液、体液、排泄物、分泌物等污染时，应随时清洁并消毒。

3.11.2　医疗区域的物体表面应每天清洁消毒1～2次，达到中水平消毒。

3.11.3　计算机键盘表面每天清洁消毒1～2次。

3.11.4　一般性诊疗器械如听诊器、叩诊锤、手电筒、软尺等宜专床专用，如交叉使用应一用一消毒。

3.11.5　一般性诊疗器械如听诊器、叩诊锤、手电筒、软尺等如交叉使用应一用一消毒。

3.11.6　普通患者持续使用的医疗设备（如监护仪、输液泵、氧气流量表等）表面，应每天清洁消毒1～2次。

3.11.7　普通患者交叉使用的医疗设备（如超声诊断仪、除颤仪、心电图机等）表面，直接接触患者的部分应每位患者使用后立即清洁消毒，不直接接触患者的部分应每周清洁消毒1～2次。

3.11.8　多重耐药菌感染或定植者使用的医疗器械、设备应专人专用，或一用一消毒。

3.12　呼吸机管路有污染时及时更换，呼吸机管路清洗和消毒符合要求，要求"一人一用一消毒"，用后送供应室清洗消毒。呼吸机及附属物品的消毒如下：

3.12.1　呼吸机外壳及面板应每天清洁消毒1～2次。

3.12.2　呼吸机外部管路及配件应一人"一用一消毒或灭菌"，长期使用者应每周更换。

3.12.3　呼吸机内部管路的消毒按照厂家说明书进行。

3.13　床单元的清洁与消毒要求

3.13.1　床栏、床旁桌、床头柜等应每天清洁消毒1～2次，达到中水平消毒。

3.13.2　床单、被罩、枕套、床间隔帘应保持清洁，定期更换，如有血液、体液或排泄物等污染，应随时更换。

3.13.3　枕芯、被褥等使用时应保持清洁，防止体液浸湿污染，定期更换，如有血液、体液或排泄物等污染，应随时更换。

3.14　便器的清洗与消毒要求

3.14.1　便盆及尿壶应专人专用，每天清洗、消毒。

3.14.2　腹泻患者的便盆应一用一消毒。

3.15　空气消毒使用空气净化装置方法

3.15.1　医疗区域定时开窗通风。

3.15.2　安装具备空气净化消毒装置的集中空调通风系统。

3.15.3　空气洁净技术：应做好空气洁净设备的维护与监测，保持洁净设备的有效性。

3.15.4　空气消毒器：应符合《消毒管理办法》要求。使用者应按照产品说明书正确

使用并定期维护，保证空气消毒器的消毒效果。

3.15.5　能够使空气达到卫生标准值要求的合法有效的其他空气消毒产品。

3.16　卫生用具应严格分区使用，并有明显标识，地面采用湿式清扫，地面应每天清洁消毒1~2次。

3.17　医疗废物管理按照本院《医疗废物管理制度》处理。

5　参考资料

5.1　《重症监护病房医院感染预防与控制规范》WS/T 509—2016

5.2　《消毒管理办法（2017年修订版）》

六、血液透析室消毒隔离制度

1　目的

规范血液透析室消毒隔离管理，降低医院感染发生率。

2　通用范围

血液透析室的消毒隔离管理。

3　定义

3.1　消毒

指用化学、物理、生物的方法杀灭或者消除环境中的病原微生物。

3.2　灭菌

杀灭或者消除传播媒介上的一切微生物，包括致病微生物和非致病微生物，也包括细菌芽孢和真菌孢子。

4　内容

4.1　进入血液透析室应穿着工作服、穿专用室内鞋。

4.2　操作处置前、后应戴口罩、帽子、洗手，严格执行无菌操作。

4.3　空气消毒方法：各透析室、治疗室、库房每日空气消毒机消毒2小时，水处理室每日消毒2次。

4.4　地面每次透析后清洁1次，拖布专用，用后消毒。

4.5　透析机每次透析后消毒。表面用500mg/L浓度的含氯消毒剂擦拭，一机一巾。

4.6　透析床每次透析结束后用500mg/L浓度的含氯消毒剂擦拭，做到一床一巾。

4.7　透析患者用血压计按感染监控要求，分别使用。袖带每周消毒浸泡1次。

4.8　氧气湿化瓶、止血钳、止血带、网套，"一次一用一消毒"。止血钳有血迹时，随时更换。

4.9　凡有血迹污染的物品，先用2000mg/L浓度的含氯消毒剂的一次性布擦拭去掉血迹后，再用500mg/L浓度的含氯消毒剂擦拭。

4.10　床单、被套、枕套每患者一用一更换，遇有特殊情况随时更换。

4.11　无菌物品与污染物品应分开放置，位置固定，有效期标签明显。

4.12　治疗车上层为清洁区，下层为污染区。物品车用后清洁整齐。

4.13　治疗室冰箱内摆放药品，不能存放私人物品。

4.14　生活垃圾与医用垃圾严格分开，分别用黑色与黄色塑料袋包装，统一处理。

4.15　桌面每日擦拭两次，毛巾专用。

4.16　病历车、病历夹每周用500mg/L浓度的含氯消毒剂擦拭1次。

5　参考资料

5.1　《血液净化标准操作规程》（陈香梅主编，2020版）

5.2　《医疗机构血液透析室管理规范》（卫医政发〔2010〕35号）

第八章　医技管理相关制度

 一、离体组织送病理检查制度

1　目的

1.1　避免差错事故及医疗纠纷发生。

1.2　规范患者离体组织病理标本管理。

1.3　完善病理标本的保存、登记、送检等流程。

1.4　防止病理标本的遗失、漏检。

1.5　保证准确及时地发出病理报告。

2　通用范围

临床科室、麻醉科、无痛中心等医务人员。

3　定义

离体组织是指各种手术、操作过程中分离的人体组织，包括胸腔积液、腹腔积液等，但不包括常规剖宫产的胎盘组织，如符合胎盘病理学检查的指征，需送检。

4　内容

4.1　所有的离体组织标本（不论组织大小），都应该100%送病理检查，如患方不同意病理检查送检的，必须充分告知拒绝病理检查的后果并由患方签字确认。

4.2　术前考虑手术患者需分离组织的，由主管医师或手术医师提前填好病理申请单，于术前随病历送手术室。

4.3　计划需进行冰冻病理检查，临床医师提前一天通知病理科。临时冰冻病理检查，需要在决定进行冰冻病理检查后电话通知病理科。

4.4　手术中切下的离体组织应在30分钟内由护士与手术医师核对无误后放入专用容器内，并加入10%福尔马林溶液至完全浸没病理标本，专用容器提前规范贴好标识。

4.5　手术医师将离体组织携至谈话间给患者家属查看确认。

4.6　由护士将离体组织及病理检查申请单送至标本存放间，填写离体组织标本送检交接簿信息并签名，标本放入柜内上锁。

4.7　每天的离体组织连同病理申请单由护士双人核对装柜上锁后交专职人员送到病理科，送检时必须带离体组织送检交接簿，双方核对签名确认。

4.8　凡送检冰冻病理标本，手术医师必须按要求填写冰冻病理检查单，并由手术主刀或助手（特殊情况下可由手术室医务人员）将离体组织给患者家属或委托人确认，再由医院专职人员将冰冻病理标本、冰冻病理申请单及离体组织冰冻送检交接簿一同送到病理科，双方签名确认。

4.9　病理科收到离体组织后应及时制片检查，病理检查报告应及时发出。

4.10　冰冻病理检查报告在收到标本后30分钟内出具冰冻病理检查报告。如遇特殊情况应及时通知手术室或医师，3个工作日内发出常规病理检查报告。

4.11　细胞学检查：穿刺涂片、脱落细胞检查在收到离体组织后2个工作日内发出报告。

4.12　在完成正式病理诊断后，离体组织至少保存1个月。

4.13　病理科需对术中冰冻病理检查报告进行追踪及质量控制，发现报告与术后最终诊断不一致时，病理科需与送检科室联系，共同讨论、分析原因及持续质量改进。

4.14　对违反本制度的医务人员，予取消当季度医疗质量服务单项奖作为处罚，造成纠纷及严重后果的，按医院相关制度进一步追究责任。

5　参考资料

5.1　《查对制度》

5.2　《医疗知情告知谈话制度》

5.3　《患者的权利和义务》

6　附件

6.1　手术室离体组织送检流程图（图8-1-1）

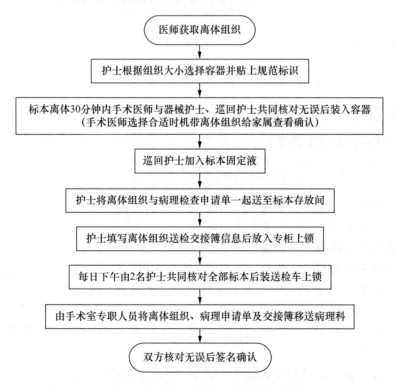

图8-1-1　手术室离体组织送检流程图

6.2 手术室离体组织冰冻切片送检流程图（图8-1-2）

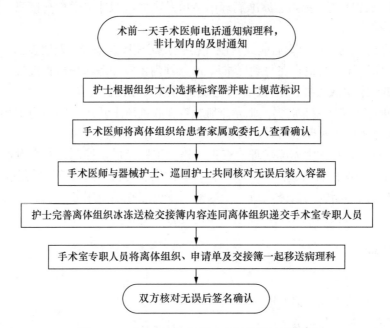

图8-1-2 手术室离体组织冰冻切片送检流程图

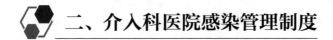

二、介入科医院感染管理制度

1 目的

标准、规范本院介入科医院感染管理，降低院内感染风险。

2 通用范围

适用于介入科医院感染管理工作。

3 内容

3.1 凡参加手术者，必须更换专用的衣、裤、鞋、帽、口罩，戴无菌手套。

3.2 术中严格无菌操作，限制人员入室。

3.3 术前洗手方法按手术室规定。

3.4 各种无菌敷料包、器械包等按要求包装，专柜安放，专人负责，定期检查。

3.5 严格执行清洁消毒制度，手术完毕，及时清理手术间污物，有明显污染的物体表面用含有效氯2000 mg/L的消毒剂溶液擦拭。手术室应每日进行空气消毒2次，每次1小时，空气中细菌菌落总数≤4CFU/（15分钟×9cm平皿）标准，并做好空气消毒登记。每周彻底清洁手术间1次。

3.6 凡传染病患者用过的器械敷料，按传染病消毒隔离制度执行。

3.7　一次性使用的医疗用品应严格按照《医疗器械监督管理条例》进行管理，不得重复使用。

3.8　每季度进行环境卫生学效果监测。

4　参考资料

5.1　《医院消毒卫生标准》GB 15982—2012

5.2　《医院隔离技术规范》WS/T 311—2023

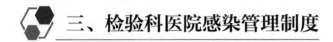

三、检验科医院感染管理制度

1　目的

标准、规范本院检验科感染管理，降低患者院感发生率。

2　通用范围

适用于检验科院感管理工作。

3　内容

3.1　布局合理，工作区与生活区分开，设置专门的清洗消毒间并有明显的标识；每个工作区设有流动水洗手设备、手消毒用品，操作完毕后及时进行手的清洁与消毒。

3.2　超净台必须保持清洁，每天清洁、消毒2次。超净台的紫外线消毒灯每半年监测有效强度1次，并做好记录。

3.3　工作人员进入工作区必须穿工作服、戴工作帽，必要时穿隔离衣、胶鞋，戴口罩、手套，严格执行实验室操作规程。保持室内清洁卫生，每天对各种物体表面及地面进行保洁处理，湿式清扫，遇有污染时立即消毒、清洗，在进行各种检验时，应避免污染；在进行特殊传染病检验后，应及时进行消毒，遇有场地、工作服或体表污染时，应立即处理，防止扩散，并视污染情况向上级报告。

3.4　必须使用具有国家规定资质的一次性检验用品，并在有效期内按日期先后顺序使用，不得重复使用；一次性检验用品存放时必须拆除外包装后，方可移入无菌物品存放柜，使用后按《医疗废物管理条例》规定进行无害化处理。使用后的废弃物必须按《医疗废物管理条例》规定进行处理。

3.5　使用中消毒液保持有效浓度，根据其性能定期监测（如含有效氯消毒剂应每日监测）。

3.6　各种器具应及时清洗、消毒。

3.7　废弃的病原体培养基、菌种、毒种保存液等，必须就地消毒灭菌后按《医疗废物管理条例》的有关规定密闭转运及无害化处置，其他废弃标本应按医疗废物管理的有关规定分类处理。

4 参考资料

4.1 《医务人员手卫生规范》WS/T 313—2019

4.2 《传染病防治法》（主席令〔2004〕第17号）

4.3 《病原微生物实验室生物安全管理条例》（国务院令〔2018〕第424号）

 # 四、输血科医院感染管理制度

1 目的

规范本院输血科医院感染管理，降低患者院感发生率。

2 通用范围

适用于输血科医院感染管理工作。

3 内容

3.1 布局合理，应有清洁区、半清洁区和污染区。血液储存、发放处、成分室设在清洁区，血液检验和处置室设在污染区，办公区设在半清洁区。

3.2 进入输血科的血液及试剂必须有国家卫生行政部门和国家药品监督管理部门颁发的许可证。

3.3 必须严格按原卫生部颁布的《医疗机构临床用血管理办法》（2012年6月7日卫生部令第85号公布，自2012年8月1日起施行，根据2019年2月28日《国家卫生健康委关于修改〈职业健康检查管理办法〉等4件部门规章的决定》（国家卫生健康委员会令第2号修订）和《关于印发〈临床输血技术规范〉的通知》（卫医发〔2000〕184号）规定的程序进行管理和操作。

3.4 保持环境清洁，每日清洁桌面、地面1次，被血液污染的台面应用高效消毒剂处理。

3.5 储血冰箱应专用于储存血液及血液成分，定期清洁和消毒，防止污染。每月对冰箱空气进行生物学监测，不得检出致病性微生物和霉菌。

3.6 工作人员上岗前应注射乙肝疫苗，定期检查乙型肝炎病毒抗体水平。接触血液必须戴手套，脱手套后洗手。一旦发生体表污染或锐器刺伤，应及时按职业暴露后的处理措施处理。

3.7 废弃的一次性使用医疗用品、废血和血液污染物必须按《医疗废物管理条例》的有关规定进行分类收集及处理。

4 参考资料

4.1 《医疗机构临床用血管理办法》（2012年6月7日卫生部令第85号公布 自2012年8月1日起施行 根据2019年2月28日《国家卫生健康委关于修改〈职业健康检查管理办

法〉等4件部门规章的决定》（国家卫生健康委员会令第2号修订）（卫生部令第85号）

4.2 《关于印发〈临床输血技术规范〉的通知》（卫医发〔2000〕184号）

五、病理科医院感染管理制度

1 目的

标准、规范本院病理科消毒隔离管理，降低院内感染风险。

2 通用范围

适用于病理科消毒隔离管理。

3 内容

3.1 室内布局合理，清洁区、污染区划分明确，有缓冲区。保持室内清洁整齐，空气清新。

3.2 严格执行《××市人民医院消毒隔离制度》的有关规定。

3.3 工作人员处理标本时必须穿工作服，戴手套、口罩，必要时穿隔离衣、戴眼罩，检查标本时不得触摸检查台以外的器具，做好自身防护，防止喷溅事故的发生。

3.4 严格执行医务人员手卫生规范，取材或制片后应及时洗手，尤其注意脱手套后手的清洗，毛巾专用，每天消毒。

3.5 保持室内清洁卫生，每天对空气、各种物体表面进行常规消毒，进行特殊传染病检查后，应立即消毒隔离有关规定处理，防止扩散。

3.6 标本、病理单应分开放置在规定区域内。

3.7 每日上午、下午工作结束后，操作室必须用1000mg/L含氯消毒液擦拭检查台、桌面等物表。

3.8 各种废弃标本按《医疗废物管理条例》有关规定处理。

4 参考资料

4.1 《医院消毒卫生标准》GB 15982—2012

4.2 《医院隔离技术规范》WS/T 311—2023

4.3 《医务人员手卫生规范》WS/T 313—2019

六、医学影像科医院感染管理制度

1 目的

标准、规范本院医学影像科感染防控管理，降低院感发生率。

2 通用范围

放射科、CT科、磁共振科、超声科、心脏超声科、核医学科。

3 内容

3.1 医务人员严格执行《医务人员手卫生规范》。

3.2 检查床单一人一更换，有污染时及时更换。

3.3 室内保持清洁卫生，每日紫外线灯空气消毒净化机对空气进行消毒，每周用75%乙醇棉球擦拭紫外线灯管1次，并记录消毒时间、累计时间、消毒人签名。

3.4 地面进行湿式清扫，每日湿拖2次；如有血迹、粪便、体液等污染时用2000mg/L含氯消毒液拖地。

3.5 各诊室表面湿式清洁，每日2次湿抹布擦拭。有血迹、体液等污染时用2000mg/L含氯消毒液擦拭。

3.6 凡经皮肤黏膜进行穿刺、活检、置管等进入人体无菌组织、器官的物品必须达到灭菌水平。

3.7 一次性使用无菌医疗用品的管理按有关要求执行。根据《医疗器械监督管理条例》规定，一次性使用医疗用品不得重复使用。

3.8 手术器具及物品必须"一人一用一灭菌"。

3.9 经皮肤黏膜进行穿刺、活检等时必须严格执行无菌操作技术规范。

3.10 医疗废物按照本院《医疗废物管理制度》执行。

4 参考资料

4.1 《医院隔离技术规范》WS/T 311—2023

4.2 《医院消毒卫生标准》GB 15982—2012

4.3 《医务人员手卫生规范》WS/T 313—2019

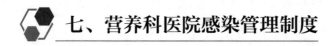

七、营养科医院感染管理制度

1 目的

规范消毒工作，减少医院内感染。

2 通用范围

肠内营养配制室。

3 内容

3.1 工作人员进入配制室必须按七步法洗手，戴口罩、帽子，穿工作服。

3.2　台面消毒：每次操作完毕，取专用洁净湿毛巾擦拭台面后，再用清洁剂擦拭。

3.3　配置用具清洗消毒程序："一洗、二刷、三冲、四消毒"。

3.4　配制室每次清洁结束后，每天上午、下午使用专用的紫外线杀菌灯进行室内物体表面和空气的消毒，每次照射时间60分钟。记录灯管启用时间、消毒时间、累计时间、消毒人签名，每半年进行强度监测并记录。

3.5　每季度进行环境卫生学监测。

4 参考资料

4.1　《医疗机构环境表面清洁与消毒管理规范》WS/T 512—2016

八、母婴室医院感染管理制度

1 目的

标准、规范本院母婴消毒隔离管理，降低患者院感发生率。

2 通用范围

适用于母婴室。

3 内容

3.1　母婴室每张产妇床的使用面积为$5.5\sim6.5m^2$，每名婴儿应有一张床位，占地面积不应少于$0.5\sim1m^2$，每个房间不超过3组母婴床位。

3.2　母婴一方有感染性疾病时，应与其他正常母婴隔离。产妇在传染病急性期，应暂停哺乳。

3.3　医务人员应严格执行手卫生制度，接触婴儿前后均应认真实施手卫生；患有皮肤化脓及其他传染性疾病的工作人员，应暂时停止与婴儿接触。遇有医院感染流行时，应严格执行分组护理的隔离技术。

3.4　母婴室应保持环境清洁，空气清新，室内定时通风换气，必要时进行空气消毒；病房整洁，无污渍、灰尘；地面湿式清扫，遇污染即刻消毒。洁具分室使用，用后晾干。

3.5　病床应湿式清扫，一床一巾，床头柜等物体表面应每天清洁，一桌一抹布，用后消毒。温箱、室内用品、母婴床、家具等物体表面每日用清水擦拭，遇污染随时消毒。

3.6　产妇哺乳前应洗手、清洁乳头；哺乳用具一婴一用一消毒；隔离婴儿用具单独使用及消毒。

3.7　感染婴儿使用一次性尿布，用后按医疗废物处置，其他物品（如衣物）等应及时清洗、消毒处理。

3.8　婴儿所用眼药水、扑粉、油膏、沐浴液、浴巾、治疗用品等，应一婴一用，避免交叉使用。新生儿被服、尿布、浴巾等物品应消毒或灭菌处理。

3.9　严格探视制度，控制探视人数，探视者应着清洁服装，洗手后方可接触婴儿。在感染性疾病流行期间，禁止探视。

3.10　母婴出院后，其床单元应彻底清洁、终末消毒。

4　参考资料

4.1　《医院消毒卫生标准》GB 15982—2012

4.2　《医院隔离技术规范》WS/T 311—2023

4.3　《医务人员手卫生规范》WS/T 313—2019

第九章 手术操作相关制度[①]

一、外来手术器械管理制度

1 目的

规范外来手术器械管理。[①]

2 通用范围

医务部、医学装备科、消毒供应中心、各相关临床使用科室。

3 定义

外来手术器械是指由医疗器械生产厂家、公司租借或免费提供给医院可重复使用的医疗器械。

4 内容

4.1 外来手术器械供应商必须提供有效三证（《医疗器械生产企业许可证》《医疗器械产品注册证》《医疗器械经营企业许可证》），并在医学装备科备案。严禁临床科室擅自使用未经医学装备科备案的外来医疗器械及植入物。

4.2 器械供应商不允许进入手术室，特殊情况（如为技术人员必须现场指导器械使用时）应事先经过手术室培训，初步了解手术环境和无菌操作要求后方可申请，并征得手术室护士长同意后进入。

4.3 所有外来医疗器械由CSSD集中接收进行清点、清洗、消毒、包装及灭菌等处理，以保证外来医疗器械及植入物的灭菌效果。

4.4 灭菌植入型器械应每批次进行生物监测，生物监测合格后方可发放。紧急情况下灭菌外来器械、植入物时，在生物PCD中加入第五类化学指示物，第五类化学指示物合格作为提前发放标志，生物监测结果合格后CSSD及时将生物监测结果通知手术室。

4.5 使用者应检查并确认灭菌手术器械包内化学指示卡是否合格、器械干燥、洁净等，合格后方可使用。

4.6 CSSD建立规范的操作流程，质量控制和追溯机制，发现问题立即启动追溯系统。

---

① 本章另有《急诊手术管理制度》《多发伤救治管理制度》《手术风险评估制度》《围手术期管理制度》《日间手术工作管理制度》《手术部位标识管理制度》《术后重症监护患者联合查房制度》《外来器械及植入物管理制度》《离体组织送病理检查制度》《介入科医院感染管理制度》，具体内容分别见第五章、第六章及第八章。

5　参考资料

5.1　《医疗器械监督管条例》(国务院〔2020〕第119次常务议修订通过)

5.2　《医院感染管办法》(卫生部令〔2006〕第48号)

5.3　《医院消毒供应中心 第1部分：管理规范》WS 310.1—2016

5.4　《医院消毒供应中心 第2部分：清洗消毒及灭菌技术操作规范》WS 310.2—2016

5.5　《医院消毒供应中心 第3部分：清洗消毒及灭菌效果监测标准》WS 310.3—2016

二、手术室医院感染管理制度

1　目的

标准、规范我院手术室院感防控管理，降低患者院感发生率。

2　通用范围

适用于手术室院感管理工作。

3　内容

3.1　环境与工作人员

3.1.1　手术室应严格划分污染区、半污染区、清洁区、无菌区，区域间标志明确；抹布、地拖、扫把严格区分使用，并有明显标识。

3.1.2　手术室内应设隔离手术间，并靠近手术室患者入口处。每一手术间限置一张手术台。

3.1.3　凡进入手术室的人员必须更换手术室专用衣、裤、帽子、口罩、鞋；头发、内衣领及袖边、裤边不得外露；外出时必须更换外出衣、鞋。不准带私人物品进入工作区。手术完毕，衣裤、鞋、帽等需放到指定地点。

3.1.4　手术人员应保持指甲平整、光滑，指甲长度不应超过指尖。

3.1.5　新入医护人员、进修、实习生由专人带领熟悉手术室环境，并进行相关制度的培训。

3.1.6　严格限制手术室内人员数量。面部、颈部、手部皮肤感染者不得进入手术室。上呼吸道感染者原则上不得进入手术室，如必须进入手术室时，应戴双层口罩。

3.1.7　手术室人员必须严格遵守消毒灭菌制度和无菌技术操作规程。

3.2　清洁与消毒

3.2.1　严格执行卫生、消毒制度，手术完毕，及时清理手术间污物，有明显污染的物体表面用含有效氯2000 mg/L的消毒液擦拭。非层流手术室应每日进行空气消毒2次，每次1小时。每周彻底清洁手术间1次。

3.2.2　连台手术时，第一台手术结束后进行卫生清洁，并根据规范要求进行空气自净后方可进行第二台手术。

3.2.3　接送患者的平车定期消毒，车轮应每次清洁，车上物品保持清洁。接送隔离患者的平车应专车专用，用后严格消毒。

3.2.4　所有手术器械及物品一用一灭菌，严格执行清洗流程，采取有效的灭菌方式。

3.2.5　洗手刷一用一灭菌。盛装洗手液的容器每周清洁消毒。

3.2.6　麻醉用品应定期清洁、消毒，接触患者的物品应一用一消毒；严格遵守一次性医疗用品的管理规定。

3.2.7　各种消毒液专人管理，定期监测使用中消毒液的有效浓度并做好登记。

3.2.8　无菌物品与非无菌物品分开放置。无菌物品专室保存，并有明显灭菌标识及灭菌日期。无菌物品一经开启超过4小时不得使用。

3.2.9　手术间使用原则为先做无菌手术，后做污染手术，特殊感染手术应在专用手术间进行。手术开始后，各手术台一切物品不得交叉使用。

3.2.10　手术台上的各种物品必须一用一灭菌，使用前必须经两人核查灭菌日期和灭菌标识。

3.2.11　凡污染敷料、废弃组织等应放置在黄色防渗漏塑料袋内，严格按《医疗废物管理条例》及《医疗卫生机构医疗废物管理办法》有关规定处理。

3.3　特殊感染手术医院感染管理

3.3.1　特殊感染患者手术（特殊感染指朊毒体，气性坏疽及不明原因的传染病病原体），各科室应提前与手术室联系，并在手术通知单上注明感染名称，严密隔离，合理安排手术。

3.3.2　手术间挂隔离标识。

3.3.3　严禁参观手术。

3.3.4　手术人员不得随意出入手术间，室内外各设一名巡回护士，所需物品均由室外护士传递。

3.3.5　术后物品的处理原则：选用敏感的消毒液；先消毒，后清洗、灭菌。

3.3.5.1　吸引器瓶：用含有效氯2000mg/L的消毒剂溶液浸泡30分钟后清洗。

3.3.5.2　一次性用品及废弃物品：放入双层黄色医疗废物袋中，标记感染名称，按《医疗废物管理条例》有关规定处理。

3.3.5.3　手术间地面、桌椅、器械台、手术床等用含有效氯2000mg/L消毒液擦拭。

3.3.5.4　术后器械：按照《医院消毒供应中心技术操作规范》要求，双层封闭包装并标明感染性疾病名称，由消毒供应中心单独回收处理。

3.3.5.5　术毕手术间清理、消毒密闭72小时，空气、物体表面进行微生物学监测合格后方可开放。

3.4　层流手术间的管理

3.4.1　层流手术间每天进行彻底卫生清洁，包括（地面、墙壁、天花板、室内的用具、物体表面）；每日控制室内温度22～25℃、湿度40%～60%并记录；每周清洗新风口、回风口过滤网，每周由专人监测手术室空气净化装置的回风口栅栏、网面、管道内壁的清洁度并记录；按规定时间更换初效、中效、高效过滤网，每年由有资质的工程质检部门对洁净手术室的空调系统进行综合性能检测，监测项目包括空气中微粒、静压差、截面风速、噪声等。

3.4.2　科内质控小组应健全医院感染监控方法、对策、控制措施、效果评价；对医务人员职业。

3.4.3　安全防护及职业暴露提供指导；对存在的问题，采取相应控制措施进行有效的控制。

3.4.4　每月进行空气、麻醉机回路监测，每季度进行物表、医护人员手、使用中的消毒液监测。

4　参考资料

4.1　《医院消毒卫生标准》GB 15982—2012

4.2　《医院洁净手术部建筑技术规范》GB 50333—2013

4.3　《医务人员手卫生规范》WS/T 313—2019

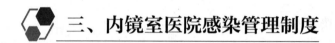

三、内镜室医院感染管理制度

1　目的

标准、规范我院内镜室院感防控管理，降低患者院感发生率。

2　通用范围

适用于内镜室院感管理工作。

3　内容

3.1　内镜室应设立办公室、患者候诊室及诊疗室、洗涤清洗消毒室、内镜与附件储存柜。

3.2　保持室内清洁，操作结束后严格进行消毒处理。

3.3　内镜室工作人员应接受与其岗位职责相应的岗位培训和继续教育，正确掌握以下知识与技能：

3.3.1　内镜及附件的清洗、消毒、灭菌的知识与技能。

3.3.2　内镜构造及保养知识。

3.3.3　清洗剂、消毒剂及清洗消毒设备的使用方法。

3.3.4　标准预防及职业安全防护原则和方法。

3.3.5　医院感染预防与控制的相关知识。

3.4　软式内镜清洗消毒操作规程

3.4.1　基本原则

3.4.1.1　所有软式内镜每次使用后均应进行彻底清洗和高水平消毒或灭菌。

3.4.1.2　软式内镜及重复使用的附件、诊疗用品均应遵循以下原则进行分类处理。

3.4.1.3　进入人体无菌组织、器官，或者接触破损皮肤、破损黏膜的软式内镜及附件均应进行灭菌。

3.4.1.4　与完整皮肤黏膜接触，而不进入人体无菌组织、器官，也不接触破损皮肤、破损黏膜的软式内镜及附属物品、器具，应进行高水平消毒。

3.4.1.5　与完整皮肤接触而不与黏膜接触的用品宜低水平消毒或清洁。

3.4.1.6　内镜清洗消毒应遵循流程（见附件）。

3.4.2　注意事项

3.4.2.1　内镜使用后应按以下要求测漏：

A. 宜每次清洗前测漏。

B. 条件不允许时，应至少每天测漏1次。

3.4.2.2　内镜消毒或灭菌前应进行彻底清洗。

3.4.2.3　清洗剂和消毒剂的作用时间应遵循产品说明书。确诊或疑似分枝杆菌感染患者使用过的内镜及附件，其消毒时间应遵循产品的使用说明。

3.4.2.4　消毒后的内镜应采用纯化水或无菌水进行终末漂洗，采用浸泡灭菌的内镜应采用无菌水进行终末漂洗。

3.4.2.5　内镜应储存在清洁、干燥的环境中。

3.4.2.6　每日诊疗工作开始前，应对当日拟使用的消毒类内镜进行再次消毒、终末漂洗、干燥后，方可用于患者诊疗。

3.4.3　手工操作流程、内镜清洗消毒机操作流程按照《软式内镜清洗消毒技术规范》（中华人民共和国卫生行业标准 WS 507—2016）中的6.2，6.3执行。

3.4.4　复用附件的清洗消毒与灭菌

3.4.4.1　附件用后应及时浸泡在清洗液中或使用保湿剂保湿，如管腔类附件应向腔内注入清洗液。

3.4.4.2　附件的内外表面及关节处应仔细刷洗，直至无可见污染物。

3.4.4.3　采用超声清洗的附件，应遵循附件的产品说明书使用医用清洁剂进行超声清洗。清洗后用流动水漂洗干净，干燥。

3.4.4.4　附件的润滑应遵循生产厂家的使用说明。

3.4.4.5　根据《软式内镜清洗消毒技术规范》WS 507—2016中选择消毒或灭菌方法。

A.耐湿、耐热附件的消毒：首选用热力消毒，也可采用消毒剂进行消毒。

B.消毒剂的使用方法应遵循产品说明书。

C.使用消毒剂消毒后，应采用纯化水或无菌水漂洗干净，干燥备用。

3.4.4.6　耐湿、耐热附件的灭菌首选压力蒸汽灭菌；不耐热的附件应采用低温灭菌设备或化学灭菌剂浸泡灭菌，采用化学灭菌剂浸泡后应使用纯化水漂洗干净，干燥备用。

3.4.5 储存

3.4.5.1 内镜干燥后应储存于内镜与附件储存库（柜）内，镜体应悬挂，弯角固定钮应置于自由位，并将取下的各类按钮和阀门单独储存。

3.4.5.2 内镜与附件储存库（柜）应每周清洁消毒1次，遇污染时应随时清洁消毒。

3.4.6 设备及环境的清洁消毒。

3.4.7 每日清洗消毒工作结束，应对清洗槽、漂洗槽等彻底刷洗，并采用含氯消毒剂、过氧乙酸或其他符合国家相关规定的消毒剂进行消毒。

3.4.8 每次更换消毒剂时，应彻底刷洗消毒槽。

3.4.9 每日诊疗及清洗消毒工作结束后，应对内镜室的环境进行清洁和消毒处理。

3.5 监测与记录

3.5.1 内镜清洗质量监测

3.5.1.1 应采用目测方法对每件内镜及其附件进行检查。内镜及其附件的表面应清洁、无污染。清洗质量不合格的，应重新处理。

3.5.2 使用中的消毒剂或灭菌剂监测

3.5.2.1 浓度监测：应遵循产品使用说明书进行浓度监测。

产品说明书未写明浓度监测频率的，1次使用的消毒剂或灭菌剂应每批次进行浓度监测；重复使用的消毒剂或灭菌剂配制后应测定1次浓度，每次使用前进行监测，消毒内镜数量达到规定数量的一半后，应在每次内镜消毒前进行测定。

3.5.2.2 染菌质量监测：每季度应监测1次，监测方法应遵循WS/T 367的规定。

3.5.3 内镜消毒质量监测

3.5.3.1 消毒内镜每季度进行生物学监测，监测采用轮换抽检的方式。

3.5.3.2 监测方法应遵循GB15982的规定，消毒合格标准：菌落总数≤20CFU/件。

3.5.3.3 当怀疑医院感染与内镜诊疗操作相关时，应进行致病性生物检测，方法应遵循GB 15982的规定。

3.5.4 手卫生和环境消毒质量监测

3.5.4.1 每季度应对医务人员手消毒效果进行监测，监测方法应遵循WS/T 313的规定。

3.5.4.2 每季度应对诊疗室、清洗消毒室的环境消毒效果进行监测，监测方法应遵循WS/T 367的规定。

3.6 质量控制过程的记录与可追溯要求

3.6.1 应记录每条内镜的使用及清洗消毒情况，包括：诊疗日期、患者标识与内镜编号（均应具唯一性）、清洗消毒的起止时间以及操作人员姓名等。

3.6.2 应记录使用中的消毒剂浓度及染菌量的监测结果。

3.6.3 应记录内镜的生物学监测结果。

3.6.4 宜留存内镜清洗消毒机运行参数打印资料。

3.6.5 应记录手卫生和环境消毒质量监测结果。

3.6.6 记录具有可追溯性，消毒剂浓度监测记录的保存期应≥6个月，其他监测资料的保存期应≥3年。

3.7 内镜的消毒需使用高效消毒剂，胃肠镜、十二指肠镜用邻苯二甲醛消毒浸泡，时间：浸泡时间≥5分钟；支纤镜使用过氧乙酸消毒浸泡，时间：浸泡时间≥5分钟，灭菌时间≥10分钟；结核分枝杆菌、其他分枝杆菌等特殊感染患者使用后的内镜浸泡≥10分钟。

3.8 操作和清洗内镜时工作人员应穿防渗工作外衣，戴橡胶手套及防护眼镜及面罩。

4 参考资料

4.1 《软式内镜清洗消毒技术规范》WS/T 501—2016

5 附件

5.1 内镜清洗消毒流程图（图9-3-1）

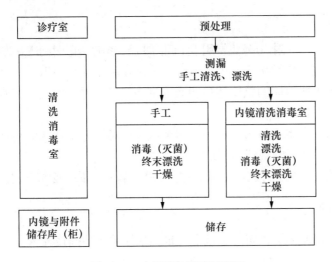

图9-3-1 内镜清洗消毒流程图

四、传播性感染手术医院感染防控管理规范

1 目的

切断感染性病原体通过手术传播。

2 通用范围

全院手术科室、手术室、麻醉科。

3 内容

3.1 填写通知单

确诊或疑似感染或定植有高传播性手术患者，手术医师应在手术通知单上注明感染性疾病名称，明确应采取的防控措施，提前电话告知手术室。

3.2   患者转送

3.2.1   术前、术后运送患者应标识清楚。转运病床（轮椅）及手术间门口根据病原菌的传播途径悬挂相应的隔离牌，和接触隔离患者用蓝色标识牌，飞沫隔离患者用粉红色标识牌，空气隔离患者用黄色标识牌。

3.2.2   空气或飞沫传播疾病的患者应戴外科口罩。

3.2.3   接触传播疾病的患者应更换清洁病号服并使用敷料覆盖裸露的感染部位；转运过程中，应避免不必要的停留。

3.2.4   转运结束后，护送人员应对车床用500mg/L有效氯消毒液擦拭消毒。

3.3   手术安排

3.3.1   感染性手术应安排在感染专用手术间内实施，条件受限时则应安排在当日最后一台。

3.3.2   空气或飞沫传播疾病的手术患者应安排在负压手术间内进行手术。

3.3.3   如果为不明原因的感染性疾病或确定为空气传播（肺结核、水痘或麻疹）的患者，应预约在负压手术室进行手术。

3.3.4   对于已知有多重耐药菌定植，但不认为可增加感染性疾病传播风险的患者，可预约任何时间，术后环境常规清洁消毒处理。

3.3.5   如果确定感染为经接触或飞沫传播的手术患者，如果可能尽量安排在最后一台手术。

3.4   隔离措施

医务人员应在遵循标准预防的基础上，根据病原菌的传播途径采取相应隔离技术。

3.4.1   术前

3.4.1.1   普通手术间应开启动态空气净化器；负压手术间应查看负压表负压值并记录，一般不得低于－5～－10Pa。

3.4.1.2   将手术间内本次手术无须的物品移到室外。

3.4.1.3   若手术患者患有烈性传染病，可准备一次性铺单、手术衣及卫生用品等。

3.4.1.4   手术物品应选择一次性或适用于压力蒸汽灭菌的物品。

3.4.1.5   若为甲类传染病患者，手术人员在日常手术着装外应加穿抗湿的防护服；若为空气传播疾病的患者，手术人员应戴呼吸防护器（如N95口罩）；若可能发生体液暴露，应穿抗湿防护服和鞋套，戴防护面罩。

3.4.1.6   手术间外应配备1名巡回护士，以便传递短缺物品。

3.4.2   术中

3.4.2.1   应始终保持手术间房门关闭，负压手术间应经常观察其负压维持情况，必要时联系工程人员协助处理。

3.4.2.2   手术期间禁止参观。

3.4.3   术后

3.4.3.1   手术中未使用的物品使用清洁包布集中打包，由手术间外护士使用双层黄色医疗废物袋收纳，注明感染性标识后，由相关部门按照相应标准操作规程处理。

3.4.3.2　可重复使用的诊疗器械、器具和物品的处理操作流程应遵循原卫生部CSSD相关规范要求。

3.4.3.3　医务人员在手术间按照规定脱卸防护用品。

3.4.3.4　每台感染手术之后，应进行终末消毒

3.5　环境清洁

3.5.1　空气：普通手术间动态空气净化器应继续开启至少30分钟；负压手术间负压循环应继续开启至少30分钟，并使用相应有效浓度的消毒剂喷洒消毒回风口过滤网，消毒时间达到30分钟以后再拆卸清洗。

3.5.2　物体表面：清洁消毒人员应按照相应隔离标准和操作规程的相关要求做好个人防护。先使用清水擦拭各种物体表面，注意擦拭顺序应从污染较轻的表面到污染较重的表面；再使用相应浓度的消毒剂擦拭消毒，保留30分钟以后再使用清洁抹布清除残留消毒剂。

3.5.3　地面：地面有明显污染时，应先使用消毒剂覆盖消毒，再按照常规清洁消毒处理。

3.5.4　如果情况危急不能拖延的，应确保在两台手术间隙彻底清洁和消毒手术区域环境。

3.5.5　对特殊感染如破伤风、气性坏疽、朊毒体及突发不明原因的传染病病原体感染患者就地隔离。需要复用的物品应先消毒再清洗、消毒、灭菌；可丢弃的物品用双层黄色袋包装并外贴标识后交给医疗废物运送员，按特殊感染性医疗废物处理。手术间物表以5000mg/L含氯消毒液擦拭，手术间停止使用3天。

4　参考资料

4.1　《医疗机构感染预防与控制基本制度（试行）》（国卫医函〔2019〕第480号）

4.2　《医院隔离技术规范》WS/T 311—2023

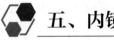

五、内镜室消毒隔离制度

1　目的

标准、规范我院内镜室感染防控管理，降低患者院感发生率。

2　通用范围

适用于内镜室消毒隔离管理工作。

3　定义

3.1　消毒

指用化学、物理、生物的方法杀灭或者消除环境中的病原微生物。

3.2 灭菌

杀灭或者消除传播媒介上的一切微生物，包括致病微生物和非致病微生物，也包括细菌芽孢和真菌孢子。

4 内容

4.1 内镜室布局合理，设立患者候诊室（区）、诊疗室、清洗消毒室、内镜贮藏室等。内镜的清洗消毒必须与内镜的诊疗工作分开进行，清洗消毒室应当保证通风良好。

4.2 工作人员进行内镜诊疗或者清洗消毒时，应遵循标准预防原则和《医院隔离技术规范》的要求做好个人防护，穿戴必要的防护用品。不同部位内镜的诊疗工作应当分室进行，不能分室进行的，应分时间段进行，清洁消毒应当分槽进行；灭菌内镜的诊疗应在达到手术标准的区域内进行，并按照手术区域的要求进行管理。

4.3 配置内镜及附件的数量应当与医院规模和接诊患者数量相适应，保证所用器械于使用前能达到规定的清洗、消毒或者灭菌要求。

4.4 所有软式内镜每次使用后均应进行彻底清洗和高水平消毒或灭菌。使用的消毒剂、自动清洗消毒器械或者其他清洗消毒设施必须符合WS 507的规定。一次性使用医疗用品不得重复使用。

4.5 清洗消毒操作规程

4.5.1 软式内镜及重复使用的附件、诊疗用品应遵循以下原则进行分类处理：

4.5.1.1 进入人体无菌组织、器官，或接触破损皮肤、破损黏膜的软式内镜及附件应进行灭菌；

4.5.1.2 与完整黏膜相接触，而不进入人体无菌组织、器官，也不接触皮肤、破损黏膜的软式内镜及附属物品、器具，应进行高水平消毒。

4.5.1.3 与完整皮肤接触而不与黏膜接触的用品宜低水平消毒或清洁。

4.5.2 内镜清洗消毒应遵循以下流程

4.5.2.1 诊疗室（预处理）→清洗消毒室（测漏→手工清洗→漂洗→手工→消毒灭菌→终末漂洗干燥）→内镜与附件储存库储存。

4.5.2.2 注意事项如下：

A. 内镜使用后宜每次清洗前测漏，条件不允许时，应至少每天测漏1次。

B. 内镜消毒或灭菌前应进行彻底清洗。

C. 清洗剂和消毒剂的作用时间应遵循产品说明书，确诊或疑似分歧杆菌感染患者使用过的内镜及附件，其消毒时间应遵循产品的使用说明。

D. 消毒后的内镜应采用纯化水或无菌水进行终末漂洗，采用浸泡灭菌的内镜应采用无菌水进行终末漂洗。

E. 内镜应储存于清洁、干燥的环境中。

F. 每日诊疗工作开始前，应对当日拟使用的消毒类内镜进行再次消毒、终末漂洗、干燥后，方可用于患者诊疗。

4.5.3　手工操作流程

4.5.3.1　预处理流程如下

A. 内镜从患者体内取出后，在与光源和视频处理器拆离之前，应立即用含有清洗液的湿纸巾或湿纱布擦去外表面污物，擦洗用品应一次性使用。

B. 反复送气与送水至少10s。

C. 将内镜的先端置入装有清洗液的容器中，启动吸引功能，抽取清洗液直至流入吸引管。

D. 盖好内镜防水盖。

E. 放入运送容器，送至清洗消毒室。

4.5.3.2　测漏流程如下

A. 取下各类按钮和阀门。

B. 连接好测漏装置，并注入压力。

C. 将内镜全浸入水中，使用注射器各个管道注水，以排出管道气体。

D. 首先向各个方向弯曲内镜先端，观察有无气泡冒出。

E. 再观察插入部、操作部、连接部等部分是否有气泡冒出。

F. 如发现渗漏，应及时报修送检。

G. 检漏情况应有记录。

H. 也可采用其他有效的检漏方法。

4.5.3.3　清洗流程如下

A. 在清洗槽内配制清洗液，将内镜、按钮和阀门完全浸泡清洗液中。

B. 用擦拭布反复擦洗镜身，应重点擦洗插入部和操作部。擦拭巾应一用一更换。

C. 刷洗软式内镜的所有管道，刷洗时应两头见刷头并洗净刷头上的污物。反复刷洗至没有可见污染物。

D. 连接全管道灌流器，使用动力泵或注射器将各管道内充满清洗液，浸泡时间应遵循产品说明书。

E. 刷洗按钮和阀门，适合超声清洗的按钮和阀门应遵循生产厂家的使用说明进行超声清洗。

F. 每清洗1条内镜后清洗液应更换。

G. 将清洗刷清洗干净，高水平消毒后备用。

4.5.3.4　漂洗的操作流程如下

A. 将清洗后的内镜连同全管道灌流器、按钮、阀门移入漂洗槽内。

B. 使用动力泵或压力水枪充分冲洗内镜各管道至无清洗液残留。

C. 用流动水冲洗内镜的外表面、按钮和阀门。

D. 使用动力泵或压力气枪向各管道充气至少30s，去除管道内的水分。

E. 用擦拭布擦干内镜外表面、按钮和阀门，擦拭布应一用一更换。

4.5.3.5　消毒（灭菌）流程如下

A. 将内镜连同全管道灌流器，以及按钮、阀门移入消毒槽，并全部浸没于消毒液中。

B. 使用动力泵或注射器，将各管道内充满消毒液，消毒方式和时间应遵循产品说明书。

C．更换手套，向各管道至少充气30s，去除管道内的消毒液。

D．使用灭菌设备对软式内镜灭菌时，应遵循设备使用说明书。

4.5.3.6　终末漂洗流程

A．将内镜连同全管道灌流器，以及按钮、阀门移入终末漂洗槽。

B．使用动力泵或压力水枪，用纯化水或无菌水冲洗内镜各管道至少2分钟，直至无消毒液残留。

C．用纯化水或无菌水冲洗内镜的外表面、按钮和阀门。

D．采用浸泡灭菌的内镜应在专用终末漂洗槽内使用无菌水进行终末漂洗。

E．取下全管道灌流器。

4.5.3.7　干燥流程

A．将内镜、按钮和阀门置于铺设无菌巾的专用干燥台。无菌巾应每4小时更换1次。

B．用75%～95%乙醇或异丙醇灌注所有管道。

C．使用压力气枪，用洁净压缩空气向所有管道充气至少30s，至其完全干燥。

D．用无菌纱布、压力气枪干燥内镜外表面、按钮和阀门。

E．安装按钮和阀门。

4.5.4　内镜清洗消毒机器操作流程

4.5.4.1　使用内镜清洗消毒机前应先遵循5.3.1～5.3.4的规定对内镜进行预处理、测漏、清洗和漂洗。

4.5.4.2　清洗和漂洗可在同一清洗槽内进行。

4.5.4.3　内镜清洗消毒机的使用应遵循产品使用说明。

4.5.4.4　无干燥功能的内镜清洗消毒机，应遵循5.3.7的规定进行干燥。

4.5.5　复用附件的清洗消毒与灭菌

4.5.5.1　附件使用后应及时浸泡在清洗液里或使用保湿剂保湿，如为管腔类附件应向管腔内注入清洗液。

4.5.5.2　附件的内外表面及关节处应仔细刷洗，直至无可见污染物。

4.5.5.3　采用超声清洗的附件，应遵循附件的产品说明书使用医用清洗剂进行超声清洗。清洗后用流动水漂洗干净，干燥。

4.5.5.4　附件的润滑应遵循生产厂家说明。

4.5.6　储存

4.5.6.1　内镜干燥后应储存于内镜与附件储存库内，镜体应悬挂，弯角固定钮应置于自由位，并将取下的各类按钮和阀门单独储存。

4.5.6.2　内镜与附件储存库应每周清洁消毒1次，遇污染时应随时清洁消毒。

4.5.6.3　灭菌后的内镜、附件及相关物品应遵循无菌物品储存要求进行储存。

4.5.7　每日清洗消毒工作结束应对清洗槽、漂洗槽等彻底刷洗，并采用含氯消毒剂进行消毒。每日诊疗及消毒工作结束后，应对环境进行清洁和消毒处理。

4.6　监测与记录

4.6.1　内镜清洗质量监测应采用目测方法对每件内镜及其附件进行检查。内镜及其附件的表面清洁、无污渍。清洗质量不合格的，应重新处理。

4.6.2　使用中的消毒剂或灭菌剂监测：应遵循产品使用说明书进行浓度监测。一次性使用的消毒剂或灭菌剂应每批次进行浓度监测；重复使用的消毒剂或灭菌剂配制后应测定1次浓度，每次使用前进行监测；消毒内镜数量达到规定数量的一半后，应在每次内镜消毒前进行测定；

4.6.3　内镜消毒质量监测：消毒内镜应每季度进行生物学监测，监测方法应遵循GB 15982的规定，消毒合格标准：菌落总数≤20CFU/件。当怀疑医院感染与内镜诊疗操作相关时，应进行致病微生物检测，方法应遵循GB 15982的规定。

5　参考资料

5.1　《软式内镜清洗消毒技术规范》WS 507—2016
5.2　《医院隔离技术规范》WS/T 311—2023

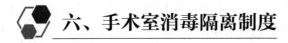

六、手术室消毒隔离制度

1　目的

标准、规范化手术室消毒隔离管理，减少医院感染事件发生，保障患者安全。

2　通用范围

适用于手术室、门诊手术室的消毒隔离管理。

3　内容

3.1　凡进入手术室的工作人员及参观人员，必须严格遵守手术室各项规章制度，更换手术室的室内衣、鞋、帽、口罩，外出时穿外出衣和鞋。患皮肤化脓性感染者不得进入手术室，上呼吸道感染的人员原则上不允许进入手术室，必须进入时应戴双层口罩。

3.2　严格执行消毒隔离制度及无菌技术操作规程。处置前后要洗手，执行注射"一人一针一管一使用"，麻醉物品"一用一消毒"，一次性医疗器械、器具不得重复使用。

3.3　常规器械消毒灭菌合格率100%。干罐无菌持物钳保持干燥，每4小时更换。

3.4　消毒剂按要求保存，消毒液配制、浸泡方法正确。浸泡物品的消毒液需注明消毒液的名称、浓度、更换日期及时间，并按要求及时更换。

3.5　无菌物品均要写明灭菌日期，有灭菌指示带，在有效期内使用。

3.6　消毒用碘酒及乙醇、无菌溶液注明开启时间，在有效期内使用。

3.7　冰箱每周消毒保养1次，物品放置有序，无过期物品。

3.8　严格划分三个区：非限制区（污染区）、半限制区（清洁区）、限制区（无菌区）。

3.9　手术室严格卫生、消毒制度。工作区域，每天清洁消毒1次，连台手术之间、当天手术全部完毕后，对手术间及时进行清洁、消毒处理。每日清洁走廊2次每周1次彻底卫生清扫，使用的清洁工具严格按区分开使用。

3.10　特异性感染的手术患者使用的器械、敷料、房间等进行严格终末处理。

3.11　凡一次性医疗卫生用品使用后，其处理必须符合《医疗废物管理条例》的相关要求。

3.12　手术间回风口每天擦拭，过滤网每周清洗1次。手术间被套定期更换，污染时随时更换。

3.13　手术推车每天清洁、消毒1～2次，推车上的床单被套定期更换，污染时随时更换。手术推车每次接送患者回手术室时，车轮必须进行清洁、消毒。

3.14　严格按照洁净手术部管理规范，每日手术开始前1小时启动层流净化系统，检查空调洁净系统是否处于正常的运行状态；温度应保持在21～25℃（患者入室、手术开始前可略高），湿度40%～60%；洁净走廊及辅助用房的温度保持在22～26℃，湿度30%～60%；手术进行中应保持手术间的前、后门处于关闭状态，且在手术未结束前任何人不得开启后门；接台手术间隔时间需超过手术间的自净时间。

3.15　每月对手术室空气、物表（麻醉机）进行采样检测，每季度对物表、医务人员手、灭菌物品、消毒液等进行采样检测，结果要符合要求，并记录存档。

4　参考资料

4.1　《医院隔离技术规范》WS/T 311—2023
4.2　《医院洁净手术部建筑技术规范》GB 50333—2013

第十章 其 他

一、孕产妇死亡病例报告及讨论制度

1 目的

1.1 提高、规范本院孕产妇诊治、抢救能力。

1.2 及时报告孕产妇死亡病例。

1.3 通过对孕产妇死亡病例讨论及时发现和掌握各个环节中存在的问题，有针对性地提出干预和改进措施。

1.4 提高产科质量、降低孕产妇死亡率的目的。

2 通用范围

急诊科、产科、外科、重症医学科、麻醉科、医技科相关人员。

3 定义

指妇女从妊娠开始至妊娠结束后42天内，不论妊娠各期和部位，包括内外科原因，计划生育手术，异位妊娠，葡萄胎死亡，不包括意外原因（如车祸、中毒等）死亡。

4 内容

4.1 管理组织

4.1.1 孕产妇死亡讨论专家组

组长：×××

成员：×××、×××、×××

4.1.2 孕产妇死亡讨论专家组职责

负责院内死亡的孕产妇的讨论工作。要求通过病例讨论明确死亡原因，总结医疗、管理过程中的经验教训，对存在的问题和薄弱环节提出改进意见。

4.2 讨论原则

4.2.1 保密原则：讨论人员不得将讨论经过与结论对外披露。

4.2.2 少数服从多数原则：讨论结论以多数人意见为结论。

4.2.3 相关学科参加讨论原则：死亡原因与某学科相关时，必须邀请该学科专家参加讨论。

4.3 孕产妇死亡病例报告规定

4.3.1 病例定义：指妇女从妊娠开始至妊娠结束后42天内，不论妊娠各期和部位，包括内外科原因，计划生育手术，异位妊娠，葡萄胎死亡，不包括意外原因（如车祸、中毒等）死亡。

4.3.2 报告时限：孕产妇死亡应立即报告医务部。必须24小时内提交书面材料给医务部，并电话报告辖区妇幼保健院。

4.4 孕产妇死亡病例讨论目的

4.4.1 明确孕产妇死亡原因，分析导致孕产妇死亡的相关因素。

4.4.2 提出降低孕产妇死亡的干预措施。

4.4.3 及时总结孕产期保健和助产技术服务方面的经验教训，不断完善和落实技术服务规范，提高产科质量。

4.4.4 提出降低孕产妇死亡率的干预措施。有效减少孕产妇死亡的发生，将孕产妇死亡控制在最低水平。

4.5 讨论范围

4.5.1 病例讨论范围：院内发生死亡的孕产妇病例。

4.5.2 参加讨论人员范围：专家组成员和病例涉及的科室主任、主管医师及护士长或责任护士。

4.6 讨论时限

应在孕产妇死亡后10个工作日由医务部组织相关人员进行孕产妇死亡讨论；已进行尸体解剖检查的，应在尸检病理结果出来后尽快完成。

4.7 实施讨论的内容

每一例死亡孕产妇的讨论包括三个方面：死亡原因、死亡是否可避免的情况、诊疗分析及改进。

4.7.1 死亡原因

所有直接导致或间接促进死亡的疾病、病情和损伤，以及造成任何这类损伤的事故或暴力的情况。通过病例回顾形式讨论，找出导致孕产妇死亡的根本原因或直接原因及诱因、加重因素等。

4.7.2 死亡是否可避免的情况

4.7.2.1 可避免的死亡

根据本院医疗保健设施、技术水平以及个人身心状况是可以避免的死亡，但因其中某一环节处理不当或失误造成的死亡。

4.7.2.2 创造条件可避免的死亡

由于本院医疗保健设施、技术水平尚未达到应有的水平，或因个人家庭经济困难，或缺乏基本卫生知识而未能及时寻求帮助造成的死亡，这些死亡可因改善上述条件而避免发生。

4.7.2.3 不可避免的死亡

当前本院医疗保健水平尚无法避免的死亡。

4.7.3 诊疗分析及改进

及时总结每次病例讨论结果，根据发现的问题、找出不足，总结经验教训，并进行分析，制订相应整改措施，抄送相关部门和人员，提高对孕产妇的诊治及抢救水平。

5 参考资料

5.1 《母婴安全行动计划》

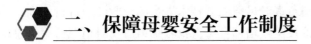

二、保障母婴安全工作制度

1 目的

加强本院危重、疑难孕产妇围生期及危重、疑难新生儿抢救工作，使产科、新生儿科抢救工作快速、有序、有效完成，有效降低新生儿及孕产妇围生期死亡率，确保母婴安全。

2 通用范围

急诊科、产科、新生儿科、重症医学科、麻醉科、医技科相关人员。

3 定义

母婴安全是指为保证不发生孕产妇和新生儿死亡，对孕产妇在分娩前、分娩中和分娩后所采取的一些相关的产科安全措施。

4 内容

4.1 组织架构

4.1.1 产科、新生儿科安全管理办公室

4.1.1.1 主任：×××

4.1.1.2 成员：×××、×××、×××

4.1.1.3 办公室设在医务部，负责日常协调工作。

4.1.2 孕产妇抢救小组

4.1.2.1 组长：×××

4.1.2.2 成员：×××、×××、×××

4.1.3 新生儿抢救小组

4.1.3.1 组长：×××

4.1.3.2 成员：×××、×××、×××

4.2　职责及协作机制

4.2.1　落实相关制度，制订降低孕产妇、新生儿死亡率的具体干预措施，加强本院高危妊娠的管理，使产科抢救工作快速、有序、有效完成，有效降低孕产妇及围生期死亡率。

4.2.2　孕产妇抢救小组具体负责院内危重、疑难孕产妇抢救及围生期救治工作；新生儿抢救小组负责院内危重、疑难新生儿抢救工作。各抢救小组成员应在接到通知15分钟内到达科室，迅速投入抢救，对重大抢救方案和措施作出决策，与患者及家属进行病情告知、沟通。按组长安排有条不紊地开展工作。

4.2.3　协调与本市产科、儿科急救中心调度工作，参与会诊、出诊，指导基层医疗单位的孕产妇及围生期、新生儿救治工作。

4.2.4　抢救小组负责对母婴保健技术人员的抢救能力进行培训，特别要加强产科、新生儿科危重症的理论及实践培训，每次抢救结束后及时组织讨论，总结经验及教训，不断提高救治水平及科研教学水平，确保母婴安全。

4.2.5　输血科应为危急重症的孕产妇提供绿色通道供血。

4.2.6　手术室、重症监护室应高度重视孕产妇的救治工作，积极配合、及时提供救治的相关条件要求。

5　参考资料

5.1　《母婴安全行动计划》

6　附件

6.1　保障母婴安全工作流程图（图10-2-1）

6.2　新生儿身份识别登记表（表10-2-1）

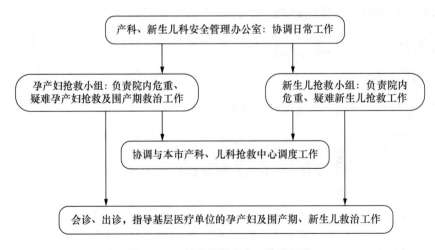

图10-2-1　保障母婴安全工作流程图

表 10-2-1 新生儿身份识别登记表

入院日期	床号	母亲姓名	婴儿性别	父或母亲身份证号码/出院结算单住院号	出院日期、时间	家属签名

 三、消毒药械购置、验收及管理制度

1 目的

规范消毒药械产品的管理。

2 通用范围

医院感染管理科、医学装备科、高值医用耗材管理办公室及院内使用消毒产品的科室。

3 内容

3.1 医院感染管理委员会负责对全院使用的消毒灭菌药械进行监督管理。

3.2 医院感染管理科负责对全院消毒灭菌药械的购入、储存和使用进行监督、检查和指导，对存在问题及时汇报医院感染管理委员会。对拟购入的消毒、灭菌药械的资质进行审核，并提出改进措施。

3.3 采购部门应根据临床需要和医院感染管理委员会对消毒灭菌药械选购的审定意见进行采购，由相关制度及专人负责，按照国家有关规定，查验必要证件，监督进货产品的质量，并按有关要求进行登记。

3.4 医院自配消毒剂，应严格按照所需浓度准确配制，并按要求登记配制浓度，配制日期，有效期等，检测有效浓度并记录，以备查验。

3.5 使用部门应准确掌握消毒灭菌药械的使用范围、方法、注意事项，掌握消毒灭菌药械的使用浓度，配制方法，消毒对象，更换时间，影响消毒灭菌效果的因素等，发现问题，及时报告医院感染管理科。

3.6 禁止使用过期、淘汰和无合格证的消毒、灭菌药械。

4 参考资料

4.1 《医院感染管理办法》(卫生部令〔2006〕第48号)

4.2 《一次性使用无菌医疗器械监督管理办法》(国药监〔2000〕第24号)

四、消毒供应中心医院感染管理制度

1 目的

规范本院消毒供应中心医院感染防控管理，降低医院感染风险。

2 通用范围

适用于消毒供应中心院感管理工作。

3 内容

3.1 工作人员衣帽整洁，不戴耳环、首饰及人工指甲，不染指甲，指甲长度不应超过指尖。

3.2 严格区分去污区、检查包装及灭菌间、无菌物品存放区、无菌区，人流、物流等符合规范要求。工作人员进入清洁区做到洗手、换鞋，进入无菌区时应更衣、洗手、戴帽、戴口罩、换鞋、室内保持整洁，无污染、无外人进入。

3.3 消毒人员在灭菌时必须穿戴工作服、帽子、口罩，操作前后执行手卫生。

3.4 工作人员在清洗器械时要戴帽、口罩、防护面具，穿防水围裙、水鞋、戴两副手套，做好自我防护。

3.5 回收器械浸泡消毒按要求打开轴节，腔（管）内注满消毒液。

3.6 各种灭菌包标识清楚、项目齐全，大小及重量不超标。

3.7 所有灭菌后物品放入无菌间的柜橱内或架子上储存、应离地面≥20cm，离墙≥5cm，离顶≥50cm，摆放规范，发放时认真查对，按先进先出的原则。杜绝不合格的器械包、过期包发出。

3.8 清洁与污染的物品，消毒与未消毒的物品应严格分开放置，棉布包装灭菌后无菌物品有效期为7天，纸塑包装或无纺布包装灭菌后的无菌物品有效期为180天。

3.9 一次性无菌物品包装完整，存放于无菌间时要拆除外包装，证件齐全，在使用期限内。

3.10 下送无菌物品过程要严格执行消毒隔离制度，下送车一用一清洗消毒。

3.11 每天配制消毒液，并监测有效浓度，做好记录。

3.12 灭菌炉按要求进行工艺、化学、生物监测。工艺监测应每锅进行，化学监测每包进行，包中心部位放化学指示卡，包外贴有化学指示胶带；预真空压力蒸汽灭菌器每天灭菌前进行B-D试验；生物监测每周进行；新灭菌器或维修后灭菌器使用前必须先进行B-D试验及生物监测连续三次合格后才能使用。

3.13 严格执行卫生消毒制度，地面每天"二拖一扫"，台面"每天二抹"，保持室内外环境清洁整齐，各区间的拖把、抹布、扫把标记清楚，用后洗净、消毒，悬挂于干净地方晾晒干备用。

3.14 在工作中一旦发生职业暴露，应即按职业暴露后处理措施进行处理，并进行登记，定期检测及随访。

3.15 每季度进行环境卫生学监测。

4 参考资料

4.1 《医院消毒供应中心 第1部分：管理规范》WS 310.1—2016

4.2 《医院消毒供应中心 第2部分：清洗消毒及灭菌技术操作规范》WS 310.2—2016

4.3 《医院消毒供应中心 第3部分：清洗消毒及灭菌效果监测标准》WS 310.3—2016

五、消毒供应中心消毒隔离制度

1 目的

规范消毒供应中心消毒隔离管理，降低医院感染发生率。

2 通用范围

适用于消毒供应中心的消毒隔离工作。

3 定义

A_0 值：评价湿热消毒效果的指标。指当以 Z 值表示的微生物杀灭效果为10K时，温度相当于80℃的时间（秒）。A_0 值600是复用清洁工具的最低要求。

4 内容

4.1 严格区域管理

分工作区与辅助区，工作区被明确划分为去污区、检查包装及灭菌区、无菌物品存放区、各区有实际屏障相隔，去污区除检查包装及灭菌还应各设缓冲间及洗手（非手触式水龙头）设施。各区域设备及物品固定使用，包括办公桌、凳子、记录笔、订书机等；根据物品要求放置区应有"无菌""清洁""污染"字样；人员工作岗位相对固定。

4.2 人员进出管理

工作人员进入各区严格按照各区要求更换圆帽、工作服、工作鞋及洗手；进入去污区时必须遵循标准预防原则穿工作服、戴口罩、圆帽、穿专用鞋，穿隔离衣或防水围裙、戴手套、戴护目镜或面罩等，防止职业暴露。离开污染区时应脱掉全部防护用品，认真洗手和消毒手。

4.3 区域环境管理

环境保持整洁，各区域选择专用抹布、扫把、拖把、拖桶，使用后彻底清洗干净，干燥放置。各台、柜、门、地面等物体表面，无菌物品存放间每天清水擦拭，有污染时及时用消毒液擦拭，包装区工作前对工作台面进行彻底清洁，可使用清水、清洁剂或消毒剂擦拭。去污区每天用有效氯消毒液抹拖两次，并保持干燥。

4.4 空气质量管理

空气应遵循由洁到污的原则，去污区保持相对负压，检查包装区及灭菌区保持相对正压，去污区与检查包装区及灭菌区之间应设双扉门传递窗，并注意双扉门传递窗不能同时打开，以控制气流。采用空气消毒器以及自然通风等方式洁净空气。

4.5 洁污物品管理

严格区分污染、清洁及灭菌物品；污染物品在去污区进行处理，经过清洗消毒后的清洁物品进入检查包装及灭菌区，灭菌合格物品放置无菌物品存放间储存及下送临床科室使用。物品在工作区域内流向采取由污染→清洁→无菌的单向流程强制通过方式，不得逆行和交叉。

4.6 污染器械控制管理

通常情况下，污染器械、物品等应遵循先清洗后消毒的处理程序。消毒方法首选湿热消毒，消毒后直接提供给患者使用的医疗器械、物品等，湿热消毒温度应≥90℃，时间≥5分钟，A_0≥3000；消毒后继续灭菌处理的医疗器械、物品等，其湿热消毒温度应≥90℃，时间≥1分钟，A_0≥600，也可采用75%乙醇等进行消毒。

4.7 特殊污染物品管理

4.7.1 朊毒体、气性坏疽及原因不明传染病原体污染器械先消毒后清洗。朊毒体感染患者污染的器具，应先浸泡于1mol/L氢氧化钠溶液内作用60分钟；然后按清洗、消毒和灭菌程序进行处理；压力蒸汽灭菌应选用134～138℃，18分钟，或132℃，30分钟。

4.7.2 气性坏疽污染的器械，在无肉眼可见污染物时，应先采用含氯消毒剂2000mg/L浸泡30分钟后按照标准要求常规清洗，有明显污物时应采用含氯消毒剂10 000mg/L浸泡60分钟后按照标准要求常规清洗。

4.8 关键环节控制管理

认真检查器械、物品的清洁度和功能性状，确保闭合或密封包装的完整性，无菌包外必须有化学指示物监测，高度危险性物品无菌包内还应放置包内化学指示物，无菌物品标签应清晰、内容齐全，具有可追溯性。

4.9 物流过程管理

各种物品车要有明显标记，上收下送应有专用车，并分开放置。无菌物品下送车、无菌物品箱、清洁物品下送车在清洁区进行清洁及擦拭消毒；污染物品回收车及污染物品回收箱在污染区洗车间清洗消毒。

4.10 无菌物品存放管理

1次使用无菌医疗用品，必须拆除外包装后方可进入无菌物品存放区，并严格按照1次医疗用品管理办法实施管理。

5 参考资料

5.1 《医院消毒供应中心建设与管理工作指南》（广东科技出版社，2011-11）

5.2 《医院消毒供应中心 第1部分：管理规范》WS 310.1—2016

5.3 《医院消毒供应中心 第2部分：清洗消毒及灭菌技术操作规范》WS 310.2—2016

5.4 《医院消毒供应中心 第3部分：清洗消毒及灭菌效果监测标准》WS 310.3—2016